一生役立つ

きちんとわかる解剖学

筋肉・骨・からだのしくみ

東京慈恵会医科大学 特別URA
橋本尚詞 監修

西東社

はじめに

日々の暮らしのなかで、人はさまざまな動きをしています。手を上げたり下げたりするような単純な動作だけではなく、箸で食べ物を挟んで口にもっていき、下あごを動かして咀嚼をするといった複雑な動きまで、その動作は実に多様です。このような日常活動のすべては、人体を構成する膨大なパーツが見事に組み合さって可能になっています。なかでも、とくに重要な役割を果たすのが筋肉です。実際に動くのは骨であったとしても、それを動かしているのは筋肉なのです。いったい全身にはどれだけの筋肉があって、どのような動きをさせているのでしょう。

まず、腕を見てどのように動かせるのか試してみましょう。自分で腕を動かして、その動きを見るだけでなく、反対の手で触りながら腕や指に力を入れて動かしてみます。すると、腕や指の動きに合わせて固くなって盛り上がるところがわかるでしょう。それこそが働いている筋肉なのです。

全身のいたるところにさまざまな筋肉があります。本書では主要な筋肉について、その位置をわかりやすい模式図で示しています。それらを実際にご自身の身体で触れて、その筋肉に力を入れてみて、どのような働きをするのかを調べてみましょう。すると、その筋肉がどことどこの骨を結んでいるのか、筋肉が付着している骨と骨の間にはどのような関節があるのか、といった興味が尽きず広がっていくことと思います。

骨や筋肉の位置と動きは、介護やトレーナーなどの仕事をする方だけでなく、筋肉をきたえてスポーツでよい成績を出したい方、体力の衰えを感じて筋力を取り戻したい方、肥満の解消のために筋肉を発達させたい方などにとって必須の知識です。筋肉がどこにどのようにあり、骨がどのように動くのかを知っていないと、筋肉を傷めてしまうことにもなりかねません。筋肉を正しくきたえるためにも筋肉の位置と構造を知って、その動きに従った運動をする必要があります。

本書では、このような体の構造としくみを理解するのに、より身近で誰もが自らの身体で確かめられる筋肉に焦点を当て、できるだけわかりやすい言葉で解説しています。かつてのように骨学から解剖学に入っていくのは、道や番地から地図を見ていくことかもしれません。それに対して、筋肉を中心に見ていくのは、主な建物から地域を見ていくことに相当するでしょう。初めての土地であれば、道を辿るよりも建物を目印に見ていったほうがわかりやすいこともあります。本書が、建物からその土地を理解しようとする初学者の方にとって、よい案内書となることを願っています。

東京慈恵会医科大学 特別URA
橋《はし》本《もと》尚《ひさ》詞《し》

もくじ

1章 30分でわかる！ 解剖学の基本のき

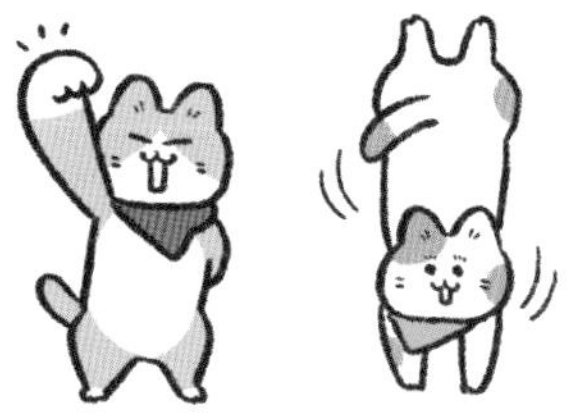

2章 ホントのことが知りたい！ 解剖学の最新常識

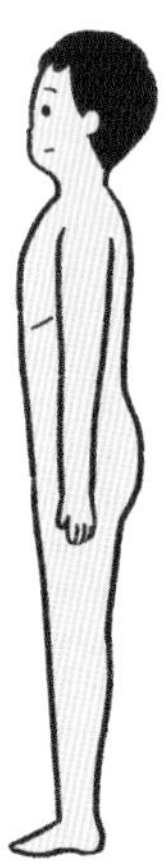

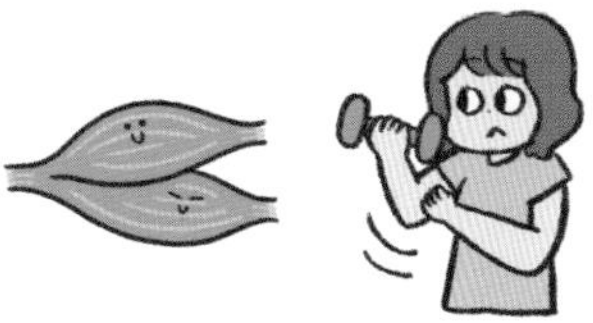

3章 筋肉の作用と特徴

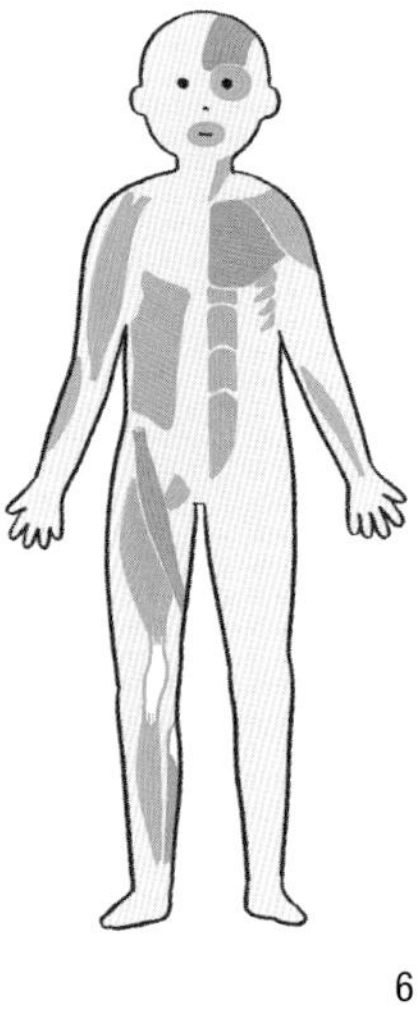

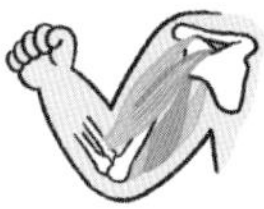

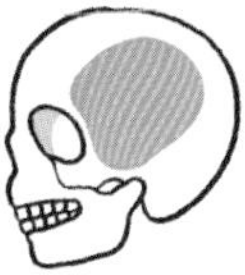

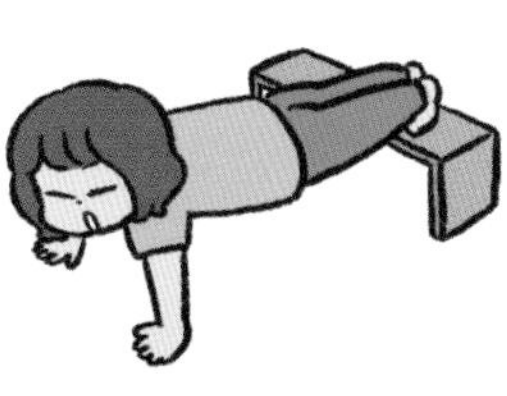

4章 骨と関節の機能

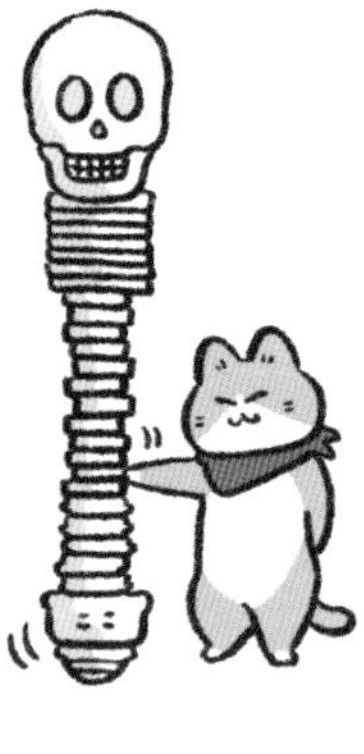

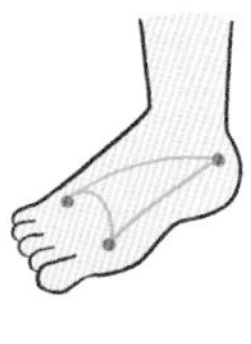

5章

けがの症状と対処

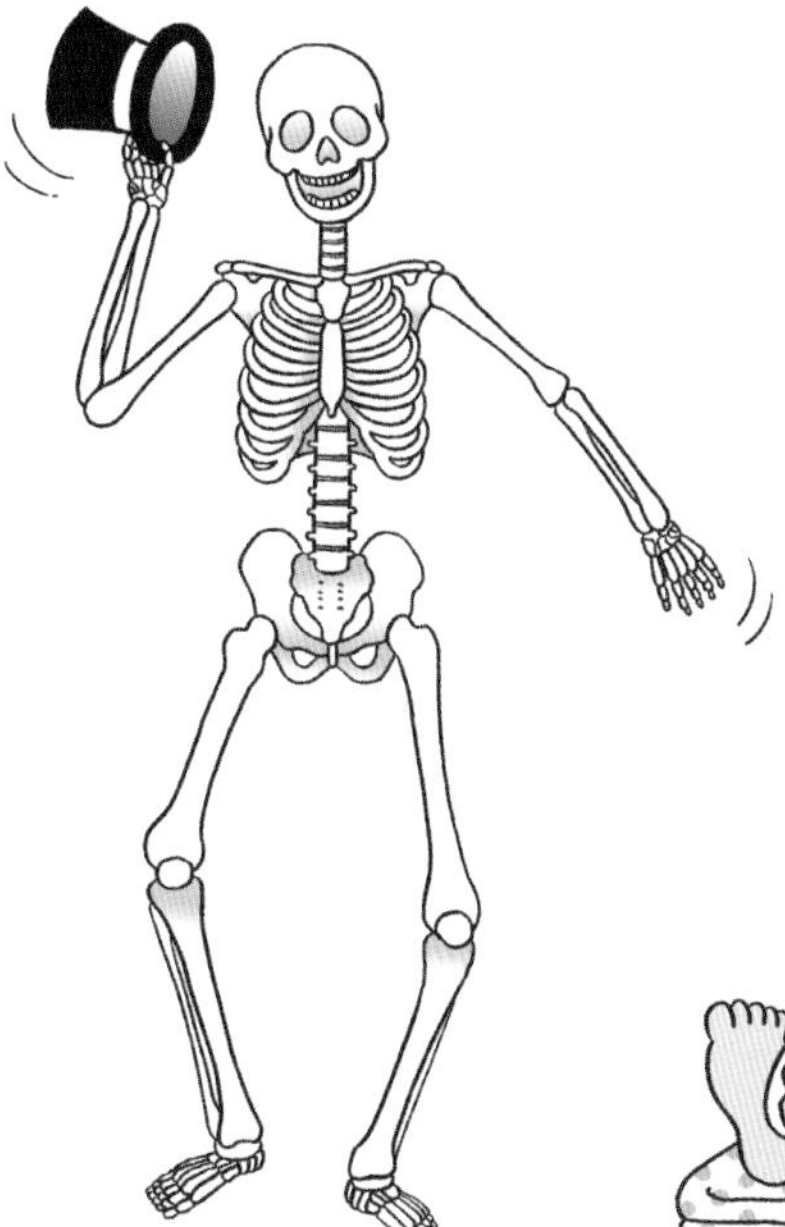

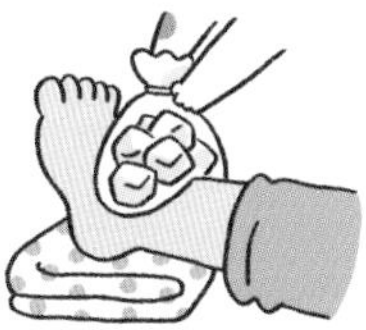

この本の使い方

解剖学について、知識ゼロからでもわかりやすく学べる一冊です。
読み物として読んでもよし、事典のように使ってもよし。
ご自分に合ったやり方で、自由にお役立てください。

解剖学についての基礎知識を学びたい人は

1章 **解剖学の基本のき**
マンガで解剖学の基礎知識を解説。
さっと読めてパッとわかる！

2章 **解剖学の最新常識**
普段から抱きがちな疑問を軸に、
解剖学の「いま」を学ぶ！

筋肉や骨のことをくわしく調べたい人は

3章 **筋肉の作用と特徴**
筋肉の名前と働き、起始・停止などを
部位ごとに紹介

4章 **骨と関節の機能**
主な骨・関節の名前と働きを
部位ごとに紹介

困ったときに役立つ

5章 **けがの症状と対処**
筋肉・骨に関わるけがのメカニズムや
応急処置の仕方を紹介

筋肉や骨の特徴がひと目でわかる

イラストで、場所や形がわかりやすい

筋肉の起始・停止
主な働き、
支配神経、
動作について
パッと見てわかる

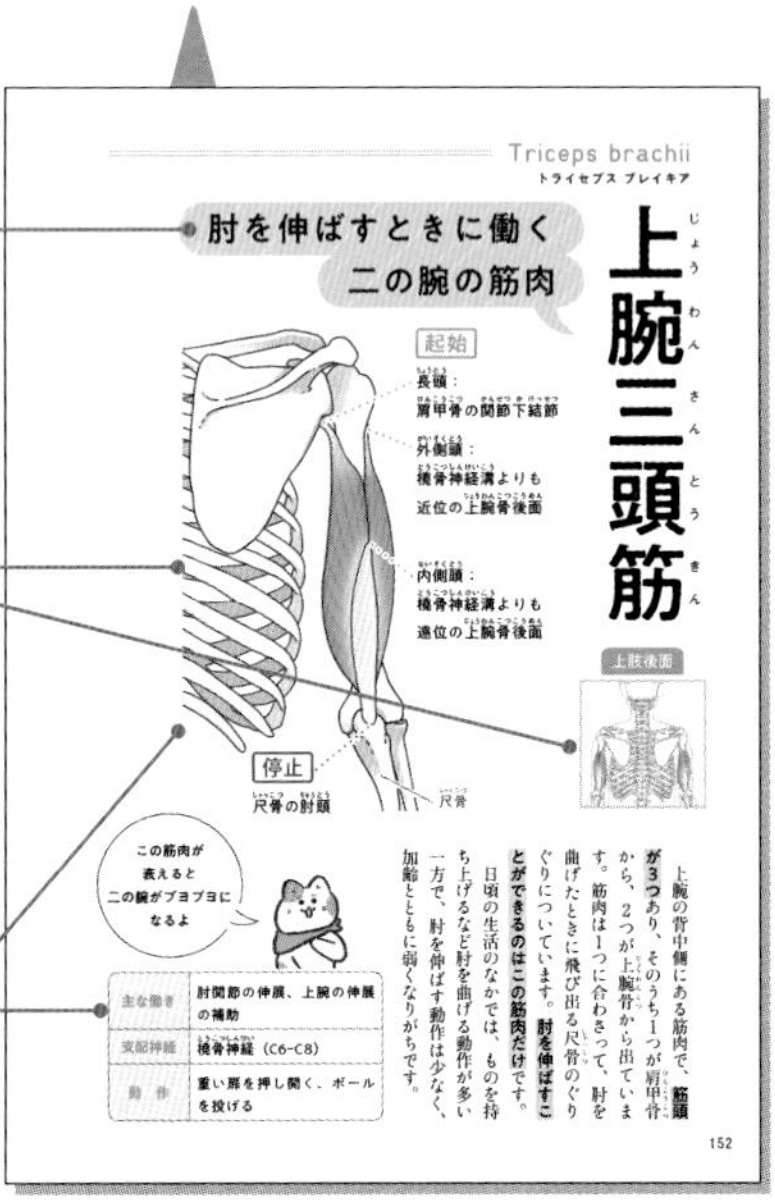

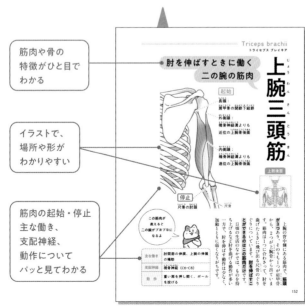

私たちがナビゲートします！

解剖学に興味をもった主人公と、その飼い猫たちが、本書のナビゲーターです。

※解剖学用語に「筋群」という言葉はありませんが、本書では位置的あるいは構造的に1つのかたまりと見たほうがよい筋の集まりは筋群と呼んでいます。

1章

30分でわかる！解剖学の基本のき

難しそうと思っていたけれど、
じつはとっても身近な解剖学のこと、
マンガで楽しくご紹介します。

そもそも解剖学って何？

【解剖学とは】

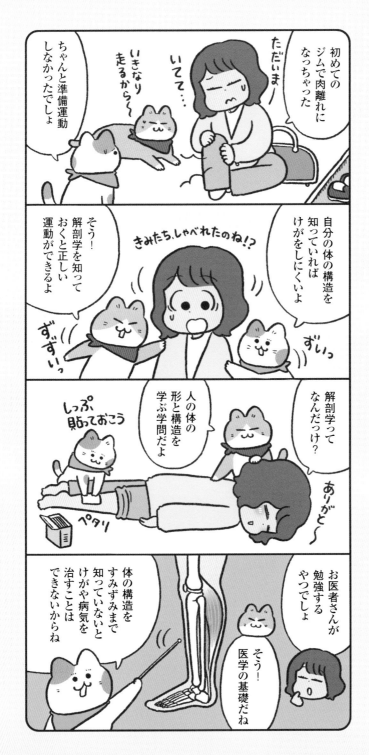

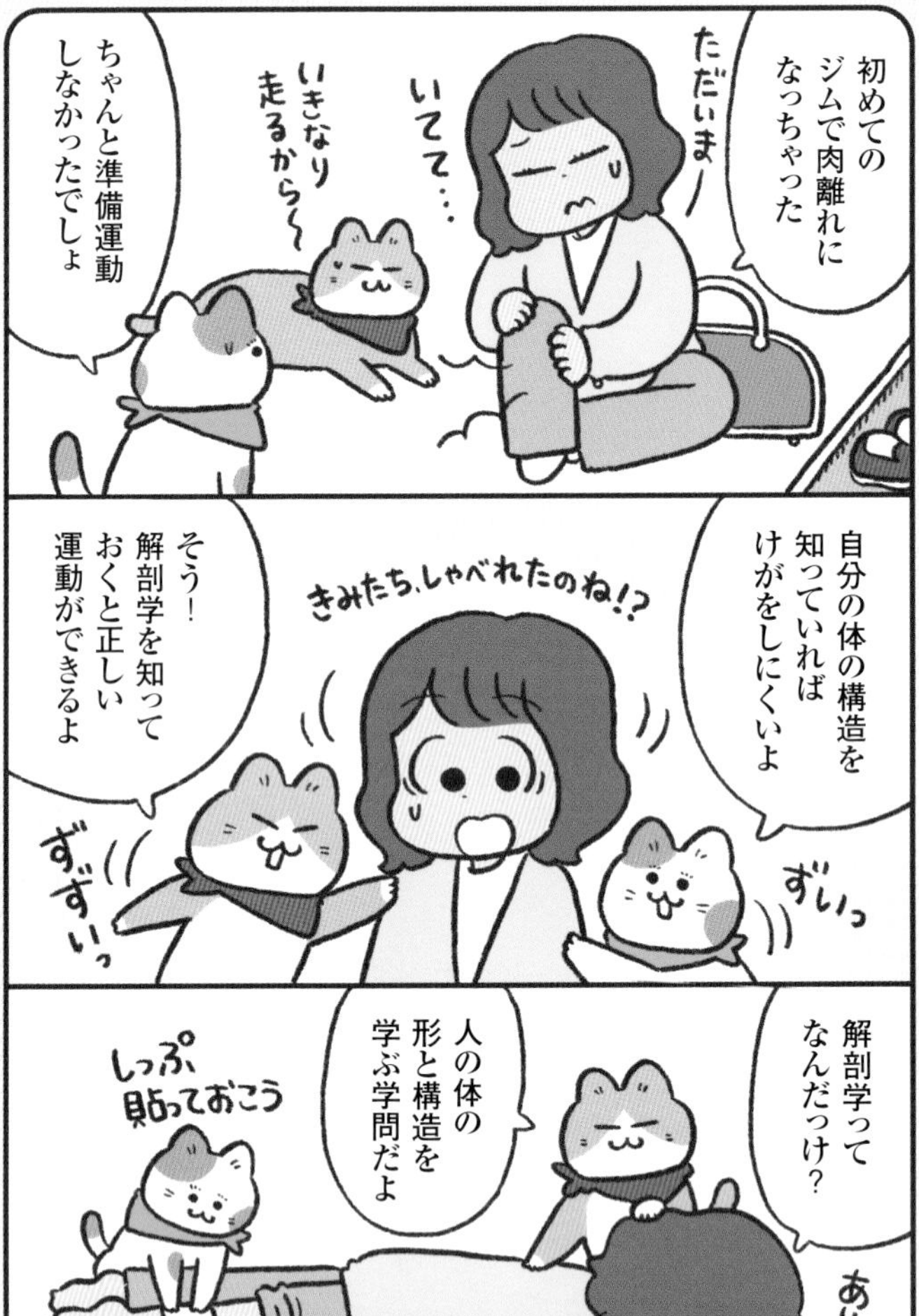
ただいま～
初めてのジムで肉離れになっちゃった
いてて…
いきなり走るから～
ちゃんと準備運動しなかったでしょ
自分の体の構造を知っていればけがをしにくいよ
きみたち、しゃべれたのね!?
そう！解剖学を知っておくと正しい運動ができるよ
ずいっ
ずずいっ
ありがと～
解剖学ってなんだっけ？
人の体の形と構造を学ぶ学問だよ
しっぷ貼っておこう
ペタリ
お医者さんが勉強するやつでしょ
そう！医学の基礎だね
体の構造をすみずみまで知っていないとけがや病気を治すことはできないからね

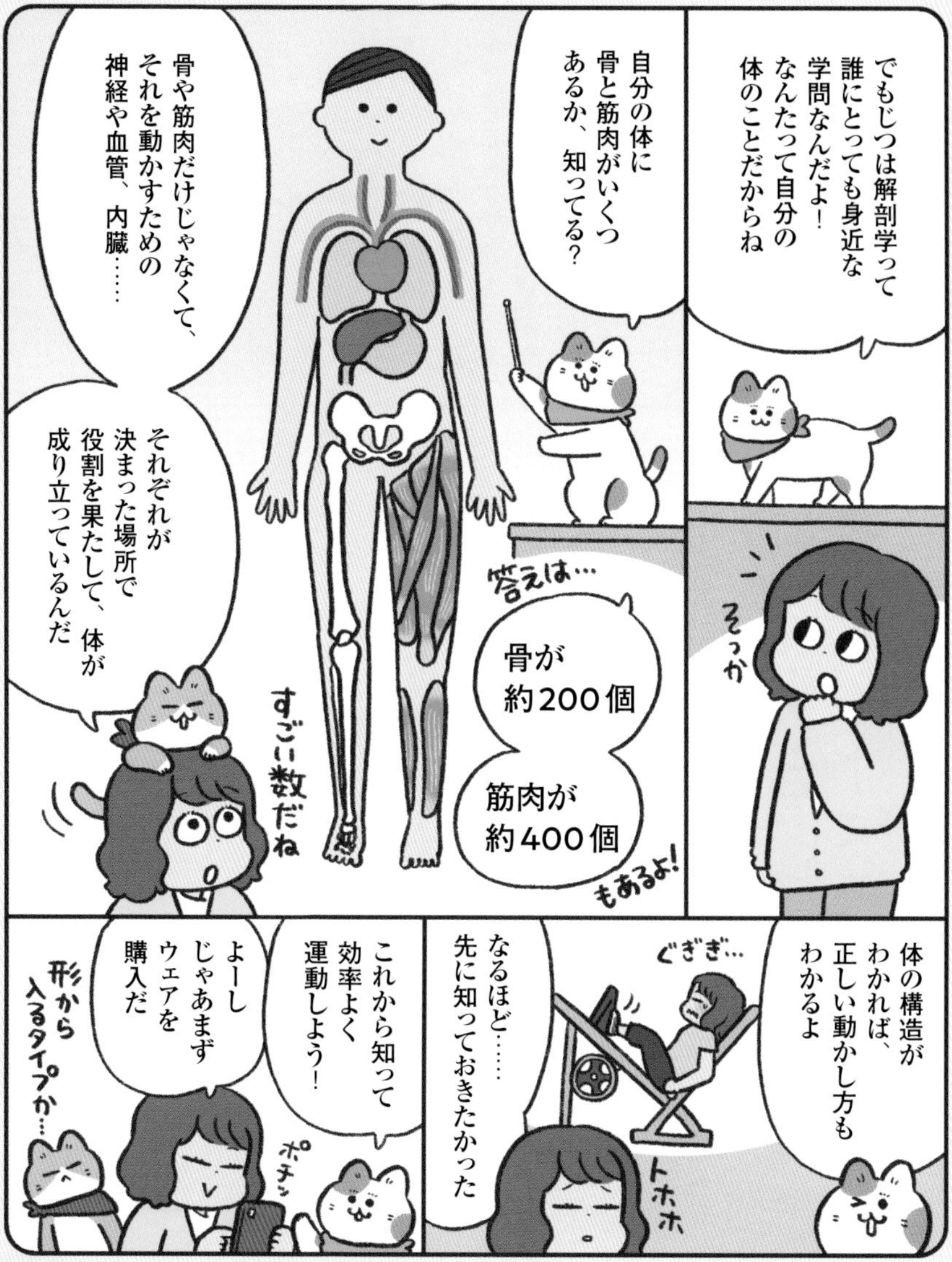

プラス解説

解剖学と生理学

解剖学が人体の「形」を学ぶ学問であるのに対し、人体の「機能」を学ぶのが生理学です。生理学は人間の体を構成する組織や器官、細胞の活動や、そのメカニズムを研究します。解剖学と生理学はもともと別々に学ばれていましたが、近年は形と機能を相互に関連させて一緒に学ぶことが多くなっています。

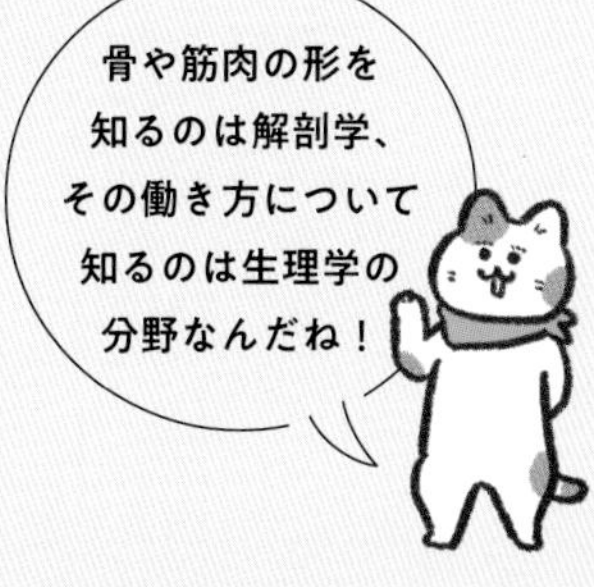
骨や筋肉の形を知るのは解剖学、その働き方について知るのは生理学の分野なんだね！

人とほかの動物の体の違いって？

【人の体の特徴】

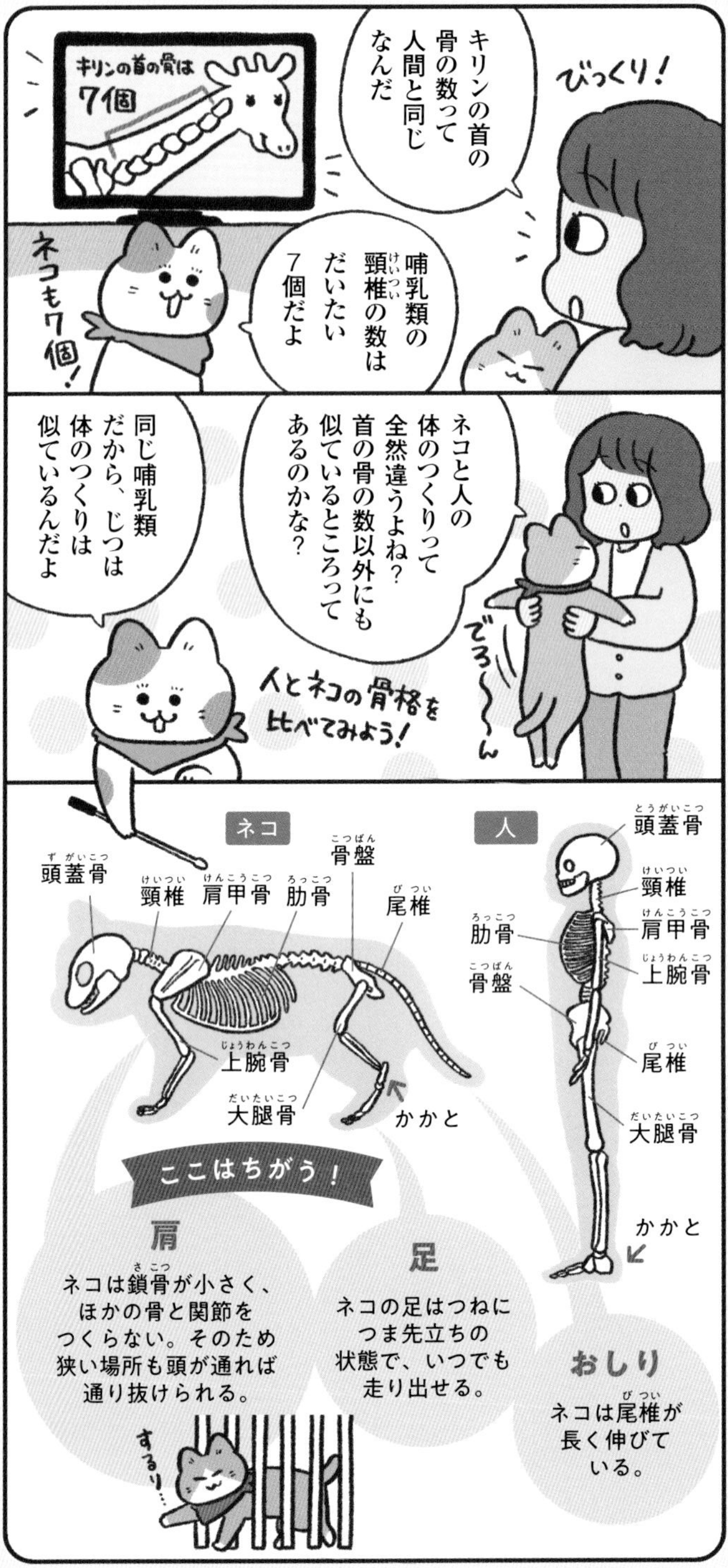
びっくり！
キリンの首の骨の数って人間と同じなんだ
キリンの首の骨は7個
哺乳類の頸椎《けいつい》の数はだいたい7個だよ
ネコも7個！
ネコと人の体のつくりって全然違うよね？首の骨の数以外にも似ているところってあるのかな？
同じ哺乳類だから、じつは体のつくりは似ているんだよ
でろ〜〜ん
人とネコの骨格を比べてみよう！
ネコ
頭蓋骨《ずがいこつ》
頸椎《けいつい》
肩甲骨《けんこうこつ》
肋骨《ろっこつ》
骨盤《こつばん》
尾椎《びつい》
上腕骨《じょうわんこつ》
大腿骨《だいたいこつ》
かかと
人
頭蓋骨《とうがいこつ》
頸椎《けいつい》
肋骨《ろっこつ》
肩甲骨《けんこうこつ》
骨盤《こつばん》
上腕骨《じょうわんこつ》
尾椎《びつい》
大腿骨《だいたいこつ》
かかと
ここはちがう！
肩
ネコは鎖骨《さこつ》が小さく、ほかの骨と関節をつくらない。そのため狭い場所も頭が通れば通り抜けられる。
するり…
足
ネコの足はつねにつま先立ちの状態で、いつでも走り出せる。
おしり
ネコは尾椎《びつい》が長く伸びている。

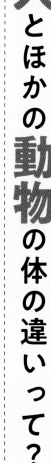

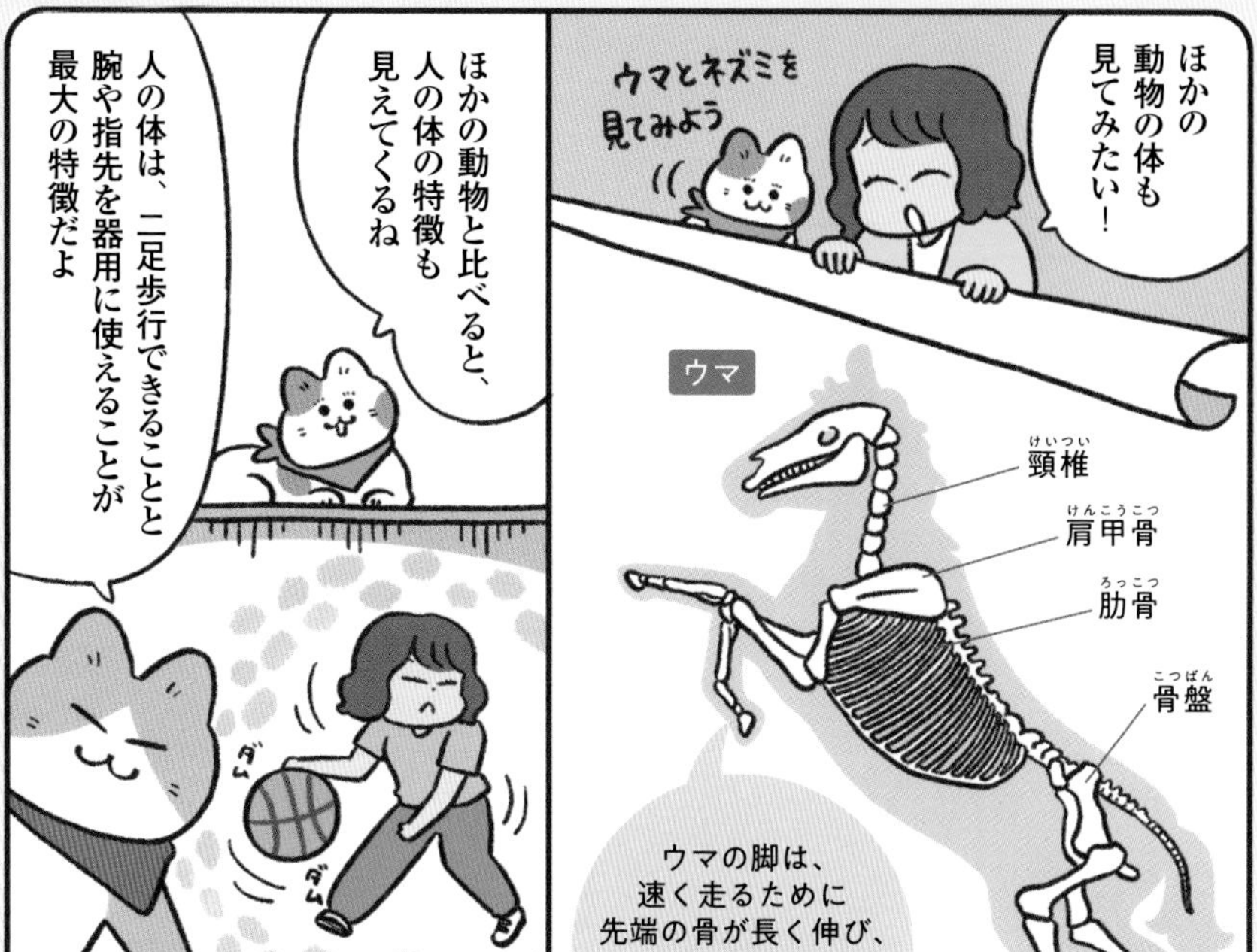

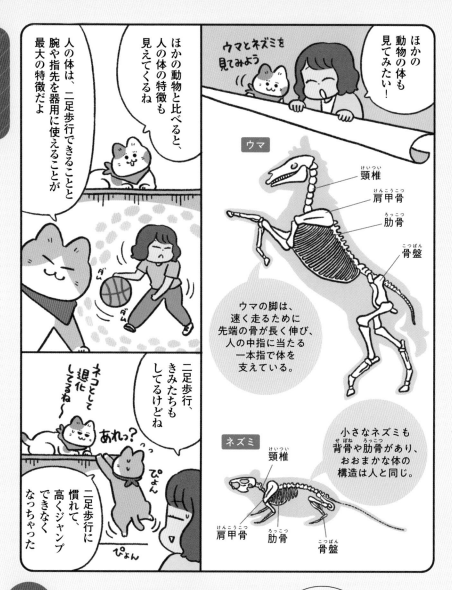

プラス解説

比較解剖学

人体だけでなく、さまざまな生物の体の構造を調べ、比較・検討するのが「比較解剖学」です。各生物がもつ器官の形態や機能を比べて生物を分類したり、体系づけたりします。また、生物がどのように進化してきたのか、その歴史を解き明かすことも目的としています。

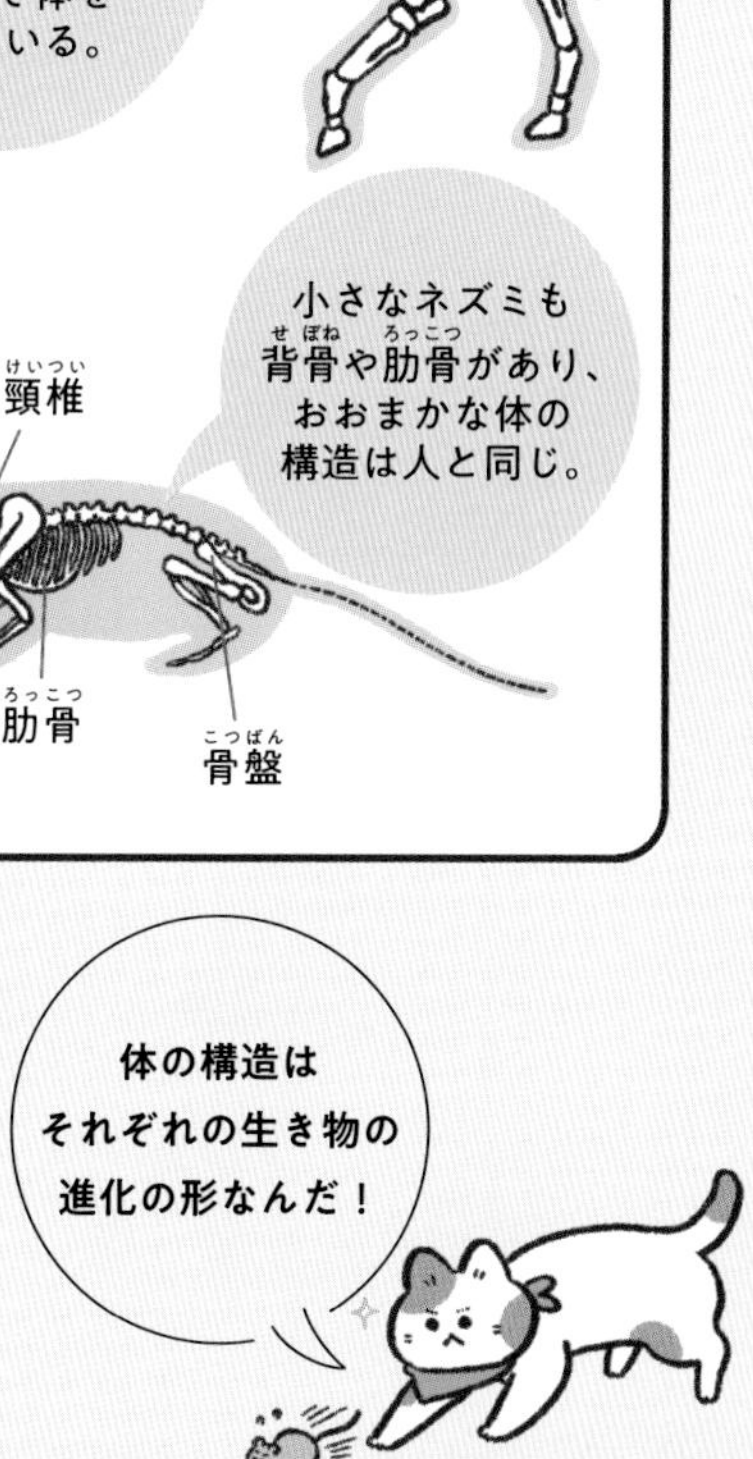
体の構造はそれぞれの生き物の進化の形なんだ！

解剖学の基本のき
3

骨がないと人間はどうなるの？

【全身の骨格】

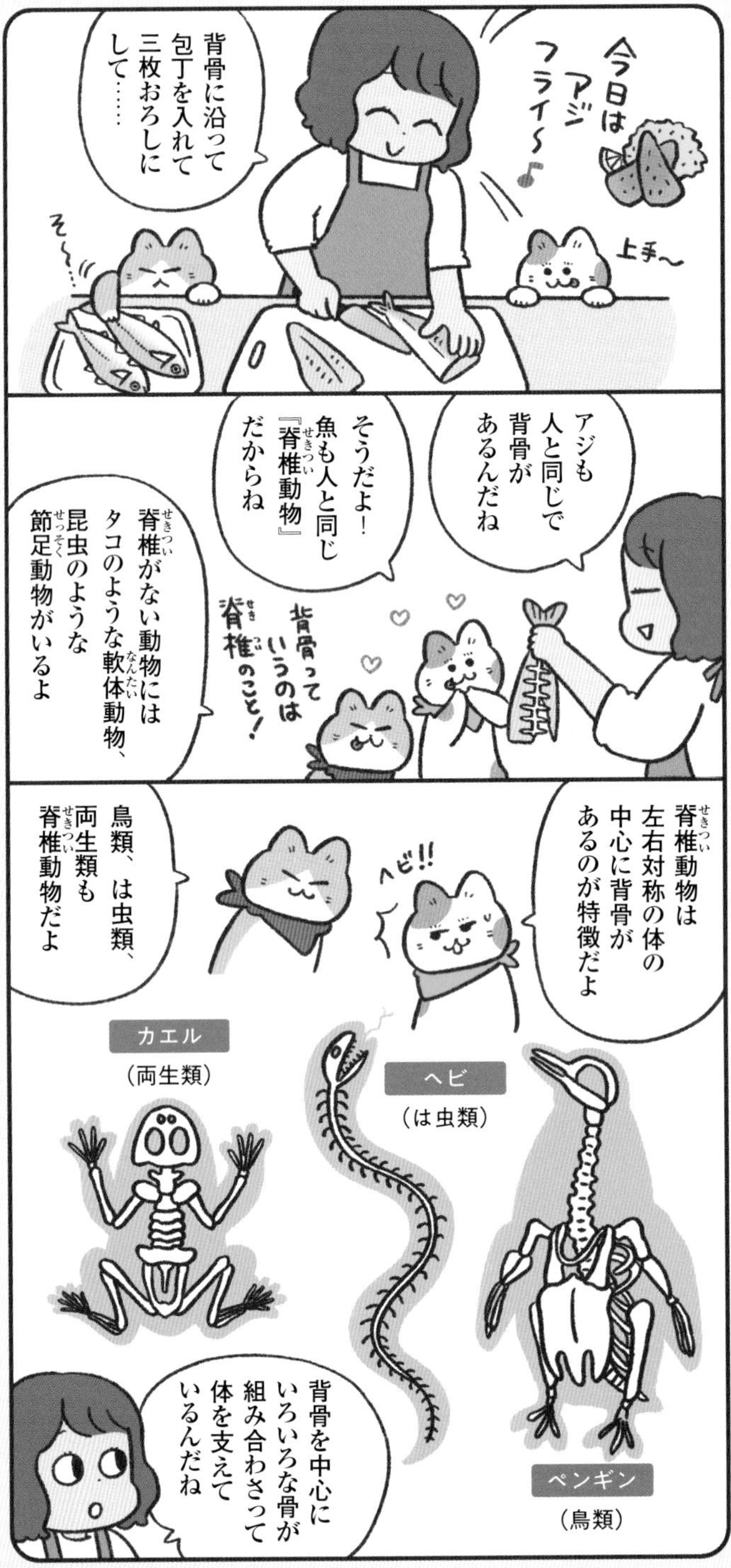

今日はアジフライ〜♪
背骨に沿って包丁を入れて三枚おろしにして……
上手〜
そ〜…
アジも人と同じで背骨があるんだね
そうだよ！魚も人と同じ『脊椎《せきつい》動物』だからね
背骨っていうのは脊《せき》椎《つい》のこと！
脊椎《せきつい》がない動物にはタコのような軟体《なんたい》動物、昆虫のような節足《せっそく》動物がいるよ
脊椎《せきつい》動物は左右対称の体の中心に背骨があるのが特徴だよ
ヘビ!!
鳥類、は虫類、両生類も脊椎《せきつい》動物だよ
カエル
（両生類）
ヘビ
（は虫類）
ペンギン
（鳥類）
背骨を中心にいろいろな骨が組み合わさって体を支えているんだね

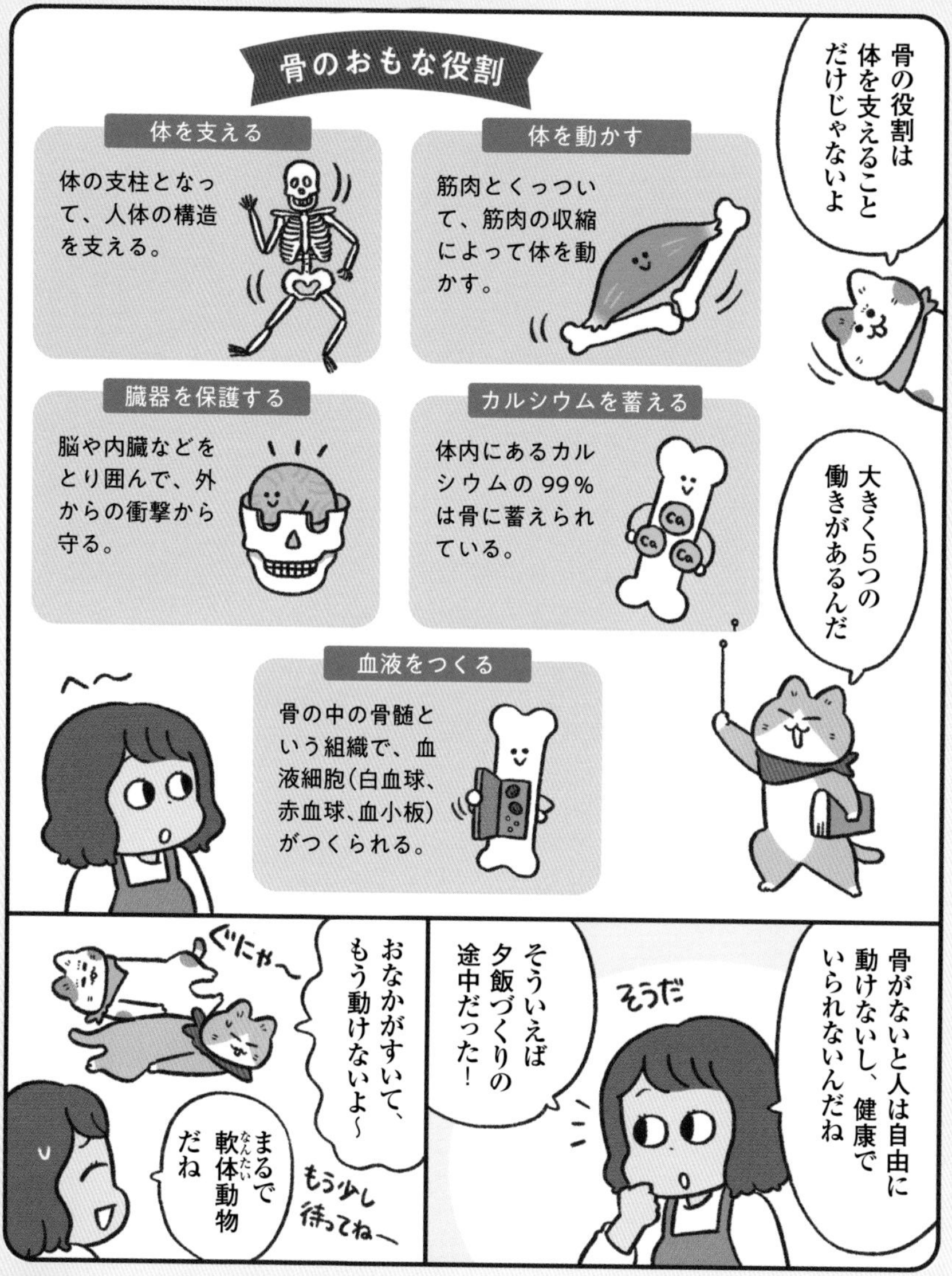
骨のおもな役割
骨の役割は体を支えることだけじゃないよ
体を支える
体の支柱となって、人体の構造を支える。
体を動かす
筋肉とくっついて、筋肉の収縮によって体を動かす。
臓器を保護する
脳や内臓などをとり囲んで、外からの衝撃から守る。
カルシウムを蓄える
体内にあるカルシウムの99%は骨に蓄えられている。
Ca
大きく5つの働きがあるんだ
血液をつくる
骨の中の骨髄という組織で、血液細胞(白血球、赤血球、血小板)がつくられる。
へ〜
骨がないと人は自由に動けないし、健康でいられないんだね
そうだ
そういえば夕飯づくりの途中だった!
おなかがすいて、もう動けないよ〜
ぐにゃ〜
まるで軟体《なんたい》動物だね
もう少し待ってね〜

プラス解説 脊椎《せきつい》動物の進化

脊椎《せきつい》動物のなかで最初に出現したのは魚類で、約5億3000万年前の化石が発見されています。その後、今から約4億年前、しっかりとした骨と筋肉のついたヒレをもつ魚類(肉鰭類《にくき》)が陸上へと進出。そこから両生類が生まれ、さらに、は虫類、鳥類、哺乳類などさまざまな四肢動物が生まれていきました。

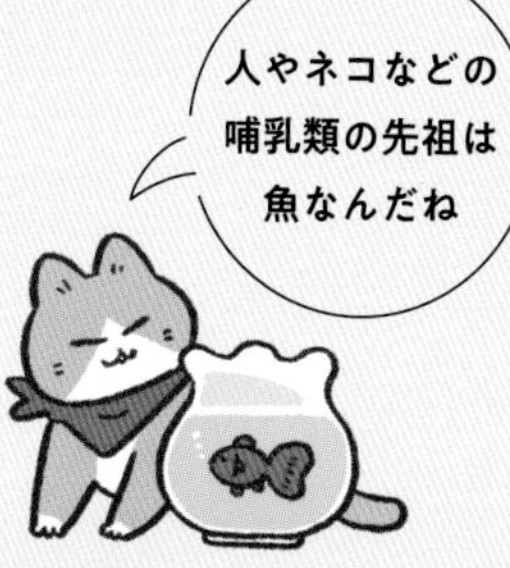
人やネコなどの哺乳類の先祖は魚なんだね

解剖学の基本のき
4

どうして人間の体は動くの？

【関節のしくみ】

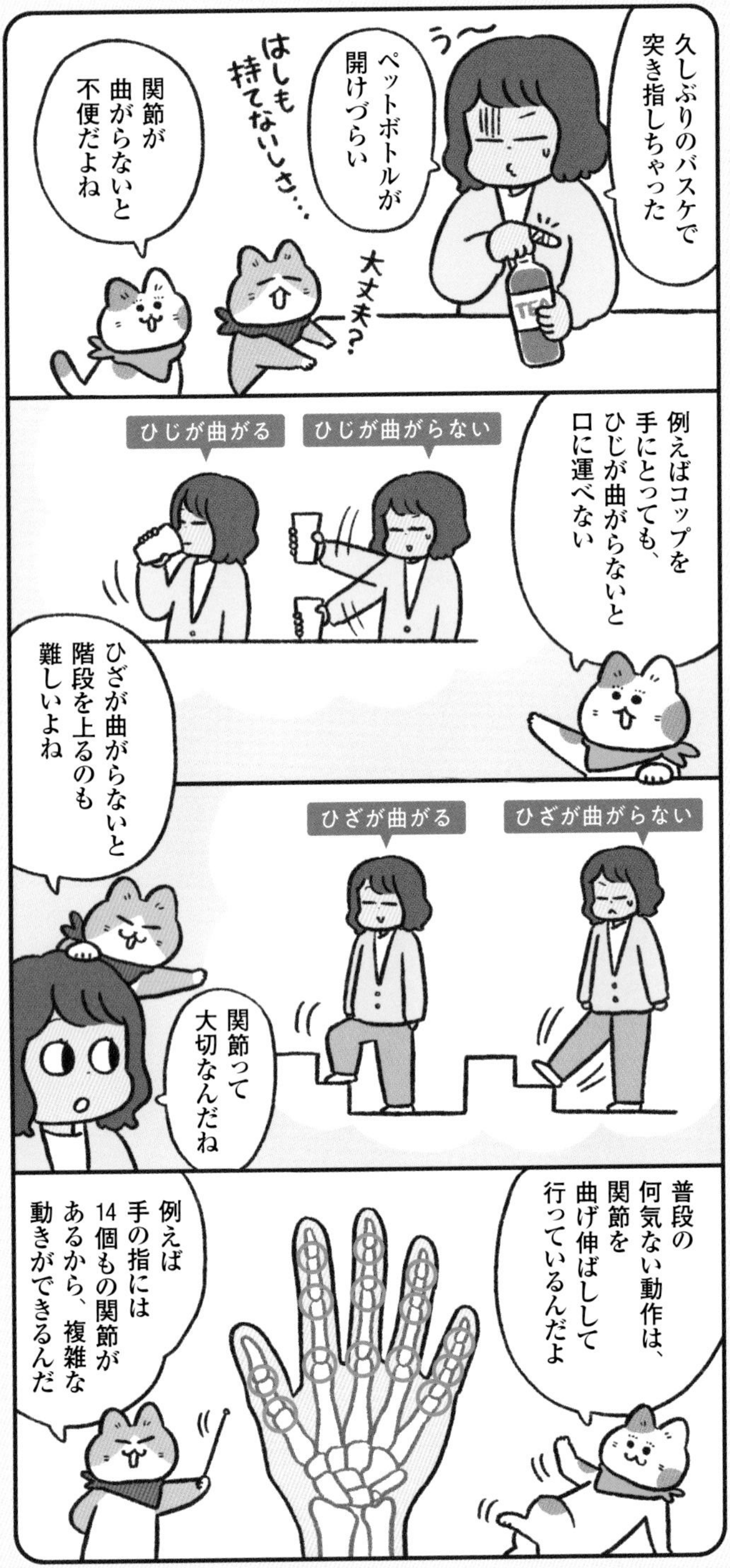

久しぶりのバスケで突き指しちゃった
う〜
大丈夫？
ペットボトルが開けづらい
はしも持てないしさ…
関節が曲がらないと不便だよね
例えばコップを手にとっても、ひじが曲がらないと口に運べない
ひじが曲がらない
ひじが曲がる
ひざが曲がらないと階段を上るのも難しいよね
ひざが曲がらない
ひざが曲がる
関節って大切なんだね
普段の何気ない動作は、関節を曲げ伸ばしして行っているんだよ
例えば手の指には14個もの関節があるから、複雑な動きができるんだ

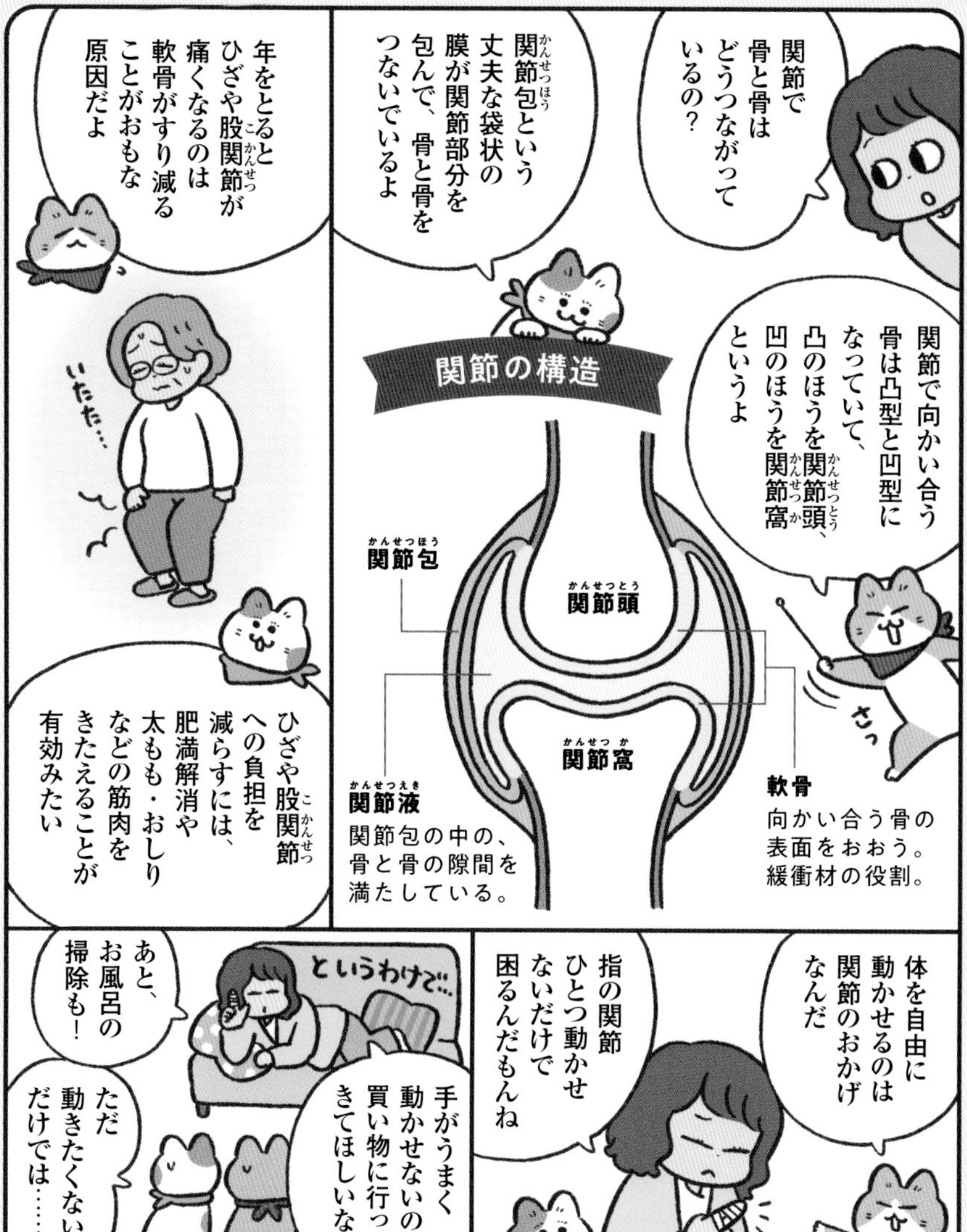

関節で骨と骨はどうつながっているの？
関節包《かんせつほう》という丈夫な袋状の膜が関節部分を包んで、骨と骨をつないでいるよ
年をとるとひざや股関節《こかんせつ》が痛くなるのは軟骨がすり減ることがおもな原因だよ
いたた…
関節の構造
関節で向かい合う骨は凸型と凹型になっていて、凸のほうを関節頭《かんせつとう》、凹のほうを関節窩《かんせつか》というよ
さっ
関節包《かんせつほう》
関節頭《かんせつとう》
関節窩《かんせつか》
関節液《かんせつえき》
関節包の中の、骨と骨の隙間を満たしている。

向かい合う骨の表面をおおう。緩衝材の役割。
ひざや股関節《こかんせつ》への負担を減らすには、肥満解消や太もも・おしりなどの筋肉をきたえることが有効みたい
体を自由に動かせるのは関節のおかげなんだ
指の関節ひとつ動かせないだけで困るんだもんね
というわけで…
手がうまく動かせないので買い物に行ってきてほしいな
あと、お風呂の掃除も！
ただ動きたくないだけでは……

プラス解説　不動結合とは？

人の体には関節以外にも、骨と骨が連結している部分があります。それが不動（性）結合で、骨と骨がかたく結びついて、可動性はありません。例えば、寛《かん》骨《こつ》（骨盤の左右の大きな骨）は、腸骨《ちょうこつ》、坐骨《ざこつ》、恥骨《ちこつ》の結合部が骨になっているため動きません。そのほか軟骨や線維組織で結合している不動結合もあります。

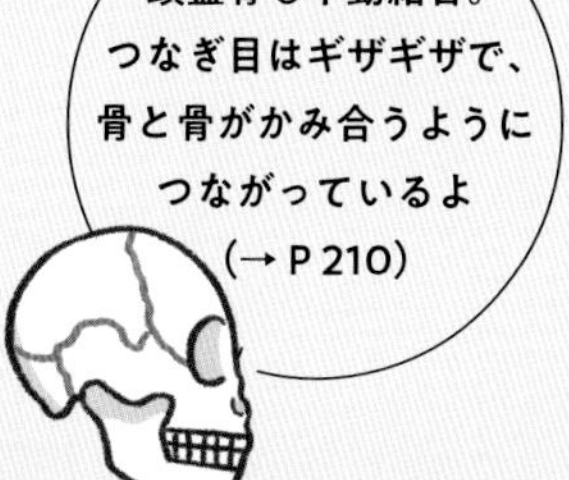
頭蓋骨《とうがいこつ》も不動結合。
つなぎ目はギザギザで、
骨と骨がかみ合うように
つながっているよ
（→ P 210）

筋肉ってどんなもの？

【筋肉の役割】

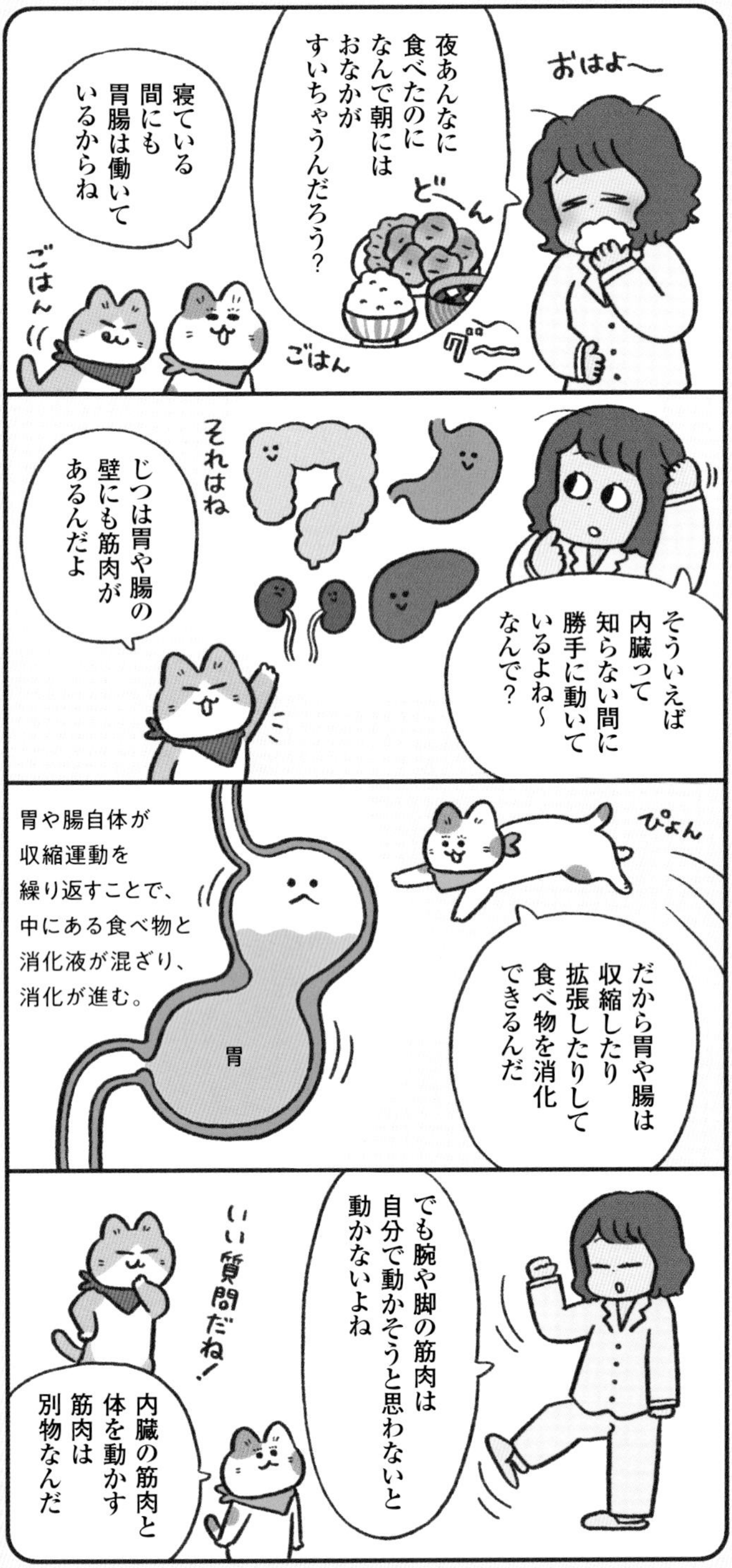
おはよ〜
夜あんなに食べたのになんで朝にはおなかがすいちゃうんだろう？
ど〜ん
グ〜
ごはん
ごはん
寝ている間にも胃腸は働いているからね
そういえば内臓って知らない間に勝手に動いているよね〜なんで？
それはね
じつは胃や腸の壁にも筋肉があるんだよ
ぴょん
だから胃や腸は収縮したり拡張したりして食べ物を消化できるんだ
胃
胃や腸自体が収縮運動を繰り返すことで、中にある食べ物と消化液が混ざり、消化が進む。
でも腕や脚の筋肉は自分で動かそうと思わないと動かないよね
いい質問だね！
内臓の筋肉と体を動かす筋肉は別物なんだ

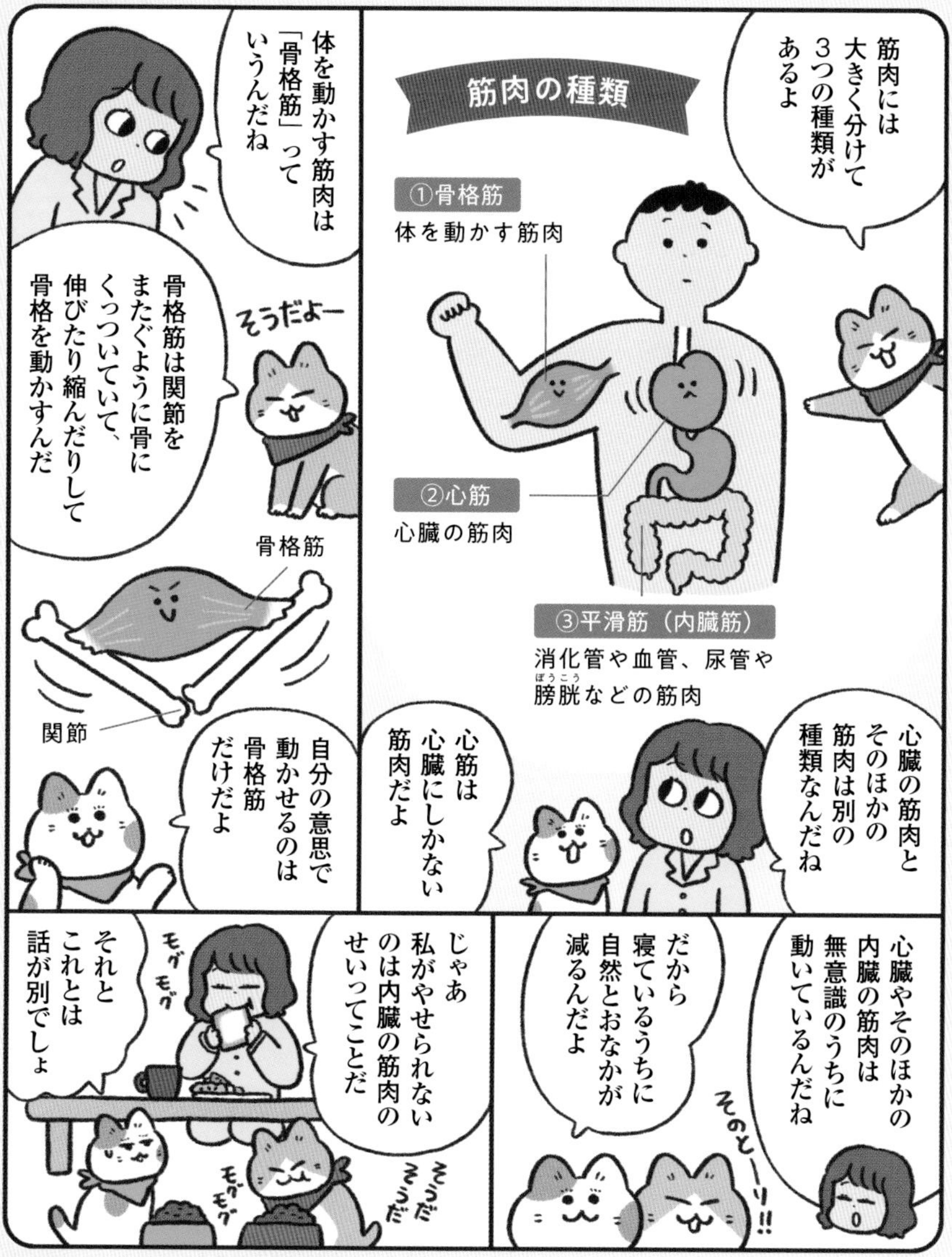
筋肉には大きく分けて3つの種類があるよ
筋肉の種類
①骨格筋
体を動かす筋肉
②心筋
心臓の筋肉
③平滑筋（内臓筋）
消化管や血管、尿管や膀胱《ぼうこう》などの筋肉
体を動かす筋肉は「骨格筋」っていうんだね
骨格筋は関節をまたぐように骨にくっついていて、伸びたり縮んだりして骨格を動かすんだ
そうだよー
骨格筋
関節
心臓の筋肉とそのほかの筋肉は別の種類なんだね
心筋は心臓にしかない筋肉だよ
自分の意思で動かせるのは骨格筋だけだよ
心臓やそのほかの内臓の筋肉は無意識のうちに動いているんだね
だから寝ているうちに自然とおなかが減るんだよ
そのとーり!!
じゃあ私がやせられないのは内臓の筋肉のせいってことだ
モグモグ
それとこれとは話が別でしょ
そうだそうだ
モグモグ

プラス解説　寒いときに体が震える訳

寒さを感じるとブルブルッと震えるのは、筋肉を動かすことで体温を上げようとする体の防御反応。骨格筋には体を動かす役割のほかに、熱を生み出して体温を調節する役割もあるのです。発熱時に体が震えるのも同じ理由。体温が高くなるとウイルスなどの病原体の増殖が抑えられるため、筋肉を震わせて体温を上昇させるのです。

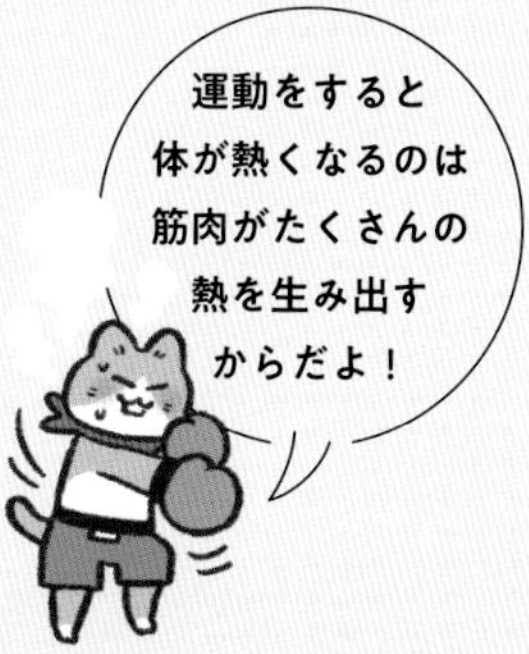
運動をすると体が熱くなるのは筋肉がたくさんの熱を生み出すからだよ！

解剖学の基本のき 6

運動によって筋肉のつき方は違う？

【運動と筋肉】

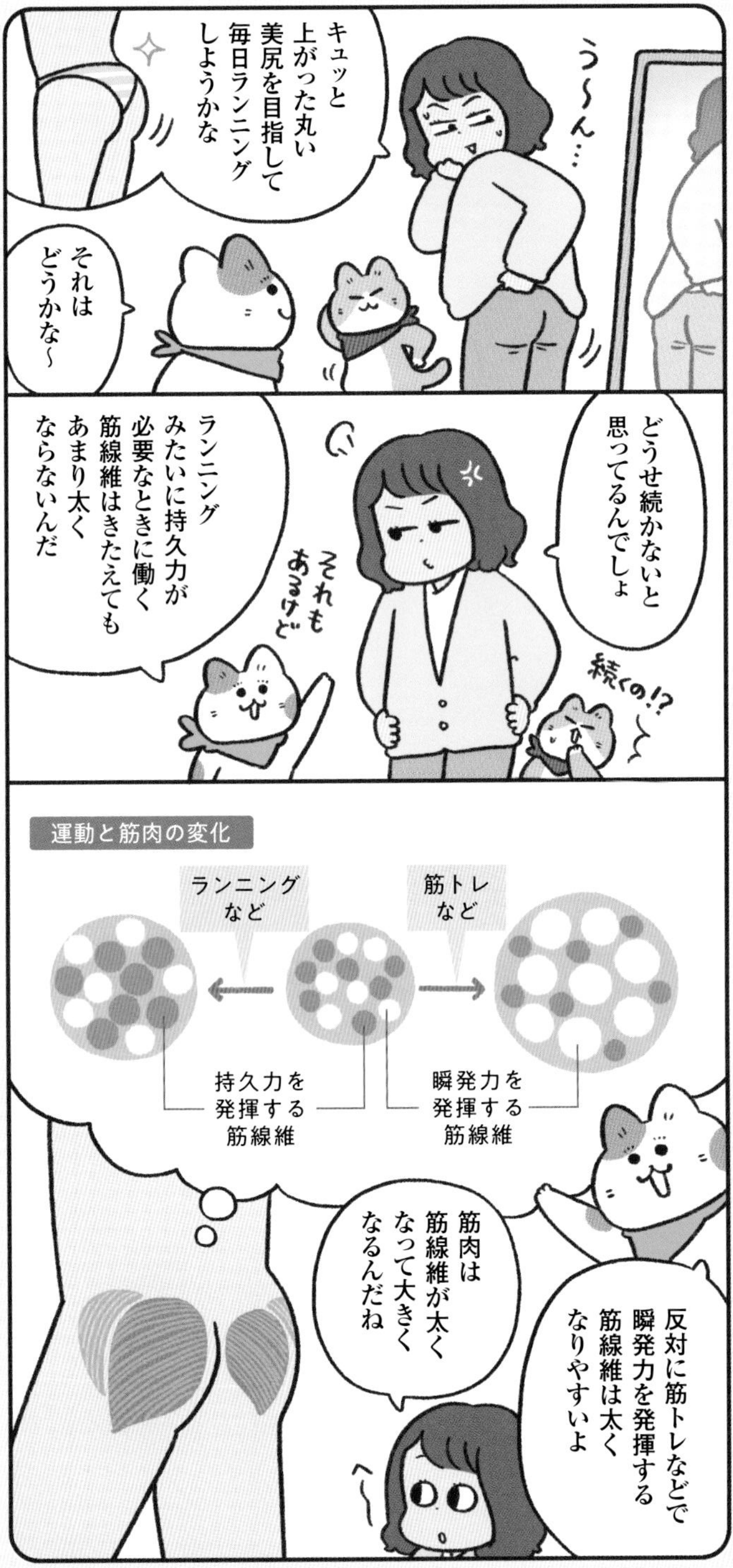

う〜ん…
キュッと上がった丸い美尻を目指して毎日ランニングしようかな
それはどうかな〜
どうせ続かないと思ってるんでしょ
それもあるけど
ランニングみたいに持久力が必要なときに働く筋線維はきたえてもあまり太くならないんだ
続くの!?
運動と筋肉の変化
ランニングなど
筋トレなど
持久力を発揮する筋線維
瞬発力を発揮する筋線維
反対に筋トレなどで瞬発力を発揮する筋線維は太くなりやすいよ
筋肉は筋線維が太くなって大きくなるんだね
へ〜

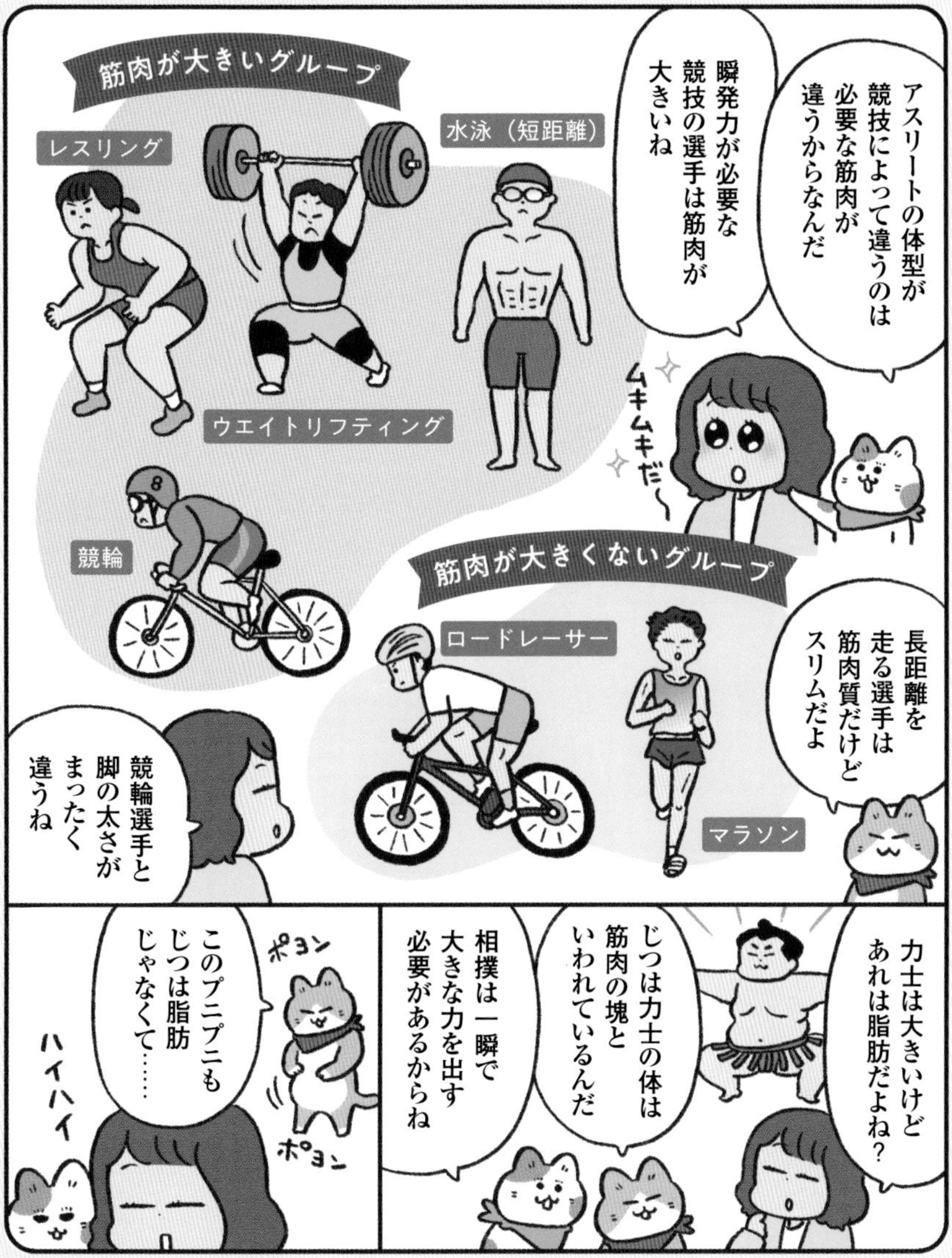

アスリートの体型が競技によって違うのは必要な筋肉が違うからなんだ
瞬発力が必要な競技の選手は筋肉が大きいね
筋肉が大きいグループ
水泳（短距離）
ウエイトリフティング
レスリング
ムキムキだ〜
競輪
筋肉が大きくないグループ
長距離を走る選手は筋肉質だけどスリムだよ
マラソン
ロードレーサー
競輪選手と脚の太さがまったく違うね
力士は大きいけどあれは脂肪だよね？
じつは力士の体は筋肉の塊といわれているんだ
相撲は一瞬で大きな力を出す必要があるからね
ポヨン
このプニプニもじつは脂肪じゃなくて……
ポヨン
ハイハイ

プラス解説　表層筋と深層筋

皮膚の上から触って形がわかる表層筋に対して、内側の筋肉を深層筋といいます。深層筋はインナーマッスルとも呼ばれ、「体幹」の筋肉という印象がありますが、脚や腕にもあります。関節の安定、姿勢の保持、表層筋のサポートといった役割があります。

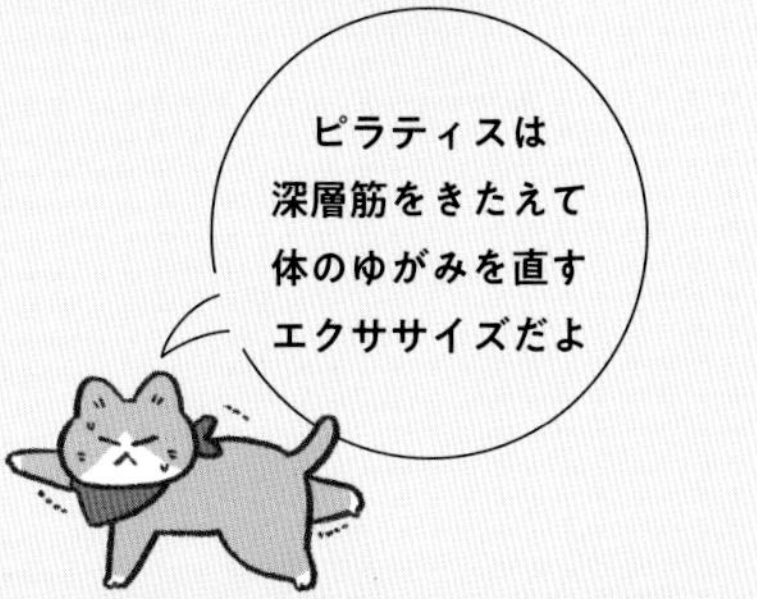
ピラティスは深層筋をきたえて体のゆがみを直すエクササイズだよ

筋肉の名前にはどんな意味があるの？

【筋肉の名称】

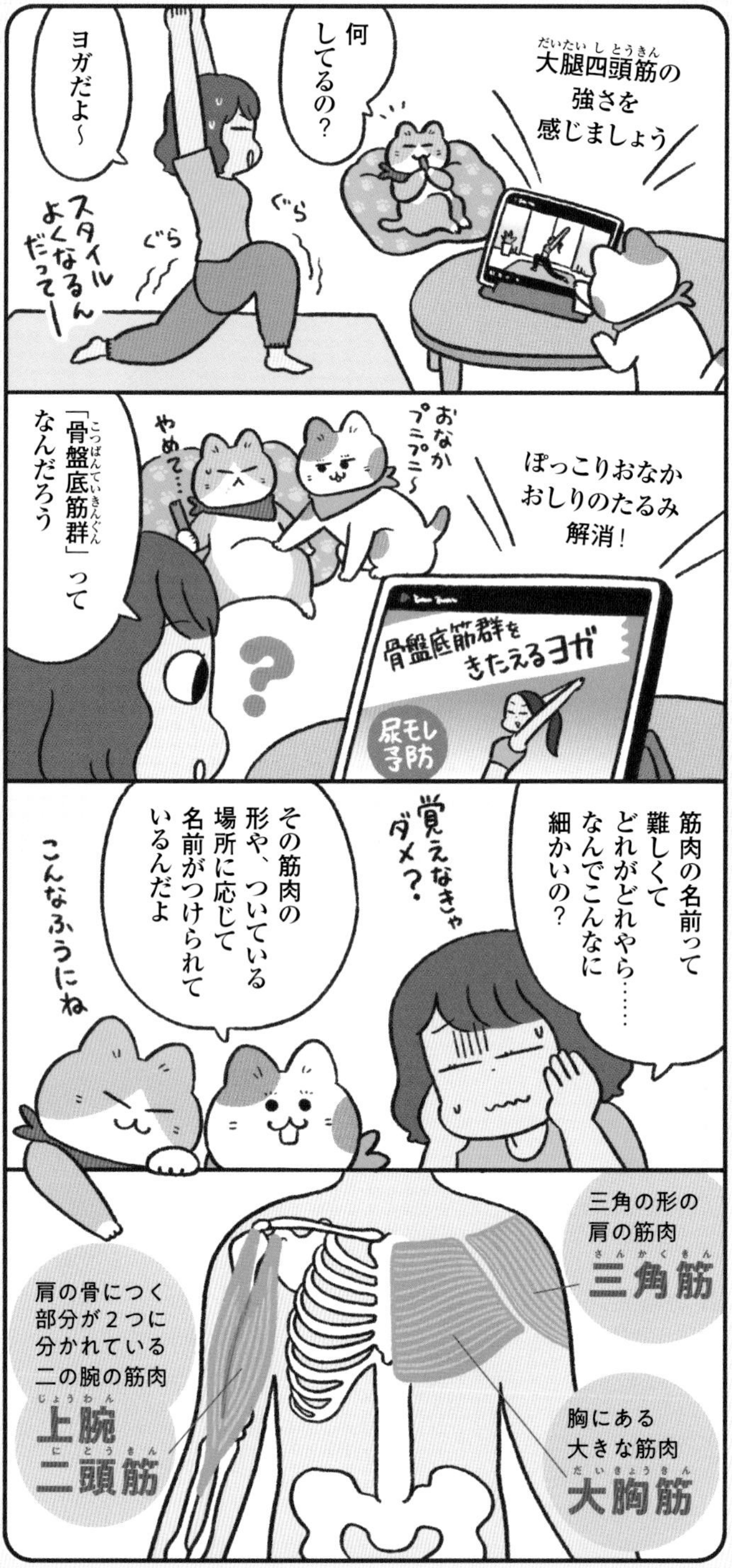
大腿四頭筋《だいたいしとうきん》の強さを感じましょう
何してるの？
ヨガだよ～
スタイルよくなるんだって～
ぐら
ぐら
ぽっこりおなか おしりのたるみ 解消！
おなか プニプニ～
やめて…
「骨盤底筋群《こつばんていきんぐん》」ってなんだろう
骨盤底筋群をきたえるヨガ
尿モレ予防
筋肉の名前って難しくてどれがどれやら……なんでこんなに細かいの？
覚えなきゃダメ？
その筋肉の形や、ついている場所に応じて名前がつけられているんだよ
こんなふうにね
三角の形の肩の筋肉
三角筋《さんかくきん》
肩の骨につく部分が2つに分かれている二の腕の筋肉
上腕《じょうわん》二頭筋《にとうきん》
胸にある大きな筋肉
大胸筋《だいきょうきん》

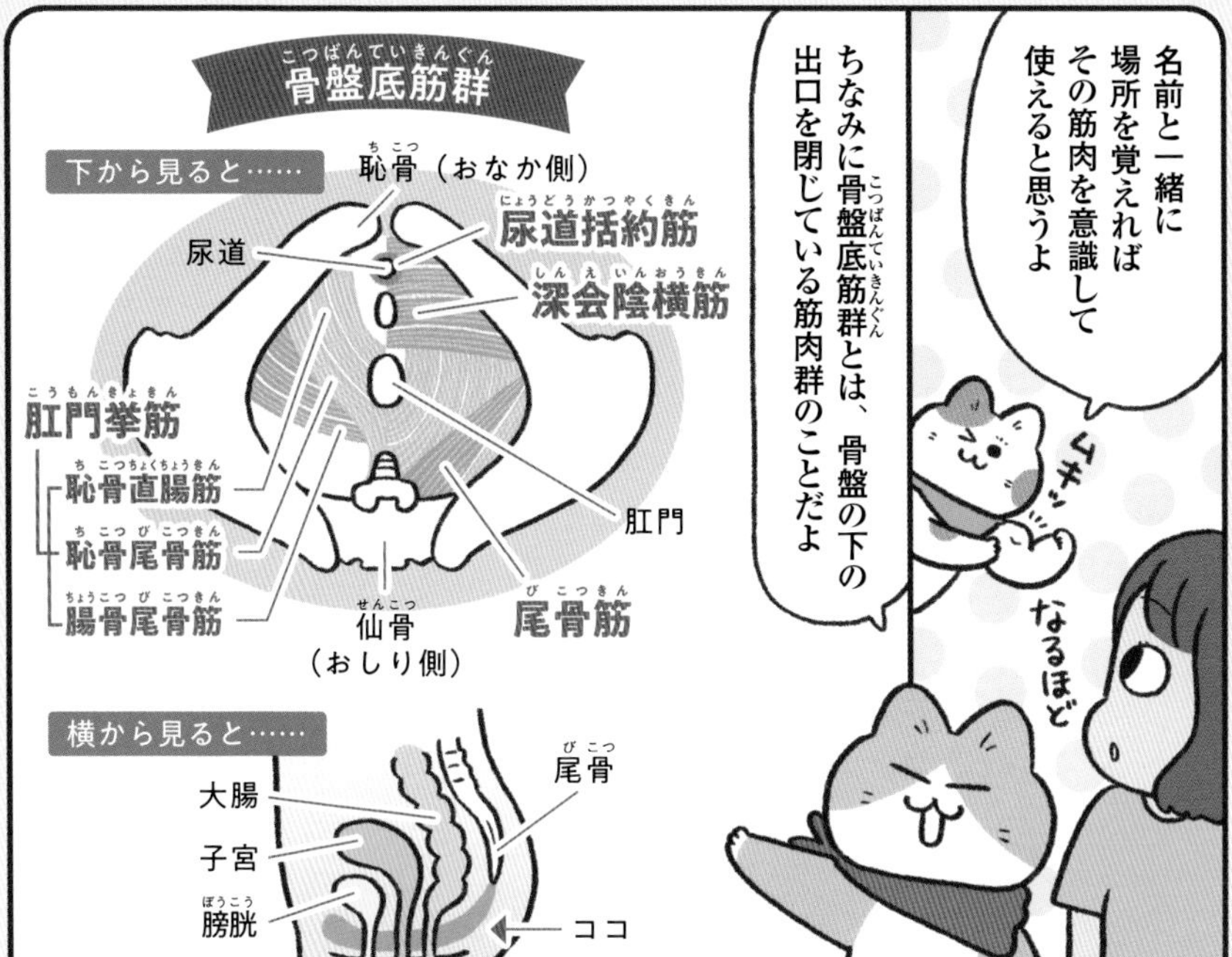
名前と一緒に場所を覚えればその筋肉を意識して使えると思うよ
ムキッ
なるほど
ちなみに骨盤底筋群《こつばんていきんぐん》とは、骨盤の下の出口を閉じている筋肉群のことだよ
骨盤底筋群《こつばんていきんぐん》
下から見ると……
恥骨《ちこつ》（おなか側）
尿道
尿道括約筋《にょうどうかつやくきん》
深会陰横筋《しんえいんおうきん》
肛門挙筋《こうもんきょきん》
恥骨直腸筋《ちこつちょくちょうきん》
恥骨尾骨筋《ちこつびこつきん》
腸骨尾骨筋《ちょうこつびこつきん》
肛門
仙骨《せんこつ》
（おしり側）
尾骨筋《びこつきん》
横から見ると……
尾骨《びこつ》
大腸
子宮
膀胱《ぼうこう》
ココ
尿道や肛門を取り囲む筋肉だから
きたえたら尿もれ予防やおしりの引きしめ効果があるってわけか!
その通り!
パチ
パチ
そんな感じでまずは興味のあるところから知っていけばOKさ
骨盤の下の骨盤底筋群《こつばんていきんぐん》を意識!
プル
プル
その調子!
きみもやったらっ?
ポヨン

プラス解説　名前の由来

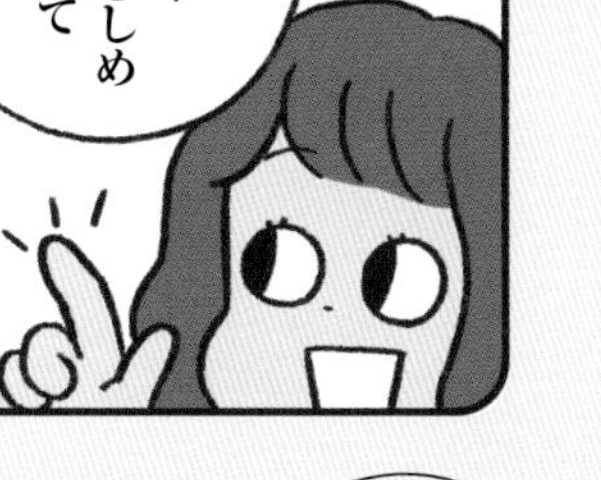
解剖学は
「人体の地理学」
といえるね
MAP

筋肉は、その位置に関係した名前をもつものが多く、付着する骨の名前から名付けられた筋肉もあります。例えば、首の胸鎖乳突筋《きょうさにゅうとつきん》（→P102）は胸骨《きょうこつ》と鎖骨《さこつ》、さらに頭蓋骨《とうがいこつ》にある乳様突起《にゅうようとっき》に付着しているためこの名がつきました。肋骨《ろっこつ》と肋骨《ろっこつ》の間にある肋間筋《ろっかんきん》（→P114）、すねの脛骨《けいこつ》に付着する前脛骨筋《ぜんけいこつきん》（→P196）などもあります。

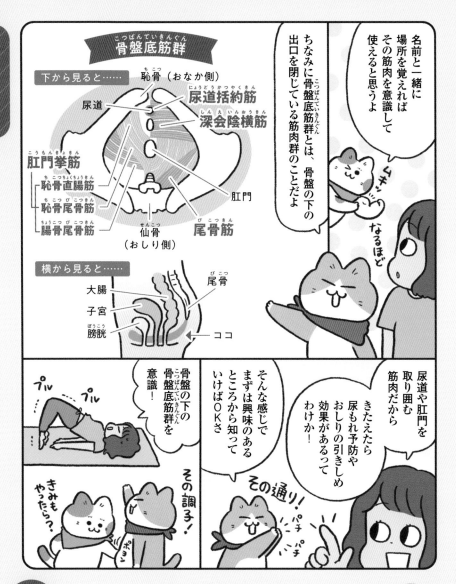

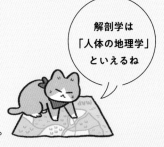

解剖学の基本のき

8

神経って何？どこにあるの？

【神経の働き】

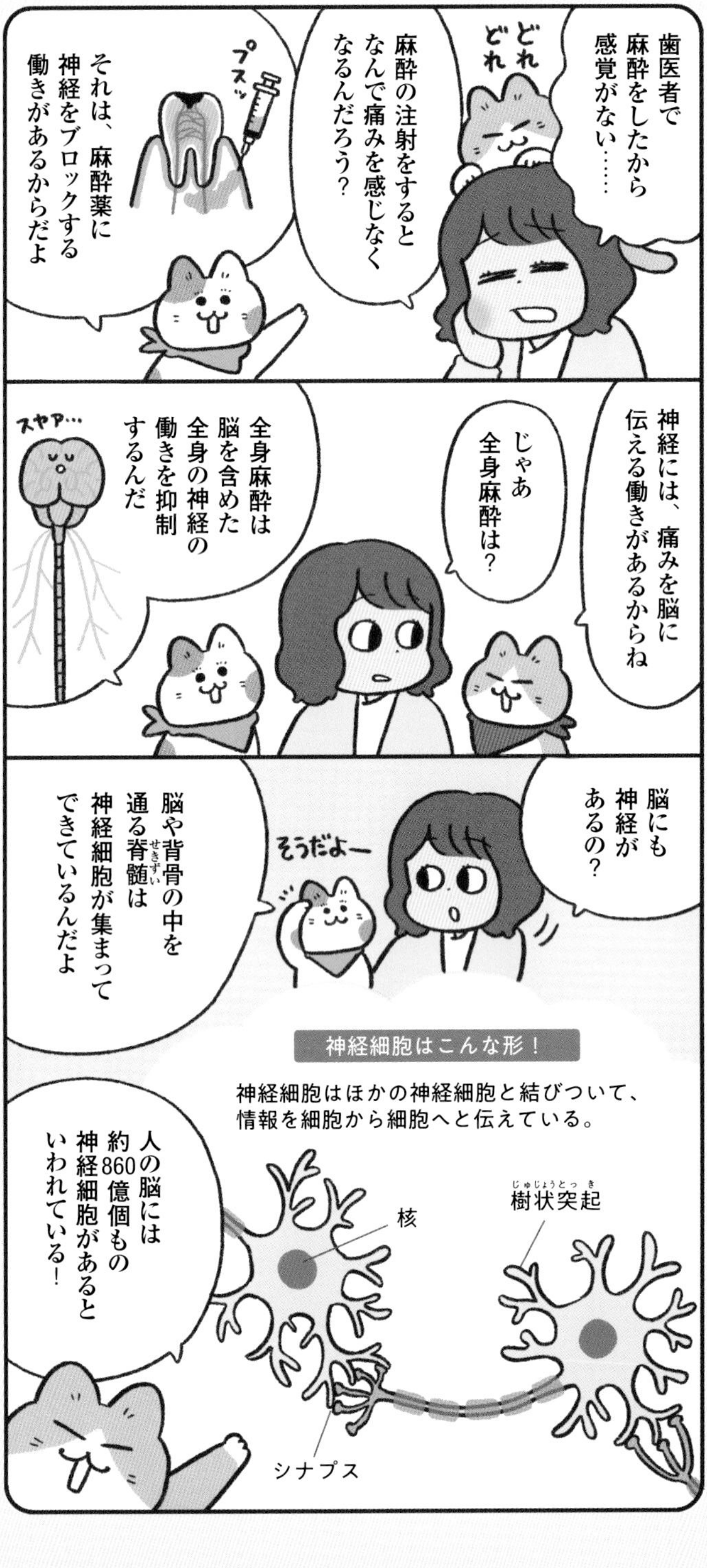

歯医者で麻酔をしたから感覚がない……
どれどれ
麻酔の注射をするとなんで痛みを感じなくなるんだろう？
プスッ
それは、麻酔薬に神経をブロックする働きがあるからだよ
神経には、痛みを脳に伝える働きがあるからね
じゃあ全身麻酔は？
全身麻酔は脳を含めた全身の神経の働きを抑制するんだ
スヤァ…
脳にも神経があるの？
そうだよー
脳や背骨の中を通る脊髄《せきずい》は神経細胞が集まってできているんだよ
神経細胞はこんな形！
神経細胞はほかの神経細胞と結びついて、情報を細胞から細胞へと伝えている。
人の脳には約860億個もの神経細胞があるといわれている！
核
樹状突起《じゅじょうとっき》
シナプス

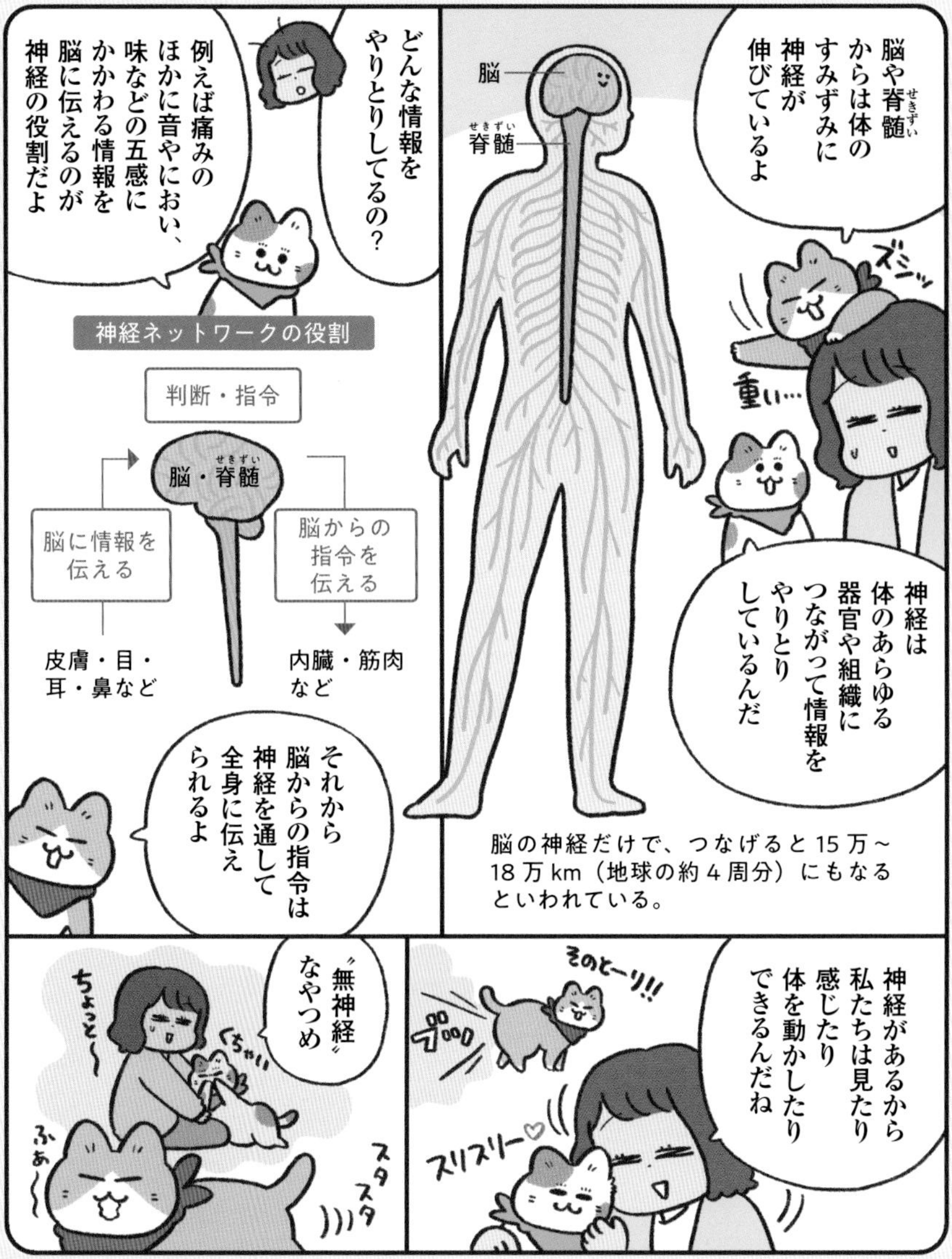

脳や脊髄《せきずい》からは体のすみずみに神経が伸びているよ

ズシッ
重い…
神経は体のあらゆる器官や組織につながって情報をやりとりしているんだ
脳の神経だけで、つなげると15万～18万km（地球の約4周分）にもなるといわれている。
どんな情報をやりとりしてるの?
例えば痛みのほかに音やにおい、味などの五感にかかわる情報を脳に伝えるのが神経の役割だよ
神経ネットワークの役割
判断・指令
脳・脊髄《せきずい》
脳に情報を伝える
脳からの指令を伝える
皮膚・目・耳・鼻など
内臓・筋肉など
それから脳からの指令は神経を通して全身に伝えられるよ
神経があるから私たちは見たり感じたり体を動かしたりできるんだね
そのとーり!!
スリスリー♡
“無神経”なやつめ
ちょっと～
ふぁ～
スタスタ

プラス解説

脊髄《せきずい》反射とは？

ふいに熱い鍋に触ったとき、人は無意識に手を引っ込めます。これは神経が受け取った刺激を脳に伝える一方で、脊髄《せきずい》が脳のかわりに筋肉に指令を出しているから。そのため、すばやく反射的に手を動かすことができるのです。このような体の反応を脊髄《せきずい》反射といい、とっさの危険から体を守る役割があります。

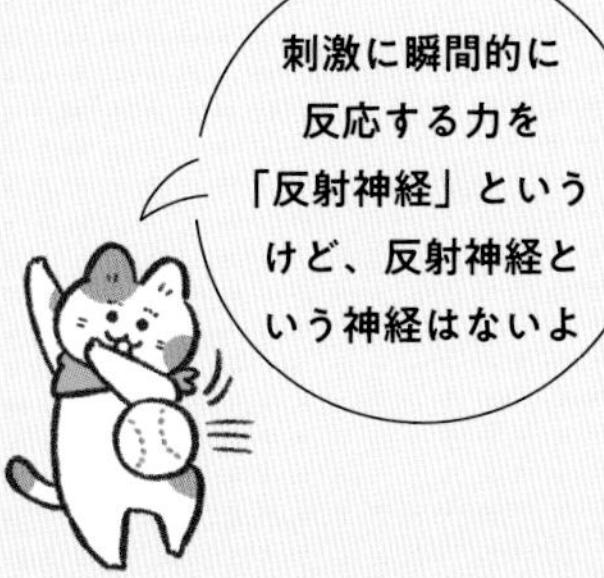

刺激に瞬間的に反応する力を「反射神経」というけど、反射神経という神経はないよ

解剖学で

よく使われる漢字と概念❶ 骨・筋肉編

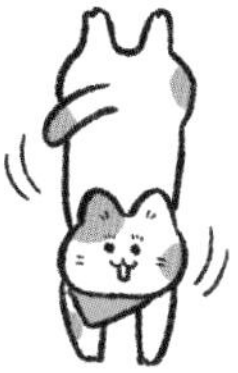

●長骨《ちょうこつ》の部位に対する名称

体	たい	骨幹、骨の中央部。
頭	とう	骨端の丸くなっているほう。肋骨《ろっこつ》、上腕骨《じょうわんこつ》、橈骨《とうこつ》、大腿骨《だいたいこつ》、腓骨《ひこつ》では近位側であるが、尺骨《しゃっこつ》、中手骨《ちゅうしゅこつ》、指節骨《しせつこつ》、中足骨《ちゅうそくこつ》、趾節骨《しせつこつ》では遠位側である。
頸	けい	頭から体に移行する細くなっている部位。
底	てい	中手骨《ちゅうしゅこつ》、指節骨《しせつこつ》、中足骨《ちゅうそくこつ》、趾節骨《しせつこつ》の骨端の近位側。太くなっているほう。

●盛り上がりに対する名称

隆起	りゅうき	小さな突出部。
結節	けっせつ	まわりからはっきり区別できる肥厚部。
転子	てんし	大きな結節。
粗面	そめん	まわりからやや隆起して表面がザラザラした部分。
突起	とっき	はっきりと突き出した部分。
顆	か	先が肥厚した突出部。
上顆	じょうか	顆《か》のすぐ上方（中央より）にあるはっきりした突出部。
稜	りょう	隆起が連続して連なっている部分。
線	せん	線状に細長く連なった隆起部。
棘	きょく	トゲのように鋭く突出した部位。

●陥凹《かんおう》に対する名称

切痕	せっこん	鋭く切れ込んでいる部分。
窩	か	表面からくぼんでいる部分。
小窩	しょうか	浅いくぼみ。
溝	こう	細長くすじ状になっているくぼみ。
裂	れつ	深い裂け目。

●穴や深いくぼみに関する名称

孔	こう	穴、貫いている穴。
小孔	しょうこう	小さな穴。
管	かん	細長く連なっている孔。
道	どう	太い管。
洞	どう	奥が広くなっている空洞。
腔	くう	広い空間。
口	こう	穴への出入り口。

●骨や筋肉に関係した名称

腱	けん	筋と骨などの間をつなぐ強靭な結合組織。
腱膜	けんまく	腱が幅広く膜状に広がっている部位。
靭帯	じんたい	骨と骨の間を結び、骨どうしの連結を補強する強靭な結合組織。
筋膜	きんまく	個々の筋肉の表面を覆い、同じ働きをする筋群を束ねる強靭な膜状結合組織。
支帯	したい	手首や足首で腱の動きを安定させるために筋膜が肥厚している部位。

2章

解剖学の最新常識

ホントのことが知りたい！

押さえておきたい基礎知識や
解剖学の「いま」をまとめました。

上半身ってどこのこと？

【体の区分】

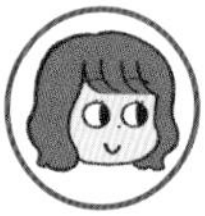

運動をするとき「上半身をうまく使って」「下半身は動かさないで」とか言うけど、上半身と下半身の境目ってどこにあるの？

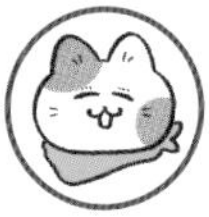

たしかに、上半身・下半身って言葉はよく使われるよね。でも、解剖学的には上半身・下半身の境ってじつははっきり決まっていないんだよ。

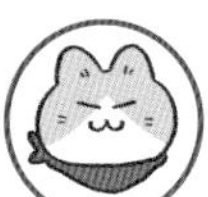

だから運動の種類によって上半身・下半身のとらえ方は違っていて、股関節《こかんせつ》から下を下半身とするケースや、骨盤から下を下半身とするケースなどがあるよ。

「上半身」「下半身」の決まった定義はない

辞書で「上半身」の意味を調べてみると、「体の腰から上の部分」などと記されていて、その厳密な境界についてはくわしく説明されていません。じつは「上半身」「下半身」が体のどこからどこまでを示す言葉なのか、明確な定義はないのです。

ただし、解剖学でも、血液の流れを説明する際などに、便宜上、上半身・下半身という言葉が使われることもあります。その場合は、上大静脈（→P67）とつながっている頭部や胸、腕など、横隔膜《おうかくまく》より上を上半身、下大静脈につながる横隔膜《おうかくまく》より下の部分を下半身と考えます。

体の場所や向きを表す解剖学用語がある

解剖学では、特定の体の部位について、その位置を正確に伝えるため、体の区分や方向を表す言葉が定義されています。例えば、体の区分には、腕を示す「上肢《じょうし》」、脚を示す「下肢《かし》」などがあります。下肢には殿部《でんぶ》（おしり）も含まれます。

一方、体の方向を示す言葉には、腹側《ふくそく》・背側《はいそく》、頭側《とうそく》・尾側《びそく》などがあります。これらの言葉は、基本となる姿勢を定めたうえで決められています。それが「まっすぐに立ち、腕を下に伸ばして、手のひらを前に向け、つま先を前に向けた状態」で、これを「解剖学的正位《かいぼうがくてきせいい》」といいます。

体の区分や方向を表す用語

主な体の区分

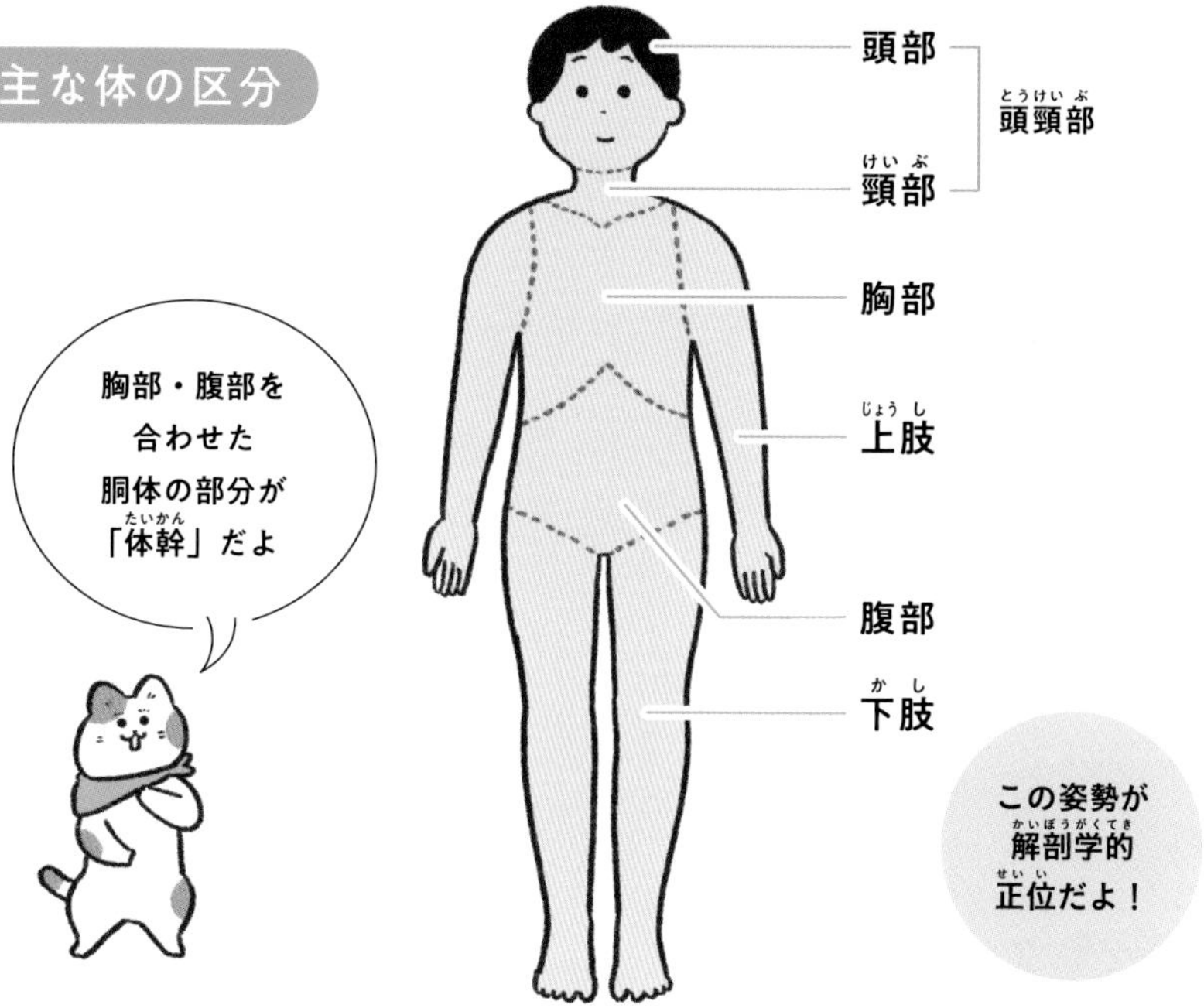

体の方向

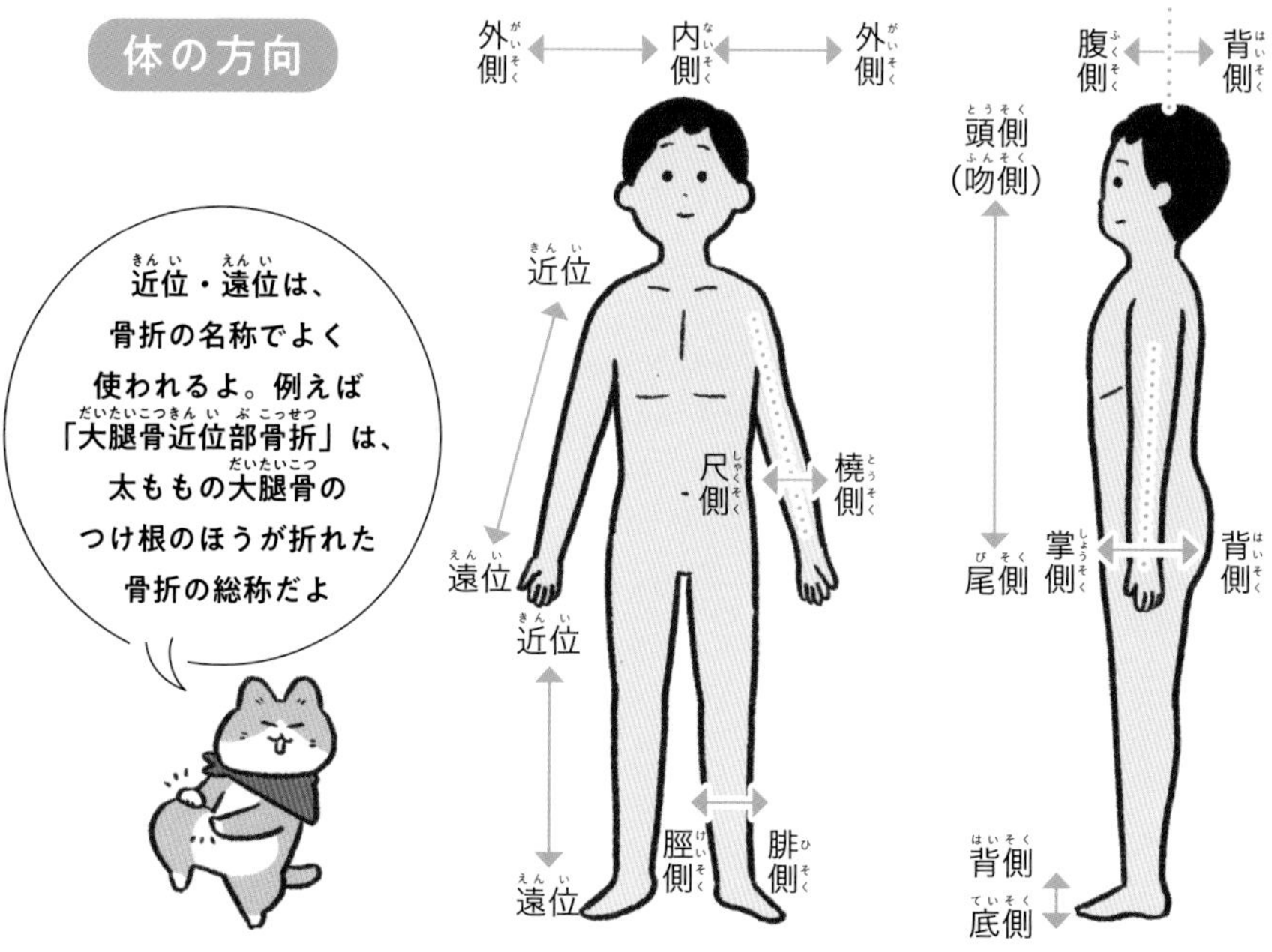

筋肉っていくつあるの？

【筋肉の数】

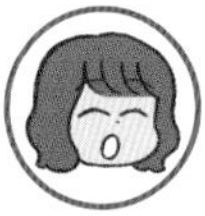

人間の体には、全部で約400個の筋肉があるんだよね（→P13）？　この体のどこに、そんなにたくさんの筋肉があるの？

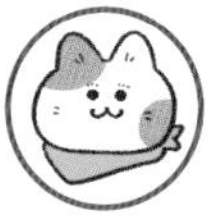

体を動かす筋肉は、外側から触ってわかる筋肉だけじゃないよ。内側にもさまざまな筋肉が隠れているんだ。そして、そのひとつひとつに名前がついているんだよ。

筋肉の名前は、その筋肉がついている場所、筋肉の形（→P38）、働きなどにちなんでつけられているよ。

全身の骨格筋の数は400個以上

体の土台となる骨には、頭部から足の先まで、たくさんの筋肉がついています。これらの筋肉は、骨格筋と呼ばれ、姿勢を保ったり、体を動かしたりする働きをしています。一般的に筋肉というと、この骨格筋を指します。

骨格筋は、全身で400個以上もあります。皮膚のすぐ下にある筋肉だけではなく、その内側にも、さまざまな筋肉の層が隠れています。骨格筋を全部合わせた重さは、体重の40〜50%にものぼります。全身の骨を合わせた重さより、筋肉のほうが重いのです。

数え方が難しい筋肉の数

全身の筋肉の数が定まっていないのは、数え方によって数が変わるからです。例えば、大腿四頭筋《だいたいしとうきん》やハムストリングスなど、いくつかの筋肉をまとめてひとつの名前で呼ぶ場合、これをいくつと数えるかによって、総数は変動します。

また、背骨のまわりにはたくさんの小さな筋肉があり、それが境目なくつながっています。これらをひとつの筋肉とするのか、バラバラに数えたほうがよいのかも決まっていません。全身の筋肉の数をいくつとするかは、研究者の間でも意見が一致していないのです。

筋肉の数と主な筋肉の名前

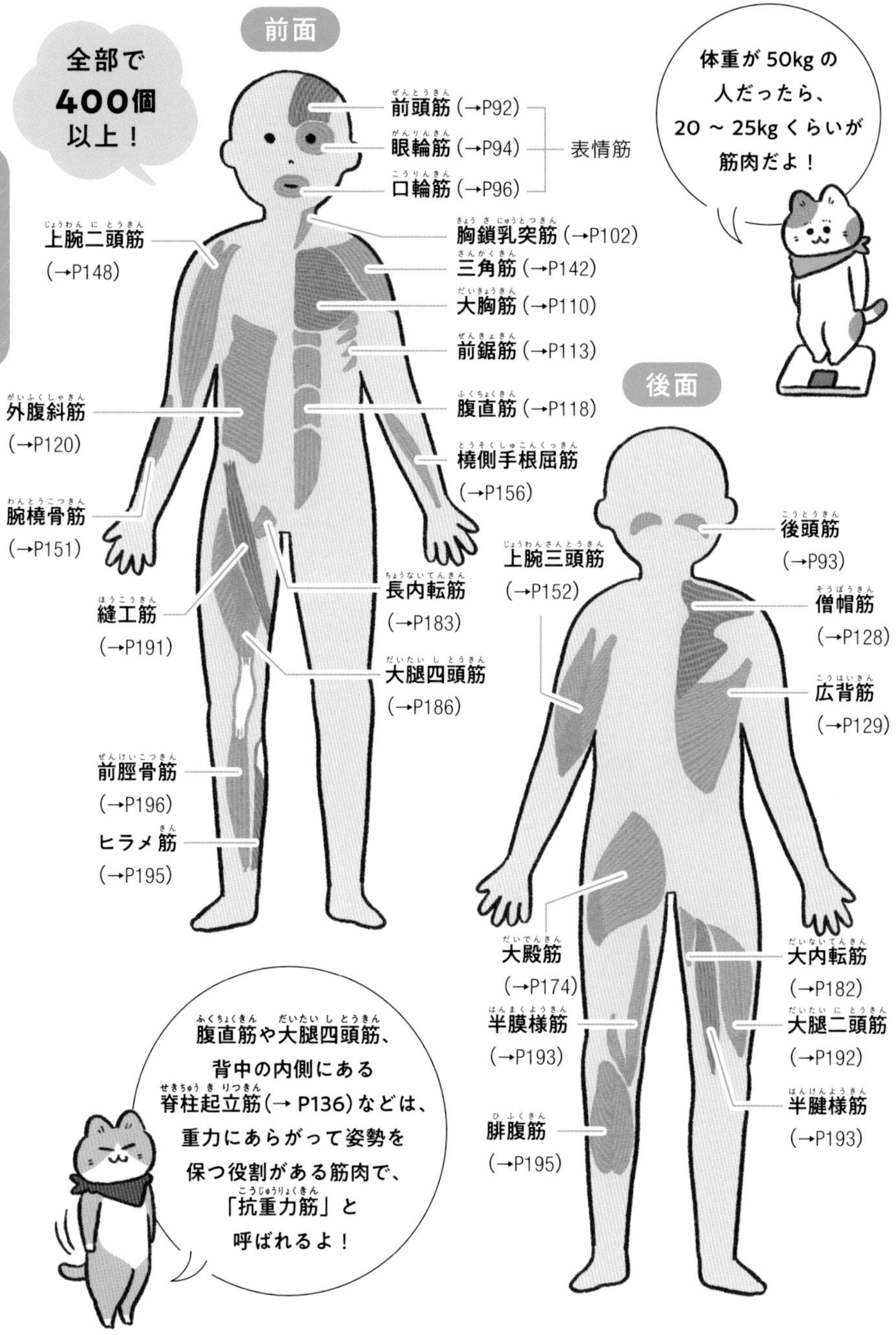

解剖学の最新常識 3

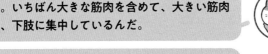

いちばん大きな筋肉と小さな筋肉は？

【筋肉の大きさ】

自分の体に、400個以上も筋肉があるなんて信じられない！　ひとつの筋肉は、どのくらいの大きさなんだろう。

筋肉の大きさはさまざまで、部位によって違うよ。いちばん大きな筋肉を含めて、大きい筋肉は、下肢に集中しているんだ。

一方で、筋肉のなかには数ミリしかないとても小さなものもあるよ。筋肉は部位によって大きさがずいぶん違うんだ。

大きい筋肉は下肢に集中

体の中でいちばん体積の大きな筋肉は、大腿四頭筋《だいたいしとうきん》です。太もも前面に広がる筋肉で、膝を伸ばすときに働きます。立ち上がる、歩くといった動作には欠かせない筋肉です。

このほか、おしりの大殿筋《だいでんきん》、太もも裏側のハムストリング、ふくらはぎの下腿三頭筋《かたいさんとうきん》など、下肢には大きい筋肉が多くあります。筋肉の数は上半身のほうが多いのですが、筋肉量は下肢のほうが多く、体全体の6〜7割を占めます。これは、重力に逆らって重い体を支えながら移動動作を行うため、大きな力を発揮する必要があるからだと考えられます。

いちばん小さな筋肉は耳の中に

体内でいちばん小さな筋肉は、耳の中にある「アブミ骨筋《こつきん》」です。鼓膜の近くには3つの小さな骨（耳小《じしょう》骨《こつ》）があり、音の振動を内耳に伝える役割があります。そのなかのひとつがアブミ骨《こつ》で、そこにアブミ骨筋《こつきん》がつながっています。この筋肉には、大きな音が耳に入ってきたとき、収縮して音を抑制し、内耳を守る働きがあります。これをアブミ骨筋《こつきん》反射といいます。

アブミ骨筋《こつきん》の大きさはこのくらい！

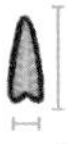

（実物大）

体積が大きな筋肉ベスト5

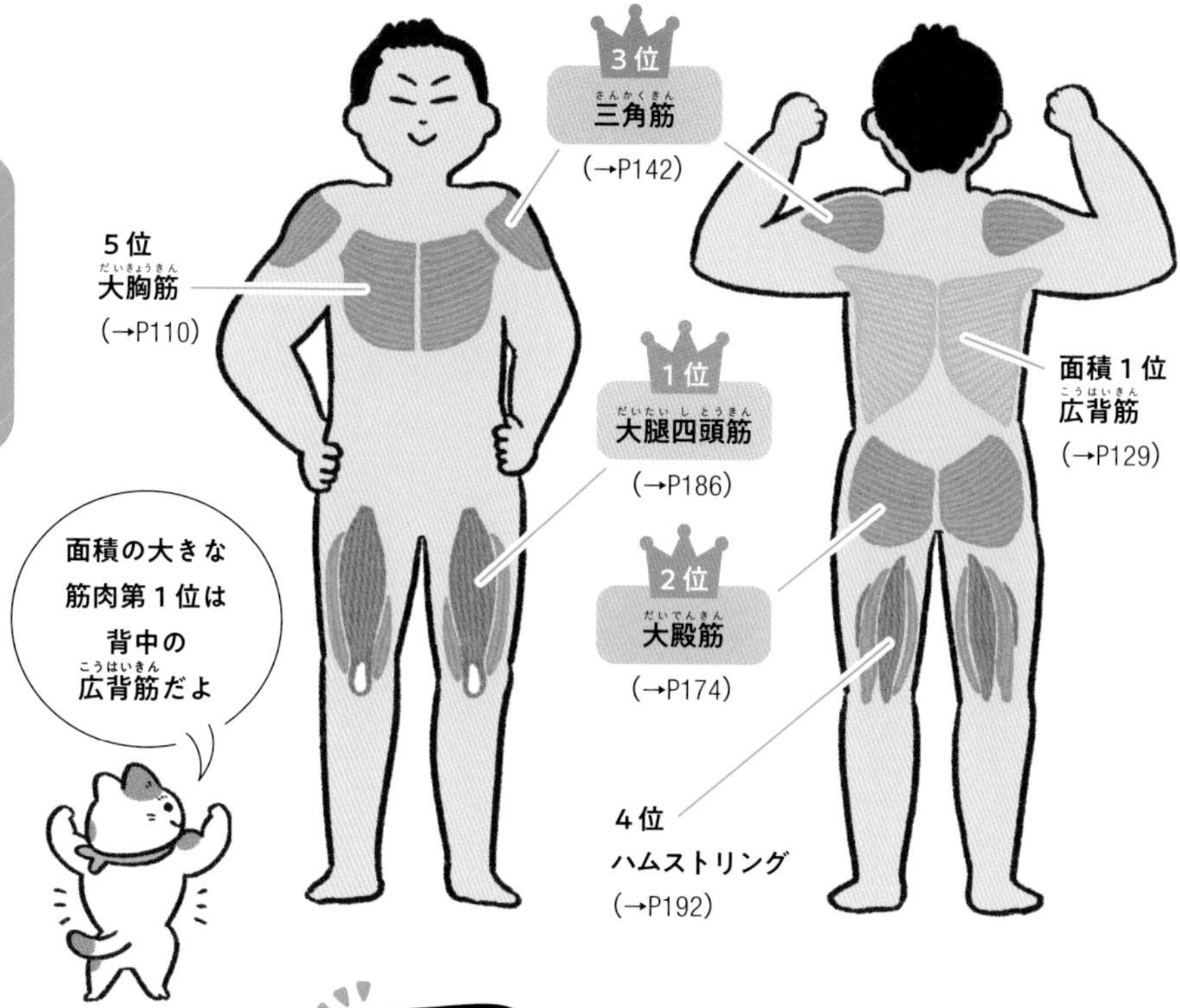

知りたい！

筋肉の大小で違う得意分野

1つの筋肉は、1つの運動神経細胞に支配されています。脳や脊髄《せきずい》にある1つの運動神経細胞から伸びた神経は枝分かれし、多数の筋線維(→P36)につながっています。

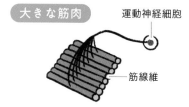

大きな筋肉

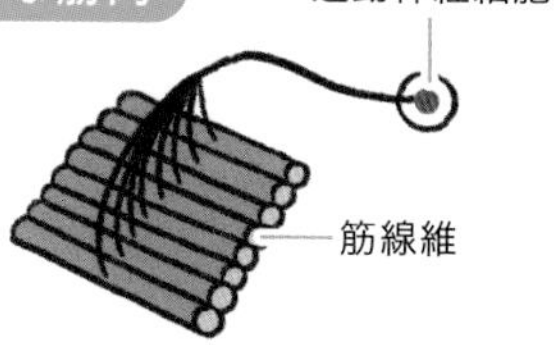

1つの運動神経細胞が支配する筋線維の数が多く、大きな力が出せるが、細かい動きは苦手。抗重力筋《こうじゅうりょくきん》(→P33)など。

小さな筋肉

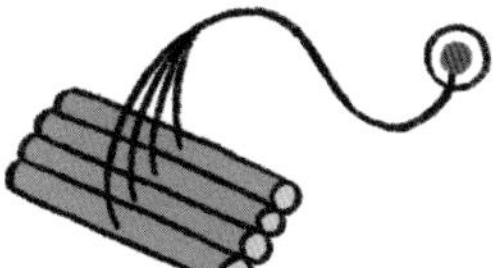

支配する筋線維の数が少なく、大きな力は出せないが、微妙な調節が可能。眼球の動きを調整する外眼筋《がいがんきん》(→P80)など。

筋肉の中ってどうなっているの？

【骨格筋の構造】

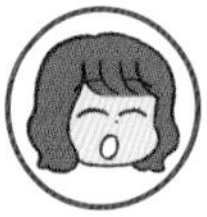

筋肉の中ってどうなっているんだろう？　伸びたり縮んだりするから、ゴムの塊のような感じなのかな？

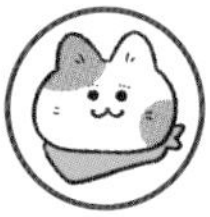

筋肉は細長い筋線維が束になってできているんだよ。この筋線維１本１本が、筋肉を構成する細胞なんだ。

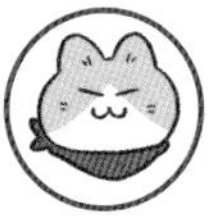

鶏のささみを食べると、線維状のお肉が歯にはさまるよね。人間の筋肉も同じように筋線維でできているんだよ。

線維状の細胞がまとまっている

筋肉は細長い線維状の細胞でできています。これが「筋線維」で、筋線維が束になったものを「筋束《きんそく》」といいます。筋束《きんそく》がさらに集まって、ひとつの筋肉となるのです。

筋線維の中には「筋原線維《きんげんせんい》」というさらに細い線維が規則的に並んでいます。そして、筋原線維《きんげんせんい》の中には、太いフィラメント（ひも状のたんぱく質）と細いフィラメントが交互に並んでいます。この2つのフィラメントが、運動神経からの指令によって重なり合ったり、少し離れたりすることで、筋肉が収縮したり、ゆるんだりするのです（↓左ページ）。

収縮速度の違う2種類の筋線維がある

骨格筋を構成する筋線維には、遅《ち》筋《きん》線維と速筋《そっきん》線維があります。遅筋《ちきん》は、収縮速度は速くありませんが、長時間、繰り返し収縮できるので、持久力が必要なときに働きます。酸素を蓄えるミオグロビンという赤い物質が多く含まれているので、「赤《せっ》筋《きん》」とも呼ばれます。

一方、速筋《そっきん》は収縮速度が速く、瞬間的に大きな力を発揮できます。ただし、あまり持久力はありません。こちらは白っぽい色をしているので「白筋《はっきん》」ともいいます。遅筋《ちきん》と速筋《そっきん》の割合は個人差がありますが、およそ1対1といわれています。

筋肉のつくりと収縮のしくみ

骨格筋の構造

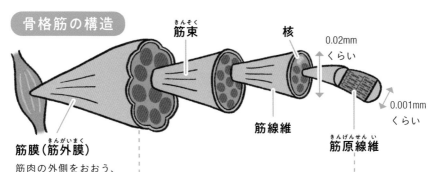

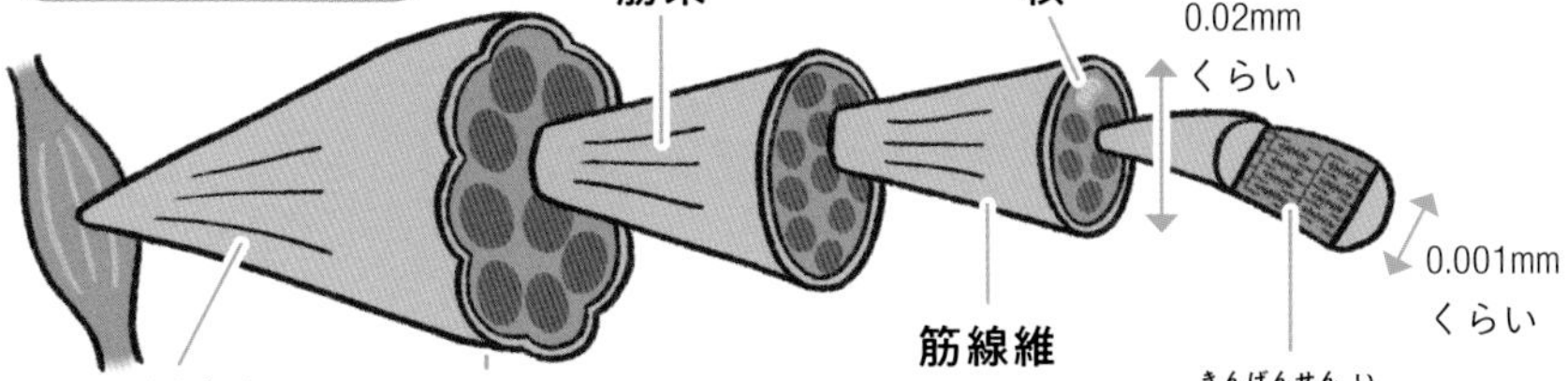

筋膜（筋外膜《きんがいまく》）
筋肉の外側をおおう、たんぱく質の線維などでできた薄い膜。

骨格筋をつくる筋線維の種類

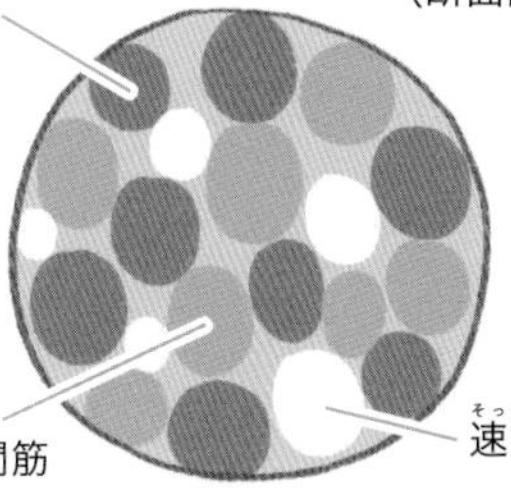

骨格筋の筋線維には、遅筋《ちきん》線維と速筋《そっきん》線維のほか、その中間的な特徴をもった中間筋線維もある。骨格筋によって、速筋《そっきん》主体の筋肉もあれば遅筋《ちきん》主体の筋肉もある。

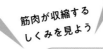

筋肉が収縮するしくみを見よう

筋原線維《きんげんせんい》の構造

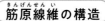

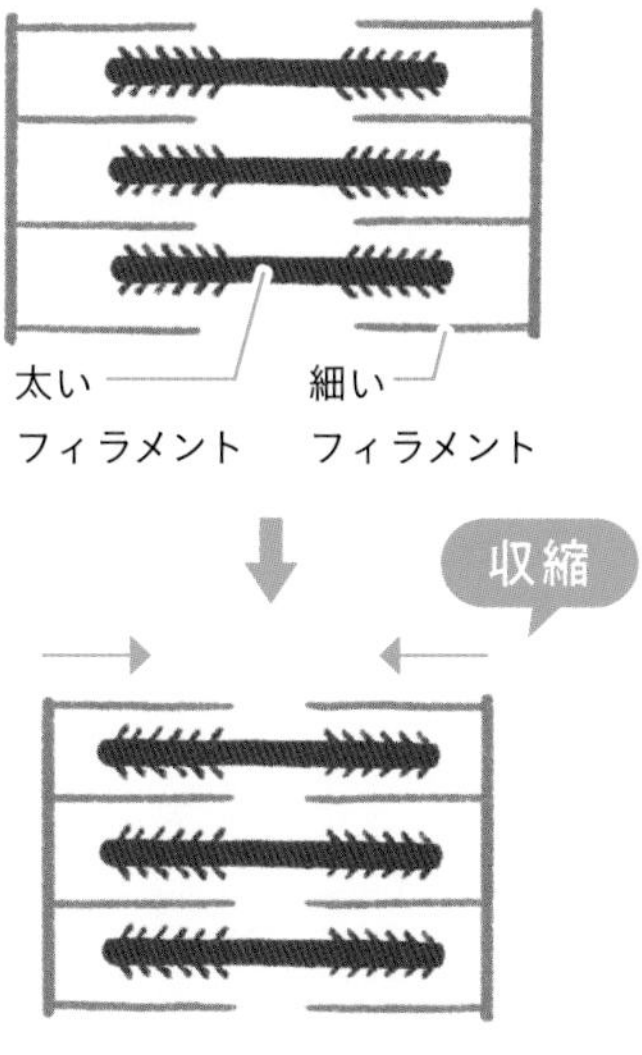

トランプを切るときのように、太いフィラメントの間に細いフィラメントがすべり込み、筋肉が収縮する。

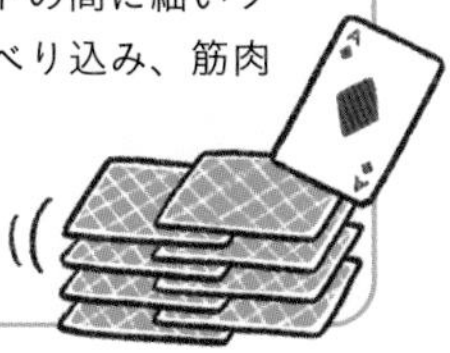

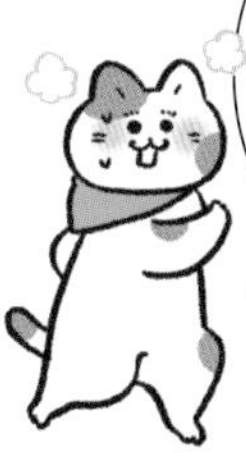

速筋《そっきん》をきたえるには、筋トレが効果的。
遅筋《ちきん》をきたえるには、ランニングや水泳など負荷が低くて長時間続ける運動がいいよ

解剖学の最新常識 5

筋肉ってどんな形をしているの？

【筋肉の形状】

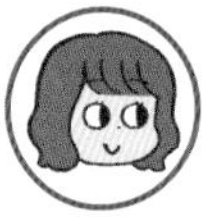

筋肉ってどんな形をしているんだろう？　場所によってバラバラなの？

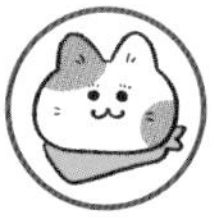

筋肉の形はいろいろだけど、大きく分けると5種類あるよ。力こぶのように真ん中が膨らんだ形のほか、四角い形や、鳥の羽根のような形もあるんだ。

力こぶ以外で、外から見て形がよくわかる筋肉だと、例えば腹直筋《ふくちょくきん》！　きたえると、おなかが4～6個に割れたようになるよね。あれは多腹筋《たふくきん》という形の筋肉なんだ。

筋肉の基本形は紡錘状筋《ぼうすいじょうきん》

筋肉の形状は、細かく分類しようとすればきりがないのですが、大きくは5種類に分けられます。そのひとつが紡錘状筋《ぼうすいじょうきん》で、ラグビーボールのように真ん中が膨らみ両端が細くなっています。多くの人がイメージする筋肉はこの形でしょう。

また、鳥の羽根に似ている羽状筋《うじょうきん》や半羽状筋《はんうじょうきん》もあります。筋肉の線維が斜めに並んでいるのが特徴です。

残りの3つは、四角く平らな形をしている方形筋《ほうけいきん》や直筋《ちょっきん》、1つの筋肉が複数に分割されている多腹筋《たふくきん》、筋頭（筋肉の端）が2～4つに分かれている多頭筋《たとうきん》です。

骨格の運動には関係しない「輪筋《りんきん》」

上にあげた5種類には含まれない特殊な形状の筋肉として、輪筋《りんきん》があります。その名のとおり、輪っか状の筋肉で、例えば眼輪筋《がんりんきん》や口輪筋《こうりんきん》、外肛門括約筋《がいこうもんかつやくきん》や外尿道括約筋《がいにょうどうかつやくきん》などがあります。これらは、骨格の運動には関係しません。

眼輪筋《がんりんきん》はまぶたを閉じる働きのほか、鼻のつけ根にある涙嚢《るいのう》を拡張して、涙を集める役割もあります。口《こう》輪筋《りんきん》は口を閉じたり、唇を突き出したりする筋肉です。外肛門括約筋《がいこうもんかつやくきん》や外尿道括約筋《がいにょうどうかつやくきん》は、トイレを我慢するときなど、肛門や尿道をキュッとしめる働きがあります。

筋肉の形

紡錘状筋《ぼうすいじょうきん》

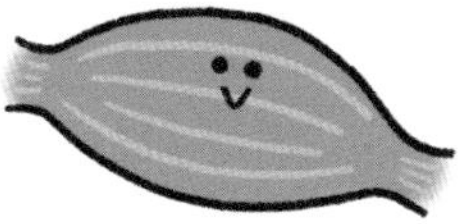

真ん中が太く両端が細くなっているもっとも基本の形。上腕筋《じょうわんきん》、前脛骨筋《ぜんけいこつきん》など。

方形筋《ほうけいきん》・直筋《ちょっきん》

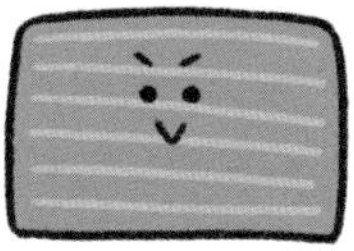

平たく四角形の筋肉。おしりの下の大腿方形筋《だいたいほうけいきん》など。細長い長方形のものは直筋《ちょっきん》という。

羽状筋《うじょうきん》・半羽状筋《はんうじょうきん》

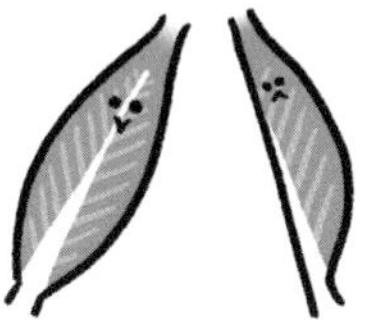

鳥の羽根のように筋線維が斜めに走行している。腓腹筋《ひふくきん》、太ももの裏の半腱様筋《はんけんようきん》など。

多腹筋《たふくきん》

筋肉の中央部が腱によって複数に分割されている。腹直筋《ふくちょくきん》など。

多頭筋《たとうきん》

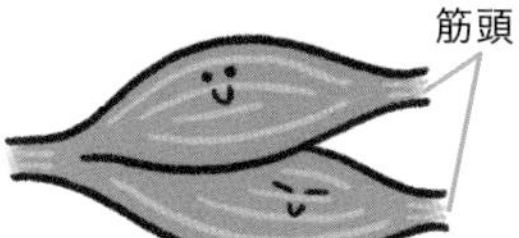
筋頭

筋頭が２〜４つに分かれている。上腕二頭筋《じょうわんにとうきん》、大腿二頭筋《だいたいにとうきん》など。

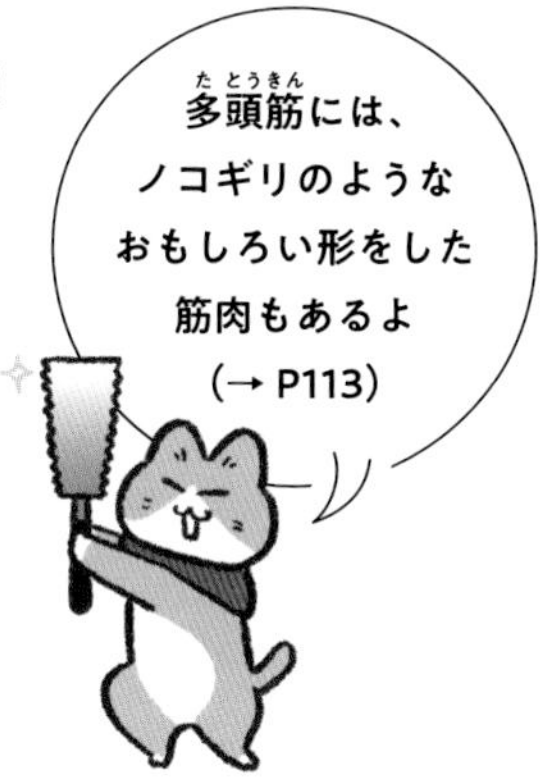
多頭筋《たとうきん》には、
ノコギリのような
おもしろい形をした
筋肉もあるよ
（→ P113）

知りたい！

筋トレは筋線維の方向を意識して

筋トレとは、筋肉に負荷をかけながら、収縮したりゆるめたりを繰り返す運動です。きたえたい筋肉をきちんと収縮・伸展させるには、筋線維が走っている方向に沿って、筋肉を動かす必要があります。例えば、仰向けになってまっすぐ上体を起こす腹筋運動では、腹直筋《ふくちょくきん》はきたえられますが、脇腹の腹斜筋《ふくしゃきん》にはあまり効きません。腹斜筋《ふくしゃきん》の筋線維は斜めに走行しているので、その流れに合わせて体をひねるように動かすと効果的です。

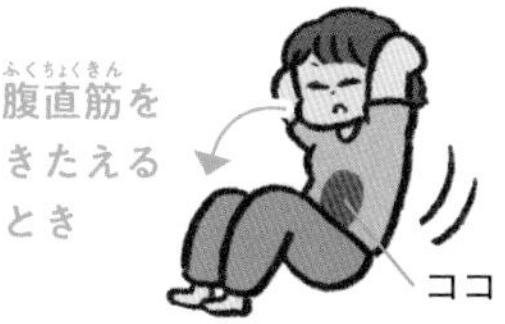
腹直筋《ふくちょくきん》をきたえるとき
ココ

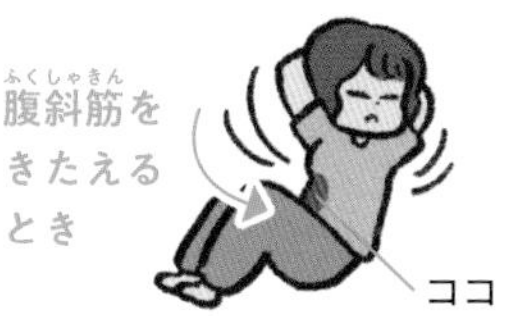
腹斜筋《ふくしゃきん》をきたえるとき
ココ

解剖学の最新常識
6

筋肉にはどんな種類があるの？

【筋肉の種類】

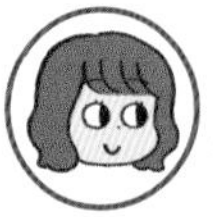

心臓はつねに動いているけど、心臓を動かしているのも筋肉なの？　内臓にも筋肉がついているのかな？

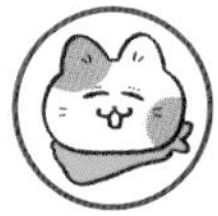

心臓のまわりに筋肉がついているんじゃなくて、心臓自体が筋肉なんだよ！　心臓だけじゃなくて、胃や腸などのほかの内臓や血管も筋肉でできているんだ。

筋肉っていっても、体を動かしたり姿勢を保つための骨格筋と、内臓の筋肉は違うものだよ。それぞれの特徴を見てみよう。

内臓の筋肉は意識的に動かせない

一般的に「筋肉」というと骨格筋を思い浮かべますが、内臓や血管にも筋肉は存在します。ただし骨格筋と内臓の筋肉は、構造も機能も大きく異なります。

大きな違いは、意識的に動かせるかどうかという点です。骨格筋は自分の意思で自由に動かすことができますが、内臓の筋肉は自分の意思で動かすことができません。前者を随《ず》意筋《いきん》、後者を不随意筋《ふずいいきん》といいます。

随意筋《ずいいきん》は運動神経（↓P78）に支配されているのに対して、不随意筋《ふずいいきん》は、自律神経（↓P79）でコントロールされています。

内臓筋とも違う心臓の筋肉

骨格筋と内臓の筋肉では、その構造にも違いがあります。骨格筋は、しま模様のある「横紋筋《おうもんきん》」という種類に分類されます。細い筋原線維《きんげんせんい》と太い筋原線維《きんげんせんい》が交互に規則正しく並んでいて、それがしま模様のように見えるのです。

大半の内臓筋はしま模様のない「平滑筋《へいかつきん》」という種類になります。筋線維は、細長い紡錘形《ぼうすいけい》（円柱状で、両端がだんだん細くなっている形）をしています。ただし、心臓は平滑《へいかつ》筋《きん》ではありません。心臓の筋肉（心筋）は横紋筋《おうもんきん》で、網目状の構造をしています。

筋肉の3つの種類

骨格筋
(横紋筋《おうもんきん》)

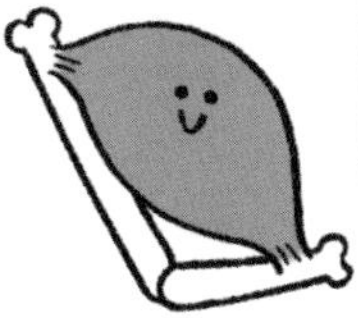

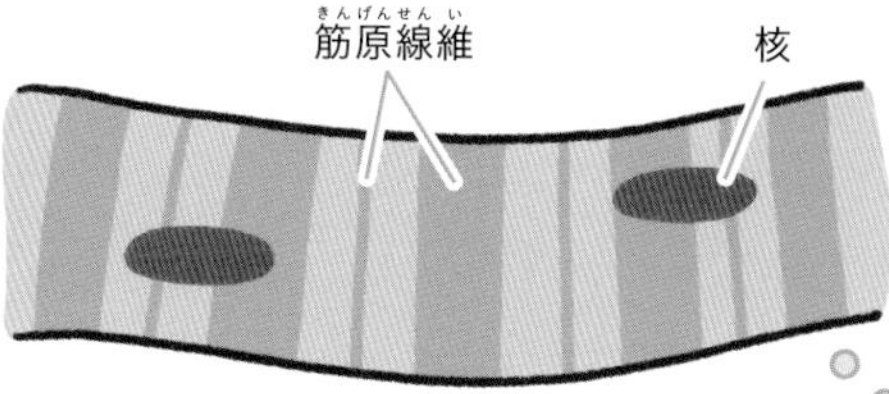

筋原線維《きんげんせんい》
核

随意筋《ずいいきん》
意識的に動かすことができる。

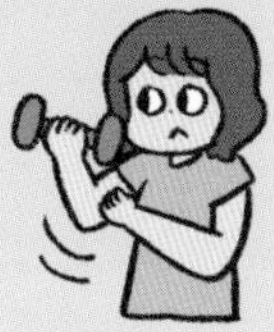

骨格筋の筋線維(筋細胞)は細長い円柱状で、規則的なしま模様がある。すばやく収縮するが疲労しやすい。

内臓筋
(平滑筋《へいかつきん》)

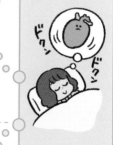

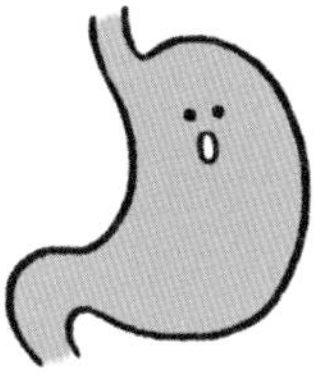

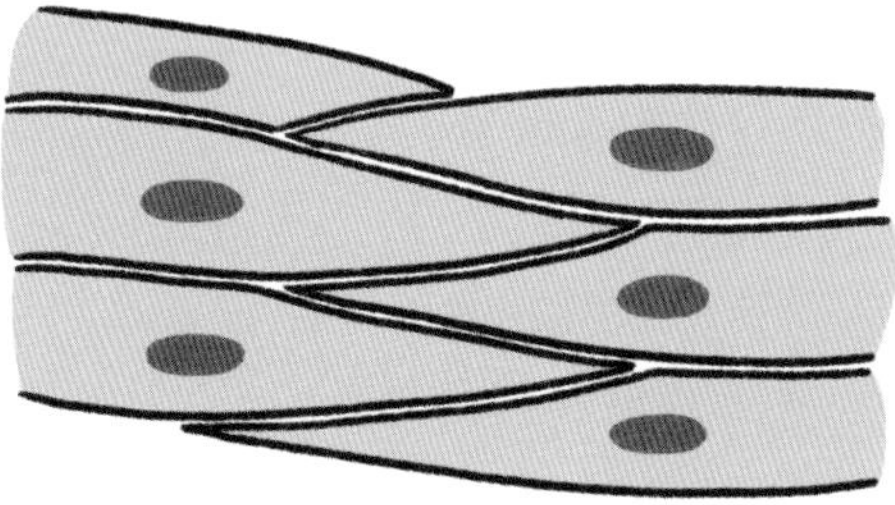

不随意筋《ふずいいきん》
意識的に動かせない(無意識下で動く)。

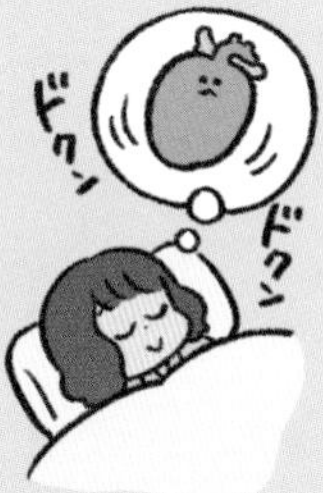

ドクン
ドクン

紡錘形《ぼうすいけい》の筋線維が並んでシートのようになっている。骨格筋に比べて収縮する力は小さいが、疲労しにくい。

心筋
(横紋筋《おうもんきん》)

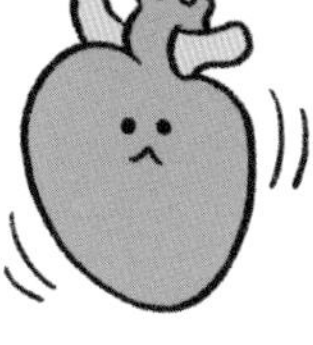

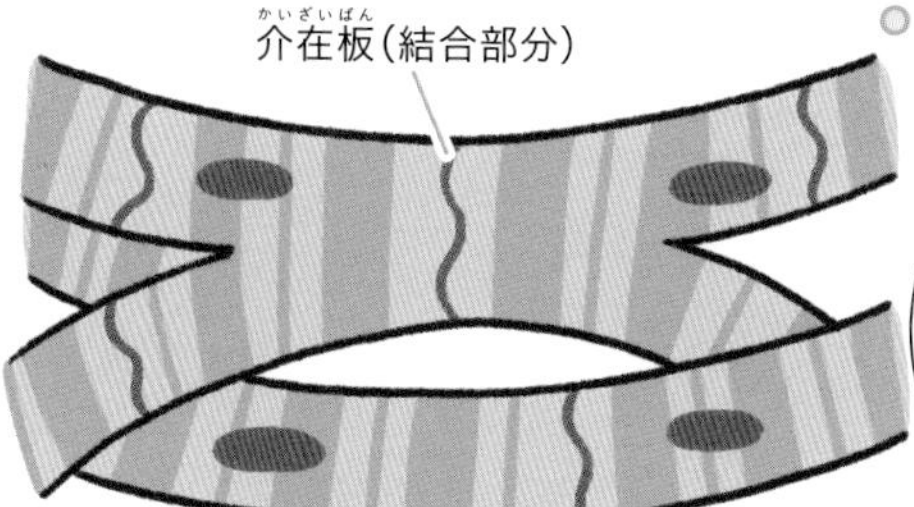

介在板《かいざいばん》(結合部分)

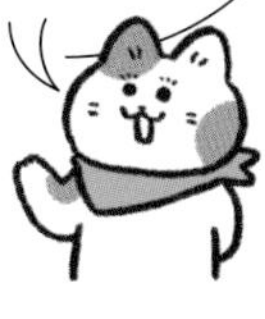

核が1つしかない内臓の筋と違い、骨格筋には核が複数ある。筋肉が発達すると核の数も増えるんだ

心臓の筋肉は骨格筋と同じ横紋筋だが、筋線維が網目状に結合した構造になっている。骨格筋のように収縮する力が強く、内臓筋と同様、疲労せずに動き続けることができる。

筋肉痛は筋肉が大きくなるサイン!?

【筋肉の発達】

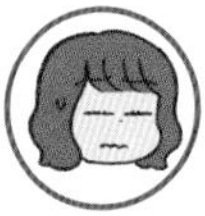

久しぶりにランニングしたら、脚が筋肉痛になっちゃった。運動すると筋肉痛になるのはなぜなんだろう？

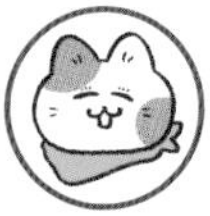

筋肉痛は、普段動かさない筋肉を動かしたり、同じ筋肉を繰り返し動かしたりすると、筋肉の線維が傷ついて起こるよ。

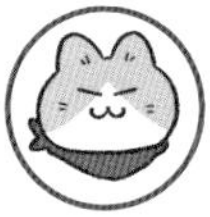

でも、筋肉痛を引き起こす筋線維の傷は治療をしなくても自然に治るよ。体内で傷が修復されると、筋線維は運動前よりも太くなって、筋肉がつくんだ。

筋線維が傷つくと痛み物質が発生する

一般的に、運動後しばらく時間がたってから起こる筋肉の痛みを筋肉痛といいます。その原因は運動中、筋肉が伸縮を繰り返すなかで、筋線維が傷つくためです。傷ついた筋線維からは細胞内のさまざまな物質がもれ出し、炎症反応を引き起こします。そのときに、痛みを起こす物質や神経の成長を促す物質も生成され、感覚神経が過敏になると考えられています。

筋線維には痛みを感じる神経はほとんどないのですが、筋膜にはあります。そのため、運動して数時間～数日後、痛み物質が筋膜まで広がると筋肉痛を感じるようになります。

筋肉の傷が治ると筋線維が太くなる

筋線維の傷が治ると、筋肉痛が治まると同時に、たんぱく質などで修復されて以前よりも太く、強くなります。筋線維の数は生まれつき決まっていますが、線維が太くなることで筋肉が大きく発達するのです。筋肉痛は筋肉が大きくなるサインといえるでしょう。

ただし、運動後に筋肉痛がないと筋肉が発達しないかというと、そういうわけではありません。習慣的に運動している人は、筋肉が太く、強くなって筋肉痛が起こりにくくなるからです。適切な運動をすれば、筋肉痛がなくても筋肉は発達します。

筋肉痛のメカニズム

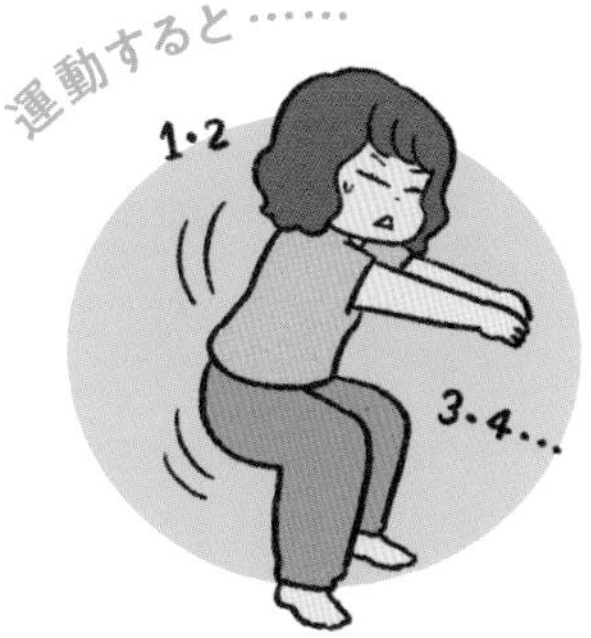
運動すると……
1・2
3・4…

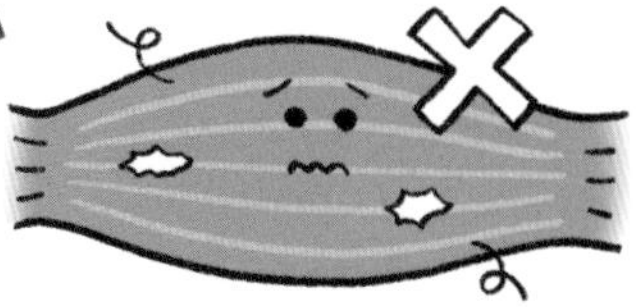

筋線維に負担がかかって、細かな傷ができる。

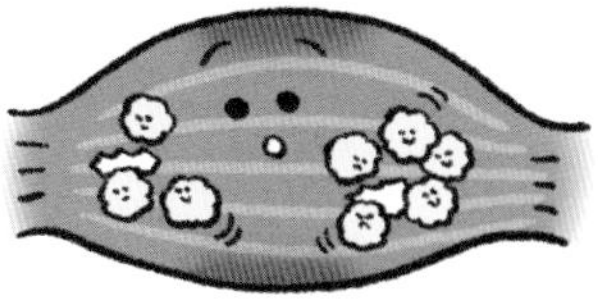

傷ついた筋線維からもれ出した物質が炎症反応を引き起こす。

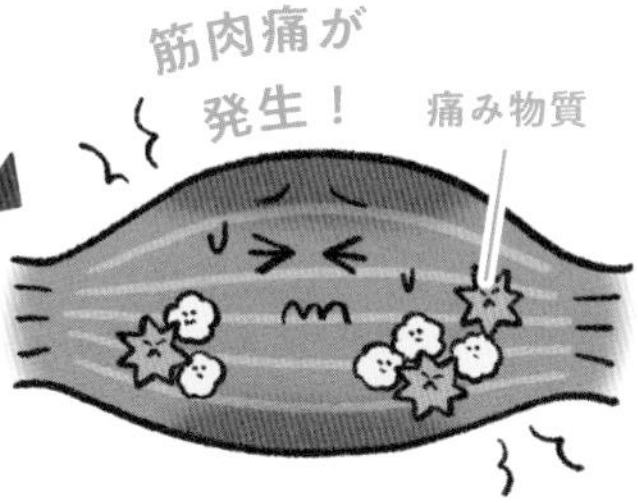
筋肉痛が発生！
痛み物質

痛みを引き起こす物質がつくられ、神経が過敏になって痛みを感じる。

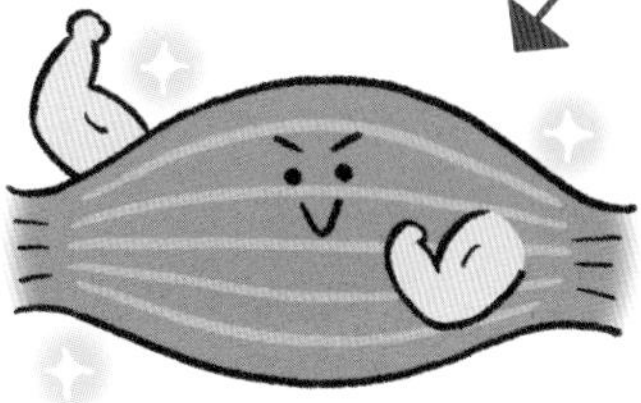

1～3日で筋肉痛が改善。傷ついた筋線維が修復され、以前よりも太くなる。

知りたい！

筋肉痛を起こしやすいのはどんな運動？

筋肉痛の原因になりやすいのは、「エキセントリック収縮運動」です。これは筋肉が引き伸ばされた状態で力を発揮する運動のこと。例えば、山道を下る、重いダンベルを下ろすといった運動です。反対に、筋肉を収縮させて力を発揮する運動は「コンセントリック収縮運動」といいます。スクワットの場合、膝を曲げる動作はコンセントリック収縮運動、膝を伸ばす動作はエキセントリック収縮運動です。

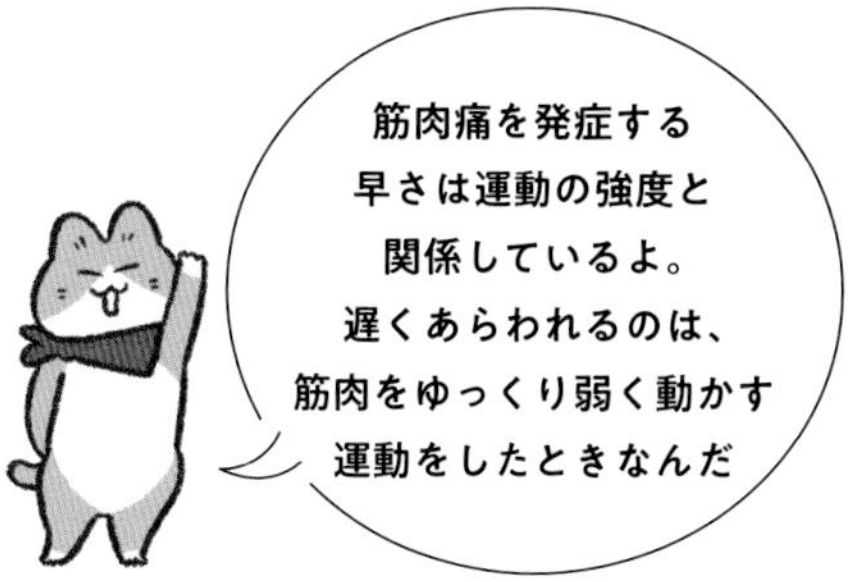
筋肉痛を発症する
早さは運動の強度と
関係しているよ。
遅くあらわれるのは、
筋肉をゆっくり弱く動かす
運動をしたときなんだ

筋トレをすれば筋肉は大きくなる？

【筋肉の材料】

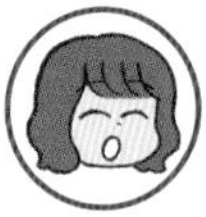

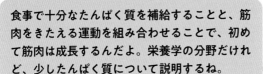

筋肉の構造やしくみがわかってきたよ。ガンガン筋トレをして筋肉をつけるぞ！

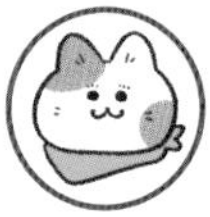

ちょっと待って！　筋トレをしただけじゃ、筋肉は大きくならないよ。前にも言ったけど、筋肉をつけるには、その材料となるたんぱく質も必要なんだ。

食事で十分なたんぱく質を補給することと、筋肉をきたえる運動を組み合わせることで、初めて筋肉は成長するんだよ。栄養学の分野だけれど、少したんぱく質について説明するね。

たんぱく質＋運動で筋肉が成長

筋肉の性質を理解して、効率的なトレーニングができるようになっても、筋肉の材料がなければ筋肉は発達しません。その主な材料はたんぱく質です。

たんぱく質が豊富に含まれるのは肉や魚、卵、乳製品、大豆製品などです。筋肉をつけたかったら、運動とセットで、これらの食品を十分にとる必要があります。また、当然のことですが、運動しなければいくらたんぱく質をとっても筋肉はつきません。プロテイン飲料を飲むだけでは筋肉は大きくならないことも知っておきましょう。

たんぱく質のまとめ食いはNG

1日に必要なたんぱく質の量は、年齢や性別、その人の体格や活動量によって違います。活発に運動する人には多くの量が必要になります（左ページ表）。

また、たんぱく質は毎日、複数回に分けてとることが重要です。一度にたくさんとっても、筋肉などの組織に利用される量には上限があるからです。利用されずに余った分は尿として排出されたり、脂肪に変えられたりします。食事で1日のたんぱく質の目標量を摂取しきれないときは、捕食をとるなど工夫するとよいでしょう。

たんぱく質の上手なとり方

自分に必要なたんぱく質量を知ろう

1日に必要なたんぱく質の目標量は、年齢・性別・身体活動レベルによって設定されています。

身体活動レベル

低い……生活の大部分が座位で、静的な活動が中心。

ふつう……座位が中心だが、立位での作業や歩行移動、家事、軽いスポーツなどを行っている。

高い……移動や立位の多い仕事への従事者、あるいはスポーツなどの活発な運動習慣がある。

【身体活動レベル別・1日のたんぱく質の目標量】（g／日）

性	男性			女性		
身体活動レベル	低い	ふつう	高い	低い	ふつう	高い
18～29（歳）	75～115	86～133	99～153	57～88	65～100	75～115
30～49（歳）	75～115	88～135	99～153	57～88	67～103	76～118
50～64（歳）	77～110	91～130	103～148	58～83	68～98	79～113
65～74（歳）	77～103	90～120	103～138	58～78	69～93	79～105
75以上（歳）	68～90	79～105	-	53～70	62～83	-

出典／厚生労働省「日本人の食事摂取基準2020年版」より抜粋

※妊婦や授乳婦、特定の疾患の管理のためたんぱく質摂取量の制限や多量摂取が必要な人は除く。

食品のたんぱく質量の目安

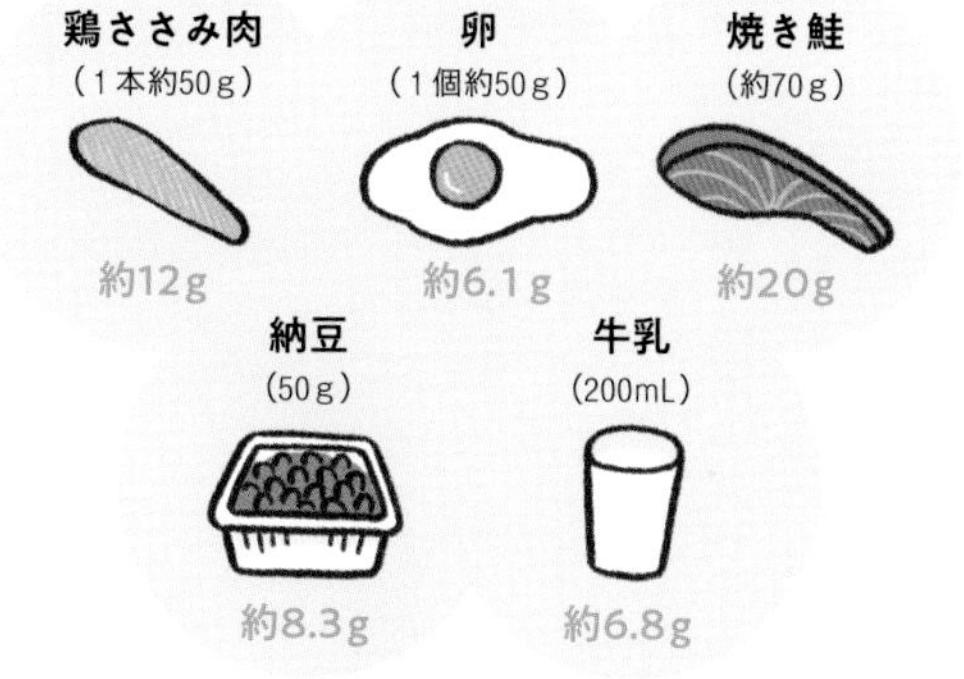

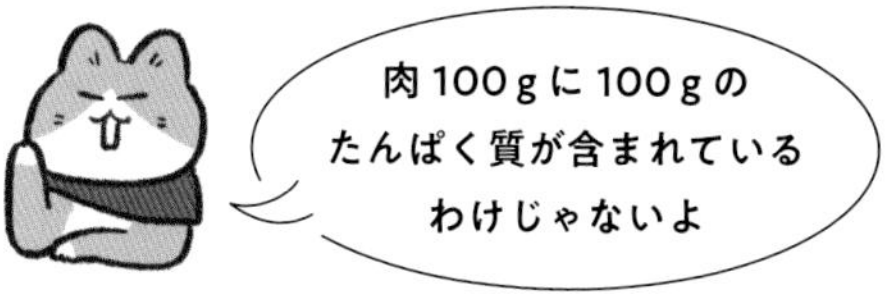
肉100gに100gのたんぱく質が含まれているわけじゃないよ

知りたい！

たんぱく質のゆくえ

食事でとったたんぱく質は、アミノ酸に分解されて小腸から吸収され、肝臓に運ばれます。そこから血液で各組織に運ばれるほか、人の体に合ったタンパク質に再合成され、筋肉をつくる材料となります。

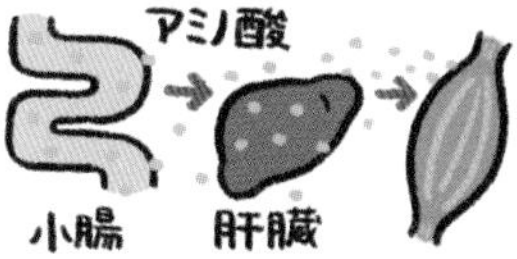

筋肉の起始・停止って何？

【起始と停止】

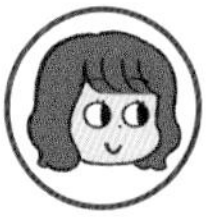

筋肉について調べていると「起始《きし》」「停止《ていし》」って言葉が出てくるんだけど、これってどういう意味なの？

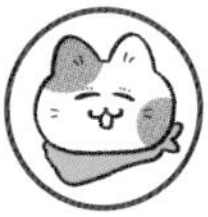

起始と停止は、筋肉が骨などにくっついている部分のことだよ。一般的に、体の中心に近いほうを起始、遠いほうを停止というよ。

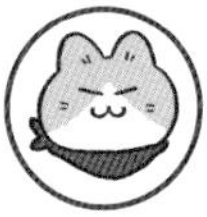

起始・停止の位置がわかると、その筋肉がどんなふうに働くかがわかるようになるよ。ほとんどの場合、停止が起始に近づくように筋肉が収縮して、停止側の骨を動かすんだ。

筋肉の両端を起始・停止という

骨格筋は、両端が骨や皮膚、筋膜などに付着しています。その付着部のことを、起始・停止といいます。

本来は筋肉の収縮時に、動きが少なかったり固定されていたりするほうが起始、動きの大きいほうが停止と定義されています。ただ、筋肉によっては、区別しにくいところもあるため、上肢や下肢については、体の中心に近いほうを起始、遠いほうを停止するのが一般的です。

一方、体の中心にある体幹の筋肉の場合は、骨盤に近い側が起始、遠い側が停止とされています。

筋肉が収縮して停止側の骨を動かす

表情筋（↓P88）などをのぞき、多くの場合、骨格筋には起始と停止の間に関節（↓P60）があり、筋肉が収縮することで関節が曲がったり伸びたりします。停止側の骨が起始のほうへ近づくのです。

例えば、上腕《じょうわん》二《に》頭筋《とうきん》の内側にある上腕筋《じょうわんきん》は、肘関節《ちゅうかんせつ》をまたぐように、上腕骨《じょうわんこつ》と前腕にある尺骨《しゃっこつ》に付着しています。起始は上腕骨《じょうわんこつ》の前面下半分などに、停止は尺骨《しゃっこつ》の前面の上端部にあります（↓P150）。

そのため、上腕筋《じょうわんきん》が収縮すると、停止側の尺骨《しゃっこつ》が、起始のある上腕骨《じょうわんこつ》に近づくように曲がります。

起始・停止と筋肉の動き

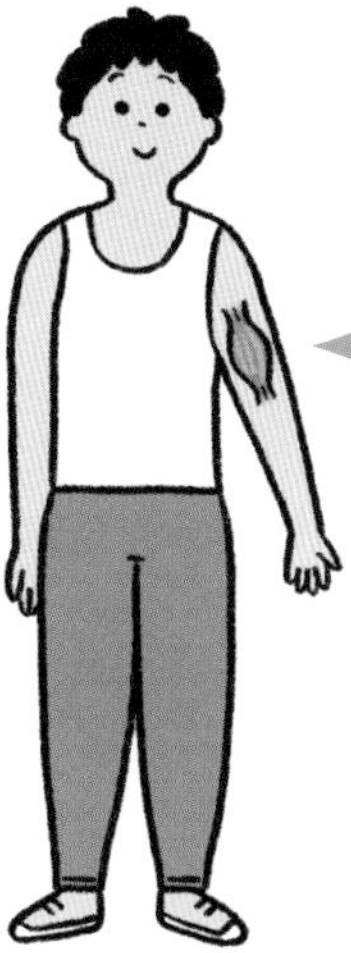

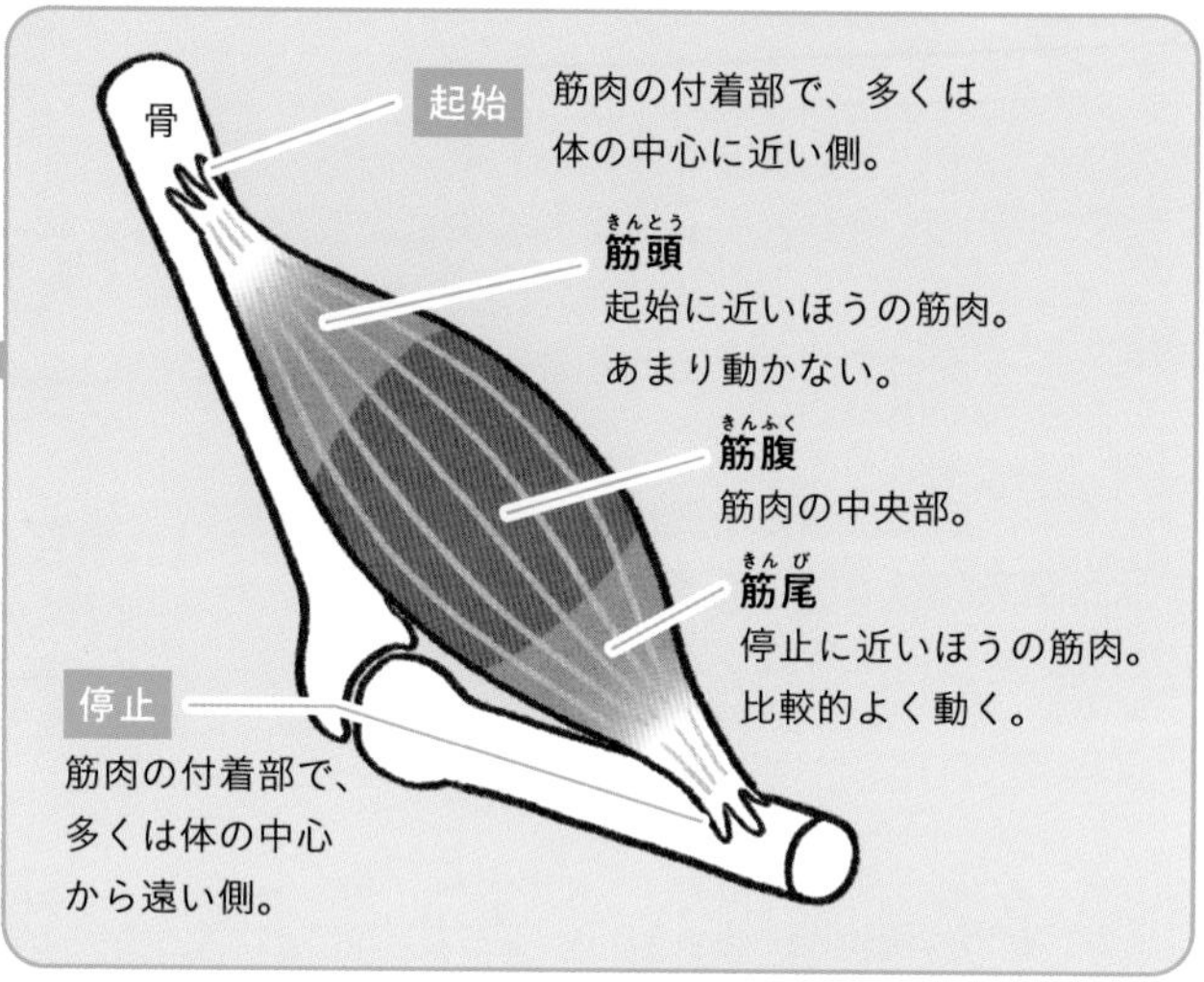

筋肉が収縮するとき

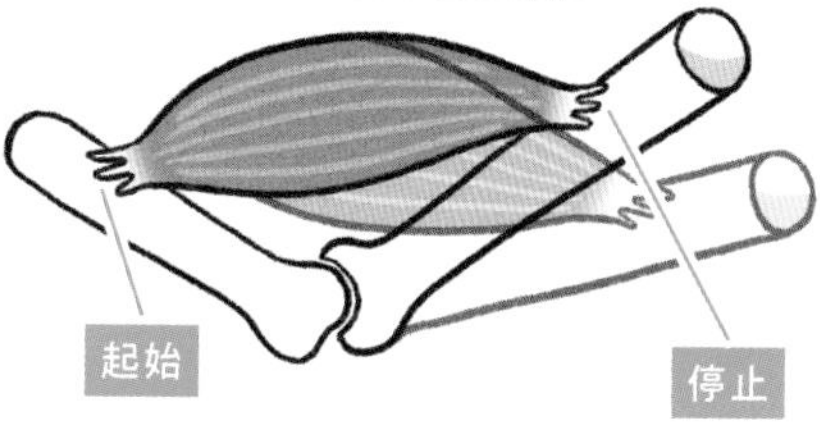

多くの場合、停止のほうが大きく動く。起始は固定されているか動きが小さい。

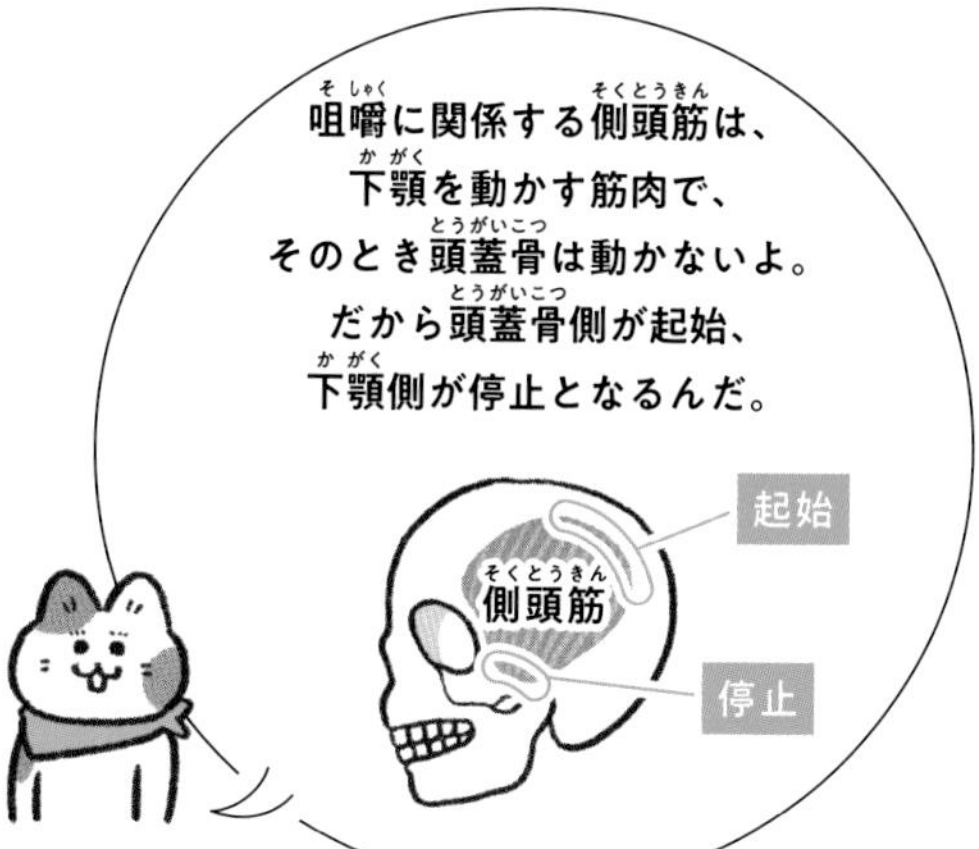

知りたい!

主働筋《しゅどうきん》と拮抗筋《きっこうきん》

ある動作をするとき、主に働く筋肉を主働筋《しゅどうきん》、その反対の動きをする筋肉を拮抗筋《きっこうきん》といいます。例えば、肘を曲げるとき、主に働くのは腕の前面にある上腕二頭筋《じょうわんにとうきん》ですが、同時に裏側にある上腕三頭筋《じょうわんさんとうきん》がゆるんで、腕を曲げる動作の速さや強さをコントロールしています。これによって関節や筋肉へ過剰な負担がかかるのを防いでいるのです。

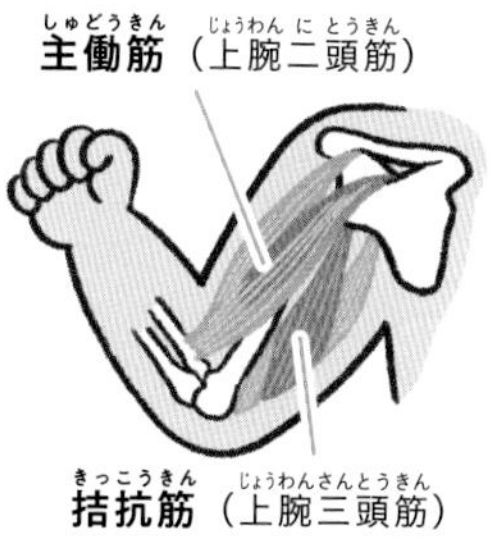

解剖学の
最新常識
10

【筋肉と骨の性差】

女性・男性にしかない筋肉はあるの？

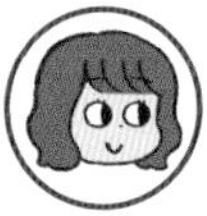

女性と男性では、体にいろいろな違いがあるよね。やっぱり、筋肉も男女で違うところがあるのかなぁ。女性にしかない筋肉もあるの？

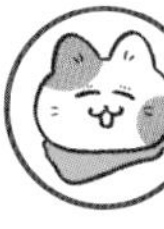

男女の体で決定的に違うのは、生殖器の構造だよ。だから、生殖器にかかわる筋肉には違いがあるんだ。女性にしかない筋肉はないけれど、男性にしかない筋肉はあるんだよ。

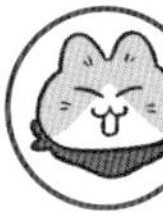

ただし、筋肉自体の構造や質に男女の差はないよ。男性のほうが、筋肉がつきやすいのは、ホルモンの作用が関係しているんだ。

男性にしかない精巣を持ち上げる筋肉

男女の筋肉には、生殖器の違いに関連して違いがあります。そのひとつが、男性にしかない精巣挙筋《せいそうきょきん》（挙《きょ》睾筋《こうきん》）です。収縮して精巣を体の近くに持ち上げて保護したり、ゆるんで精巣を体から離して冷やしたりする役割があります。

また、男女で名前の違う筋肉があります。それが男性の恥骨前立腺筋《ちこつぜんりつせんきん》（前立腺挙筋《ぜんりつせんきょきん》）、女性の恥骨膣筋《ちこっちつきん》です。これらは骨盤底筋群《こつばんていきんぐん》のうち、肛門や膣の両側を通る肛門挙筋《こうもんきょきん》のひとつで、どちらも尿の流れを制御する役割があります。恥骨膣筋《ちこっちつきん》には、出産をサポートする役割もあります。

筋肉の発達を促す男性ホルモン

一般的に、男性のほうが筋肉が発達しやすいというのも筋肉の性差のひとつです。これは、男性ホルモンのテストステロンの影響です。テストステロンには、筋肉の成長を促す働きがあります。女性にもテストステロンは分泌されていますが、その量は男性の5～10％程度です。

一方、女性ホルモンのエストロゲンには、脂肪の蓄積を促す作用があります。そのため、思春期以降の体は脂肪がついて丸みを帯びます。女性が筋肉をきたえてもムキムキになりにくいのは、皮下脂肪によって筋肉の形が目立たないのも一因です。

男女の筋肉や骨格の違い

男性

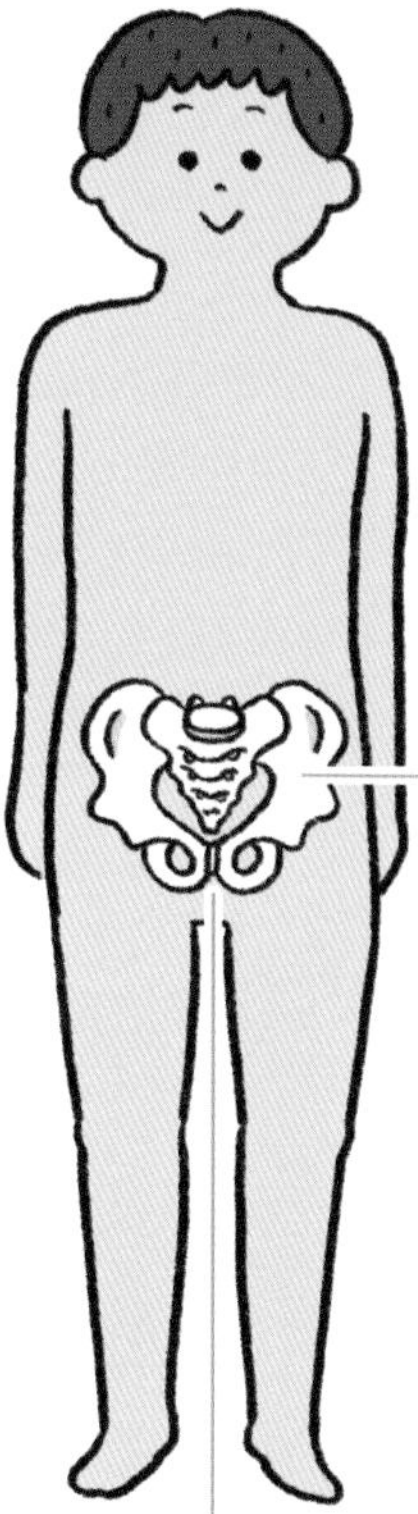

女性

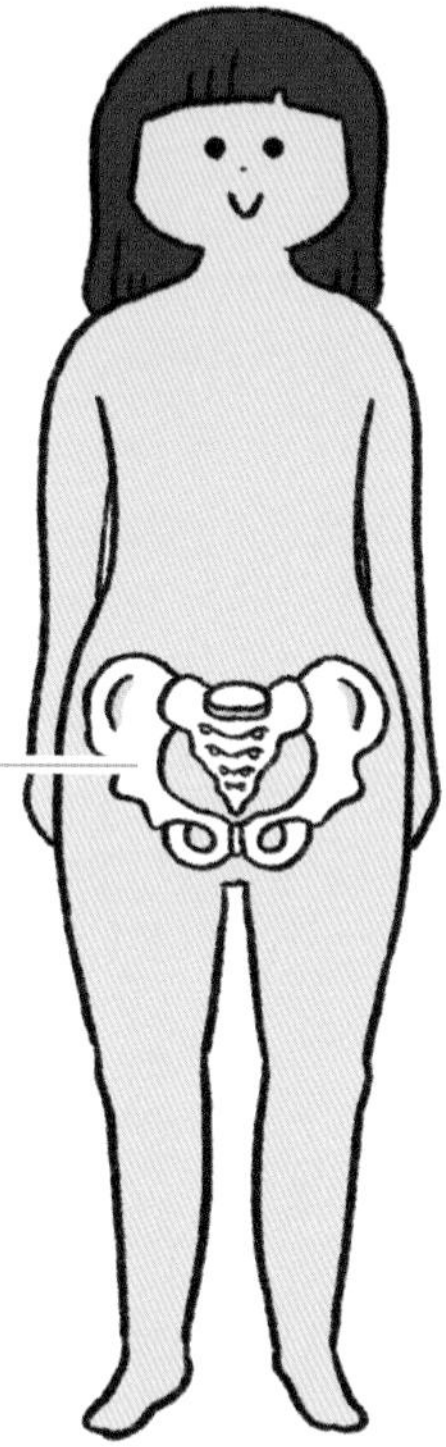

筋肉量の違い

男性ホルモンの影響で、男性のほうが筋肉がつきやすく筋肉量が多い。女性の筋肉量は、下半身は男性の約70%、上半身は約50%といわれている。

骨盤の形の違い

男女の骨格で大きく違うのは、骨盤(寛骨《かんこつ》と仙骨《せんこつ》)の形。女性は骨盤の横幅が広く、真ん中の空間も広い。これは、妊娠したときに骨盤で胎児を支え、出産時に産道を広く保つため。

大腿骨の角度の違い

骨盤が広い分、女性のほうが大腿骨《だいたいこつ》が斜めになっている。

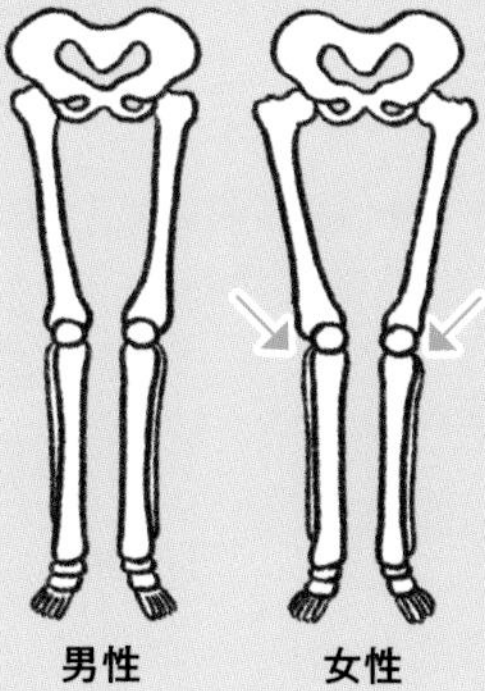

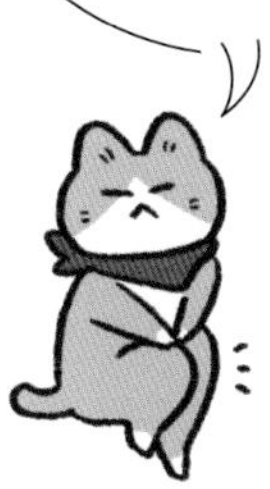
この構造のため、
女性はジャンプの着地や、
左右に切り返す動きなどで
膝が内側に入りやすく、
膝を負傷しやすいと
いわれているよ

男性にしかない筋肉

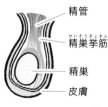

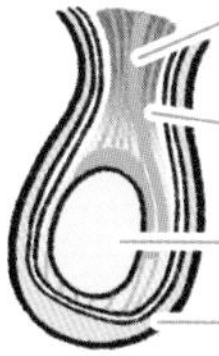

精巣を包んでいる精巣《せいそう》挙筋《きょきん》は、男性にしかない筋肉。内腹斜筋《ないふくしゃきん》につながっている。

解剖学の最新常識
11

人には何個の骨があるの？

【骨の数】

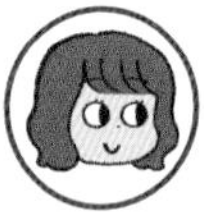

人間には約200個の骨があるといっていたけど、厳密には何個の骨があるの？　そもそも骨の数ってみんな同じなの？

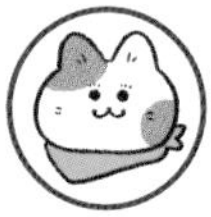

いや！　そうとも限らないんだ。人間の大人の体には多くの場合206個の骨があるけど、成長の過程で個人差が生じることもあるよ。

200個あまりの骨には、1つずつに名前がついているんだ。例えば、背骨（脊柱《せきちゅう》）は、頸椎《けいつい》（第1～7）・胸椎《きょうつい》（第1～12）・腰椎《ようつい》（第1～5）・仙骨《せんこつ》・尾骨《びこつ》で構成されているよ。

骨と骨が組み合わさり体を支える

人の骨格は、多くの場合206個ものさまざまな骨が組み合わさってできています。だからこそ臓器を守ったり、なめらかに体を動かしたりすることができるのです。

例えば、頭蓋骨《とうがいこつ》は一見すると1つの大きな骨に見えますが、じつは15種類・23個の骨でできています。そのおかげで、外から何か衝撃を受けたとき、その力を分散して、脳を守ることができます。また、背骨（脊《せき》柱《ちゅう》）も小さな椎骨《ついこつ》が連なったものです。そのつくりのおかげで、私たちは体を曲げたり伸ばしたりすることができます。

赤ちゃんの骨は約350個

じつは、人の骨の数は一定ではありません。赤ちゃんのときには約350個もの骨があります。それが成長とともに、頭蓋骨《とうがいこつ》、手指・手首の骨などの一部がくっついて融合し、結果として骨の数が約200個まで減少するのです（→P211）。そのとき、骨の数に個人差が生じることもあります。

例えば、腰椎《ようつい》に続く仙骨《せんこつ》は、一般的に5個の椎骨《ついこつ》が融合してできるのですが、人によってはその数が1個少なかったり、多かったりします。その結果、腰椎《ようつい》の数が1個多い人や、1個少ない人が出てくるのです。

主な骨の名前と数

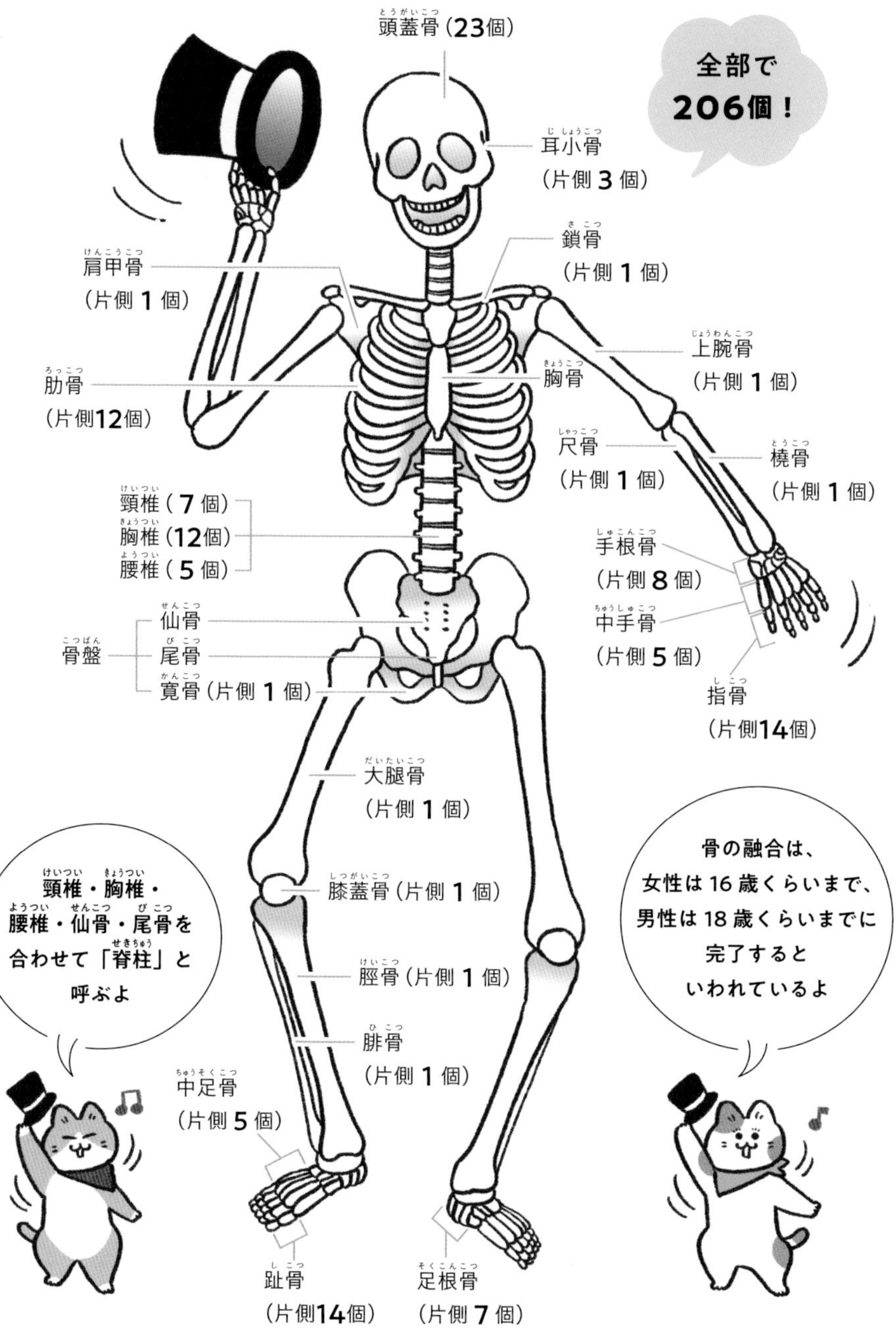
頭蓋骨《とうがいこつ》(23個)
全部で206個！
耳小骨《じしょうこつ》(片側3個)
鎖骨《さこつ》(片側1個)
肩甲骨《けんこうこつ》(片側1個)
上腕骨《じょうわんこつ》(片側1個)
肋骨《ろっこつ》(片側12個)
胸骨《きょうこつ》
尺骨《しゃっこつ》(片側1個)
橈骨《とうこつ》(片側1個)
頸椎《けいつい》(7個)
胸椎《きょうつい》(12個)
腰椎《ようつい》(5個)
手根骨《しゅこんこつ》(片側8個)
中手骨《ちゅうしゅこつ》(片側5個)
指骨《しこつ》(片側14個)
骨盤《こつばん》
仙骨《せんこつ》
尾骨《びこつ》
寛骨《かんこつ》(片側1個)
大腿骨《だいたいこつ》(片側1個)
膝蓋骨《しつがいこつ》(片側1個)
脛骨《けいこつ》(片側1個)
腓骨《ひこつ》(片側1個)
中足骨《ちゅうそくこつ》(片側5個)
趾骨《しこつ》(片側14個)
足根骨《そくこんこつ》(片側7個)
頸椎《けいつい》・胸椎《きょうつい》・腰椎《ようつい》・仙骨《せんこつ》・尾骨《びこつ》を合わせて「脊柱《せきちゅう》」と呼ぶよ
骨の融合は、女性は16歳くらいまで、男性は18歳くらいまでに完了するといわれているよ

解剖学の最新常識 12

骨ってどんな形をしているの？

【骨の形状】

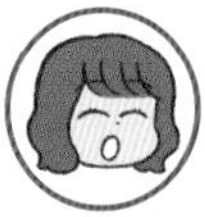

骨というと、棒のような細長い形をイメージするけど、人の骨には、いろいろな形のものがあるんだね。

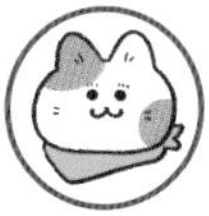

そうだね。平べったい骨もあれば、小さな石のような骨や、複雑な形をした骨もあるよ。

体内の内臓や器官を守ったり、体を支えて「立つ」「歩く」「ものをとる」といった日常動作を行ったりできるのも、いろいろな形の骨が組み合わさっているからだよ。

人の骨の形状は大きく分けて4種類

全身の骨格を見るとわかるように、人の骨にはいろいろな形があります。その形状は一般的に、①長骨《ちょうこつ》、②短《たん》骨《こつ》、③扁平骨《へんぺいこつ》、④含気骨《がんきこつ》という4つに分類されます。

長骨《ちょうこつ》はその名のとおり、細長い管状の骨で、管状骨《かんじょうこつ》ともいいます。

一方、短骨《たんこつ》は縦・横の長さがほぼ変わらない立方体のような骨です。扁《へん》平骨《ぺいこつ》は、板状の平らな骨です。その多くは、やや湾曲しています。含気《がんき》骨《こつ》は、骨の内部に鍾乳洞のような空気の入った空洞がある骨のことです。この含気骨《がんきこつ》は頭蓋骨《とうがいこつ》を構成する骨の一部に見られます。

骨は形によって役割が違う

形状の違う骨は、それぞれ異なる機能をもっています。骨の形によって、その骨のおおまかな役割もわかるのです。

例えば、扁平骨《へんぺいこつ》はとてもかたく、主に外からの衝撃から脳や内臓を守る役割があります。脳を守る頭頂骨《とうちょうこつ》や側頭骨《そくとうこつ》も、心臓や肺といった臓器を守る肋骨《ろっこつ》や胸骨《きょうこつ》も扁平骨《へんぺいこつ》です。

また、短骨《たんこつ》は足首や手首、背骨にあり、その可動性を保つ役割があります。複数の短骨《たんこつ》が組み合わさることで、細かな動きができるのです。同時に、関節にかかる負担を分散する役割もあります。

4つに分類できる骨の形

長骨《ちょうこつ》（管状骨《かんじょうこつ》）

細長い骨。腕の上腕骨《じょうわんこつ》や橈骨《とうこつ》、足の大腿骨《だいたいこつ》や脛骨《けいこつ》、手の中手骨《ちゅうしゅこつ》、指骨《しこつ》、足の中足骨《ちゅうそくこつ》や趾骨《しこつ》などがある。

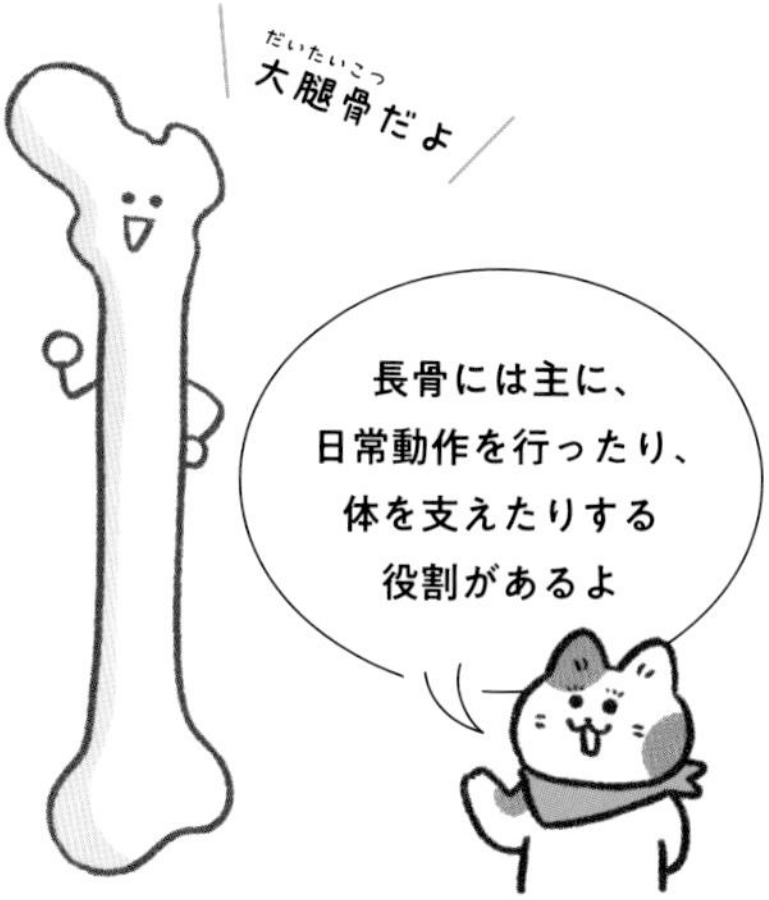
大腿骨《だいたいこつ》だよ
長骨には主に、日常動作を行ったり、体を支えたりする役割があるよ

短骨《たんこつ》

石ころのような立方体の骨。手根骨《しゅこんこつ》や足根《そくこん》骨《こつ》、背骨の椎骨《ついこつ》などがある。

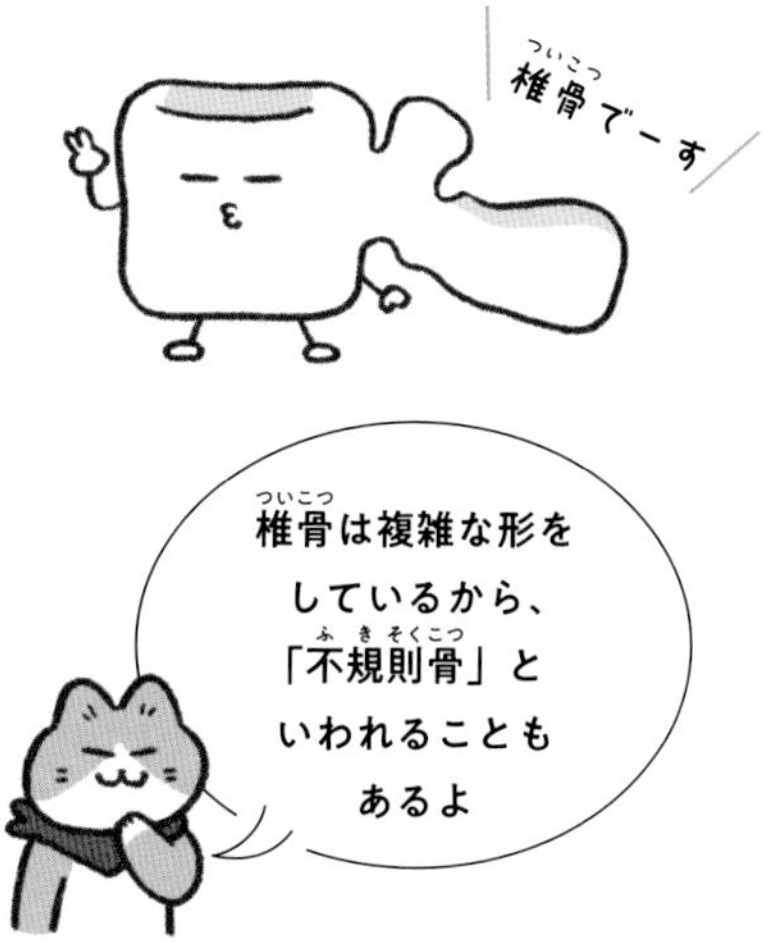
椎骨《ついこつ》でーす
椎骨《ついこつ》は複雑な形をしているから、「不規則骨《ふきそくこつ》」といわれることもあるよ

扁平骨《へんぺいこつ》

平べったい骨。頭頂骨《とうちょうこつ》や側頭骨《そくとうこつ》、肩甲骨《けんこうこつ》、肋骨《ろっこつ》、胸骨《きょうこつ》、寛骨《かんこつ》などがある。

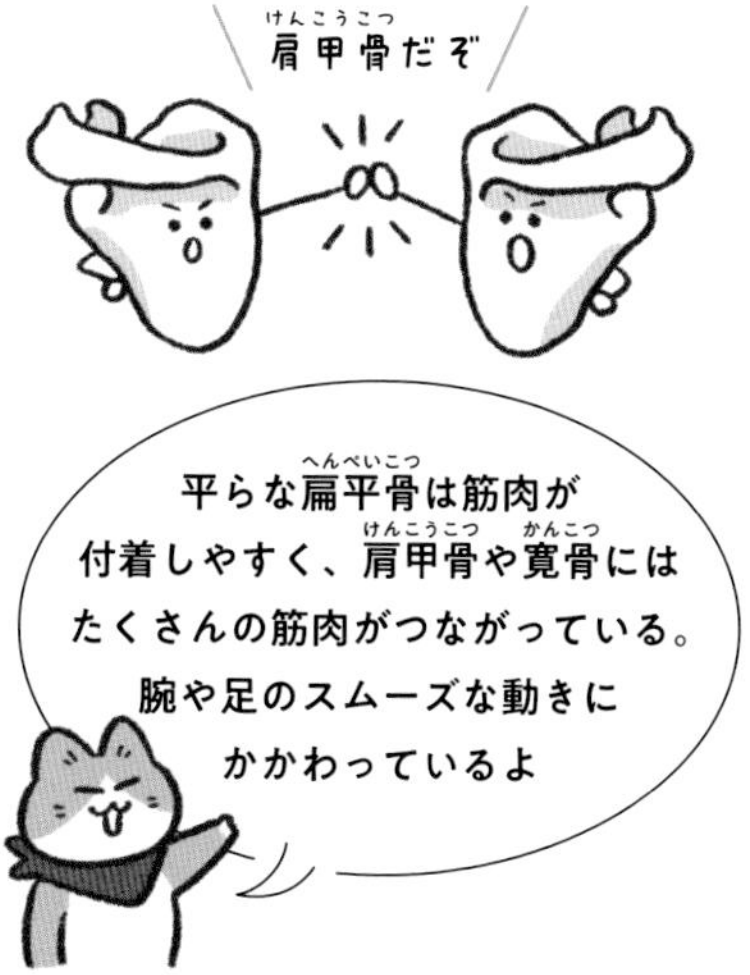
肩甲骨《けんこうこつ》だぞ
平らな扁平骨《へんぺいこつ》は筋肉が付着しやすく、肩甲骨《けんこうこつ》や寛骨《かんこつ》にはたくさんの筋肉がつながっている。腕や足のスムーズな動きにかかわっているよ

含気骨《がんきこつ》

中に空洞のある骨。上顎骨《じょうがくこつ》や前頭骨《ぜんとうこつ》、眼球の裏にある蝶形骨《ちょうけいこつ》、眼窩《がんか》（眼球がおさまる場所）や鼻腔《びくう》を構成する篩骨《しこつ》がある。

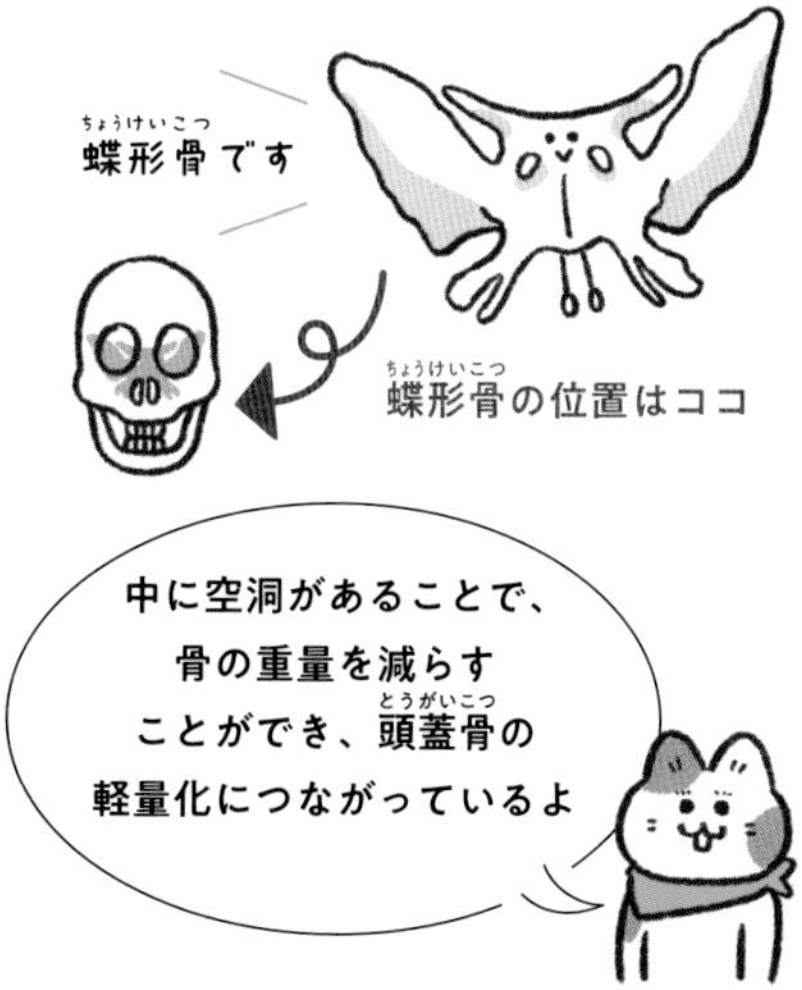

骨の中ってどうなっているの？

【骨の成分と構造】

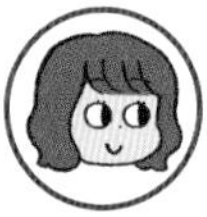

骨はカルシウムでできているんだよね。だから私は骨を丈夫にするために、毎日牛乳を飲んでるんだ～。

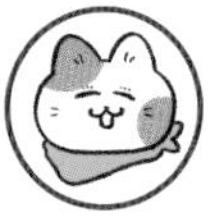

たしかに、カルシウムは骨を構成する材料のひとつだけれど、それだけじゃないよ。コラーゲンも骨の重要な主成分なんだ。

骨はかたい石のようなただの塊ではなくて、スポンジのようなスカスカの部分があったり、血管が通っていたり、その中身は複雑な構造をしているよ。

骨の成分はコラーゲンとカルシウム

骨を構成する主な成分は、カルシウムを中心としたミネラルとコラーゲンです。骨はよく鉄筋コンクリートのビルに例えられます。芯となる鉄筋（鉄の棒）の役割をするのが、コラーゲンです。そのまわりにカルシウムやリンなどがくっついてコンクリートの役目を果たし、丈夫な骨ができるのです。骨のかたさは、鉄と同じくらいだといわれています。

また、骨の土台となるコラーゲンを分泌する役割があるのが、骨の中にある「骨芽細胞《こつがさいぼう》」という細胞です（→P56）。骨は細胞のある生きた組織なのです。

「かたいけれど軽い」骨の構造

骨は大きく3つの層でできています。骨のいちばん外側にあるのが骨《こつ》膜《まく》という薄い膜です。骨を保護して、栄養を供給する働きがあります。

その内側にあるのが緻密質《ちみつしつ》というかたい部分です。緻密質《ちみつしつ》は、血管を中心に、骨の組織（骨層板《こつそうばん》）がバウムクーヘンのように何層にも重なった骨単位《こつたんい》の集まりでできています。

さらに緻密質《ちみつしつ》の内側にあるのが海《かい》綿質《めんしつ》です。たくさんの穴が空いたスポンジのような構造をしていて、そのおかげで骨の重量を軽くすることができています。また、骨にかかる力を吸収する役割もあります。

骨を構成する緻密質《ちみつしつ》と海綿質《かいめんしつ》

長骨《ちょうこつ》（大腿骨《だいたいこつ》）の中身

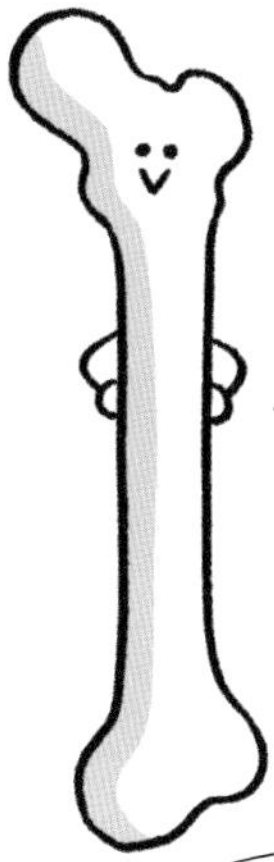

海綿質《かいめんしつ》
スポンジのような網目状の組織。「骨梁《こつりょう》」という骨質でできている。

髄腔《ずいくう》
長く大きな骨には、中心に髄腔《ずいくう》といわれる空洞がある。ここは骨髄《こつずい》で満たされている。

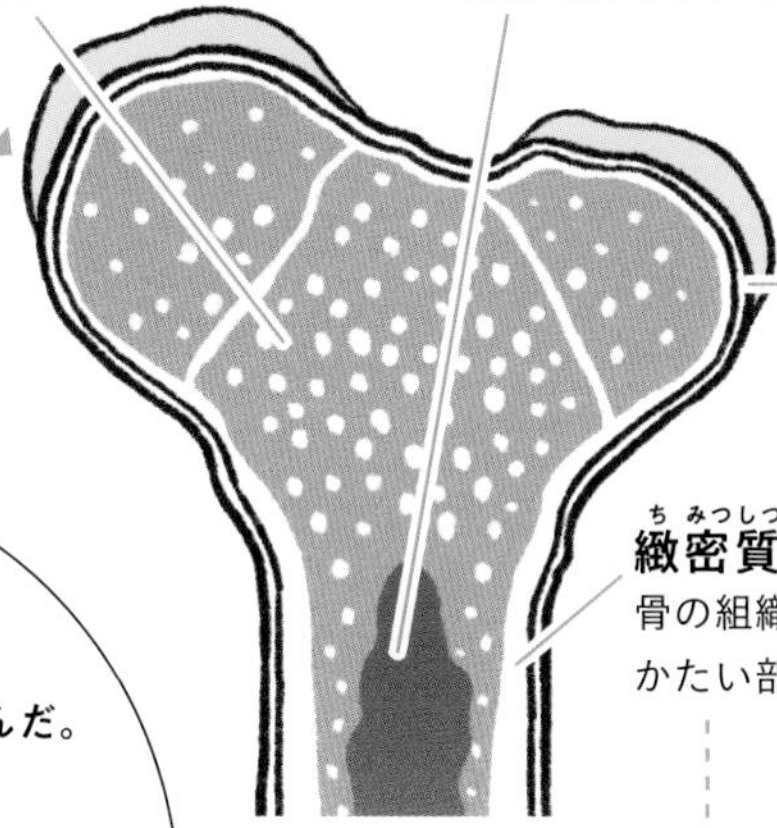

骨膜《こつまく》
線維質の薄い膜。

緻密質《ちみつしつ》
骨の組織が詰まったかたい部分。

大人の骨の重さは
体重の7分の1くらい
しかなくて、丈夫なのに軽いんだ。
例えば、大腿骨《だいたいこつ》の重さは、
コンビニのおにぎり3個分
くらいだよ！

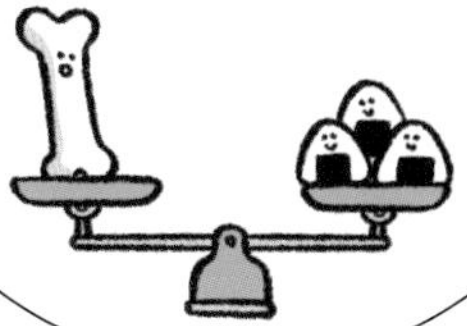

緻密質《ちみつしつ》を拡大すると……

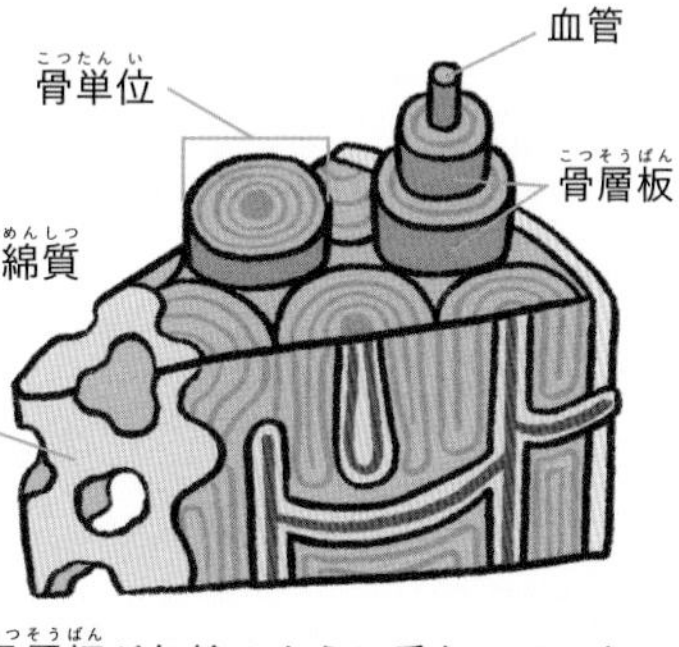

骨層板《こつそうばん》が年輪のように重なってできた骨単位《こつたんい》がぎっしり詰まっている。

骨単位《こつたんい》は
縦方向に伸びていて、
簡単には折れないくらい
丈夫なんだ

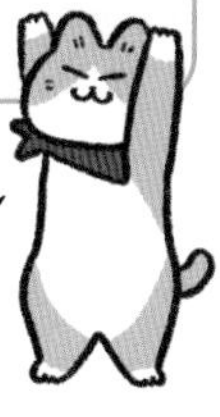

知りたい！

「骨髄《こつずい》」って何？

骨の中にあるゼリー状の組織で、血液細胞をつくり出す役割があります。骨髄《こつずい》には造血幹細胞《ぞうけつかんさいぼう》が含まれていて、この細胞が分裂・増殖して白血球や赤血球、血小板などの血液細胞へと成長していきます。成熟した血液細胞は、血管を流れる血液中へ送り出されます。

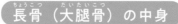

骨はつくられ続けているの？

【骨代謝《こったいしゃ》】

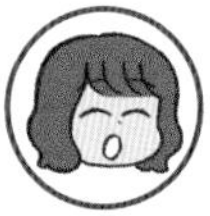

「骨のためにはカルシウムが必要」っていうけど、成長が止まった後も必要なの？　大人になったら、骨は大きくならないよね？

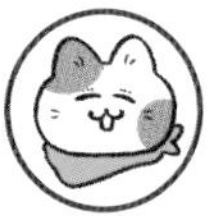

長さや太さは変わらなくても、じつは、骨はつねに生まれ変わっているんだよ。肌がターンオーバーを繰り返しているのと同じだよ。

全身の骨は、古くなった部分を壊して、新しくつくり直すことを繰り返しているんだ。だから、骨は一定の強度を保つことができるんだよ。

全身の骨は3～5年で入れ替わる

成長期を過ぎた骨は一生変化しないと思われがちですが、じつは、骨は新陳代謝を繰り返しています。古く弱くなった骨は、新しくつくり直されるのです。これを骨のリモデリング（骨代謝《こったいしゃ》）といいます。

骨のリモデリングに関わるのが、骨に存在する「破骨細胞《はこつさいぼう》」と「骨芽《こつが》細胞《さいぼう》」です。破骨細胞《はこつさいぼう》は古くなった骨を溶かします（骨吸収《こつきゅうしゅう》）。そこに、骨芽細胞《こつがさいぼう》がコラーゲンやカルシウムなどを付着させ、新しい骨をつくります（骨形成《こっけいせい》）。大人の場合、3～5年間で全身の骨が新しく入れ替わるといわれています。

加齢によって低下する骨密度《こつみつど》

骨のリモデリングは一生続きますが、そのペースは徐々に落ちます。そのため、骨密度（骨をつくるミネラルの詰まり具合）は30歳前後をピークに低下していきます。さらには、骨吸収の速さに骨形成が追いつかなくなると、骨粗しょう症（骨の中がスカスカになり、骨折しやすくなる病気）になる人もいます。

とくに、女性は更年期を過ぎてエストロゲンという女性ホルモンが減ると、骨粗しょう症になりやすくなります。エストロゲンには、骨吸《こっきゅう》収《しゅう》を抑えて、骨形成《こっけいせい》を促進する働きがあるからです。

骨の生まれ変わりのサイクル

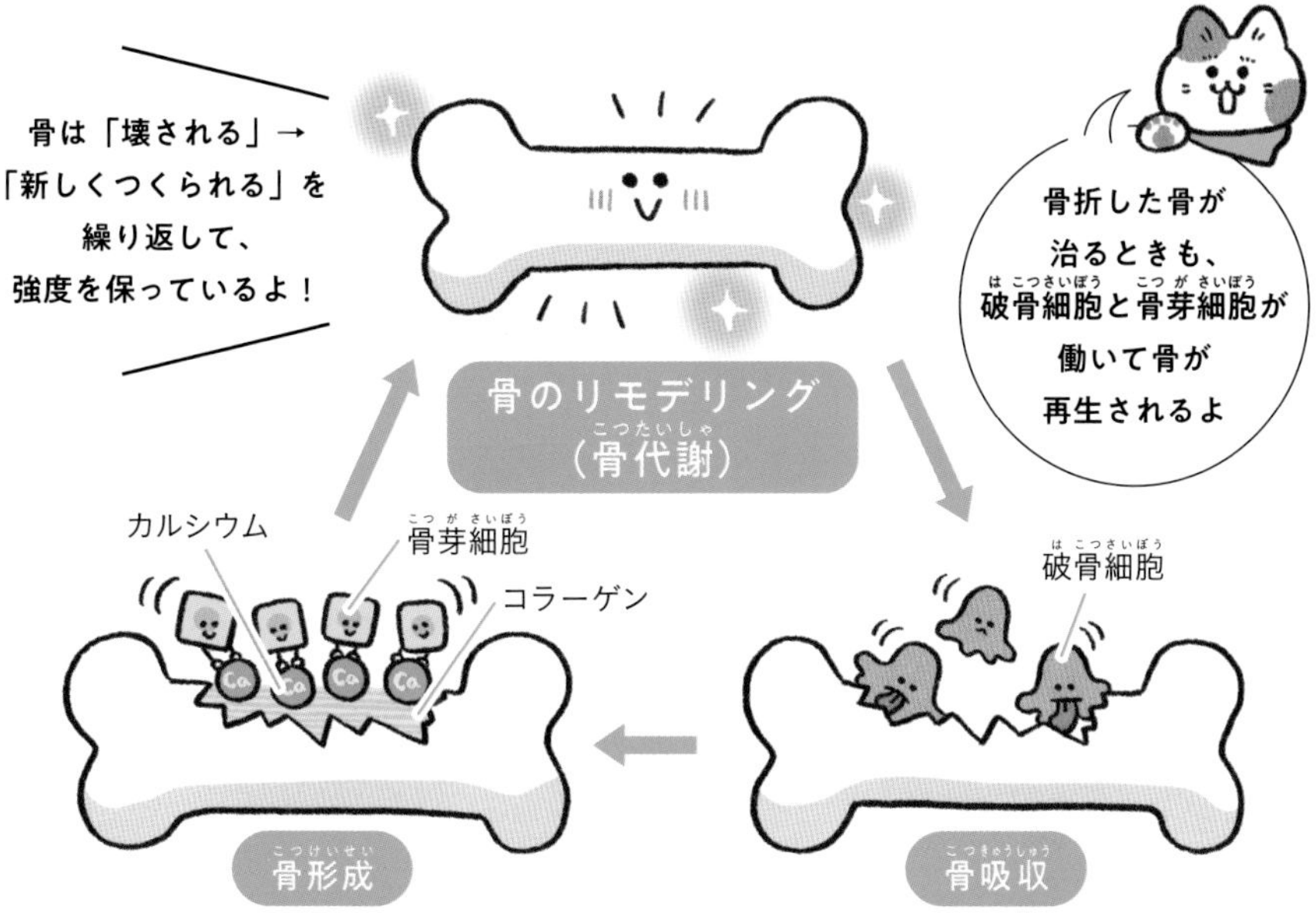
骨は「壊される」→
「新しくつくられる」を
繰り返して、
強度を保っているよ！
骨折した骨が
治るときも、
破骨細胞《はこつさいぼう》と骨芽細胞《こつがさいぼう》が
働いて骨が
再生されるよ
骨のリモデリング
（骨代謝《こつたいしゃ》）
カルシウム
骨芽細胞《こつがさいぼう》
コラーゲン
Ca
破骨細胞《はこつさいぼう》
骨形成《こつけいせい》
骨吸収《こつきゅうしゅう》

骨が溶けた部分に骨芽細胞《こつがさいぼう》がくっついてコラーゲンを分泌し、そこにカルシウムを付着させて、新しい骨をつくる。

古くなった骨を破骨細胞《はこつさいぼう》が溶かす。

知りたい！

骨を強くするには「栄養」と「刺激」が大切

骨に欠かせない栄養素は、骨の主成分であるたんぱく質とカルシウム、そしてビタミンDとビタミンK。ビタミンDには「カルシウムが腸から吸収されるのを助ける」「骨芽細胞《こつがさいぼう》の働きを促進する」といった働きがあります。ビタミンKには、骨にカルシウムがとり込まれるのを促したり、カルシウムが排泄されるのを抑えたりする作用があります。

骨に必要な栄養

- たんぱく質
- カルシウム
- ビタミンD
- ビタミンK

さらに、筋肉と同様に骨を丈夫にするには運動も必要です。骨は物理的な力を受けるほど、強くなる性質があるからです。水泳やサイクリングよりも、骨に重力がかかるウォーキングやランニング、ウエイトマシンを使った筋トレのような、骨に負荷を加える運動が効果的です。

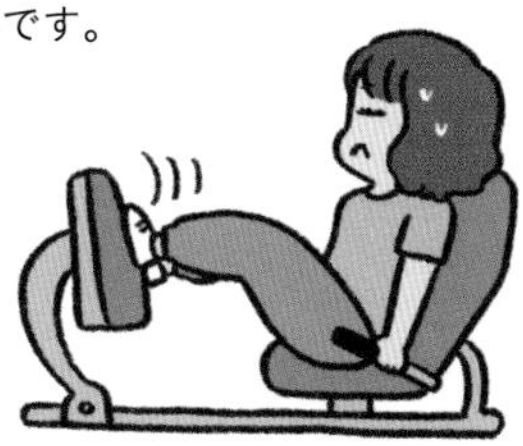

解剖学の
最新常識
15

歯って骨なの？

【歯の構造と性質】

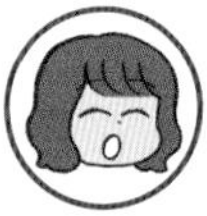

この間、すごくかたいおせんべいを食べたんだけど、それ以上に歯ってかたいよね。骨もかたくて白いけれど、歯は骨の一種なの？

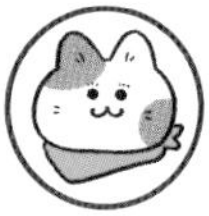

じつは歯と骨は別物だよ。いちばん違うところは、骨は新陳代謝を繰り返しているところ。でも永久歯は、一度生えたら、そのまま生まれ変わることはないんだ。

骨は折れても、固定しておけばやがてくっつくけれど、虫歯になったり、ヒビが入ったりした歯は、自然に治ることはないよ。

構造も性質も違う歯と骨

歯と骨は構造も性質も異なる別の器官です。歯は骨と違って新陳代謝をしないため、削れたり、欠けたりしたら再生しません。

また、歯はエナメル質・象牙質・セメント質という3つのかたい組織でできています。骨と特に異なるのが、歯の外側の表面にあるエナメル質です。その95％以上がリン酸とカルシウムでできていて、細胞はありません。体の中でいちばんかたい部分で、水晶と同じくらいといわれます。

一方、歯の根を覆うセメント質は骨と成分が似ていて、骨と同様に細胞があります。

歯の形は大きく分けて4種類

歯には大きく分けて4種類の形があり、食べ物を咀嚼《そしゃく》するとき、それぞれが違った役割をしています。最初に食べ物をかみ切るのが、ノミのような形をした切歯《せっし》と先のとがった犬歯《けんし》です。その後、にぎりこぶし状の奥歯のうち、小さいほうの小《しょう》臼歯《きゅうし》が食べ物を細かく砕き、大きいほうの大臼歯《だいきゅうし》がすりつぶして飲み込みやすい形状にします。

このほか歯は、口の中の空気の流れを調節し、発音を助ける役割もしています。歯を失うと、そこから空気がもれて、とくにサ行の発音がうまくできなくなります。

歯の形・本数は？

永久歯の本数は、いちばん奥にある親知らず（第3大臼歯《だいきゅうし》）を含めて32本です。切歯《せっし》2本・犬歯《けんし》1本・小臼歯《しょうきゅうし》2本・大臼歯《だいきゅうし》3本の8本が、上下左右に4組あります。

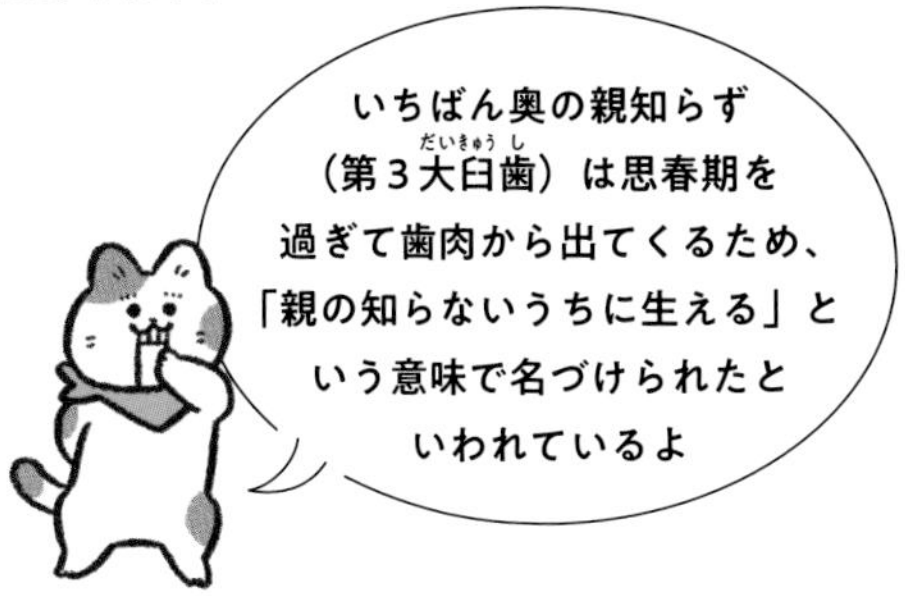
いちばん奥の親知らず
（第3大臼歯《だいきゅうし》）は思春期を
過ぎて歯肉から出てくるため、
「親の知らないうちに生える」と
いう意味で名づけられたと
いわれているよ

歯の種類は4種類

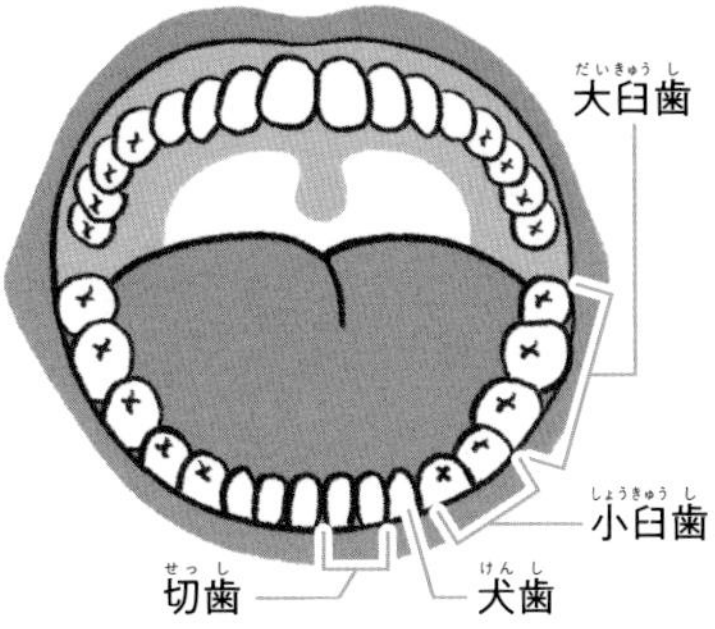

歯の中はどうなっている？

歯の本体を形づくる象牙質は60〜70%が無機質（リンとカルシウム）でできていて、エナメル質よりもやわらかく、骨よりもややかたい組織です。その中央には歯髄《しずい》という組織があって、神経や血管が通っています。

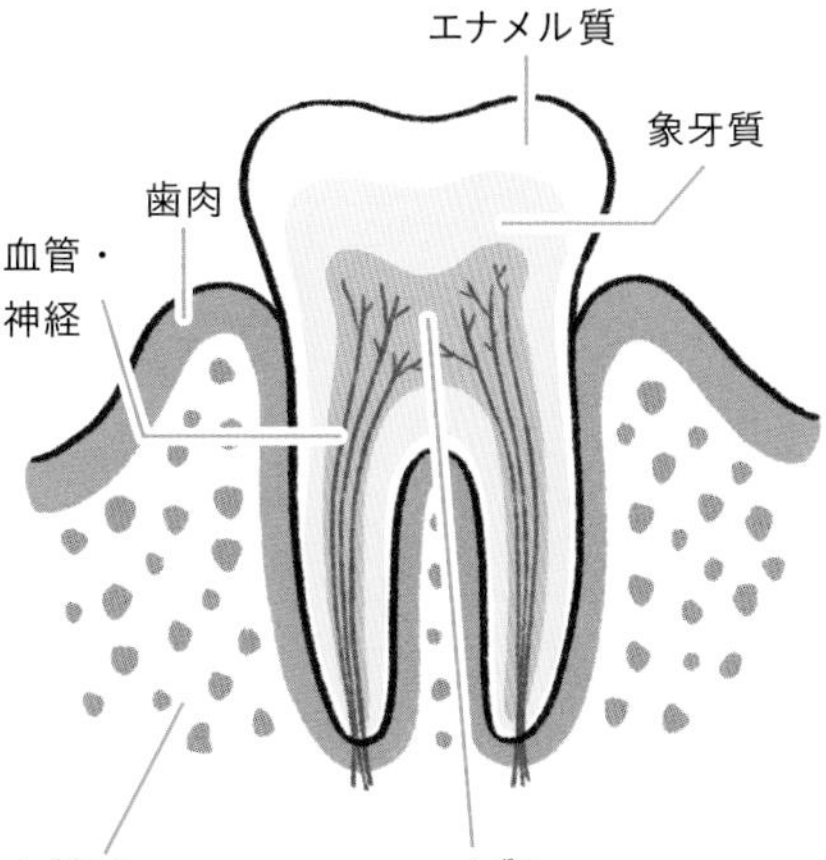

歯槽骨《しそうこつ》
歯肉（歯茎）の内側の骨。歯はここに埋もるように生えている。

歯髄《しずい》
中を通る毛細血管には、歯に栄養と酸素を届ける役割がある。

知りたい！

意外と多い歯を失う原因

歯科医で歯を抜く理由の第1位は歯周病、2位は虫歯ですが、3つ目に多いのが「破折《はせつ》」です。破折《はせつ》とは、歯が割れたり折れたりすること。とくに、治療で神経（歯髄《しずい》）を抜くと、歯の根が折れやすくなります。また、食いしばりや歯ぎしりのクセがある人は、破折《はせつ》のリスクが高くなります。

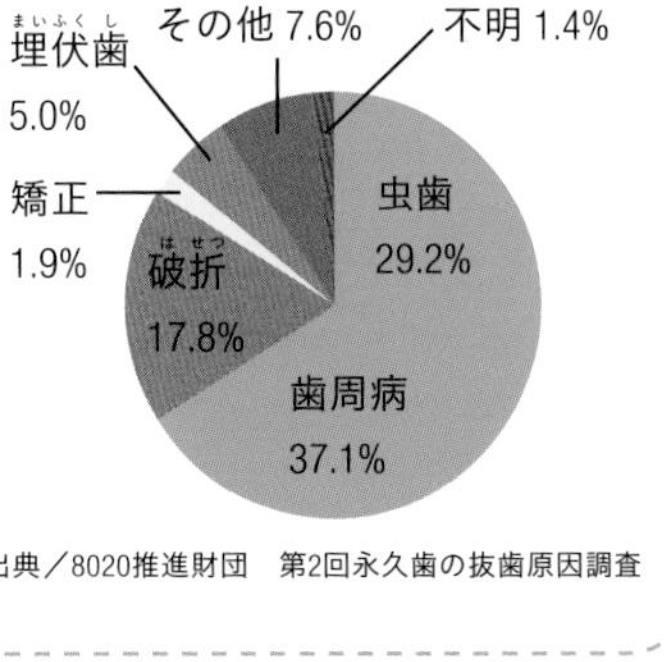

出典／8020推進財団　第2回永久歯の抜歯原因調査

解剖学の最新常識

16

関節はどんなふうに動くの？

【関節の形状と動き】

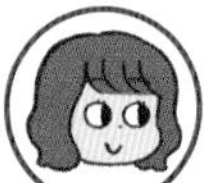

膝や肘の関節は、曲げたり伸ばしたりしかできないけれど、肩の関節は大きく回せるよね。同じ関節でも動き方が違うのはどうして？

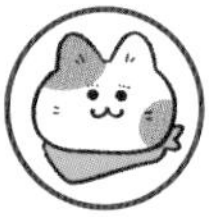

関節とひと口にいっても、形は同じじゃないんだよ。関節を構成する骨の形によって、それぞれ動き方も違うんだ。

だから、曲げたり伸ばしたりしかできない関節もあれば、前後左右に動かしたり、回したりできる関節もあるんだよ。なかにはほとんど動かせない関節もあるよ。

関節は約260個 形状は大きく6種

人の体には、約260個もの関節があります。関節の形状は主に6種類あって、その形によって動き方が違います。

例えば、肘や手の指のように、1つの方向に曲げ伸ばしする関節は、蝶番関節《ちょうばんかんせつ》といって、ドアの蝶番《ちょうつがい》のような形をしています。一方、左右前後いろいろな方向に動かせる肩関《けんかん》節《せつ》は、お椀のような形の骨に、球形の骨がはまっている関節で、球関《きゅうかん》節《せつ》といいます。多様な形の関節があるおかげで、人は立ったり座ったり、ものをつかんで持ち上げたり、さまざまな動きができるのです。

関節の動きを助ける 軟骨や関節液

骨は筋肉が動かしていますが、なめらかな動きができるのは関節の構造に秘密があります。例えば、関節で接する骨の表面は、軟骨で守られています。軟骨はコラーゲンやプロテオグリカン（糖とタンパク質の複合体）などでできていて、弾力性があります。骨と骨が直接ぶつからないようにクッションの役割をしているのです。

また、関節は関節包《かんせつほう》という丈夫な膜で包まれています。その中は関節液という透明で粘り気のある液体で満たされていて、関節がスムーズに動くよう潤滑油の働きをしています。

主な関節の形と動き方

蝶番関節《ちょうばんかんせつ》

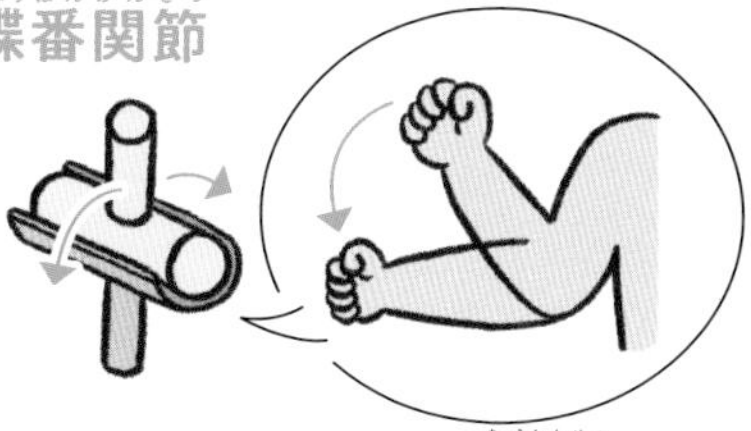

1つの方向にのみ動かせる。肘関節《ちゅうかんせつ》や指の骨の間の関節など。

球関節《きゅうかんせつ》

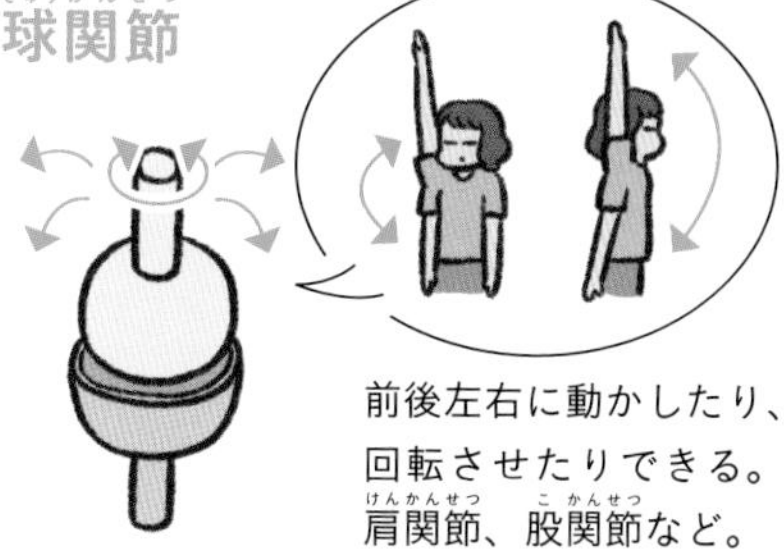

前後左右に動かしたり、回転させたりできる。肩関節《けんかんせつ》、股関節《こかんせつ》など。

楕円関節《だえんかんせつ》

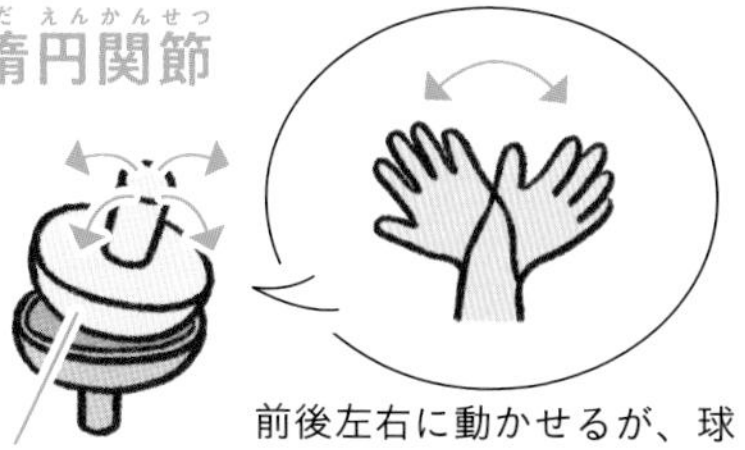

卵のような楕円形

前後左右に動かせるが、球関節のような回転運動はできない。手首の関節など。

車軸関節《しゃじくかんせつ》

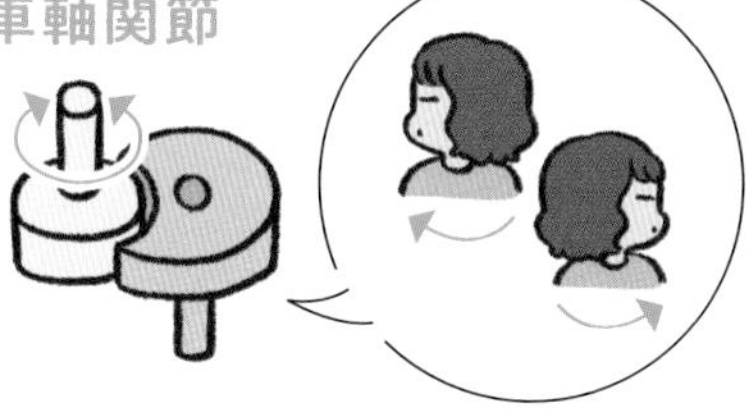

一方の骨が車軸の役割をして回転運動ができる。頭と首の境の関節など。

鞍関節《あんかんせつ》

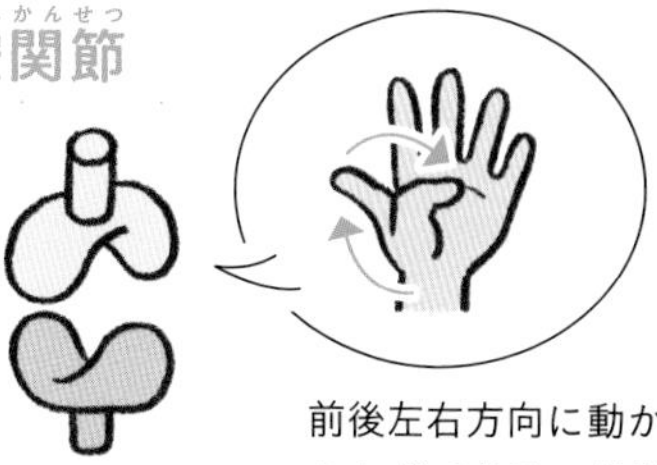

馬の鞍のような形

前後左右方向に動かすことができる。親指のつけ根の関節など。

平面関節《へいめんかんせつ》

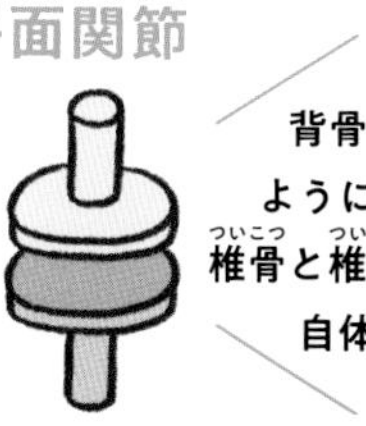

背骨全体はしなるように曲がるけれど、椎骨《ついこつ》と椎骨《ついこつ》の間の椎間関節《ついかんかんせつ》自体は動かない。

関節面がわずかにずれることはあるが、ほとんど動かない。背骨の椎間関節《ついかんかんせつ》など。

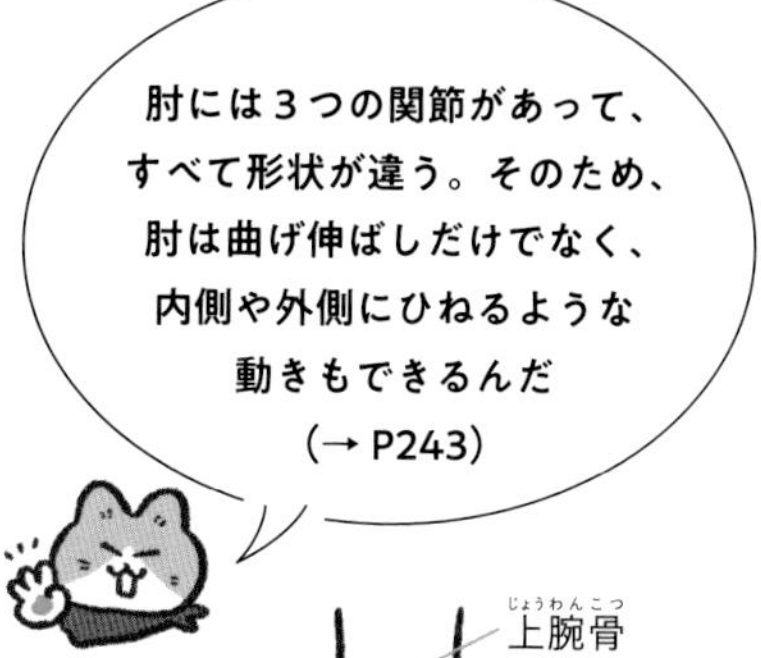

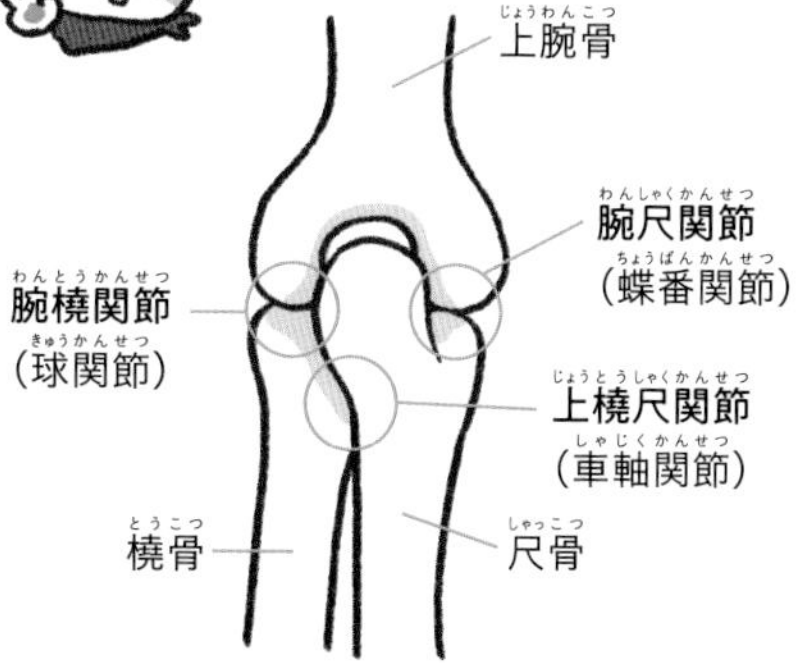

解剖学の最新常識
17

腱と靭帯の違いって何？

【腱と靭帯】

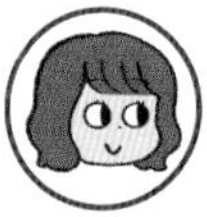

「アキレス腱《けん》」とか「前十字靭帯《ぜんじゅうじじんたい》」とか、腱や靭帯の名前はよく聞くけど、実際はどんなものなのかな。２つの違いは？

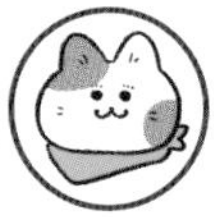

腱と靭帯は、どちらも主にコラーゲンが束になってできているスジ状の丈夫な組織で、見た目や性質ははよく似ているよ。

腱と靭帯の大きな違いは、その役割！　筋肉と骨をつなげる役割をもつのが腱、骨と骨をつなげる役割をもつのが靭帯だよ。

筋肉の力を骨に伝える腱

多くの筋肉の両端にある白っぽい色をした部分が腱です。筋肉を骨に付着させる役割をもっています。筋肉の収縮によって起こる力は腱によって骨に伝えられ、体が動くのです。

例えば、手の指には筋肉がほとんどありませんが、器用に動かせるのは腱があるおかげです。腕や手のひらにある筋肉の力が腱を介して指の骨に伝わり、指が動くのです。

また、腱といえば、アキレス腱《けん》を思い浮かべる人が多いでしょう。アキレス腱《けん》はいちばん大きな腱で、ふくらはぎの腓腹筋《ひふくきん》やヒラメ筋《きん》をかかとの骨とつないでいます。

関節を安定させ動きを制限する靭帯

靭帯は関節にあって、骨と骨をつなぐ役割を担っています。靭帯が関節を固定し、骨がぐらぐらしたりはずれたりするのを防いでいるのです。

例えば、ジャンプして着地したときや、走行中に急な方向転換をしたときでも、膝関節《しつかんせつ》の骨がぐらつかないのは、靭帯の働きのおかげです。反対に、足首の捻挫《ねんざ》を繰り返すような、いわゆる「捻挫《ねんざ》ぐせ」は、靭帯が伸張したり損傷したりして足首の関節が不安定になって起こります。

また、関節が変な方向に曲がらないのも、靭帯によって適度に可動域を制限されているからです。

腱と靭帯の役割

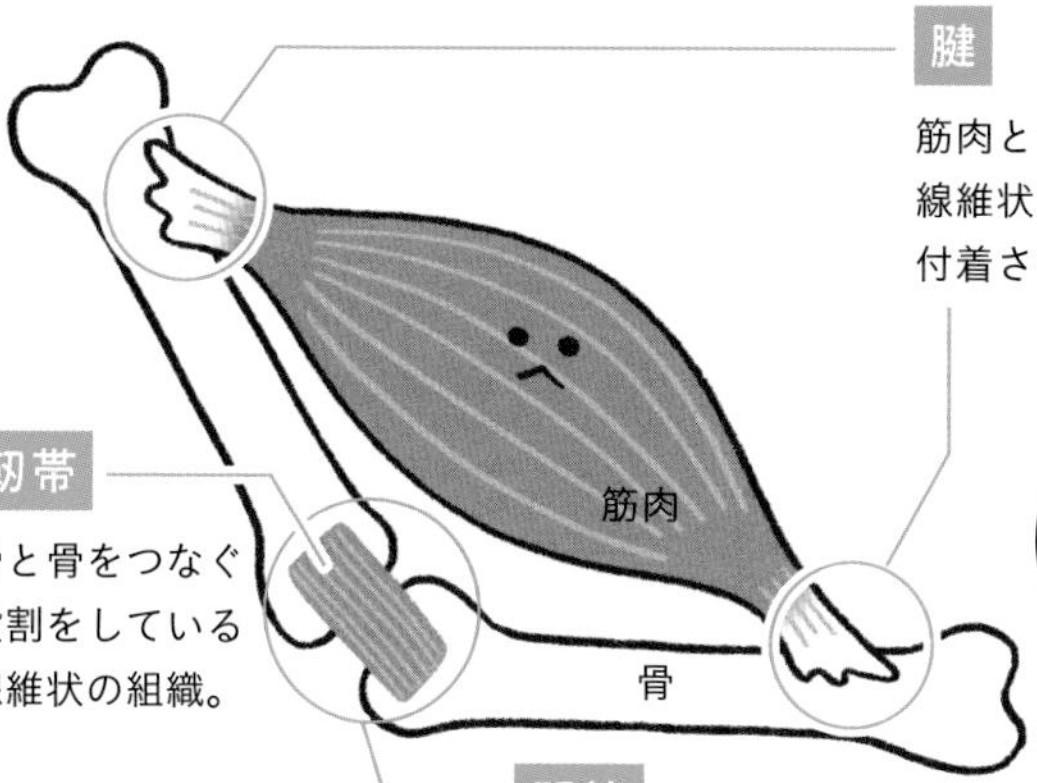

腱

筋肉とつながっている白い線維状の組織。筋肉を骨に付着させる役割がある。

靭帯

骨と骨をつなぐ役割をしている線維状の組織。

関節

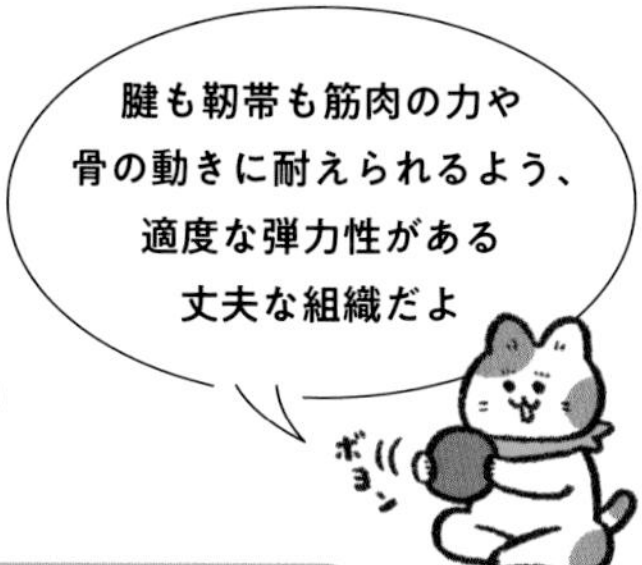
腱も靭帯も筋肉の力や
骨の動きに耐えられるよう、
適度な弾力性がある
丈夫な組織だよ

膝の靭帯の役割

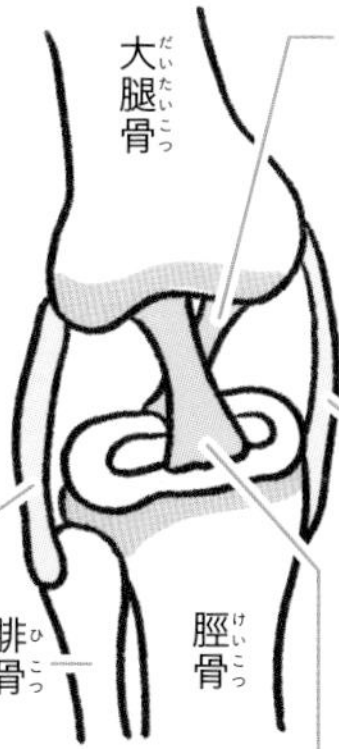

後十字靭帯《こうじゅうじじんたい》
脛《すね》の脛骨《けいこつ》が後ろにずれて脱臼しないように固定する。

内側側副靭帯《ないそくそくふくじんたい》
外側からの力に対して、膝関節《しつかんせつ》が内側に開くのを防ぐ。

外側側副靭帯《がいそくそくふくじんたい》
内側からの力に対して、膝関節《しつかんせつ》が外側に開くのを防ぐ。

前十字靭帯《ぜんじゅうじじんたい》
脛骨《けいこつ》が前に移動しないように固定し、関節をひねる動きを制御する。

手の指が動くしくみ

手の指1本1本に、腕や手のひらの筋肉とつながっている腱がある。筋肉の力が腱を介して指の骨に伝わり、指が動く。

(右手)

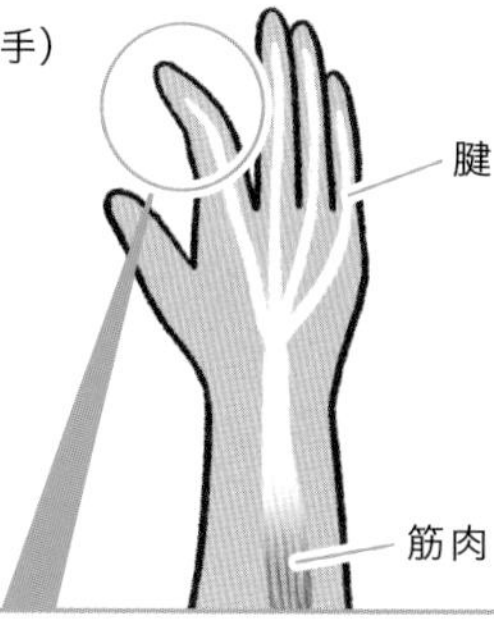

指の骨

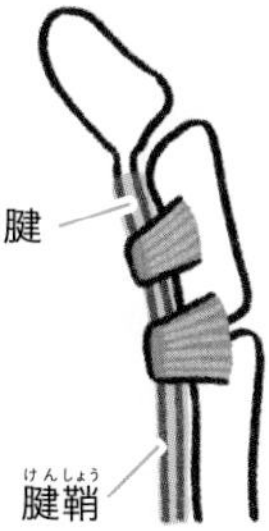
腱
腱鞘《けんしょう》

指や手首などの腱は腱鞘《けんしょう》で包まれていて、腱がまわりの組織とこすれずに、なめらかに動くようになっている。

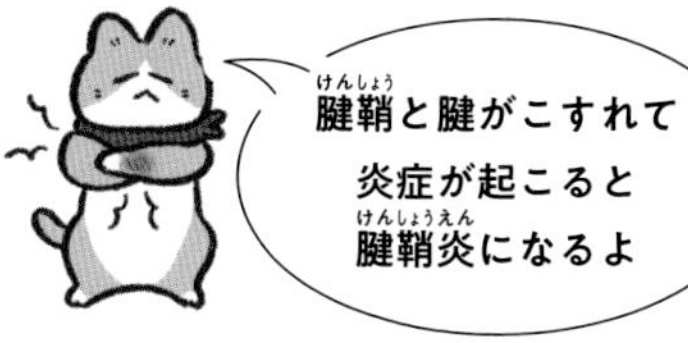
腱鞘《けんしょう》と腱がこすれて
炎症が起こると
腱鞘炎《けんしょうえん》になるよ

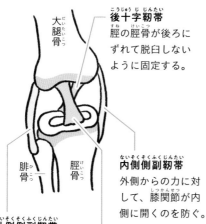

解剖学の
最新常識
18

運動しているとき血は速く流れる？

【血液量のしくみ】

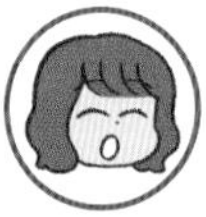

運動すると血行がよくなるっていうけど、血液の流れが速くなるってこと？

運動すると、血液が流れる速さも速くなるけど、それよりも大きく変化するのは、一定時間で心臓から全身に送られる血液の量だよ。安静時より５倍も増えるんだ。

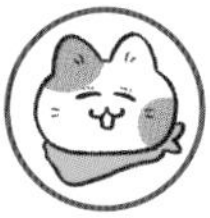

なぜかというと、筋肉を動かすエネルギーをつくるためには、酸素が必要だからだよ。血液には酸素を全身に届ける役割があるからね。

運動すると心拍出量《しんはくしゅつりょう》が5倍に！

運動で「血行がよくなる」といわれるのは、血管内をゆっくり流れていた血液がより速く流れるようになるからです。人間の体にある血液の量は、およそ体重の８％といわれています。例えば、体重60kgの人であれば約５kg（約５L）。この全血液は、約１分間で体内を一巡しています。

１分間に心臓から全身へ送られる血液量を「心拍出量《しんはくしゅつりょう》」といいます。安静時に約５Lだった心拍出量は、運動すると最大で５倍近く、約25Lにまで増えます。心臓の収縮が速まり、血管が拡張して、血液がより素早くなめらかに流れるようになるのです。

筋肉に酸素を多く届けATPを合成する

運動をすると心拍出量が増えるのは、筋肉により多くの酸素を届けるためです。筋肉を動かすためのエネルギー源はＡＴＰ（アデノシン三リン酸）という物質で、筋肉で合成されます。そのとき必要なのが酸素です。たくさん筋肉を動かすには、その分、血液を介して多くの酸素を届けなければならないのです。

運動時には、全身に送られる血液の配分も変化します。安静時には体の約半分の血液が内臓に供給されているのに対し、運動時には約80～85％が骨格筋や皮膚へ供給され、内臓への供給量は減少します。

心臓から送り出される血液の量と分配

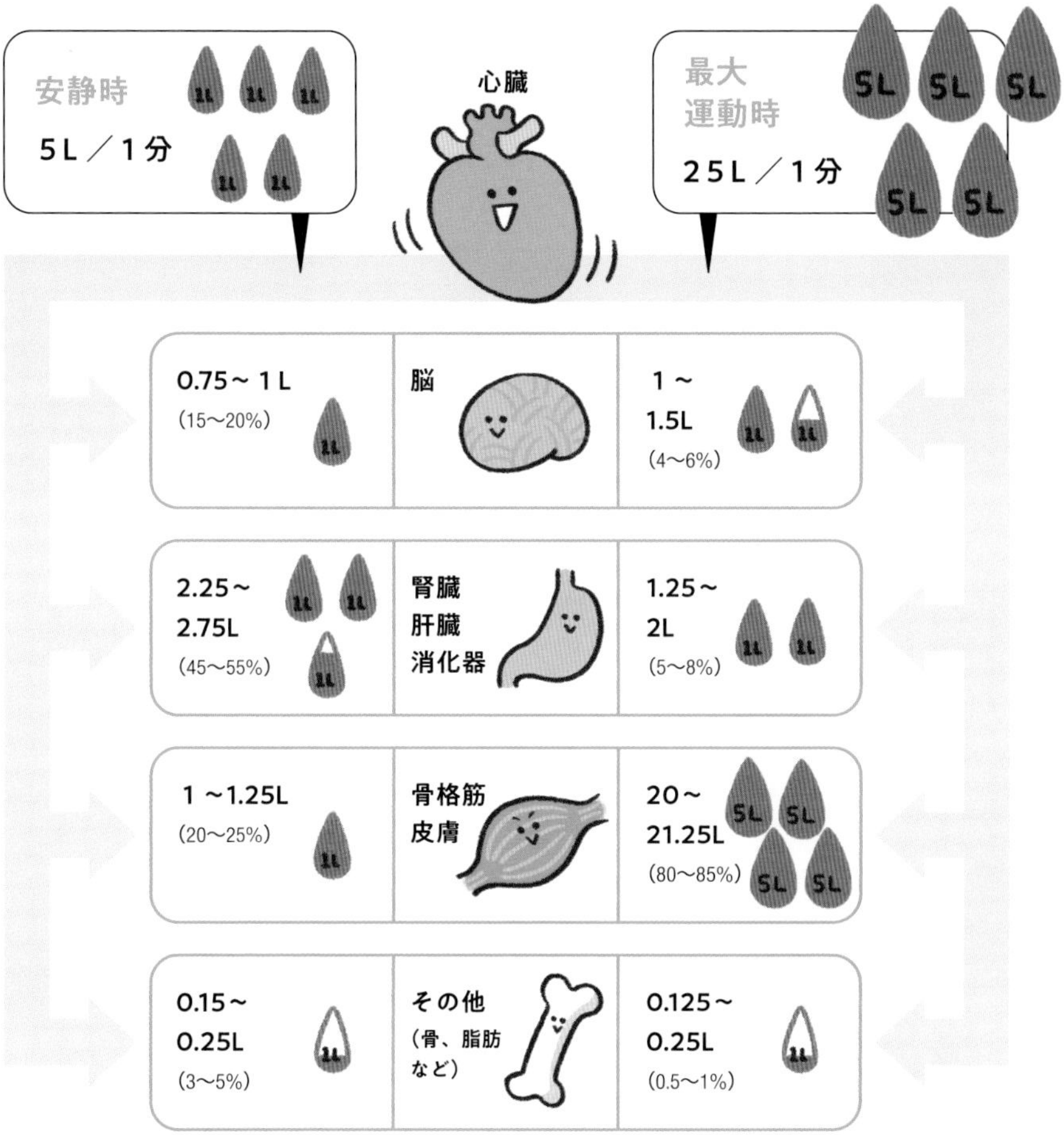

資料：『運動生理学概論 第2版 第2章 運動と循環』をもとに作図

知りたい！

動脈と静脈の違いは？

動脈は心臓から送り出される血液が通る血管で、静脈は心臓に戻る血液が通る血管です。心臓から全身に向かう動脈を通る血液（動脈血）には、酸素が多く含まれています。一方、全身から戻る静脈を通る血液（静脈血）には、二酸化炭素が多く含まれています。

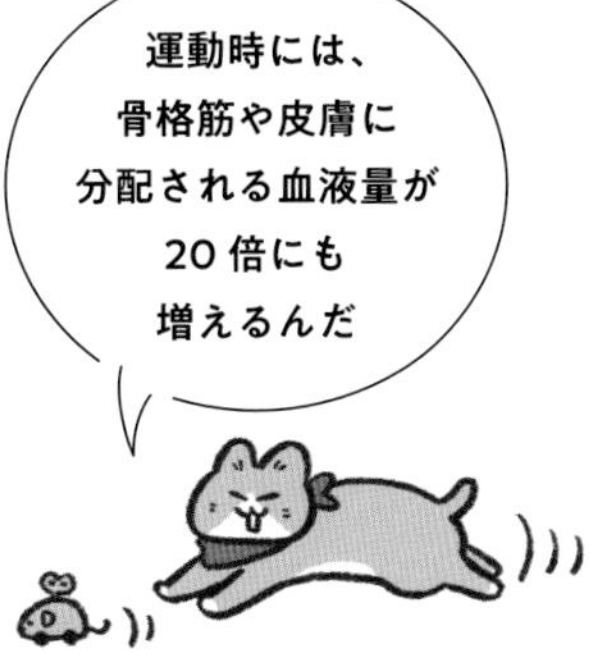
運動時には、
骨格筋や皮膚に
分配される血液量が
20倍にも
増えるんだ

解剖学の
最新常識
19

【心拍】心臓がドキドキしすぎるとどうなるの？

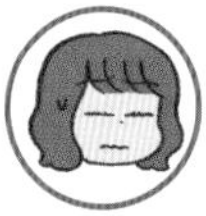

激しい運動をしたとき、心臓がすごくドキドキして、体に悪いんじゃないかって不安になるんだけど、大丈夫かな？

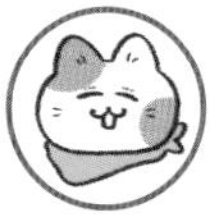

大丈夫だよ。運動中は、筋肉により多くの血液を届けるために、心臓がより強く速く収縮するから、鼓動が大きく速くなるんだ。

運動の強度が上がるほど、心拍数は上がるよ。年齢から求められる「最大心拍数」というものがあるから、それを目安に自分に合った運動強度を見つけるといいよ。

運動で、心臓の動きが激しく速くなる

心臓は一定のリズムで収縮・拡張を繰り返し、血液を循環させています。安静時、一度の拍動《はくどう》で送り出せる血液の量（拍出量《はくしゅつりょう》）は約70㎖で、1分間の心拍数はおよそ60～100回です。運動時など多くの血液を循環させる必要があるときには、心臓はより強く収縮して1回の拍出量《はくしゅつりょう》が増加し、心拍数も上昇します。

運動をすると心臓がドキドキするのは、心臓の動きが大きく、速くなるからなのです。運動の強度と心拍数は比例します。激しい運動をするほど、拍動《はくどう》のペースは上がり、心臓の音は速くなるのです。

「220－《マイナス》年齢」が最大心拍数の目安

運動で心拍が速くなるのは体の正常な反応ですが、極端に心拍数を上げると、心臓への負担になります。安全に運動するために目安となるのが「最大心拍数」です。自分の心臓が出せる最大の心拍数で、一般的に「220－《マイナス》年齢」で求められます。この数値はあくまでも目安で、個人差がありますが、最大心拍数を超えた運動を続けると、心臓発作などのリスクが高くなるといわれています。

健康な成人の場合、最大心拍数の60～80％（20歳の人なら120～160）でできる運動がほどよい強度といわれます。

心臓が血液を送り出すしくみ

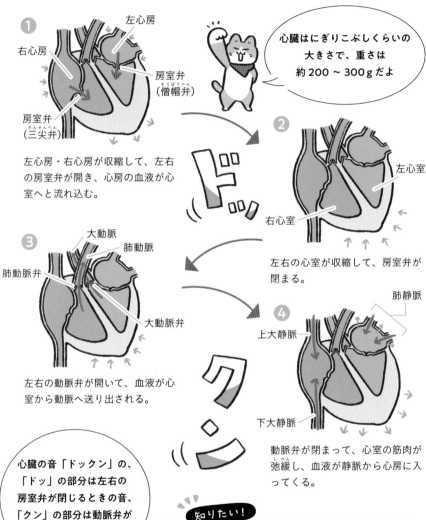

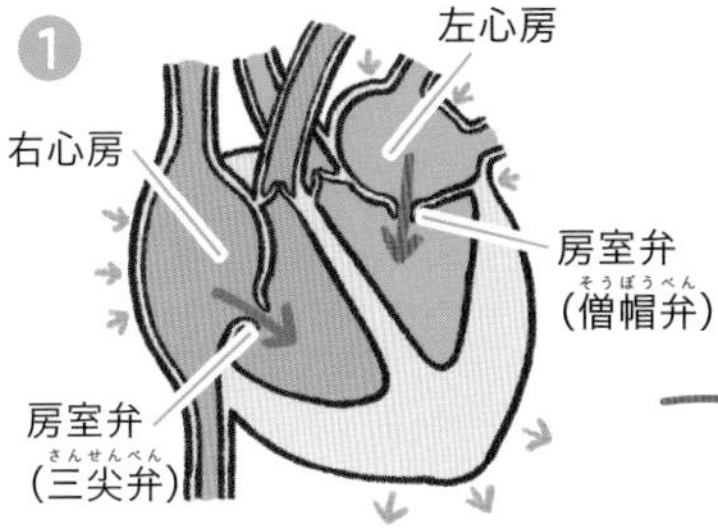

左心房・右心房が収縮して、左右の房室弁が開き、心房の血液が心室へと流れ込む。

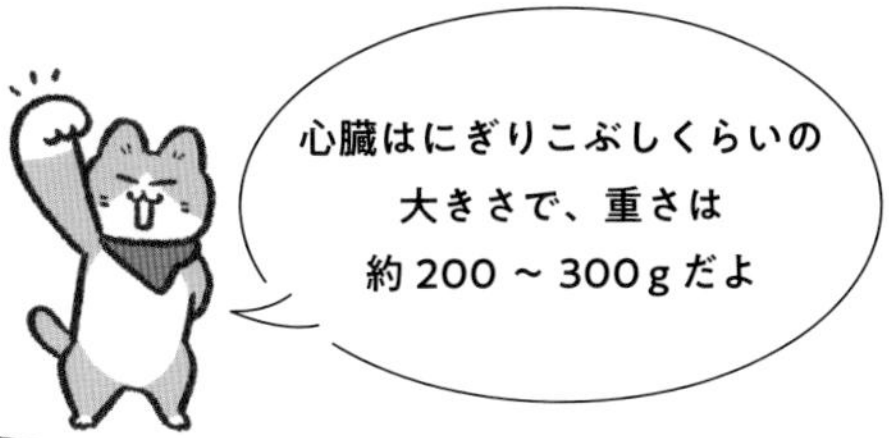
心臓はにぎりこぶしくらいの
大きさで、重さは
約 200 ~ 300 g だよ

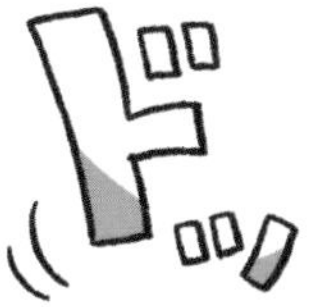
ドッ

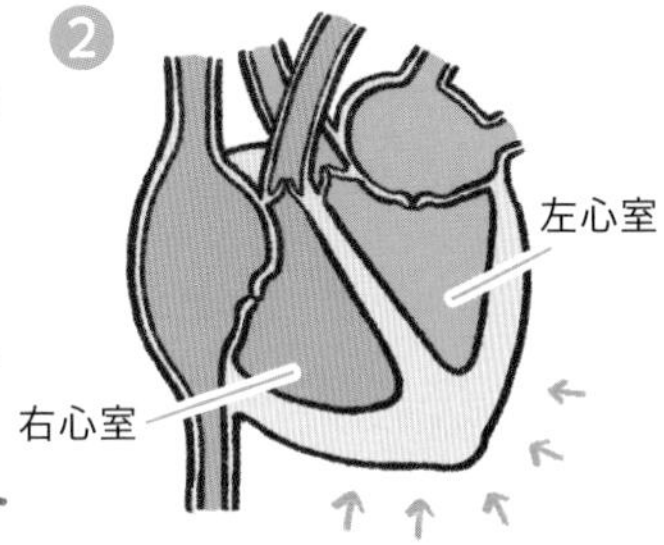

左右の心室が収縮して、房室弁が閉まる。

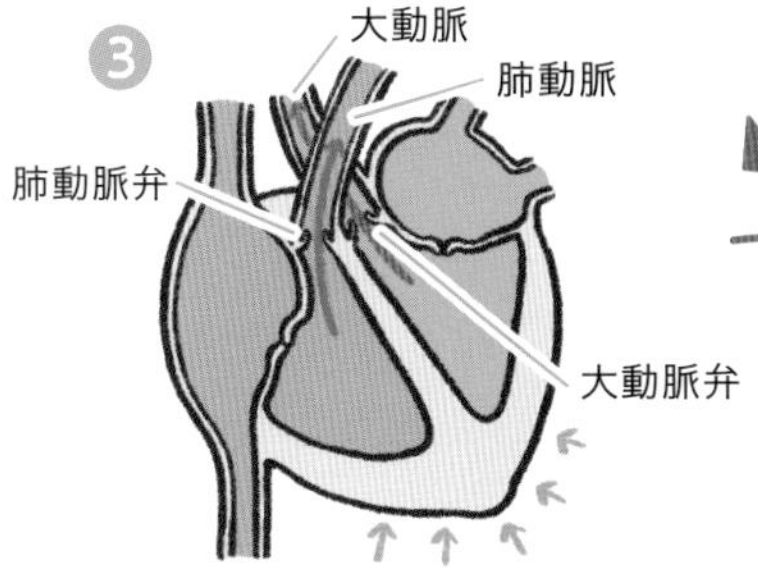

左右の動脈弁が開いて、血液が心室から動脈へ送り出される。

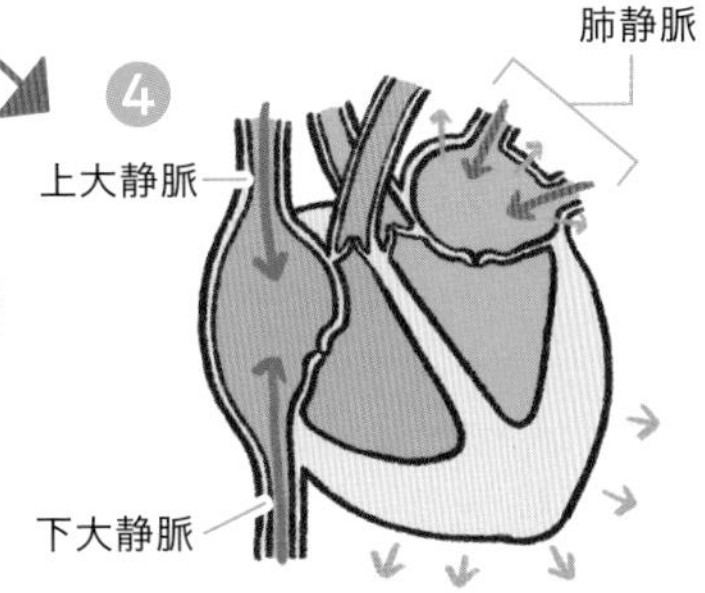

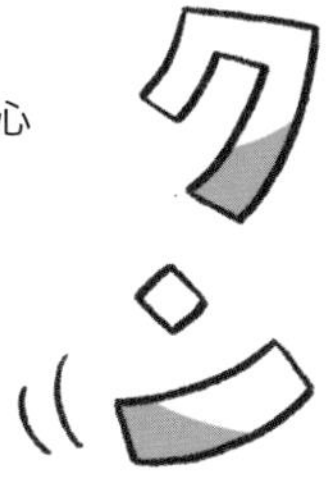
クン

動脈弁が閉まって、心室の筋肉が弛緩《しかん》し、血液が静脈から心房に入ってくる。

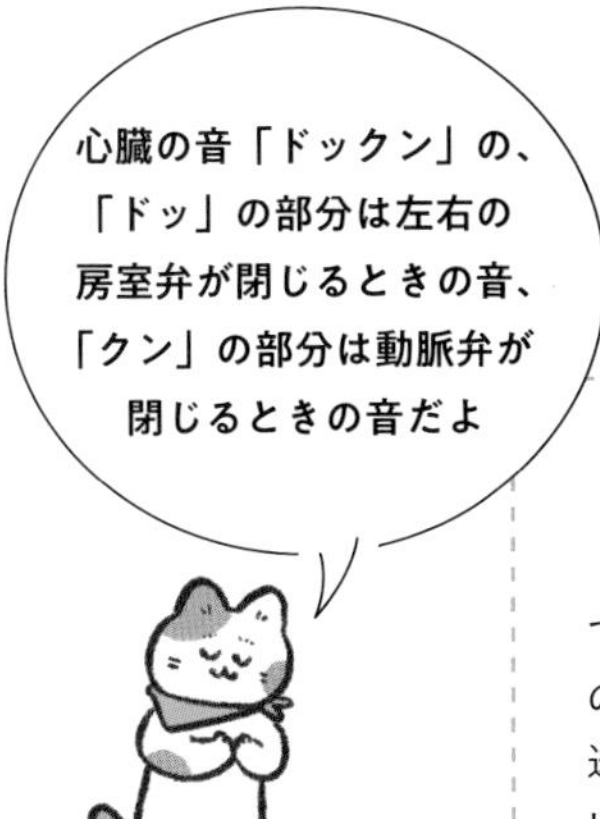
心臓の音「ドックン」の、
「ドッ」の部分は左右の
房室弁が閉じるときの音、
「クン」の部分は動脈弁が
閉じるときの音だよ

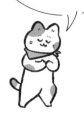

知りたい!

スポーツ心臓って何?

激しいトレーニングを繰り返すと、心臓の筋肉が発達して、心臓の容量が大きく、壁が厚くなる場合があります。このような心臓をスポーツ心臓といい、一度に多くの血液を送り出せるので、安静時の心拍数が少なくなります。激しい運動をしても、すぐに心拍数がもとに戻るのも特徴です。

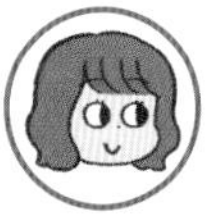

口から食道へ入った食べ物は体の中を移動して、最後は便になって肛門から外に出されるよね。その移動距離ってどれくらいになるのかなぁ。

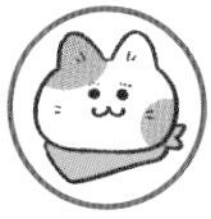

食道から肛門までの距離は、約９ｍもあるよ。その間には、胃、小腸、大腸があって、それぞれの場所で食べ物が徐々に消化されていくんだ。

食べ物は消化されることで、その栄養素が体の中に吸収できるようになるんだ。食べ物が消化・吸収されて便になるまでには、１～３日くらいかかるよ。

食べたものってどう消化されるの？

【消化のしくみ1】

食道～肛門は全長9mの消化管

口から入った食べ物の通り道は1本の管になっていて、食道から肛門までは「消化管」と呼ばれます。消化管を引き伸ばすと、その長さは9mにもなります。

消化とは、食べ物を栄養として体内に吸収できるように変化させることをいいます。消化は口の中から始まっていて、歯で食べ物を細かく砕くのも消化作用のひとつです。

胃は一時的に食べ物をためておく場所です。その間に、収縮運動（↓P70）で、消化酵素の含まれた胃液と食べ物を混ぜ合わせ、おかゆ状にします。

小腸が栄養素を分解・吸収

食べ物の消化・吸収が本格的に行われるのは小腸です。小腸は、十二《じゅうに》指腸《しちょう》・空腸《くうちょう》・回腸《かいちょう》に分けられます。

小腸では収縮運動によって、食べ物と膵液《すいえき》や胆汁《たんじゅう》などの消化液が混ざり、食べ物に含まれるたんぱく質、糖質、脂質などの栄養素が分解されます。そして、十二指腸《じゅうにしちょう》・空腸《くうちょう》・回腸《かいちょう》を通るさいに、必要な栄養が体内へと吸収されます。

残った不要なものは大腸で便となり、肛門から排泄されます。食べ物を食べてから便として排出されるまでにかかる時間は24～72時間といわれています。

食べ物が消化されるプロセス

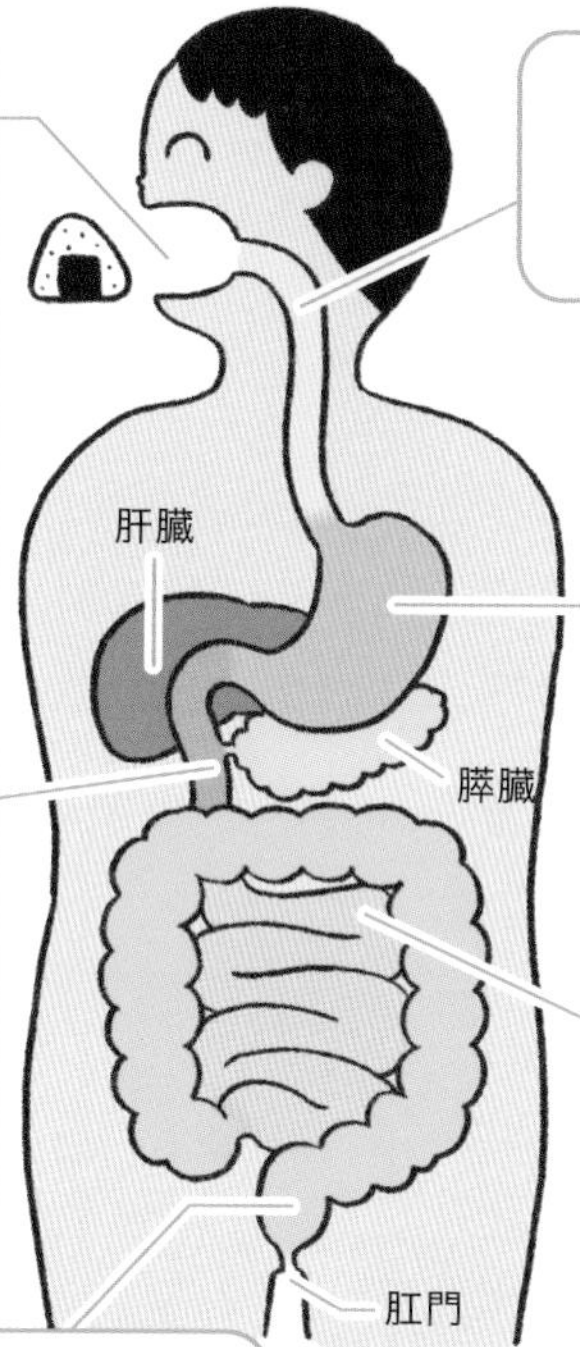

①口の中

歯で食べ物をかみ切り、砕いたり、すりつぶしたりしながら唾液と混ぜ合わせて飲み込みやすくする。唾液の消化酵素が、炭水化物の一部を分解する。

②食道

咀嚼した食べ物を胃へ送る。

③胃

胃の収縮運動で、食べ物と胃液を混ぜ合わせておかゆ状にする。たんぱく質の一部は胃液に含まれる酵素で分解される。

④十二指腸《じゅうにしちょう》（小腸）

肝臓から胆汁《たんじゅう》、膵臓からさまざまな酵素を含む膵液《すいえき》が送られ、栄養素が小さく分解される。脂質は乳化される（水に溶けやすくなる）。

⑤空腸《くうちょう》・回腸《かいちょう》（小腸）

たんぱく質はアミノ酸、炭水化物は単糖類に分解されて吸収される。水分の大半もここで吸収される。

⑥大腸

消化・吸収されなかった食べ物の残りカスから残った水分の多くを吸収して便をつくる。便がたまったら排出する。

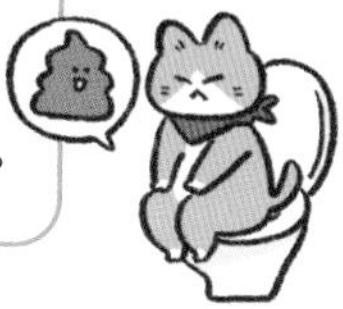

小腸の内壁

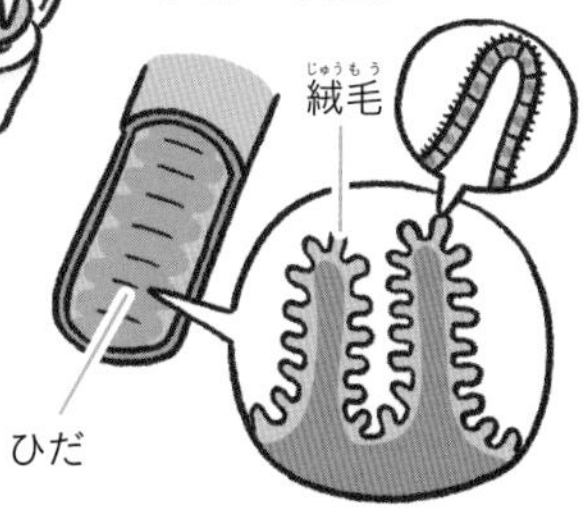

小腸の内側にはたくさんのひだがあり、表面には絨毛《じゅうもう》という小さな突起がある。絨毛《じゅうもう》をおおう細胞の表面にはさらに極小の突起が無数にあって、広い表面積で多くの栄養が吸収できる。

知りたい！

肝臓・膵臓の役割は？

消化管には含まれないけれど消化を助けているのが、肝臓と膵臓です。肝臓は脂肪を分解するのに必要な胆汁《たんじゅう》をつくる役割があります。また、小腸で吸収された栄養を蓄え、体で働きやすい形に変化させて全身へ送り出しています。膵臓は、食べ物を消化する酵素を含む膵液《すいえき》をつくり出し、十二指腸《じゅうにしちょう》に送ります。膵液《すいえき》には、胃液の酸を中和して腸の粘膜を守る役割もあります。

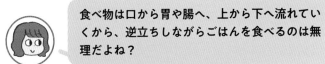

逆立ちしても食べることはできる？

【消化のしくみ2】

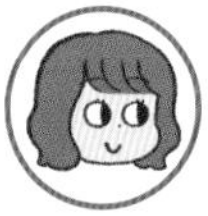

食べ物は口から胃や腸へ、上から下へ流れていくから、逆立ちしながらごはんを食べるのは無理だよね？

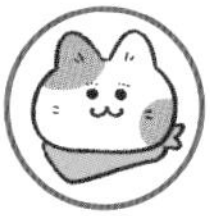

じつは逆立ちをした状態でも、無重力の宇宙空間でも、ものは食べられるよ。食べ物は重力で口から胃へ落ちていっているわけじゃなくて、食道が運んでいるんだ。

消化管の壁には筋肉があるから、収縮や弛緩《しかん》をくり返して、食べ物を押し出すように次の臓器へと移動させているよ。

消化管の筋肉が収縮し食べ物を送り出す

口から入った食べ物は、重力で胃や腸へと移動するわけではありません。消化管の蠕動《ぜんどう》運動という収縮運動によって運ばれているのです。

食道は、食べ物が入ってくると、チューブの中身を押し出すように収縮して、食べ物を胃のほうへ移動させます。胃はそれをおかゆ状に消化した後、収縮・拡張を繰り返し、胃壁を波打つように動かして十二指腸《じゅうにしちょう》へと送り出します。消化管の壁は内側の粘膜と外膜の間に筋肉の層があり、その筋肉の働きで食べ物は体内を移動します。そのため、逆立ちしていても食事はできるのです。

胃や腸の中のものの逆流を防ぐしくみ

逆立ちでも食事ができるのは、消化管に食べ物の逆流を防ぐしくみがあるおかげでもあります。例えば胃の入口（噴門《ふんもん》）には下部食道括約筋《かぶしょくどうかつやくきん》があります。口から胃へ食べ物が送られるとき以外は、この筋肉が収縮して、胃の中のものが逆流するのを防いでいるのです。何らかの理由でこの筋肉がゆるむと、「胃食道逆流症」となり、酸っぱいものが上がってきたり、胸焼けや吐き気を起こしたりすることがあります。

また、胃の出口（幽門《ゆうもん》）にも幽門《ゆうもん》括約筋《かつやくきん》があり、十二指腸《じゅうにしちょう》の胆汁《たんじゅう》や膵液《すいえき》の逆流を防いでいます。

食べ物が消化管を移動するしくみ

食道の場合

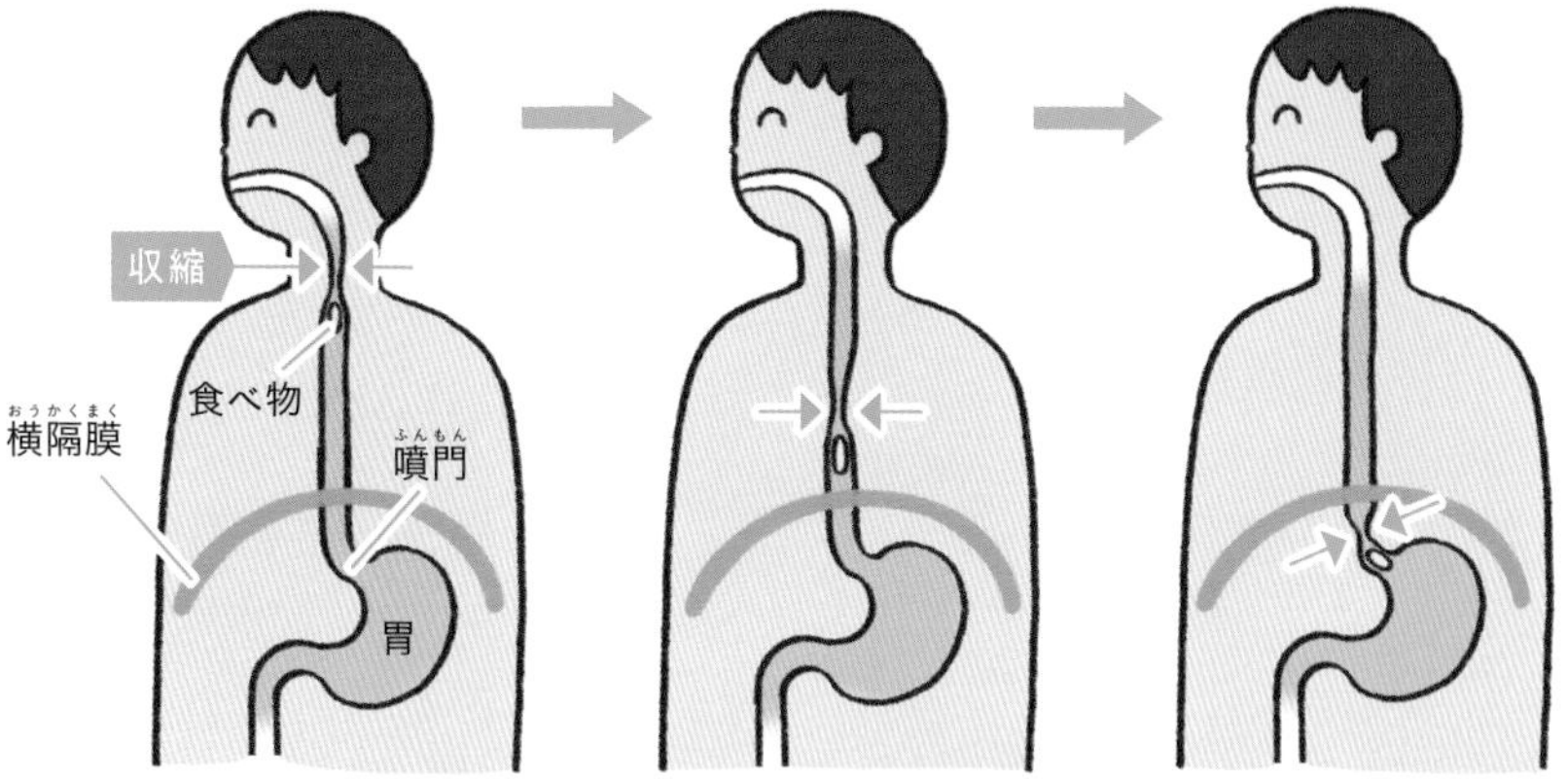

飲み込んだ食べ物が食道に入ると、食べ物のすぐうしろの食道の筋肉が収縮し、食べ物が胃のほうへ移動する。これを繰り返すことを蠕動《ぜんどう》運動という。この運動によってチューブをしぼるように食べ物が胃へ送り込まれる。

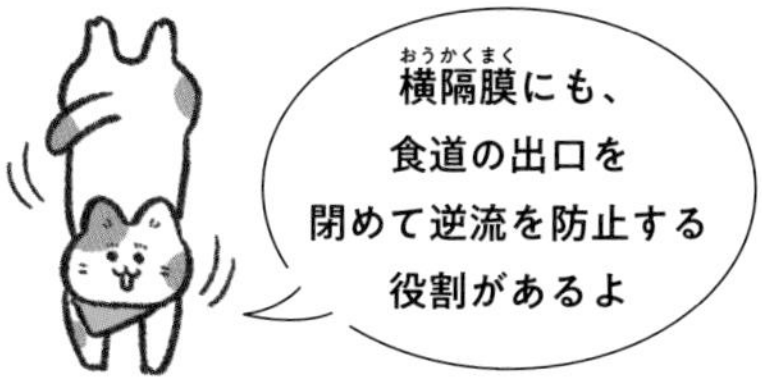

胃の場合

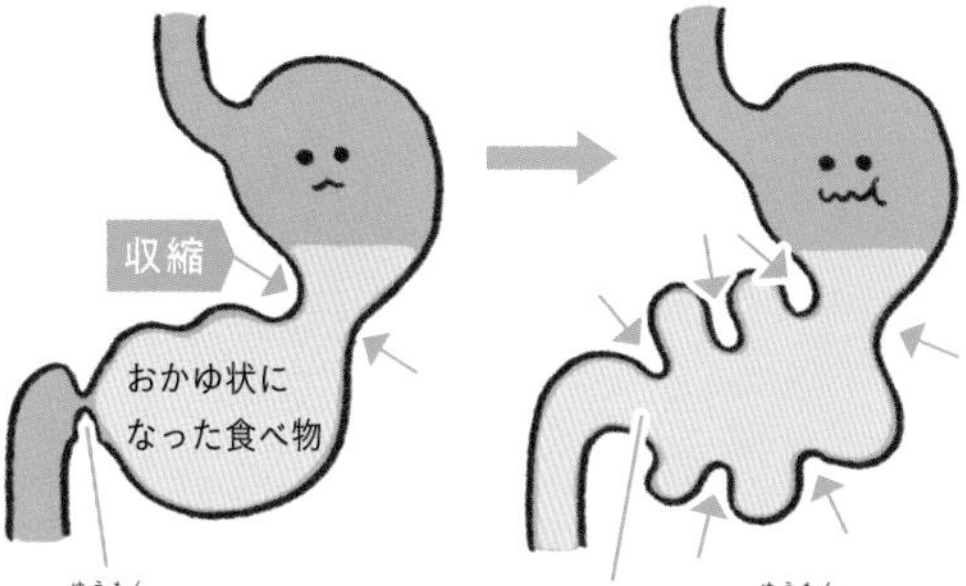

幽門《ゆうもん》が閉まっている　　収縮によって幽門《ゆうもん》が開く

胃に入った食べ物の消化が進むと、胃の上部から幽門《ゆうもん》に向かって波のように蠕動《ぜんどう》運動が起こり、食べ物が撹拌《かくはん》されて十二指腸《じゅうにしちょう》へ送られていく。十二《じゅうに》指腸《しちょう》を含む小腸、大腸も蠕動《ぜんどう》運動によって食べ物や便を移動させている。

知りたい！

おなかが鳴る理由

胃の中に食べ物がないときも、胃は収縮を繰り返しています。これは胃の中を掃除するため。食べ物の残りカスや胃の古い粘膜を削ぎ落としています。空腹時のおなかの音は、この胃の収縮運動によって空気や液体などの胃の内容物が十二指腸《じゅうにしちょう》や小腸へ押し出される音なのです。

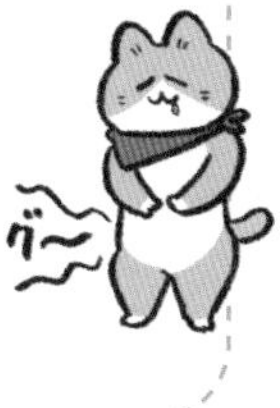

腹式呼吸ってどういうしくみ？

【呼吸のしくみ】

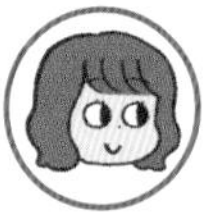

鼻や口から吸った息は、肺に入るんだよね？　よく聞く「腹式呼吸」って何？　おなかを使って呼吸はできないよね。

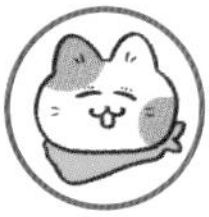

腹式呼吸は、横隔膜《おうかくまく》を下げて肺を広げたり、横《おう》隔膜《かくまく》をもとに戻して肺を収縮させたりして行う呼吸法だよ。

横隔膜《おうかくまく》が下がると腹部の内臓も下がり、おなかが膨らむから、腹式呼吸といわれるよ。だから、実際におなかで呼吸しているわけじゃないね。

腹式呼吸は横隔膜《おうかくまく》、胸式呼吸は肋間筋《ろっかんきん》を使う

肺は、まわりの筋肉が胸の空間を広げることで拡張し、広げる力がなくなると自らの弾力性で収縮します。

主に、腹部と胸部の境にある横隔《おうかく》膜《まく》を使って呼吸するのが「腹式呼吸」です。肺は肋骨《ろっこつ》や肋間筋《ろっかんきん》、横隔《おうかく》膜《まく》などに囲まれた空間（胸腔《きょうくう》）にあります。横隔膜《おうかくまく》が収縮しておなかのほうへ下がり、胸腔《きょうくう》が広がると、中にある肺も広がって、肺へ空気が入ります。横隔膜《おうかくまく》が収縮をやめると、肺は縮まって空気が出されます。

一方、肋骨《ろっこつ》と肋骨《ろっこつ》の間にある肋間《ろっかん》筋《きん》の働きで胸腔《きょうくう》を広げて呼吸するのが、「胸式呼吸」です。

安静時は腹式呼吸、深呼吸は胸式呼吸

人は通常、腹式呼吸と胸式呼吸を混合させた呼吸「胸腹式呼吸《きょうふくしきこきゅう》」をしています。胸式呼吸と腹式呼吸の割合には男女差があり、腹筋が発達している男性は腹式呼吸が優勢だといわれています。女性は腹筋が弱いことに加え、妊娠中、胎児の成長で横《おう》隔膜《かくまく》が圧迫されたときでも呼吸しやすいように、胸式呼吸が多い傾向があります。

そのほか、睡眠中など、安静時は肋間筋《ろっかんきん》の活動が低下するため腹式呼吸が優位になります。胸式呼吸のほうが、肺全体を大きく広げることができるため、深呼吸は胸式呼吸です。

腹式呼吸と胸式呼吸のしくみ

腹式呼吸

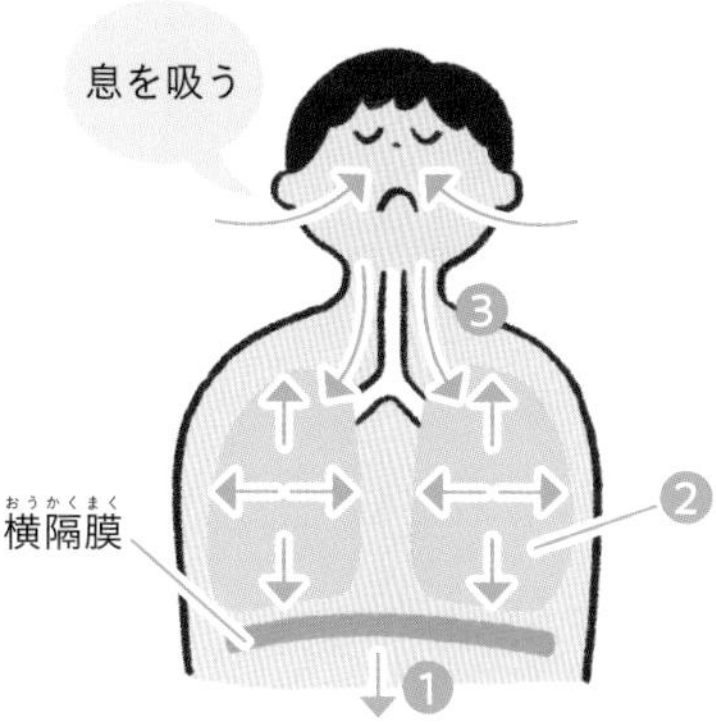

❶ 横隔膜《おうかくまく》が収縮して下がる。
❷ 胸腔《きょうくう》が広がって肺がふくらむ。
❸ 空気が肺へ入る。

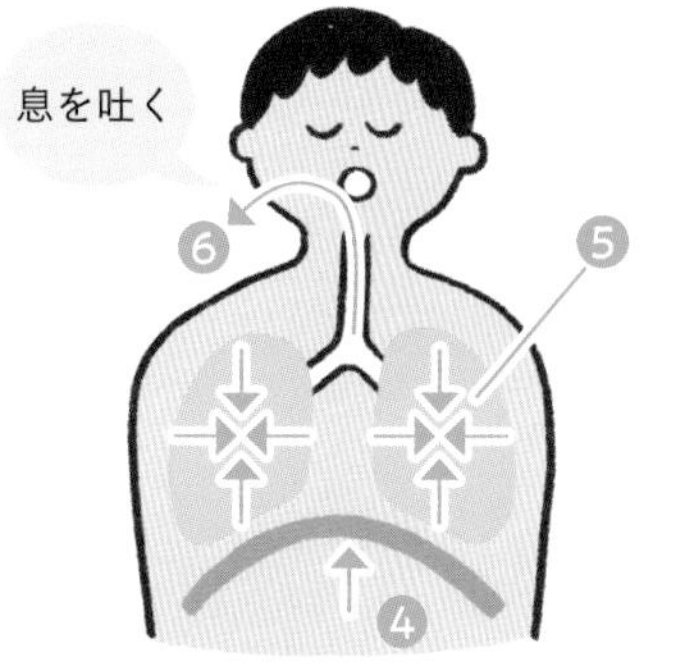

❹ 横隔膜《おうかくまく》がゆるむ。
❺ 肺が自らの弾力性で収縮する。
❻ 空気が外へ出て、横隔膜《おうかくまく》がもとの位置に戻る。

胸式呼吸

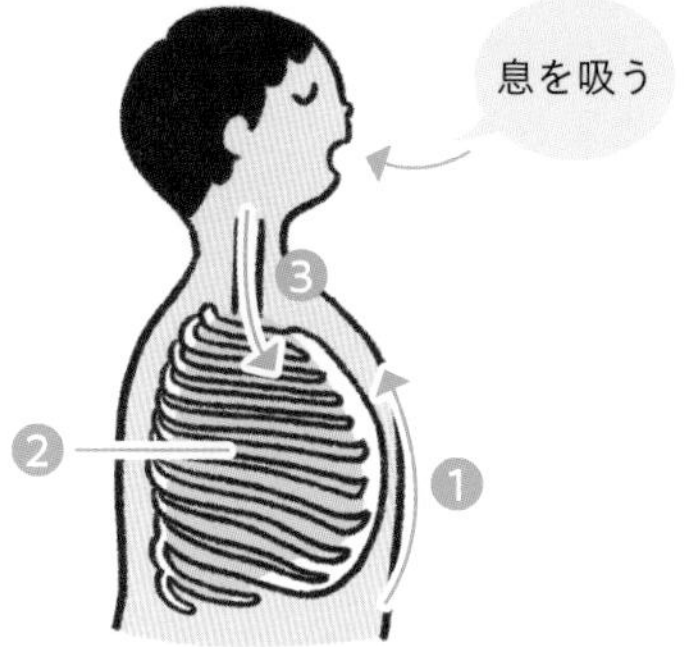

❶ 肋骨《ろっこつ》と肋骨《ろっこつ》の間の外側にある外肋間筋《がいろっかんきん》が収縮して、肋骨《ろっこつ》を引き上げる。
❷ 胸腔《きょうくう》が前後に広がって肺が膨らむ。
❸ 空気が肺へ入る。

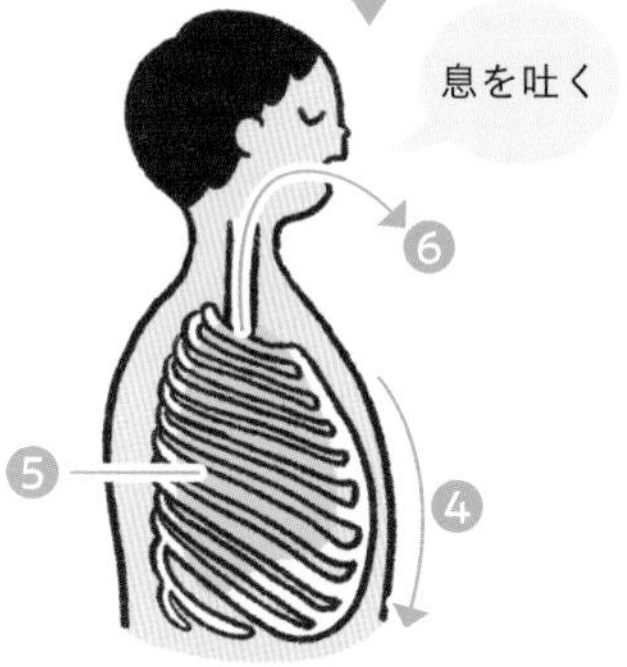

❹ 外肋間筋《がいろっかんきん》がゆるむ。
❺ 肺が自らの弾力性で収縮する。
❻ 空気が外へ出て、肋骨《ろっこつ》がもとの位置に戻る。

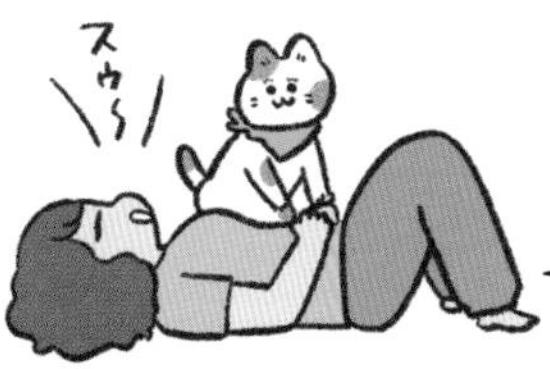

意識的に腹式呼吸をしたいときは、おなかをふくらますと横隔膜《おうかくまく》が下がって自然に息が吸える。反対に、おなかを凹ませると横隔膜《おうかくまく》がもとに戻り、自然と息が吐き出されるよ！

おしっこ・うんちを出すのは何筋？

【排泄と筋肉】

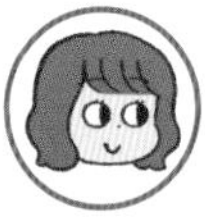

口から入った食べ物は筋肉の働きによって体内を移動するんだよね。じゃあもしかして、おしっこやうんちを出すのも、筋肉の働きなの？

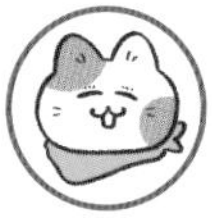

正解！　おしっこを出すときに使う主な筋肉は、膀胱の筋肉と尿道をしめる尿道括約筋《にょうどうかつやくきん》。うんちを出すときに使うのは、主に直腸の壁の筋肉と肛門をしめる肛門括約筋《こうもんかつやくきん》だよ。

尿道括約筋《にょうどうかつやくきん》や肛門括約筋《こうもんかつやくきん》は、それぞれ内・外の２種類があって、外側の括約筋は自分の意思で収縮させることができる。だからおしっこやうんちを我慢できるんだよ。

尿道の出口の筋肉がゆるんで尿が出る

排尿にかかわる主な筋肉は膀胱《ぼうこう》の壁の筋肉と尿道を閉じる筋肉（尿道《にょうどう》括約筋《かつやくきん》）です。膀胱《ぼうこう》にある程度尿がたまって膀胱《ぼうこう》の壁が引き伸ばされると、それが脳に伝わり、尿意が起こります。トイレで排尿しようとすると、膀胱《ぼうこう》の壁の筋肉が収縮し、尿を押し出そうとするのです。そのとき、尿道括約筋《にょうどうかつやくきん》がゆるんで、膀胱《ぼうこう》から尿道へ尿が流れ、排出されます。

尿道括約筋《にょうどうかつやくきん》は膀胱《ぼうこう》の出口にある内尿道括約筋《ないにょうどうかつやくきん》と、尿道の入口にある外尿道括約筋《がいにょうどうかつやくきん》があります。後者は自分の意思で収縮させることができ、その働きでおしっこを我慢できます。

直腸が収縮して便を押し出す

便が排出されるプロセスも、排尿のしくみとよく似ています。

大腸（結腸《けっちょう》）でつくられた便は、最終的に大腸の出口にある直腸へと送られます。直腸の壁が引き伸ばされると、それが脳に伝わり便意が起きます。すると、直腸の壁の筋肉が収縮して便を押し出そうとし、肛門にある輪っか状の内肛門括約筋《ないこうもんかつやくきん》がゆるみます。このとき、内肛門括約筋《ないこうもんかつやくきん》の外側にある外肛門括約筋《がいこうもんかつやくきん》が収縮するため、まだ便は排出されません。

通常は、トイレに行くなどして排泄の準備が整うと、外肛門括約筋《がいこうもんかつやくきん》もゆるんで、便が排出されます。

排尿・排便のしくみ

おしっこを出す

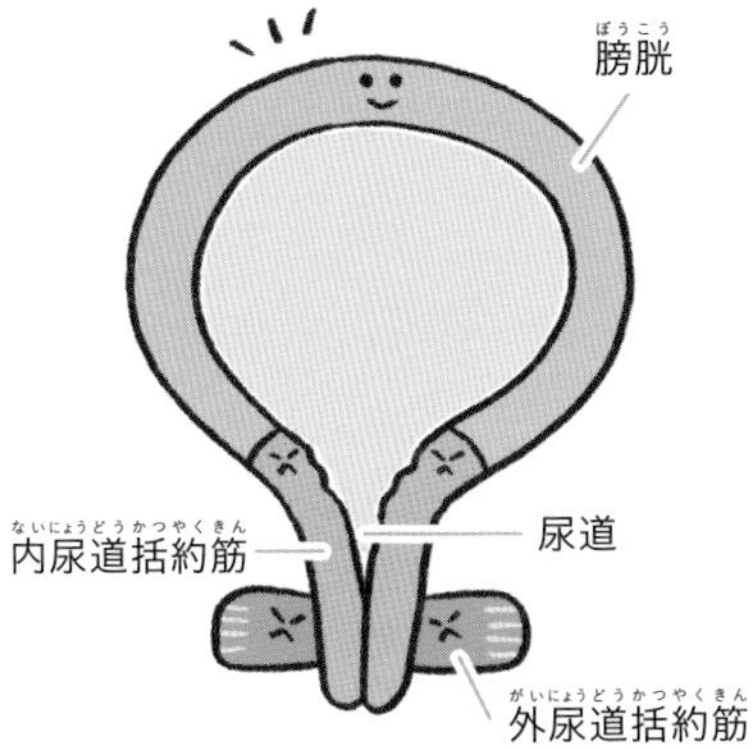

❶尿意が起きる

尿がたまって膀胱《ぼうこう》の壁が伸びると、それが神経を通じて脳に伝わり、尿意が起きる。

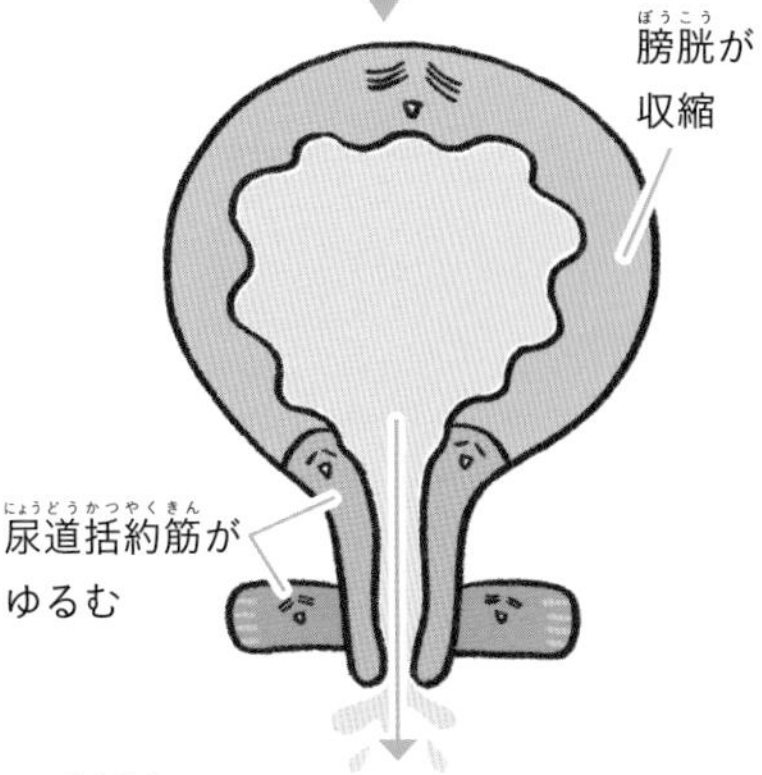

❷膀胱《ぼうこう》が収縮し、尿が出る

尿を出す準備ができると、膀胱《ぼうこう》の壁が収縮し、尿道括約筋《にょうどうかつやくきん》がゆるんで尿が排出される。

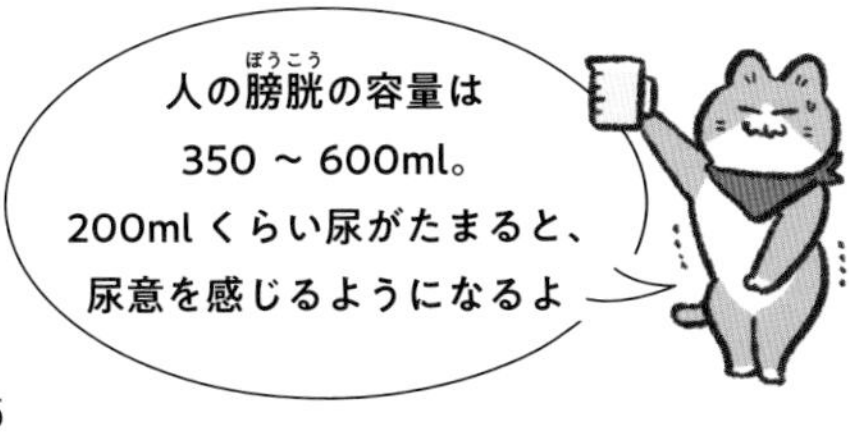

350 ～ 600ml。
200ml くらい尿がたまると、

うんちを出す

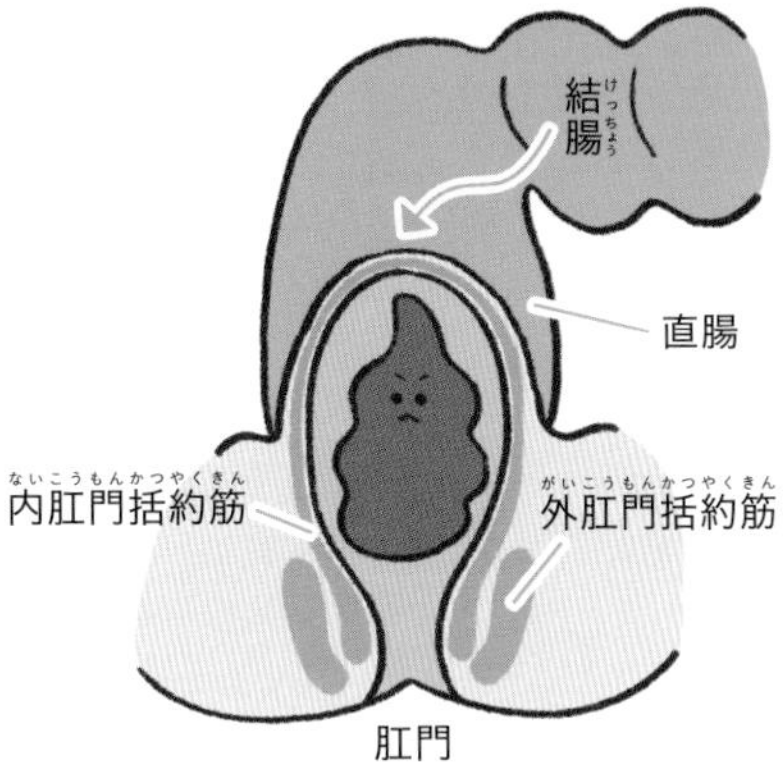

❶便意が起きる

結腸(大腸の入口から直腸まで)でつくられた便が直腸へと運ばれて直腸の壁が伸びる。それが脳に伝わり、便意が起こる。

❷直腸が収縮し、内肛門括約筋《ないこうもんかつやくきん》がゆるむ

直腸が収縮して便を押し出す。同時に内肛《ないこう》門括約筋《もんかつやくきん》がゆるむが、外肛門括約筋《がいこうもんかつやくきん》は反射的に収縮する。

❸外肛門括約筋《がいこうもんかつやくきん》がゆるみ、便が出る

排便の準備が整い、おなかに力を入れるなど意識して便を出そうとすると、外肛門括《がいこうもんかつ》約筋《やくきん》がゆるんで便が排出される。

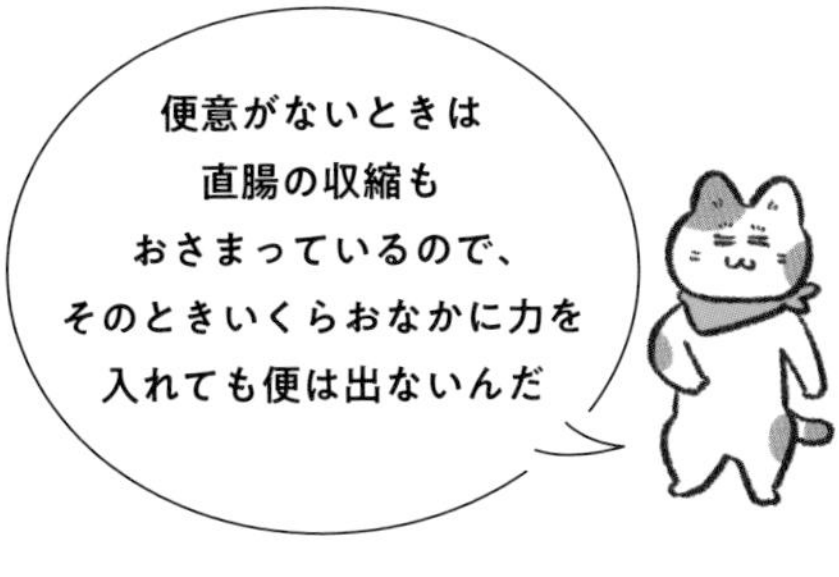
便意がないときは
直腸の収縮も
おさまっているので、
そのときいくらおなかに力を
入れても便は出ないんだ

解剖学の
最新常識
24

赤ちゃんを押し出すのはどこの筋肉？

【出産と筋肉】

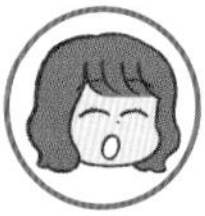

赤ちゃんを産むときに使うのってどこの筋肉？
おなかから外に押し出すから、腹筋かな？

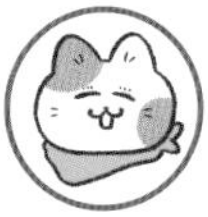

腹筋だけじゃないよ。子宮の筋肉も収縮して、赤ちゃんを外へ押し出そうとするよ。この、痛みを伴う子宮の収縮のことを、「陣痛」っていうんだ。

おなかに力を入れて赤ちゃんを押し出すためには、横隔膜《おうかくまく》や骨盤底筋群《こつばんていきんぐん》の力も必要だよ。横隔《おうかく》膜《まく》や骨盤底筋群《こつばんていきんぐん》が弱いと、おなかに十分な圧力をかけられないんだ。

陣痛は、赤ちゃんを押し出す子宮の収縮

母親の体の中から赤ちゃんを押し出そうとする力「娩出力《べんしゅつりょく》」は、陣痛と腹圧からなります。陣痛とは、出産時に起こる痛みだけを指すのではありません。痛みとともに、規則的に子宮の筋肉が収縮することをいいます。出産時にはこの子宮の運動によって赤ちゃんを外へ押し出します。

子宮から続く産道（子宮頸管《しきゅうけいかん》や膣）の筋肉は、出産が近づくにつれてやわらかく変化していきます。また、ホルモンの働きで骨盤まわりの靭帯や筋肉がゆるみ、骨盤のつなぎ目が広がって赤ちゃんが通りやすくなります。

「いきむ」ときに働く腹筋や骨盤底筋群《こつばんていきんぐん》

陣痛を助ける力が腹圧です。腹圧をかけることを「いきむ」といいます。おなかに力を入れていきむと、おなかの中の圧力が高まり、それが赤ちゃんを押し出す力になります。ただ、そのとき、腹腔《ふくくう》の天井にある横隔膜《おうかくまく》や、骨盤の下を支える骨盤底《こつばんてい》筋群《きんぐん》が弱いと、そこから圧力が逃げてしまいます。赤ちゃんを押し出す力を発揮するには、腹筋だけでなく、横隔膜《おうかくまく》や骨盤底筋群《こつばんていきんぐん》（→P124）が十分に働くことが重要なのです。

赤ちゃんが骨盤の中に下がってくると、直腸や肛門が圧迫されるため、反射的にいきめるようになります。

いきむときに働く主な筋肉

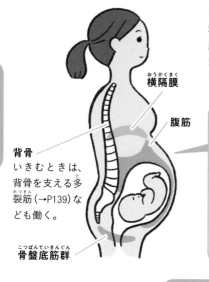

いきむために必要な主な筋肉は、腹筋（腹壁の筋群）、横隔膜《おうかくまく》、骨盤底筋群《こつばんていきんぐん》。下腹部に力を入れて、腹筋と横隔膜《おうかくまく》を収縮させることで、おなかに圧力がかかる。そのとき、骨盤底筋群《こつばんていきんぐん》はその圧力を受け止め、逃さないようにする働きがある。

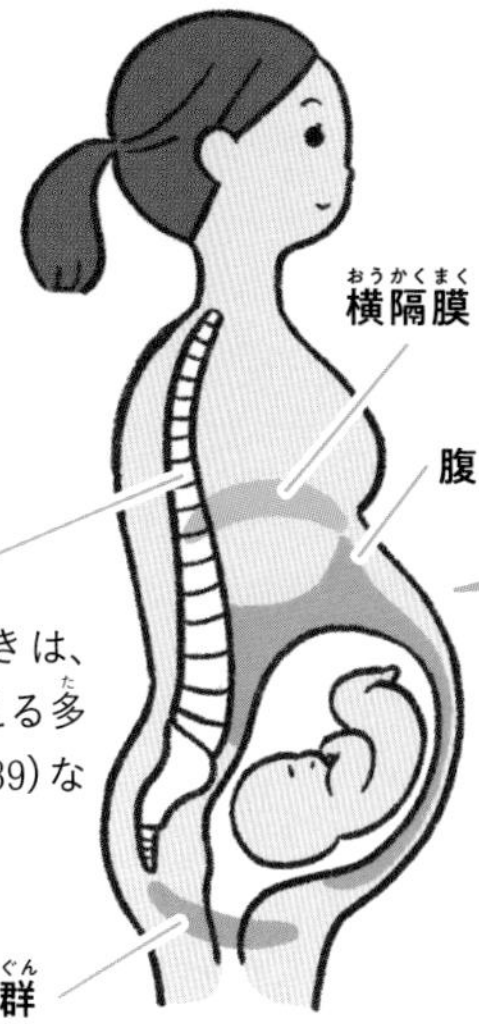

いきむときは、背骨を支える多《た》裂筋《れつきん》（→P139）なども働く。

腹横筋《ふくおうきん》に注目

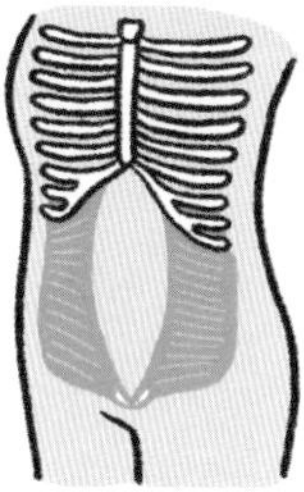

腹圧をかけるとき、腹筋の中でとくに重要なのが腹横筋《ふくおうきん》（→P122）。コルセットのように両脇からおなかを包んでいて、収縮することで前後左右からおなかに圧力をかけられる。

出産のプロセス

分娩は、陣痛が始まってから第１期・２期・３期の３つに分けられます。

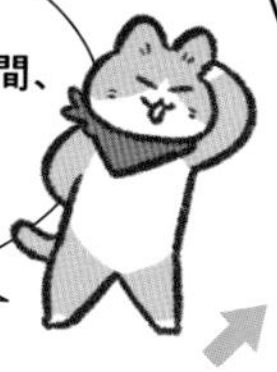
第１期が最も長く、
初産の人は平均 10 ～ 12 時間、
２回目以降の人は
平均５～６時間かかるよ

分娩《ぶんべん》第１期　子宮口が全開（10cm）になるまで

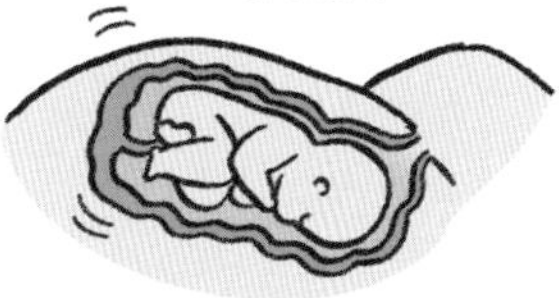

子宮の筋肉が赤ちゃんを押し出すように収縮。赤ちゃんが下におりて、子宮口が開いていく。

分娩《ぶんべん》第２期　赤ちゃんが生まれるまで

赤ちゃんの頭蓋骨《とうがいこつ》は何枚かの骨に分かれている（→ P211）。それを重ねるようにして頭を小さくし、狭い産道を出てくる！

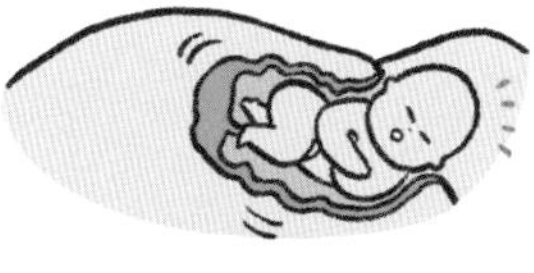

子宮の収縮に合わせて腹圧をかけて、赤ちゃんを押し出す。

分娩《ぶんべん》第３期　胎盤が出るまで

子宮の内壁の胎盤がはがれ、子宮の筋肉の収縮によって排出される。

※産道を通る出産の場合のプロセスです。

運動神経ってどこにあるの？
【運動神経と感覚神経】

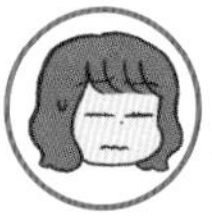

友達に「運動神経が悪い」って言われた～。でも、運動神経ってどこにあるの？　いい運動神経と悪い運動神経って何が違うの？

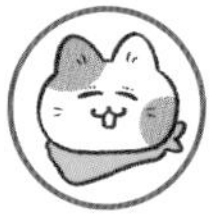

運動神経は体中にあるよ。脳や脊髄《せきずい》から全身の筋肉へとつながっている神経で、脳からの指令を伝えて、筋肉を収縮させる役割があるんだ。

運動神経に「いい」も「悪い」もないよ。すべての人が同じ数だけ運動神経をもっているし、その機能にも優劣はないから安心して！

脳の指令を伝えて筋肉を動かす運動神経

頭蓋骨《とうがいこつ》や脊柱《せきちゅう》の中にある脳や脊《せき》髄《ずい》を中枢神経といい、中枢神経と全身を結んでいる神経を末梢神経といいます。運動神経は末梢神経のひとつで、脳や脊髄《せきずい》と骨格筋をつないでいます。

　スポーツに限らず、体を動かすとき、どの筋肉をどう動かせばよいか、脳や脊髄《せきずい》からの指令は運動神経を通して筋肉へ伝えられます。結果、特定の筋肉が収縮して、思いどおりの動きができます。運動神経は誰もが同じ数もっていて、神経の機能自体に生まれつきの優劣もありません。運動神経＝運動能力ではないのです。

体からの情報を伝える感覚神経

末梢神経には意識的に調節できる体性神経と、無意識下で働く自律神経があります。体性神経に含まれるのが感覚神経と運動神経です。感覚神経は目や耳、皮膚などの感覚器につながり、そこから得られた情報を中枢神経に伝える役割があります。

　例えば、目の前に飲み物の入ったコップがあるとき、その位置や形などの視覚情報を感覚神経が脳に伝えます。その情報をもとに、脳が筋肉へ指令を送り、コップを手にとることができます。感覚神経と運動神経は、中枢神経を介して連携して働いているのです。

運動神経と感覚神経の働き

ボールをキャッチするとき

ボールを目でとらえる
ボールの大きさ・速さ・軌道などの情報を得る。

末梢神経
感覚神経
脳へ情報を伝える。

中枢神経
脳で情報を処理する
視覚情報をもとに筋肉の動かし方を導き出す。

末梢神経
運動神経
筋肉へ指令を出す。

筋肉を動かしてボールをキャッチ！

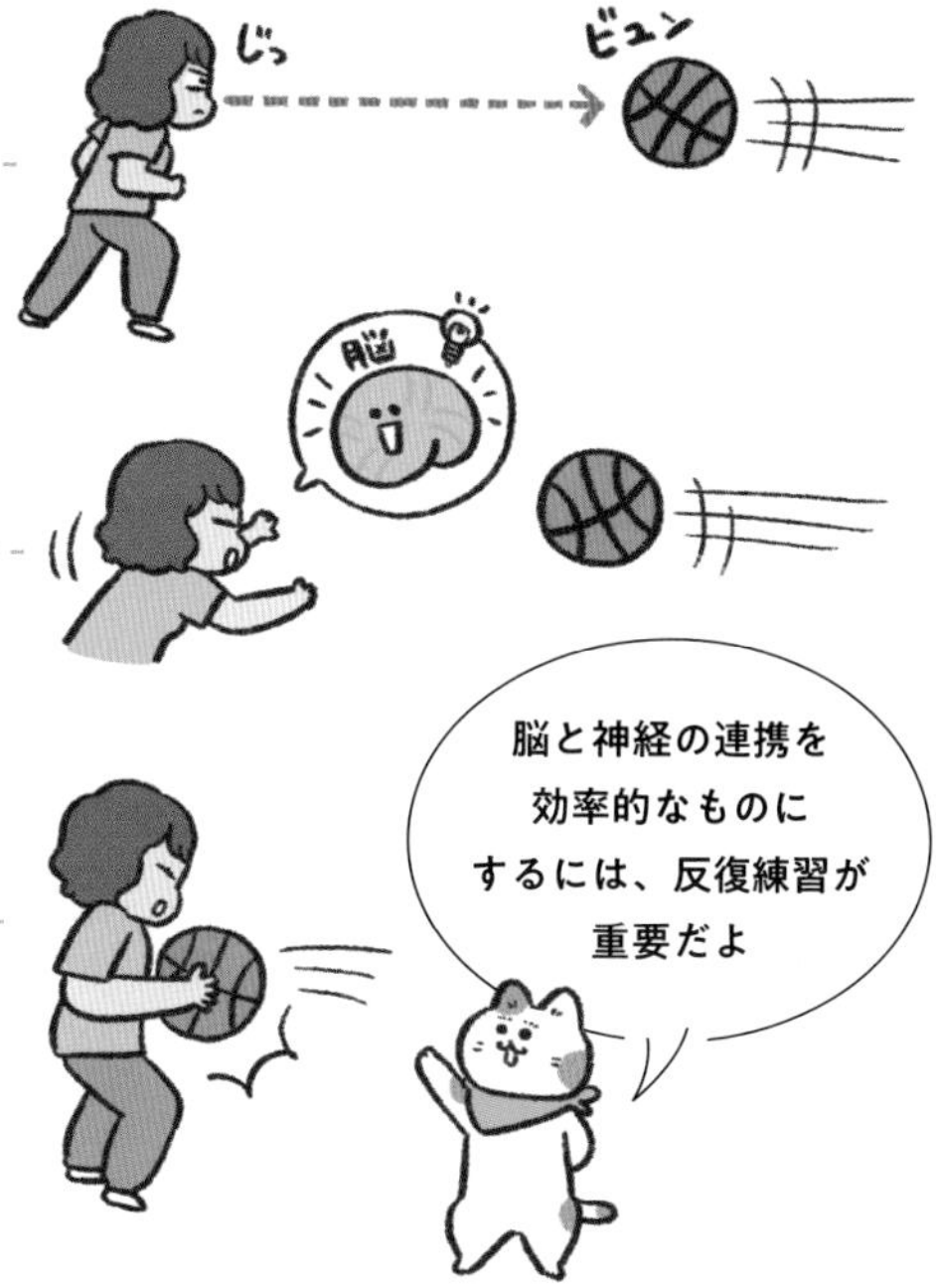
じっ
ビュン
脳
脳と神経の連携を効率的なものにするには、反復練習が重要だよ

知りたい！

自律神経って何？

自律神経は心拍数や消化、呼吸、発汗など、無意識下で働く体の機能を制御する神経です。体を活動モードにする交感神経と、リラックスモードにする副交感神経があります。例えば夜に自然と眠くなるのは副交感神経の働きで、運動中に心拍数が上がるのは交感神経の働きです。2つの自律神経が切り替わりながら、バランスよく働いているのです。

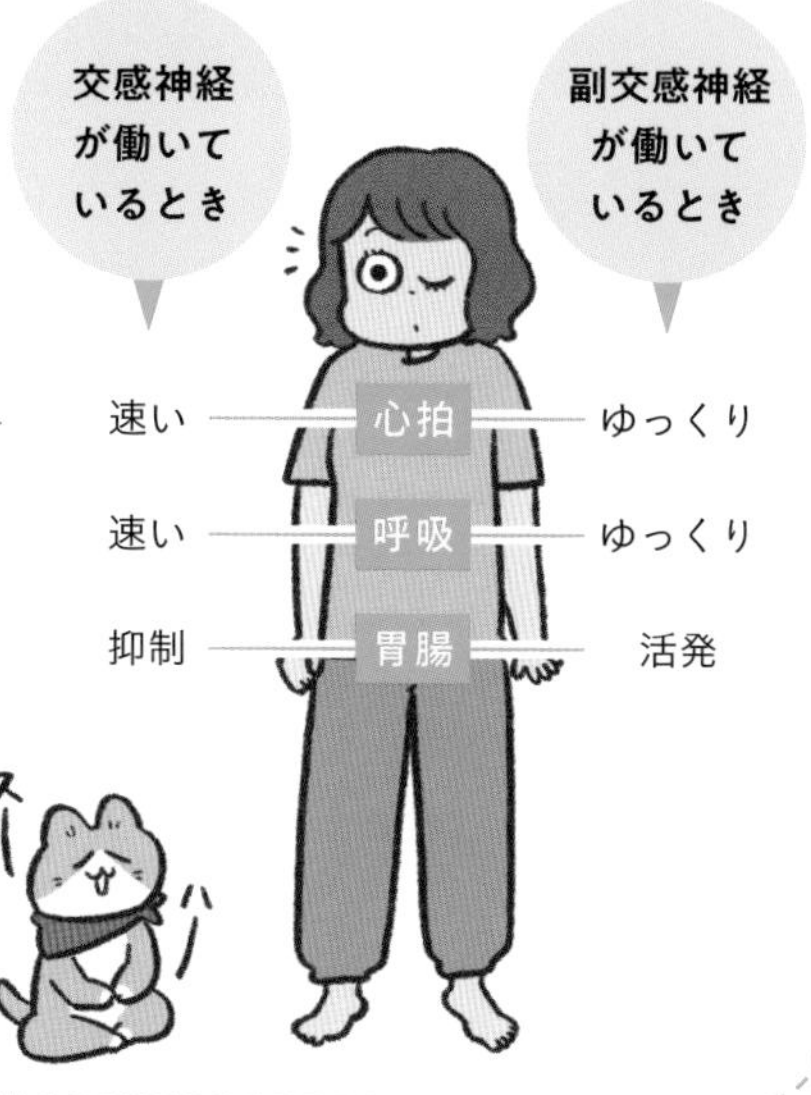
交感神経が働いているとき
副交感神経が働いているとき
速い 心拍 ゆっくり
速い 呼吸 ゆっくり
抑制 胃腸 活発
スー
ハー

呼吸は自分の意思でもコントロールできる。ゆっくりとした腹式呼吸を続けると自然と副交感神経に切り替わり、リラックスできるんだ

頭を動かしても視野がぶれないのはなぜ？

【ものが見えるしくみ】

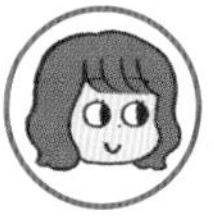

走りながらスマホで動画をとると、映像はブレるよね？　でも走っているとき、頭がゆれても視野がぶれないのは、なんでだろう？

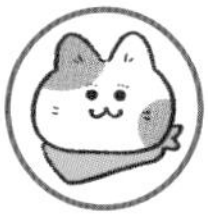

いいところに気がついたね！　人の眼には、頭の動きに合わせて眼球を動かして、視点がずれないようにする機能があるんだよ。

眼球を動かす筋肉は６つもあるんだ。すべての筋肉が眼球にくっついていて、眼球を引っ張るように収縮することで、さまざまな方向へ動かすよ。

外眼筋《がいがんきん》が眼球を動かして視野のぶれを防ぐ

走っているとき、頭は上下に動きますが、視野はそれほどぶれません。これはなぜかというと、体の動きに合わせて眼球が動いているからです。耳の奥にある三半規管《さんはんきかん》などが頭の動きを感知して、眼球は反射的に頭とは逆方向に動きます。そのため、走っていてもまわりの景色はぶれないのです（左ページ図）。

眼球をすばやく動かすために、眼球には6つの筋肉がついていて、これをまとめて外眼筋《がいがんきん》といいます。右へ視線を送るときには、両目とも右を向くといったように、左右の外眼《がいがん》筋《きん》は連動して働きます。

毛様体筋《もうようたいきん》がピント調節をする

眼のピントを調節するのも筋肉の役割です。眼には水晶体という透明な器官があり、カメラのレンズのような役割をしています。その周囲を囲うようにあるのが毛様体筋《もうようたいきん》です。毛様体筋《もうようたいきん》が収縮すると水晶体が厚くなり、近くのものにピントが合います。反対に毛様体筋《もうようたいきん》が弛緩《しかん》すると、水晶体は薄くなり、遠くのものにピントが合います。

スマホやパソコンなどを長時間使うと眼が疲れるのは、毛様体筋《もうようたいきん》が収縮し続けているからです。毛様体筋《もうようたいきん》を酷使しすぎると、収縮したまま硬直して近視になることもあります。

眼のまわりの筋肉の働き

眼球を動かす外眼筋《がいがんきん》（左眼）

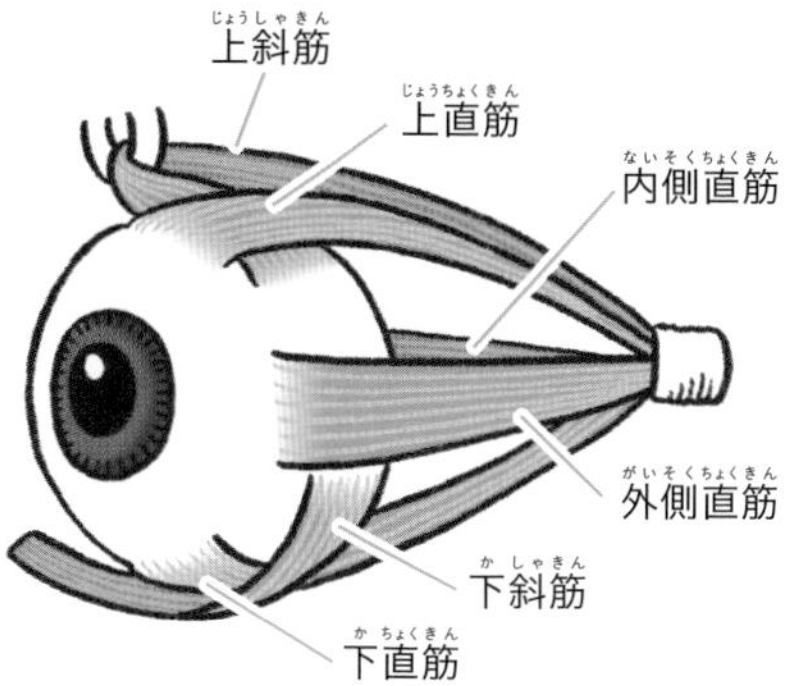

眼球の動きと筋肉の関係

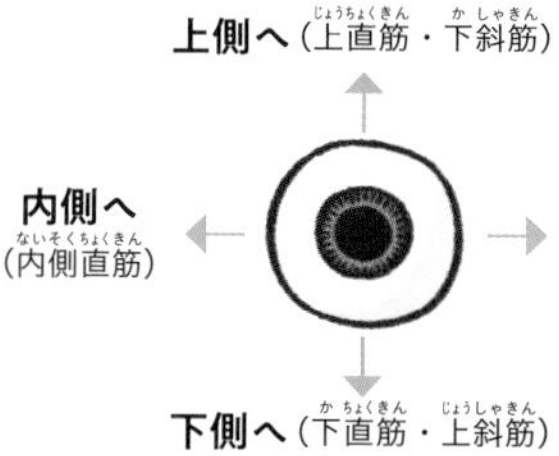

真上を見るときは上直筋《じょうちょくきん》と下斜筋《かしゃきん》が、真下を見るときは下直筋《かちょくきん》と上斜筋《じょうしゃきん》が、同時に収縮する。

視野がぶれないわけ

頭を上下左右に向けても視野がぶれないのは、頭の動きを打ち消すように、眼が頭と反対へ動くから。例えば、視線を固定したまま頭を左右に振ると、眼は反射的に反対に動く。

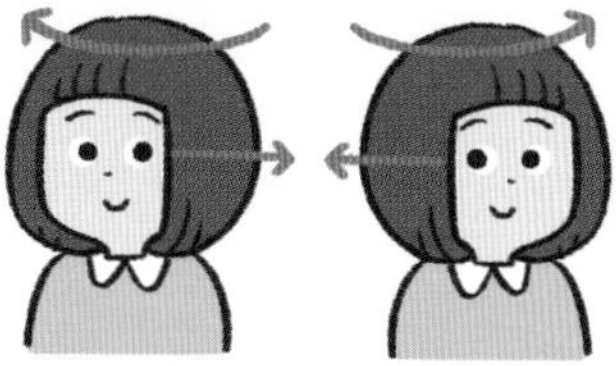

頭を右へ振ると眼球は左に動く　　頭を左に振ると眼球は右に動く

「老眼」は、年をとって水晶体の弾力性がなくなり、厚さが変えられなくなって起こるよ

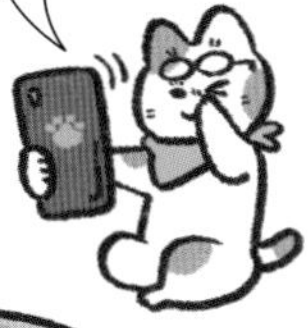

ピント調節をする毛様体筋《もうようたいきん》

近くを見るとき

毛様体小帯《もうようたいしょうたい》（水晶体と毛様体筋《もうようたいきん》をつなげる線維状の組織）がゆるむ

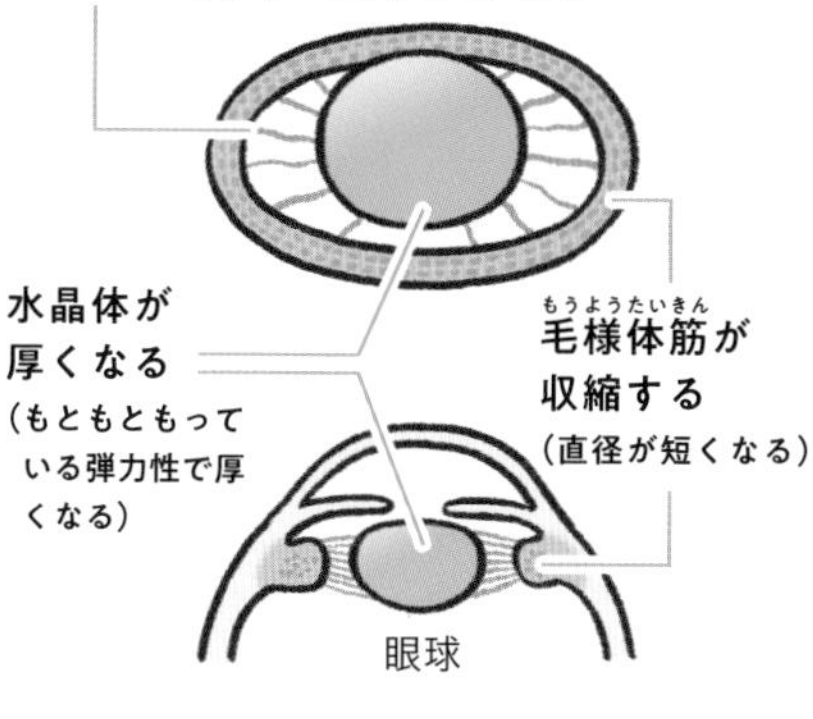

遠くを見るとき

毛様体小帯《もうようたいしょうたい》がぴんと張る

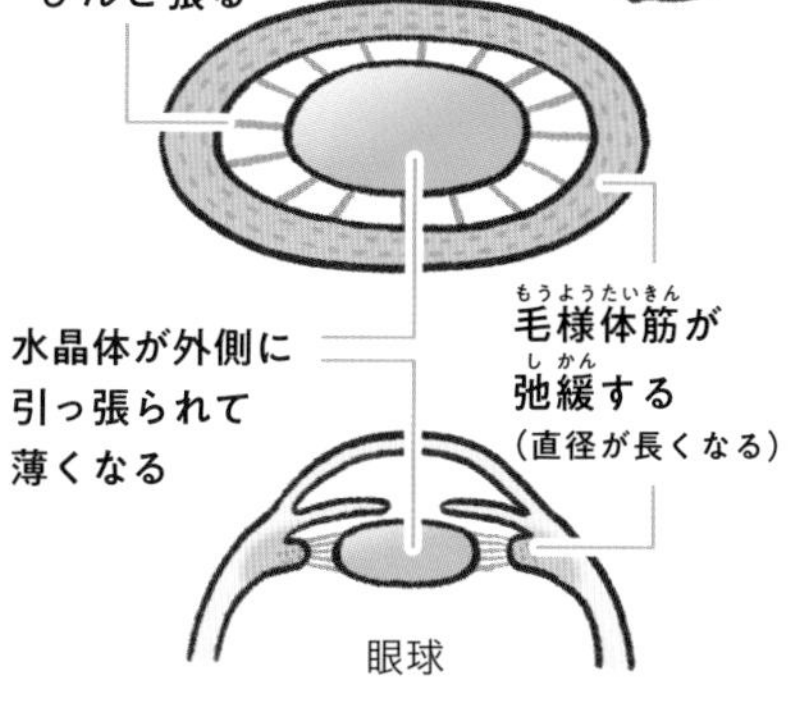

解剖学の最新常識
27

筋肉と皮膚はつながっているの？

【皮膚組織】

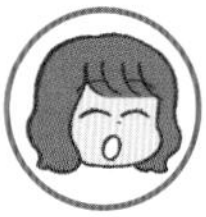

皮膚の下には何があるのかなぁ？　皮膚と筋肉が直接つながっているの？

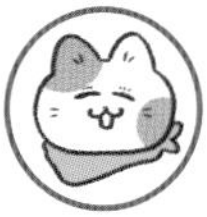

多くの場合、皮膚の下には筋肉があるよ。ただし、皮膚はただの一枚の皮ではないんだ。3層構造になっていて、そのいちばん下にある皮下組織が筋肉をおおっているんだよ。

皮下組織は、脂肪細胞を多く含んでいて、外からの衝撃をやわらげるクッションの役割をしているよ。皮下組織の下にある筋肉や骨を守っているんだ。

皮膚は3層構造 皮下脂肪は皮膚の一部

人の全身をおおう皮膚は、大きく分けると3層になっています。いちばん上の層が表皮《ひょうひ》、2層目が真皮《しんぴ》、3層目が皮下組織です（左ページ図）。

皮下組織は脂肪細胞を多く含み、その下にある筋肉をおおっています。皮下組織の脂肪細胞が発達したものを皮下脂肪といいます。皮下脂肪は皮膚の一部なのです。

皮下組織には外からの衝撃をやわらげて、筋肉や骨を守るクッションの役目があります。また脂肪は熱を伝えにくいため、断熱・保温の働きをしたり、エネルギーを脂肪の形で蓄えたりする役割もしています。

体温調節や感覚器としての働きも

皮膚には体を保護する以外に体温を調節する役割があります。暑いときには、皮膚の表面から分泌する汗の量を増やして、汗が気化する際に奪われる熱（気化熱）によって体温を下げます。また、皮膚の中を通る動脈を拡張させて体表を流れる血液を増やし、体の外へ熱を放出します。反対に寒いときには、動脈を収縮させて、熱が奪われるのを防ぎます。

また、皮膚には感覚器としての役割もあります。皮膚の中にはさまざまな感覚受容器があり、熱い・冷たい、痛い、触れたといった感覚を、感覚神経を通じて脳に伝えます。

皮膚の構造と働き

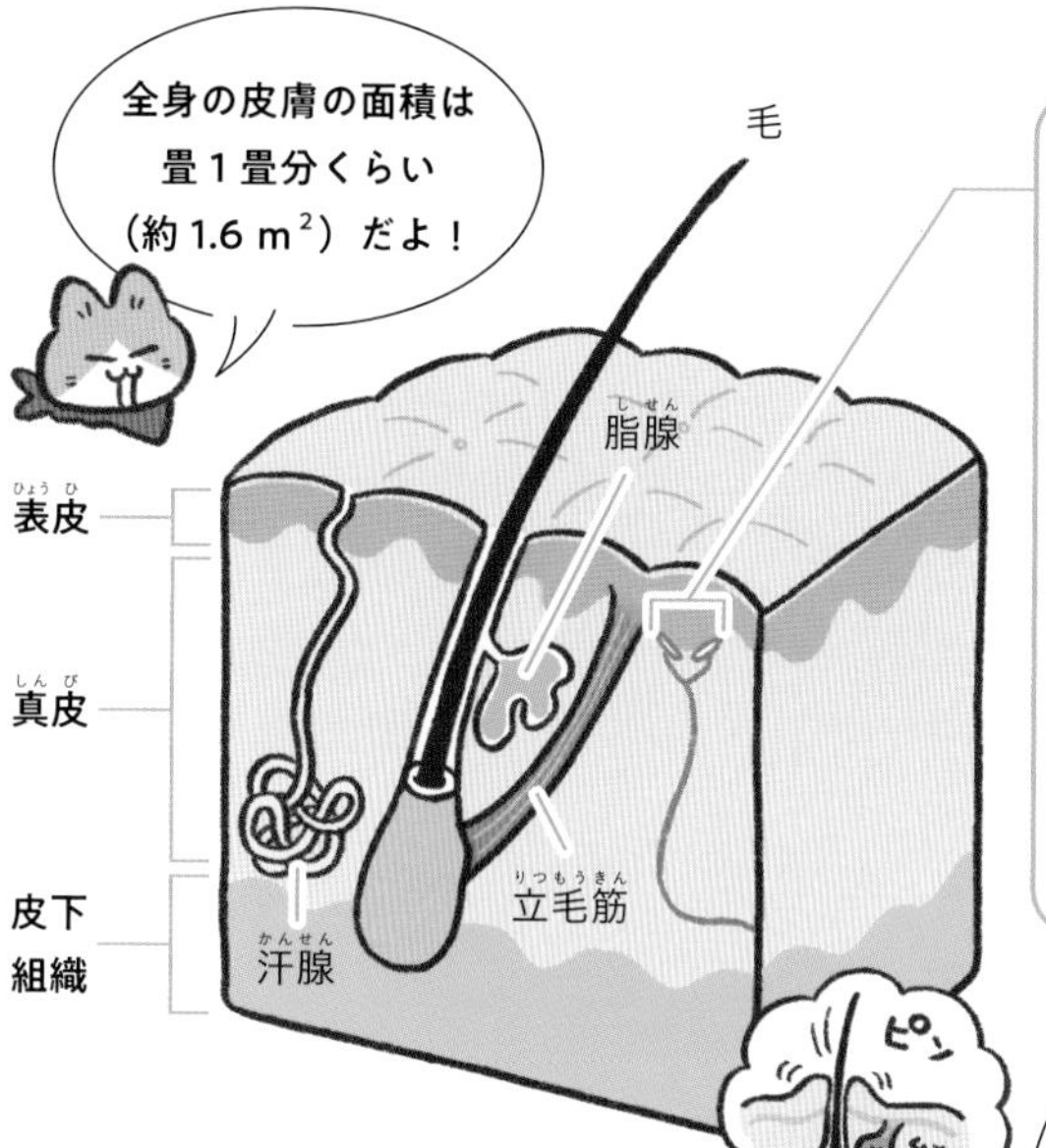

全身の皮膚の面積は
畳1畳分くらい
（約1.6 m²）だよ！

神経・感覚器

皮下組織や真皮《しんぴ》には、神経が通っていて、その先が感覚器になっている。感覚器には、痛覚・触覚・温覚を感じるものや、皮膚の引っ張りを感じるものなどがある。

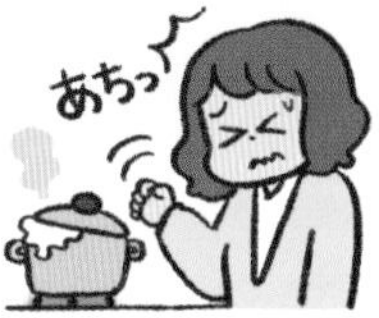
あちっ

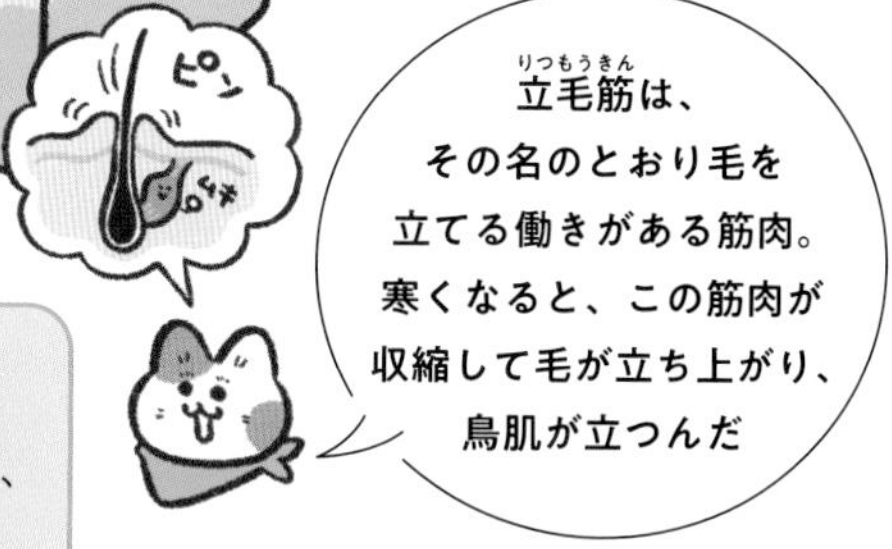
ピーン
立毛筋《りつもうきん》は、
その名のとおり毛を
立てる働きがある筋肉。
寒くなると、この筋肉が
収縮して毛が立ち上がり、
鳥肌が立つんだ

表皮の構造と役割

表皮《ひょうひ》は平均0.2mmほどの薄い層。細胞がレンガのように積み重なった構造で、体内の水分の蒸発や外からの異物の侵入を防いでいる。

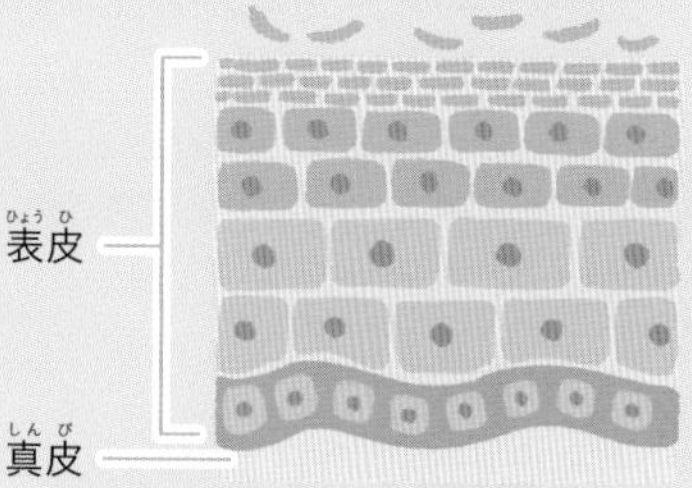

表皮《ひょうひ》のいちばん下の
層からはつねに新しい
細胞が生まれている。
細胞は変化しながら表面へ
押し上げられ、約1か月後に
アカとなってはがれ落ちるよ！

知りたい！

なぜシワができるの？

シワができるのは、主に真皮《しんぴ》の構造の変化が原因です。真皮《しんぴ》にはコラーゲン線維や弾性線維といった線維状の物質が網目のように絡み合って表皮《ひょうひ》を支えています。そのおかげで肌のハリや弾力性が保たれているのです。ところが、これらの物質は、年齢とともに減少したり、紫外線の影響で変質したりします。そのため、表皮《ひょうひ》を支える力が弱くなってシワやたるみができるのです。

解剖学で

よく使われる漢字と概念❷ 方向・面編

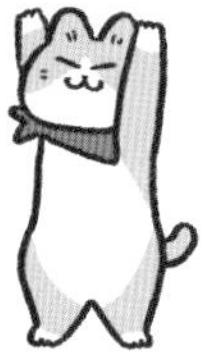

●方向に関する表現

上下	じょうげ	頭や頸、体幹では、上方（頭の先のほう）が吻側《ふんそく》（頭側）、反対側が尾側《びそく》。
左右	さゆう	下方向の中心線を考え、左右方向で中心線に近い側が内側、反対側が外側。
前後	ぜんご	前側が腹側、後側が背側。
近位／遠位	きんい／えんい	上肢や下肢で、体幹に近いほうが近位、先端側が遠位。消化管のような管状の器官では、始まりに近いほうが近位、反対側が遠位。
浅／深	せん／しん	体の表面に近い側が浅側、深部のほうが深側。

●面に関する表現

矢状面	しじょうめん	人体を前方から見て左右に分ける面。
正中面	せいちゅうめん	矢状面のうち、人体の中心を通り、人体をちょうど左右に分ける面。
前頭面（前額面／冠状面）	ぜんとうめん（ぜんがくめん／かんじょうめん）	地面に垂直で、矢状面に直角な面。体の左右を結び、体を前方部分と後方部分に分ける面。
水平面	すいへいめん	地面に平行な面。人体を上下に分ける面。
矢状断	しじょうだん	矢状面で切断すること。
前頭断（前額断／冠状断）	ぜんとうだん（ぜんがくだん／かんじょうだん）	前頭面で切断すること。
水平断	すいへいだん	水平面で切断すること。

運動に関する表現のくわしい解説

関節における骨の動きは、その関節をはさむ骨の位置関係がどうなるかによって表現される。基準となる動きは、関節をはさんだ2つの骨がつくる角度を大きくする「伸展《しんてん》」と小さくする「屈曲《くっきょく》」、一方の骨が長軸で回転する運動だ。しかし、2軸以上の運動ができる関節では運動はもっと複雑である。そこで、解剖学的正位（→P31）を基準として、左右方向の水平線を軸とする運動を「屈曲《くっきょく》」「伸展《しんてん》」、前後方向を結ぶ線を軸とする運動を「内転《ないてん》」「外転《がいてん》」とし、上下方向を軸として回転する運動を「外旋《がいせん》」「内旋《ないせん》」としている。

例えば、肩関節《けんかんせつ》では上腕骨《じょうわんこつ》を前方に挙上する運動を屈曲《くっきょく》、逆方向の運動を伸展《しんてん》、上腕骨《じょうわんこつ》を側方に挙上する運動を外転《がいてん》、逆に体幹に近づける運動を内転《ないてん》といい、上腕骨《じょうわんこつ》を軸として上腕骨《じょうわんこつ》を回転させ、母指を外側から前方そして内側へと回す運動を内旋《ないせん》、逆方向に回す運動を外旋《がいせん》という。肘関節《ちゅうかんせつ》でも同様に、前腕を前方に挙上する運動を屈曲《くっきょく》とし、逆方向の運動を伸展《しんてん》というが、肘関節《ちゅうかんせつ》で前腕の尺骨《しゃっこつ》を軸として手を回転する運動は肩関節《けんかんせつ》と区別するために、内旋《ないせん》を「回内《かいない》」といい、外旋《がいせん》を「回外《かいがい》」といっている。また、橈骨手根関節《とうこつしゅこんかんせつ》においては屈曲《くっきょく》を「掌屈《しょうくつ》」といい、伸展《しんてん》を「背屈《はいくつ》」ということもある。

筋肉の働きを示す表現は、くわしく記すと、「ある筋肉は肩関節《けんかんせつ》において上腕骨《じょうわんこつ》を外転《がいてん》させる」となるが、基本的にはその骨のすぐ近位にある関節で運動を生じさせるので、とくに必要な場合を除いて関節あるいは骨を省略することが多い。

3章 筋肉の作用と特徴

筋肉の名前と働き、起始・停止などを、部位ごとにくわしく学びましょう。

骨格筋の動き

筋肉が収縮するとき 停止側が起始側に近づく！

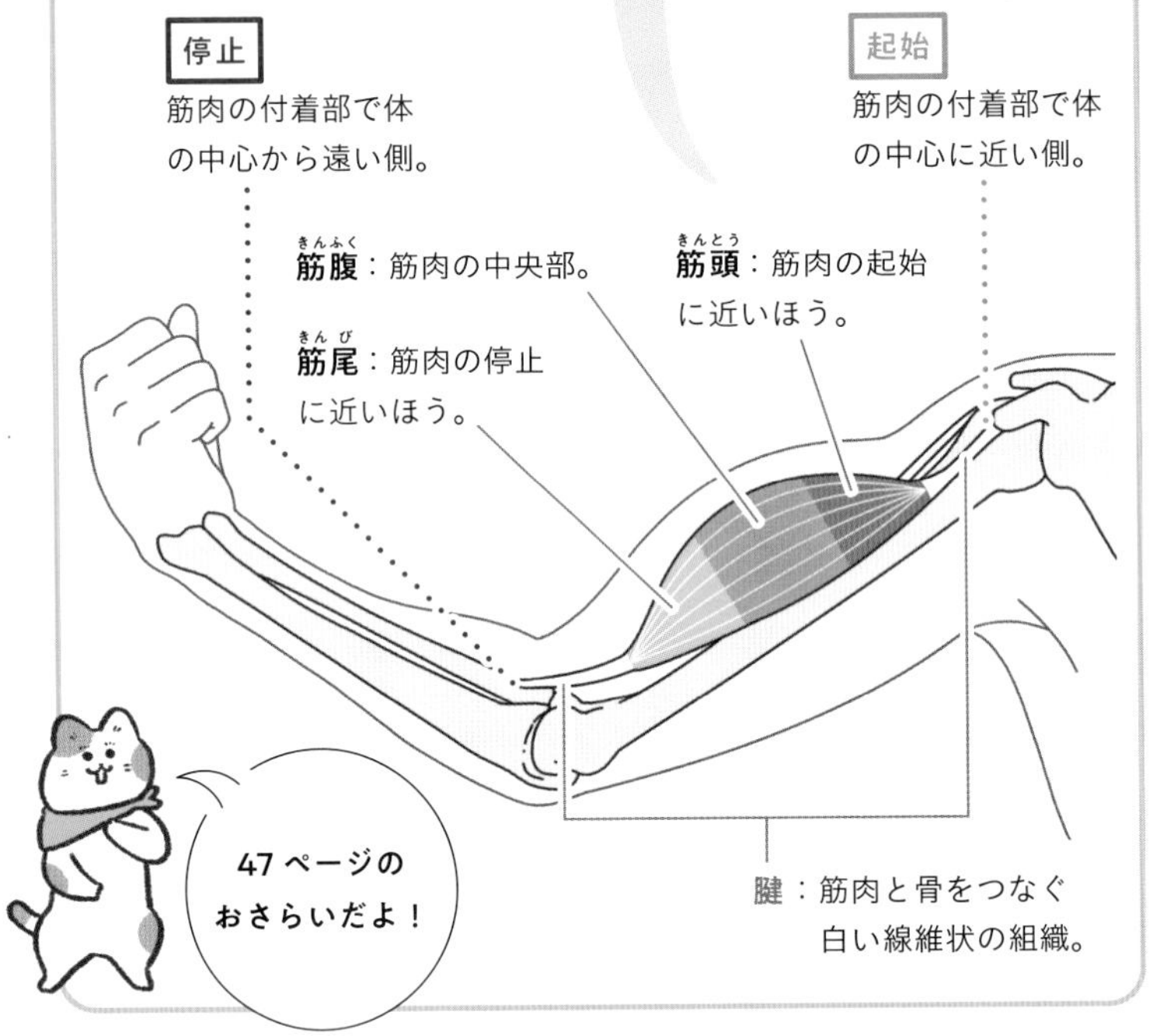
停止
筋肉の付着部で体の中心から遠い側。
起始
筋肉の付着部で体の中心に近い側。
筋腹《きんふく》：筋肉の中央部。
筋頭《きんとう》：筋肉の起始に近いほう。
筋尾《きんび》：筋肉の停止に近いほう。
腱：筋肉と骨をつなぐ白い線維状の組織。
47ページのおさらいだよ！

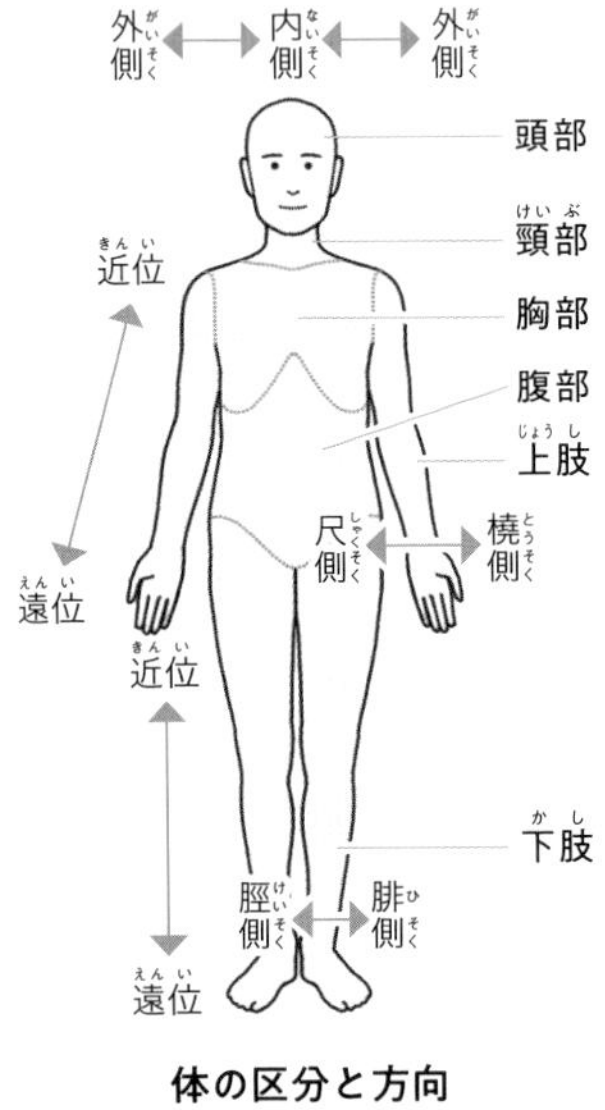
外側《がいそく》
内側《ないそく》
外側《がいそく》
頭部
頸部《けいぶ》
胸部
腹部
上肢《じょうし》
近位《きんい》
遠位《えんい》
尺側《しゃくそく》
橈側《とうそく》
近位《きんい》
下肢《かし》
脛側《けいそく》
腓側《ひそく》
遠位《えんい》

体の区分と方向

3章では、全身の骨格筋の動きや働きについて紹介します。筋肉によって骨が動くしくみを理解するために、それぞれの筋肉の「起始・停止」の位置をおさえておきましょう。

筋肉が収縮するときは、停止側が起始側に近づき、骨と骨をつなぐ関節も同時に動きます。筋肉は収縮することによって力が発揮され、体をさまざまな方向に動かすことができるのです。このような骨格筋の動きについては、解剖学用語が定められています（左ページ参照）。

骨格筋の動きを表す解剖学用語

屈曲《くっきょく》

関節をはさんだ2つの骨の角度を小さくする動き。肩関節では上腕を前方に、そして上方に上げる動き、膝関節では膝を曲げる働きのこと。

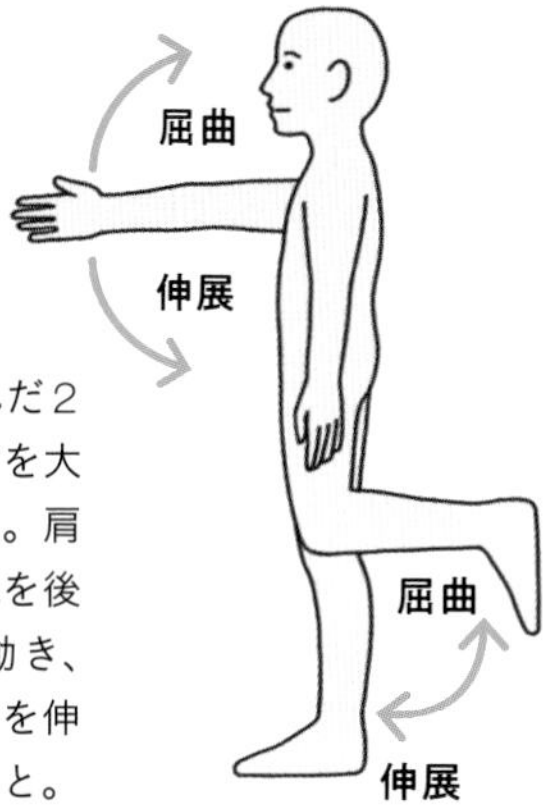

伸展《しんてん》

関節をはさんだ2つの骨の角度を大きくする動き。肩関節では上腕を後ろに上げる動き、膝関節では膝を伸ばす動きのこと。

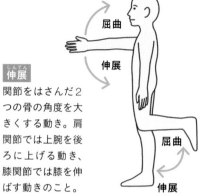

外転《がいてん》

上肢や下肢を体の中心線から遠ざける動き。

内転《ないてん》

上肢や下肢を体の中心線に近づける動き。

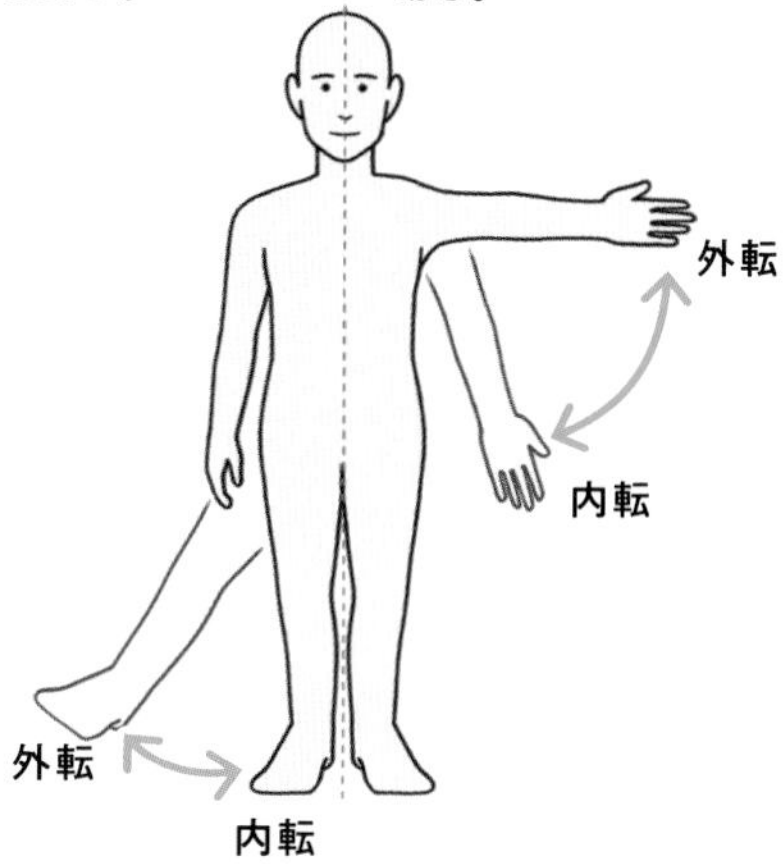

回内《かいない》・回外《かいがい》

前腕の長軸を中心として肘関節を回す動き。肘を固定して親指を手のひら側に回す動きが回内。その逆方向の動きが回外。

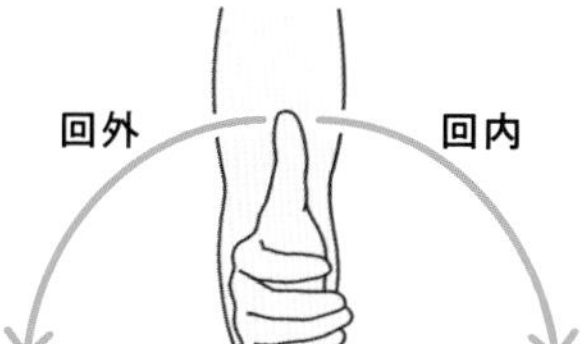

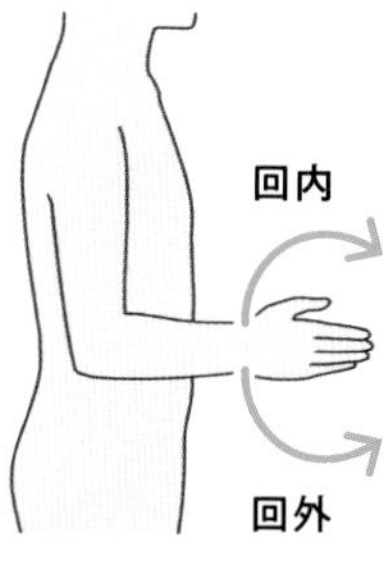

内旋《ないせん》・外旋《がいせん》

上肢や下肢の骨の長軸を中心として関節を回す動き（回旋運動）のうち、回す方向によって内旋、外旋と表す。外から前方に、または前から内方向に回す動きを内旋、その逆方向の動きが外旋。

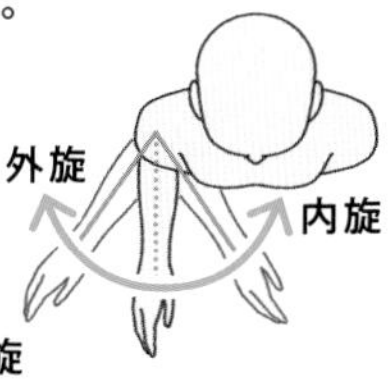

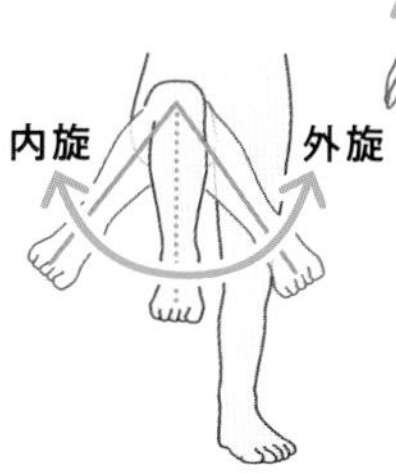

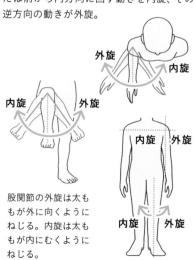

股関節の外旋は太ももが外に向くようにねじる。内旋は太ももが内にむくようにねじる。

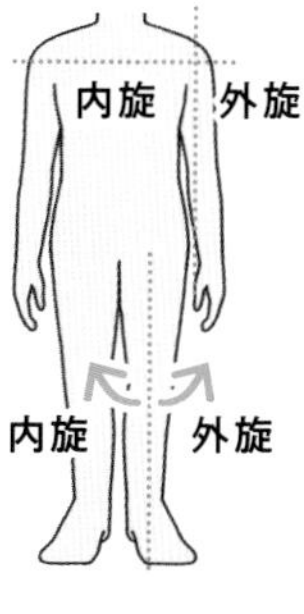

※運動に関する表現については、84ページにより専門的な解説を掲載しています。

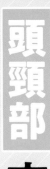

表情をつくる筋肉

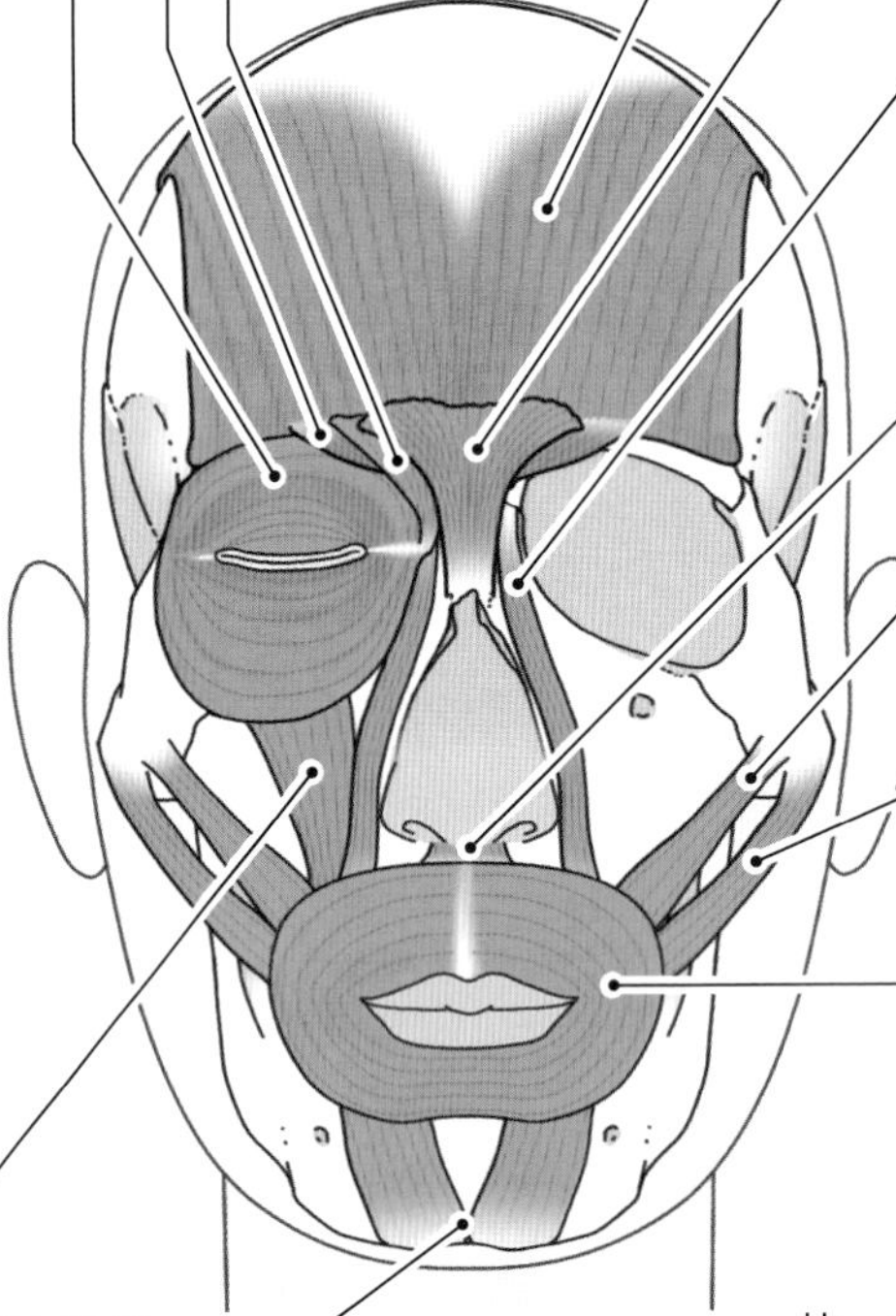

● 眼輪筋《がんりんきん》（➡ P94）
眼を閉じる。

● 皺眉筋《すうびきん》（➡ P95）
眉間を引き寄せる。

● 眉毛下制筋《びもうかせいきん》
鼻根の上に横ジワをつくる。

● 前頭筋《ぜんとうきん》（➡ P92）
眉のまわりの皮膚を引っ張り上げる。

● 鼻根筋《びこんきん》（➡ P95）
眉間を引き下げる。

● 上唇鼻翼挙筋《じょうしんびよくきょきん》
上唇を引き上げる。

● 鼻中隔下制筋《びちゅうかくかせいきん》
鼻孔（鼻の穴）を広げる。

● 小頬骨筋《しょうきょうこつきん》
上唇の外側を引き上げる。

● 大頬骨筋《だいきょうこつきん》
口角を引き上げる。

● 口輪筋《こうりんきん》（➡ P96）
口を閉じたり、すぼめたりする。

● 上唇挙筋《じょうしんきょきん》
上唇を引き上げる。

● オトガイ筋《きん》（➡ P98）
下唇を突き出す。

目や口、鼻を動かす筋肉は、表情《ひょうじょう》筋《きん》と呼ばれています。これらが働くことで顔の表情を変えることができ、喜びや悲しみなど、さまざまな感情を人に伝えることができるのです。表情や言葉を使ったコミュニケーションが重要な人間は、ほかの動物に比べて表情筋《ひょうじょうきん》が発達しています。

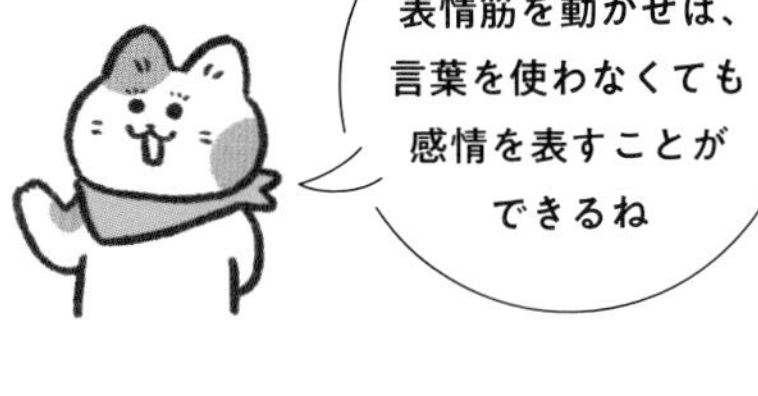
表情筋《ひょうじょうきん》を動かせば、言葉を使わなくても感情を表すことができるね

耳の筋肉で 耳を動かすことができる?

耳の動きに関わる筋肉には、上耳介筋《じょうじかいきん》、後耳介筋《こうじかいきん》、前耳介筋《ぜんじかいきん》の3つがあります。しかし、多くの人は筋肉を使って意識的に耳を動かすことができないはずです。動物は、もともと周囲の敵を察知するために耳を動かしますが、現代の人間にその動きはほぼ不要。そのため、これらの耳の筋肉は退化してしまいました。

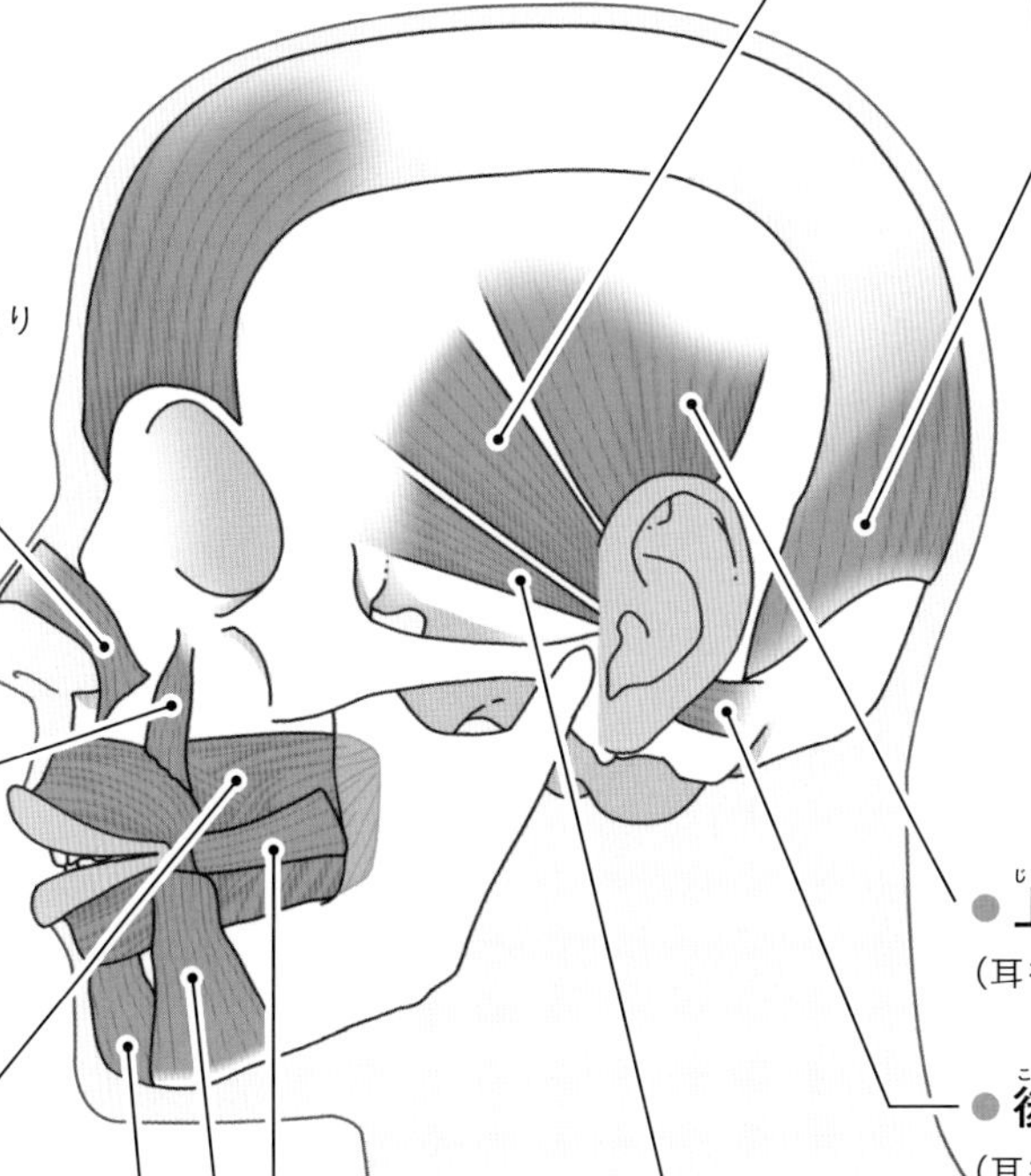

側頭頭頂筋《そくとうとうちょうきん》
頭部の皮膚を引っ張る。

後頭筋《こうとうきん》
(➡ P93)
頭皮を後方に引っ張る。

鼻筋《びきん》
筋腺維の部位により鼻孔を広げる、狭くする。

口角挙筋《こうかくきょきん》
(➡ P97)
口角を引き上げる。

上耳介筋《じょうじかいきん》
(耳を上方に引っ張る)

後耳介筋《こうじかいきん》
(耳を後方に引っ張る)

頬筋《きょうきん》 (➡ P96)
頬の壁をつくる。

笑筋《しょうきん》 (➡ P97)
口角を外側に引く。

前耳介筋《ぜんじかいきん》
(耳を前方に引っ張る)

口角下制筋《こうかくかせいきん》 (➡ P98)
口角を引き下げる。

下唇下制筋《かしんかせいきん》
下唇を引き下げる。

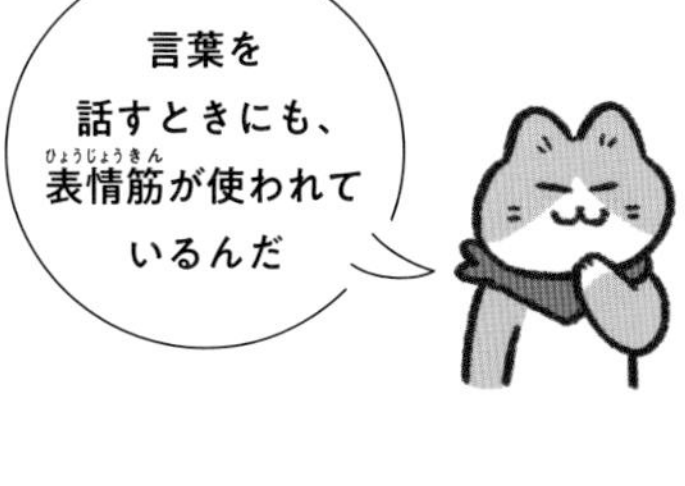
言葉を
話すときにも、
表情筋《ひょうじょうきん》が使われて
いるんだ

あごを動かす筋肉

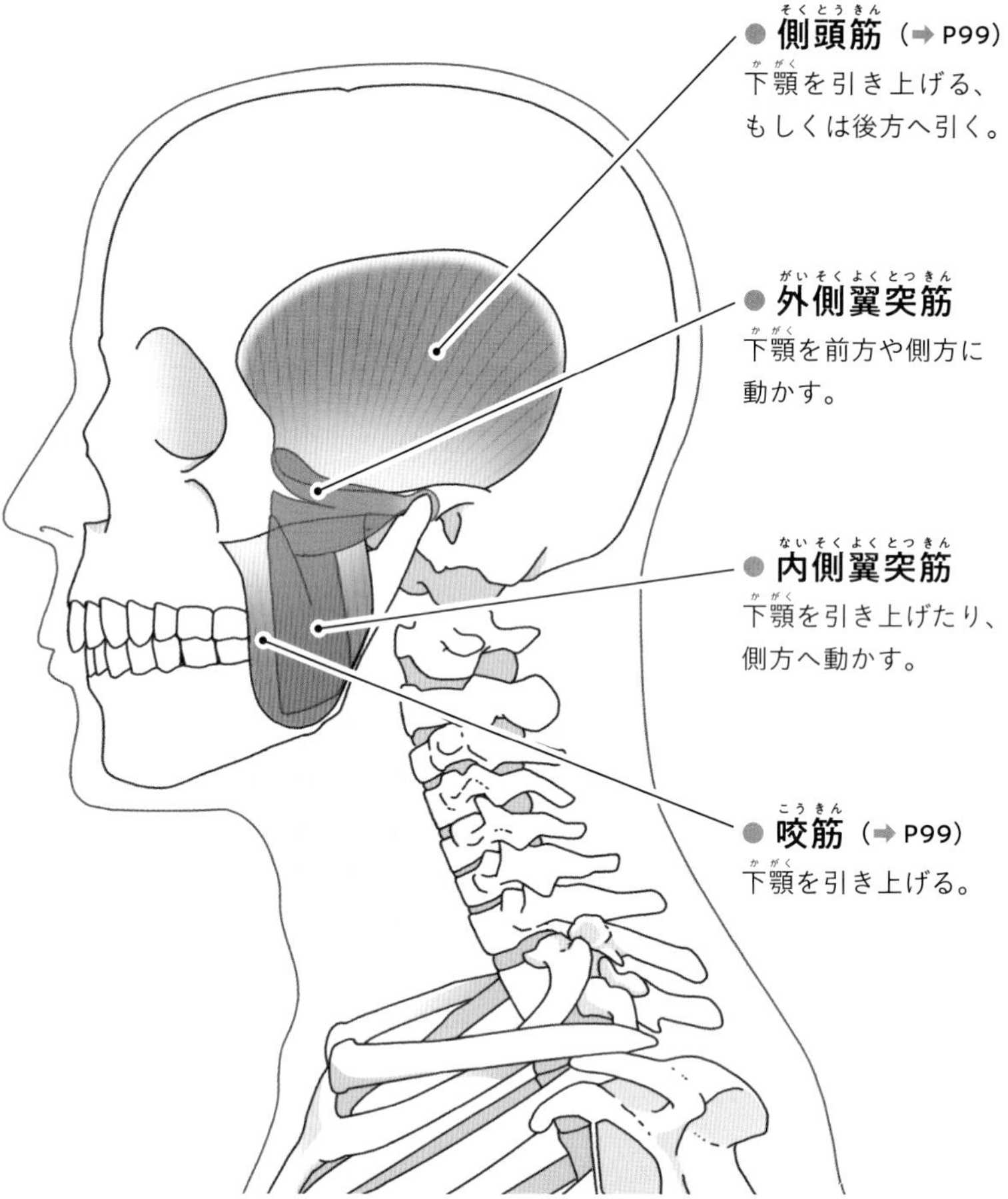

下顎《かがく》を引き上げる、もしくは後方へ引く。

食べ物を食べるときに働く筋肉を咀嚼筋《そしゃくきん》といいます。下あごを持ち上げ口を閉じて食べ物をかみきったり、下あごを前後に動かしてすりつぶしたりします。

咀嚼筋《そしゃくきん》は、側頭筋《そくとうきん》、咬筋《こうきん》、外側翼《がいそくよく》突筋《とっきん》、内側翼突筋《ないそくよくとっきん》の4つの筋肉で構成されています。これらの筋肉は、咀嚼《そしゃく》の働きだけでなく、言葉を発するときにも使われます。また、下あごを動かす筋肉には、舌骨上筋群《ぜっこつじょうきんぐん》（→P100）も含まれます。

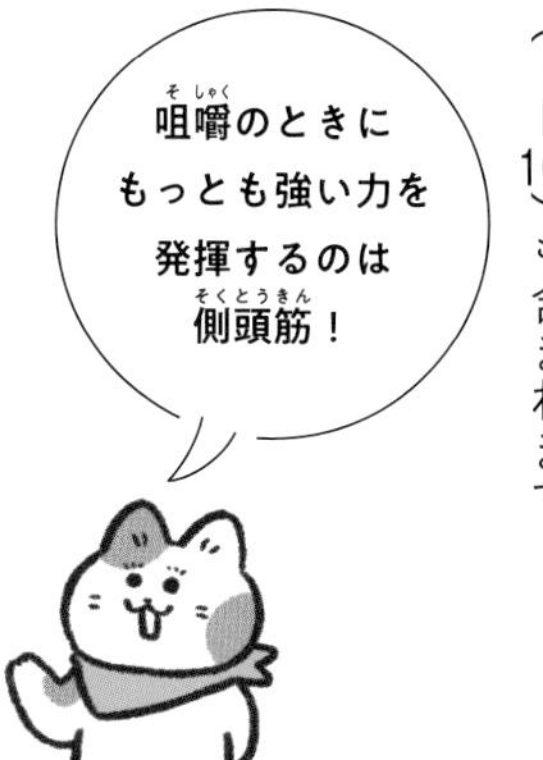
咀嚼《そしゃく》のときにもっとも強い力を発揮するのは側頭筋《そくとうきん》！

頭や首を動かす筋肉

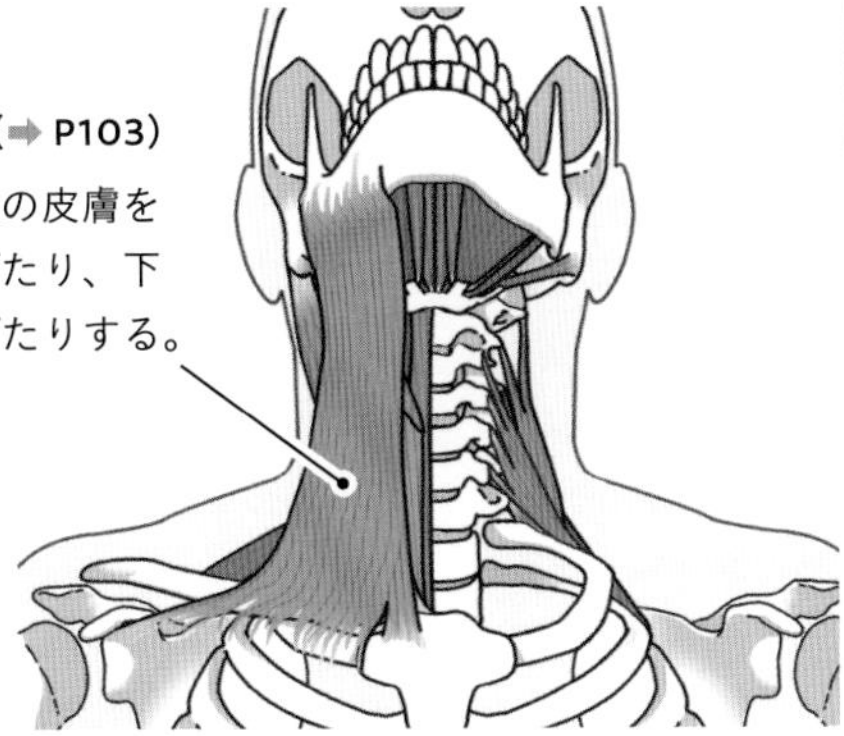

● 広頸筋《こうけいきん》（➡ P103）
頸部や前胸部の皮膚を上に引き上げたり、下唇を引き下げたりする。

● 舌骨上筋群《ぜっこつじょうきんぐん》
（➡ P100）
下あごを引き下げる。飲食物を飲み込むときに、舌骨《ぜっこつ》と喉頭《こうとう》を引き上げる。

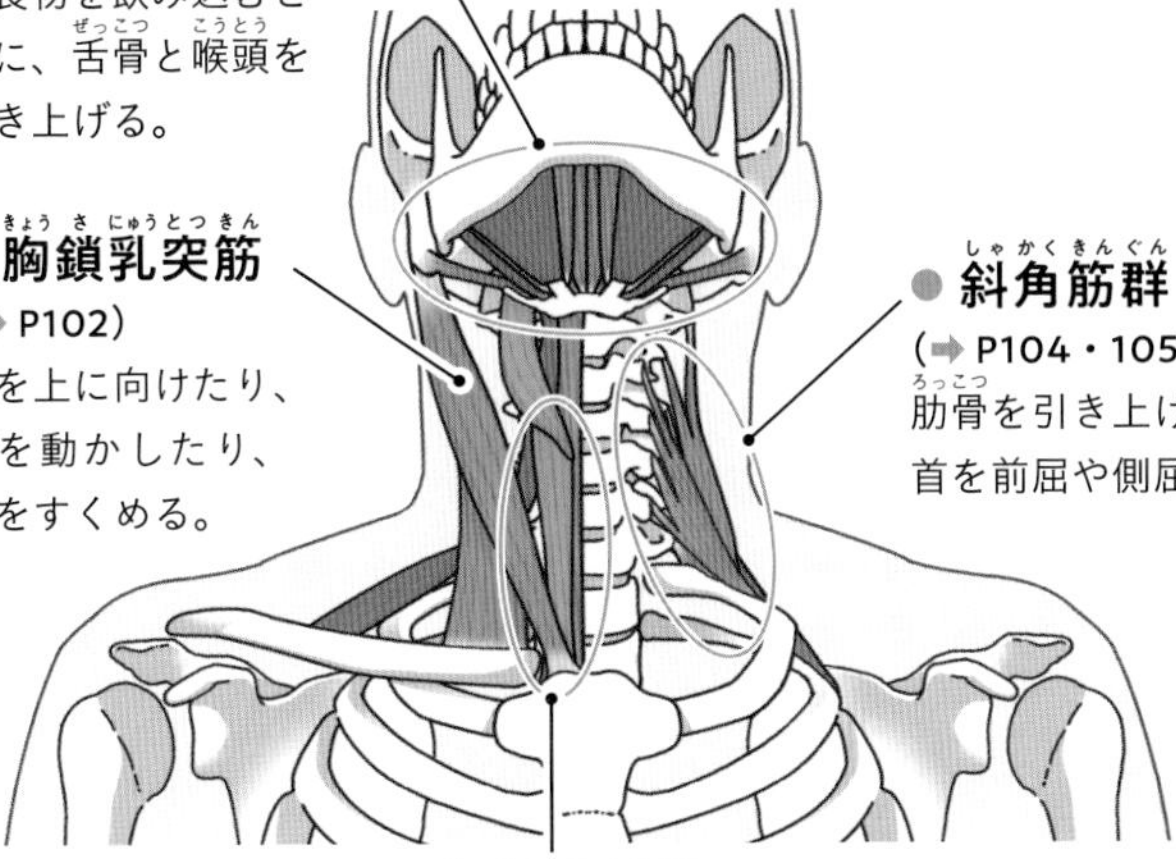

● 胸鎖乳突筋《きょうさにゅうとつきん》
（➡ P102）
頭を上に向けたり、首を動かしたり、肩をすくめる。

● 斜角筋群《しゃかくきんぐん》
（➡ P104・105）
肋骨《ろっこつ》を引き上げる。首を前屈や側屈させる。

● 舌骨下筋群《ぜっこつかきんぐん》（➡ P101）
飲食物を飲み込むときに、舌骨《ぜっこつ》と喉頭《こうとう》を引き下げ、舌骨上筋《ぜっこつじょうきん》とともに舌骨《ぜっこつ》を固定する。

人間の頭は非常に重く、その重さは4～6 kgほど。重い頭を支えたり、頭や首を動かしたりする役割を担っているのが首の筋肉です。これらの筋肉は、横たわっているとき以外はつねに働いています。

首を動かす筋肉は、大きく4つの層で構成されています。表層から、広頸筋《こうけいきん》、胸鎖乳突筋《きょうさにゅうとつきん》、舌骨上筋群《ぜっこつじょうきんぐん》と舌骨下筋群《ぜっこつかきんぐん》、斜角筋群《しゃかくきんぐん》と椎前筋群《ついぜんきんぐん》に分かれます。

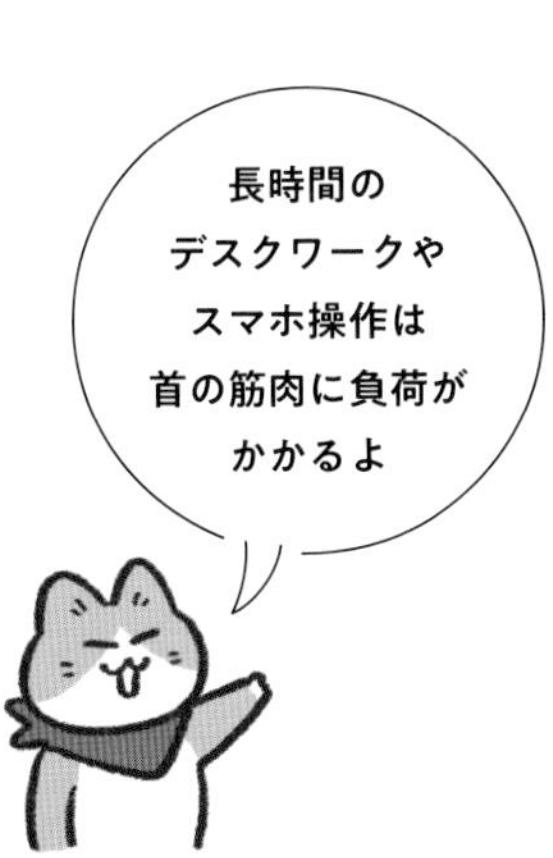
長時間の
デスクワークや
スマホ操作は
首の筋肉に負荷が
かかるよ

Frontal belly of occipitofrontalis

フロンタル ベリー オブ オクスィピトウフロンテイリス

前頭筋《ぜんとうきん》

衰えると目もとがたるんで見えてしまう！

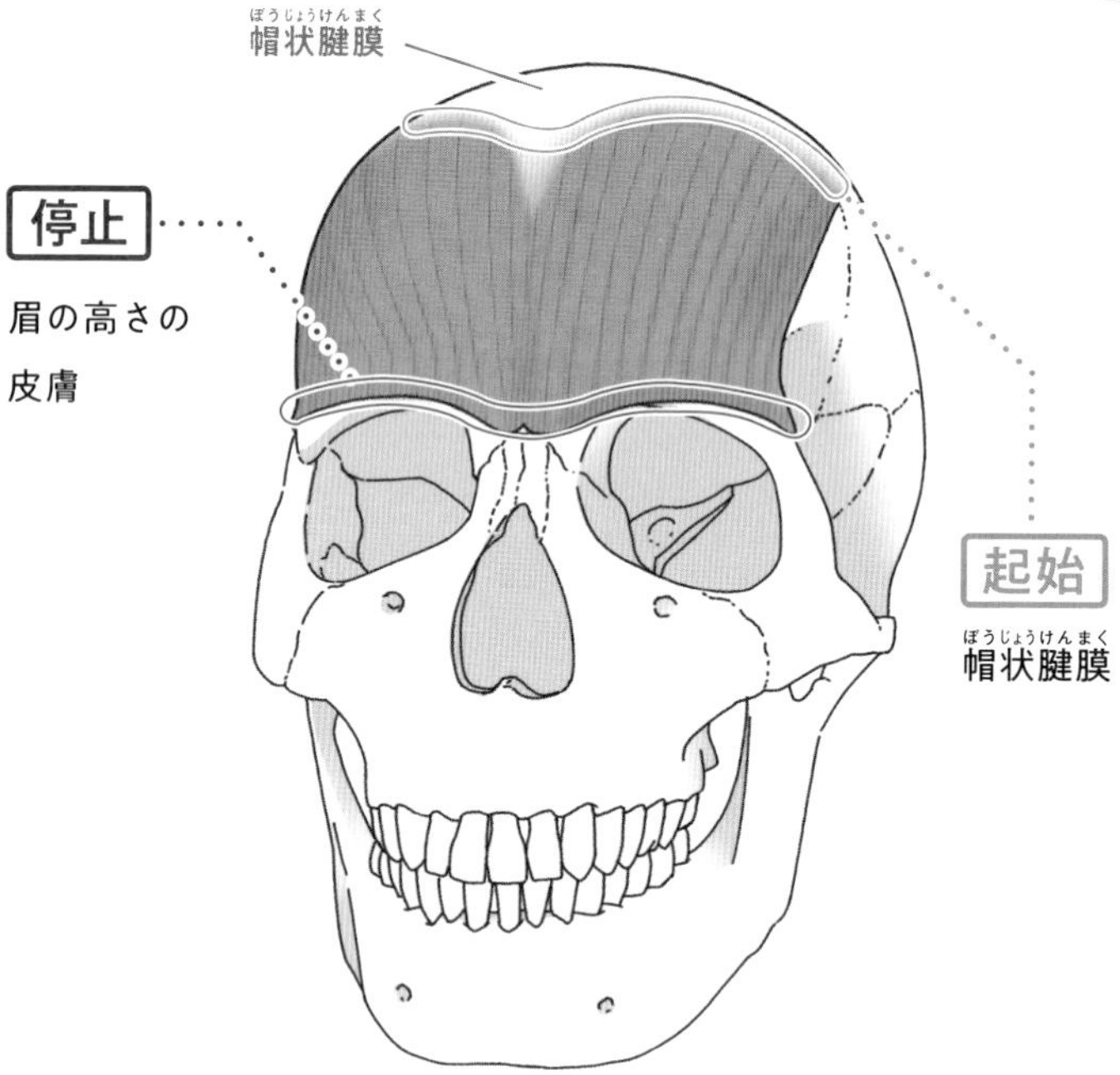

前頭部を広く覆うようにある平らな筋肉で、側頭筋《そくとうきん》、後頭筋《こうとうきん》とともに、「頭蓋表筋《とうがいひょうきん》」と呼ばれます。帽状腱《ぼうじょうけん》膜《まく》から始まり、眼輪筋《がんりんきん》や鼻根筋《びこんきん》などと交差して、眉間と眉部の皮膚につきます。この筋肉を動かすと、**眉が引き上げられ、まぶたも上がります。**前頭筋《ぜんとうきん》が衰えると、皺眉筋《すうびきん》や眼輪筋《がんりんきん》（→P94）なども衰え、目もとがたるんで見えてしまいます。

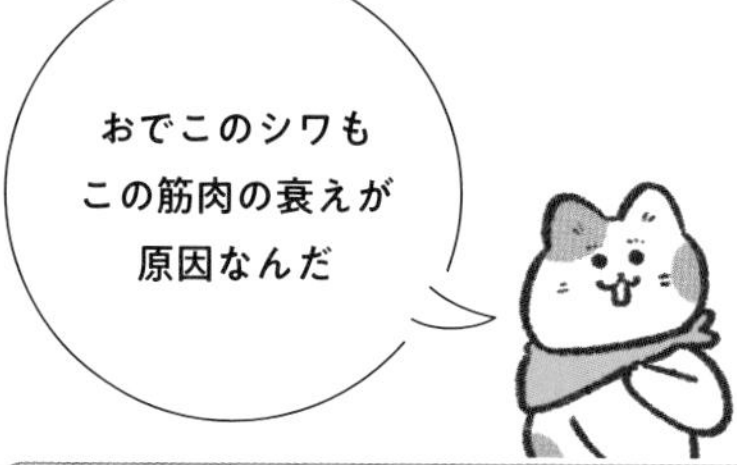

おでこのシワもこの筋肉の衰えが原因なんだ

主な働き	眉を上げ、額に横ジワをつくる
支配神経	顔面神経《がんめんしんけい》
動　作	眉を引き上げる、驚いた表情をつくる

Occipital belly of occipitofrontalis
オクスィピトゥル ベリー オブ オクスィピトウフロンテイリス

後頭筋《こうとうきん》

後頭部から眉を持ち上げて驚いた表情をつくる

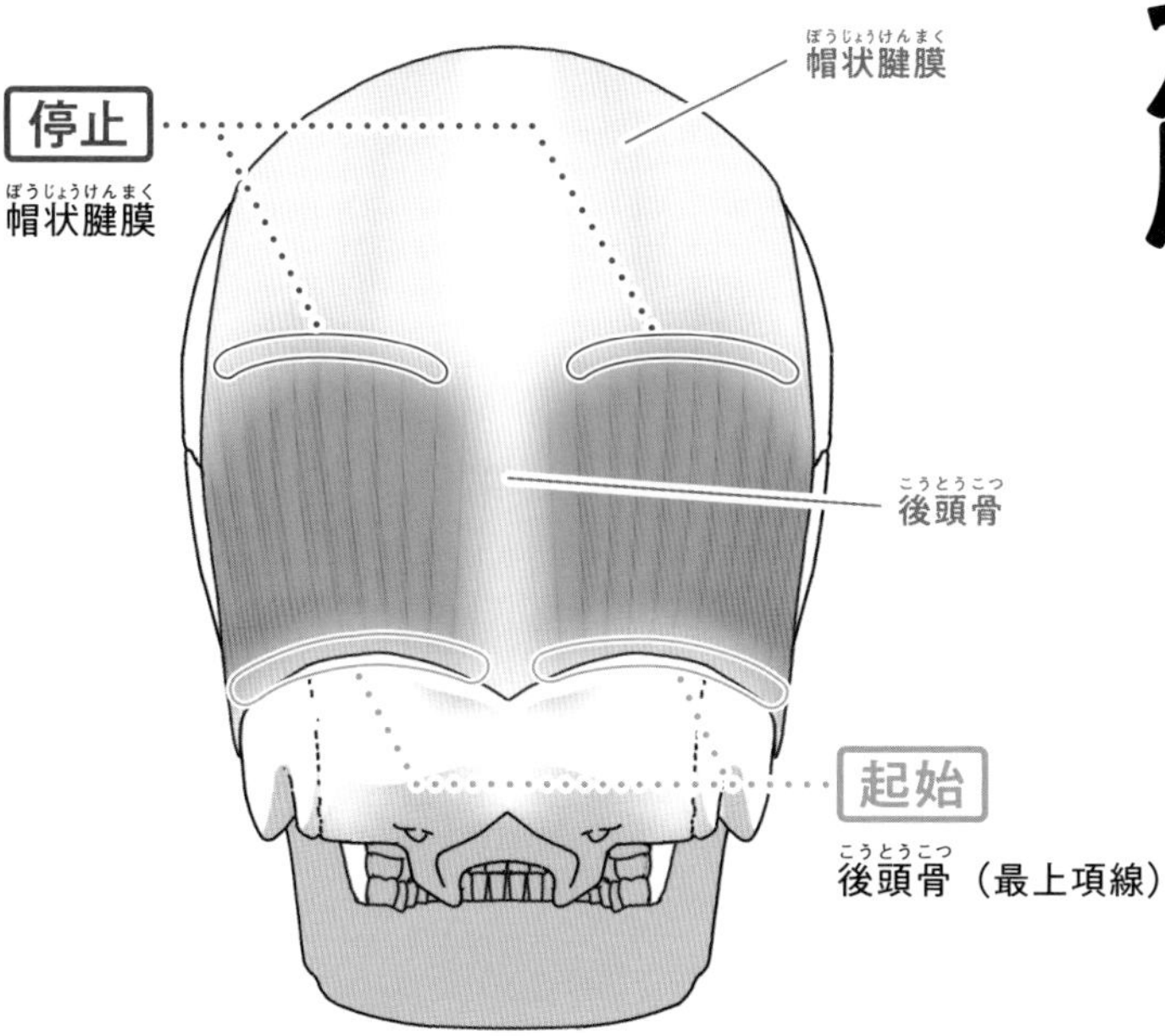

後頭部の左右にある筋肉です。前《ぜん》頭筋《とうきん》とは、頭蓋骨《とうがいこつ》を帽子のように覆う帽状腱膜《ぼうじょうけんまく》を介してつながっていて、両者を合わせて「後頭前頭筋《こうとうぜんとうきん》」とまとめられることもあります。

後頭筋《こうとうきん》には**頭皮を後方に引き寄せる**働きがあり、その結果、**眉が上がって**驚いたような表情になります。

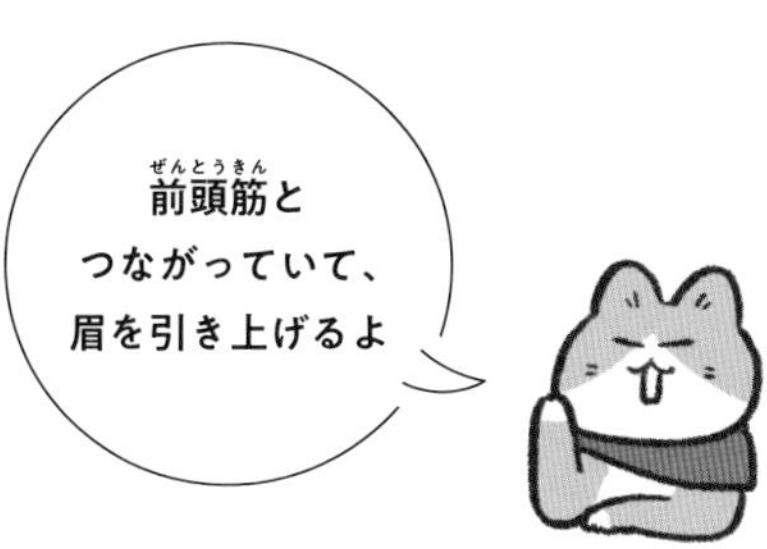

主な働き	頭皮を後ろに引く
支配神経	後耳介神経《こうじかいしんけい》（顔面神経《がんめんしんけい》）
動　作	眉を引き上げる、驚いた表情をつくる

眼輪筋《がんりんきん》

目を囲む ドーナツのような筋肉

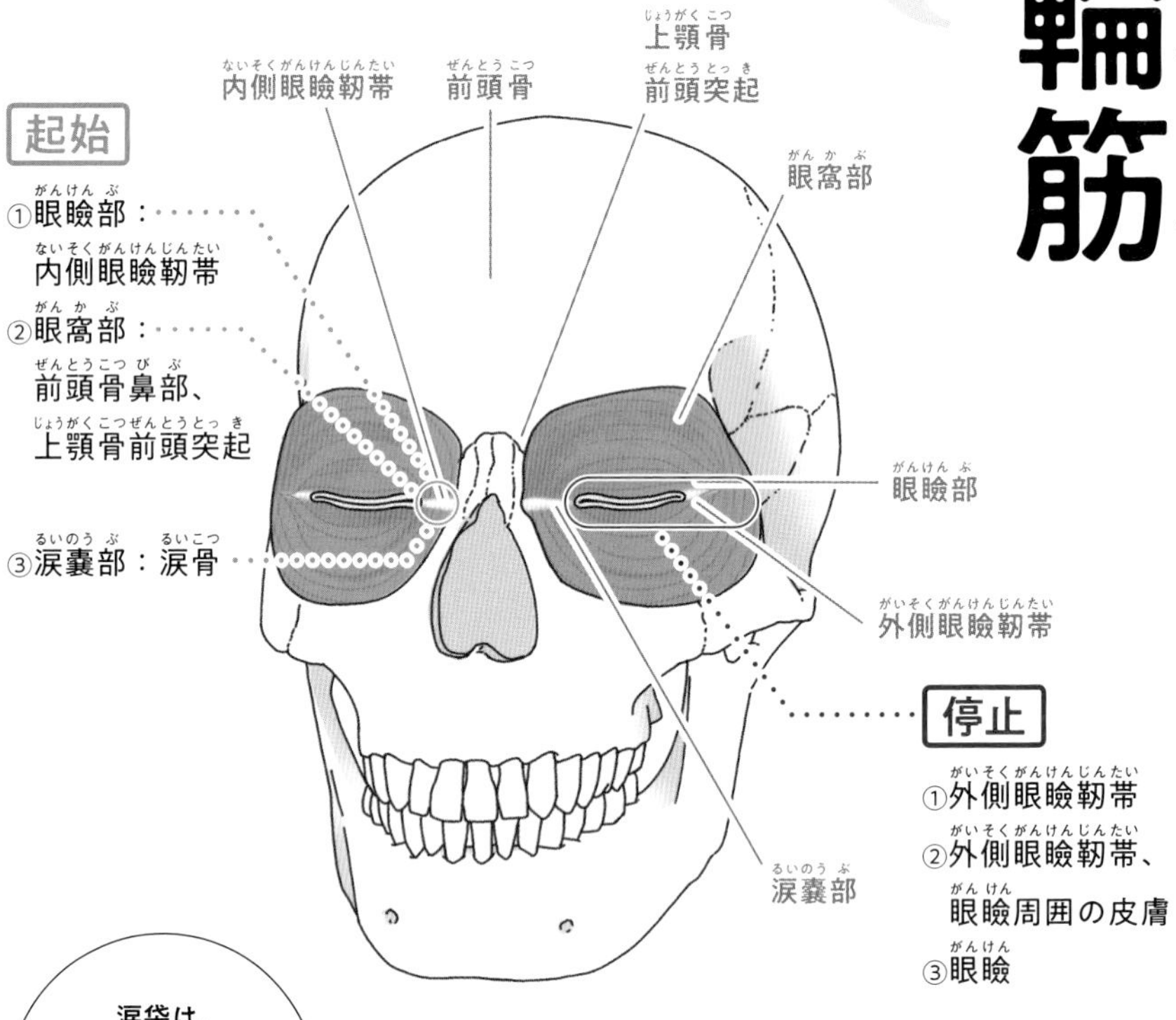

眼のまわりをドーナツ状に取り囲んでいる、表情筋《ひょうじょうきん》のひとつです。眼瞼部《がんけんぶ》（上下のまぶた）、その周囲の眼窩部《がんかぶ》、目頭の中にある小さな涙《るい》嚢部《のうぶ》に分けられます。**まぶたを閉じることができるのはこの筋肉のおかげ**。涙の量を調整する機能もあります。この筋肉が衰えると、目のまわりにたるみができたり目の下にクマができたりするといわれています。

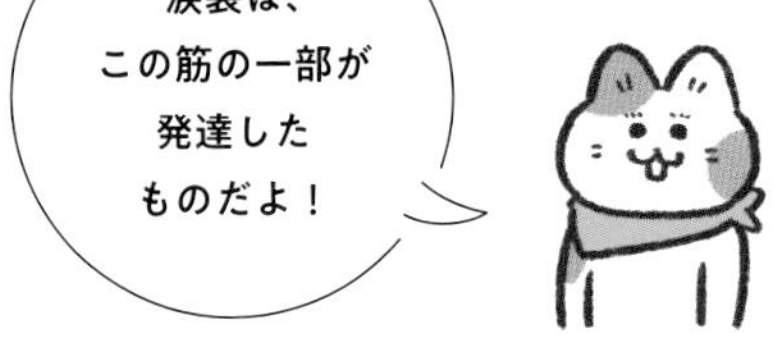

主な働き	上下の眼瞼《がんけん》を引き寄せて眼《がん》裂《れつ》を閉じる、涙が涙嚢《るいのう》から鼻に流れるのを助ける
支配神経	顔面神経《がんめんしんけい》
動作	まばたき、目を閉じる、涙の排泄を調整

Corrugator supercilii
コラゲイタァ スパースィリイ

皺眉筋《すうびきん》

眉を中央に寄せて“しかめっ面”をつくる

眉間にある筋肉で、眉を内側に寄せたり内下方に引き下げたりして、**縦方向の「眉間のシワ」をつくります**。表《ひょう》情筋《じょうきん》のひとつで、不快な表情をする、小さなものを凝視するときなどに使われます。

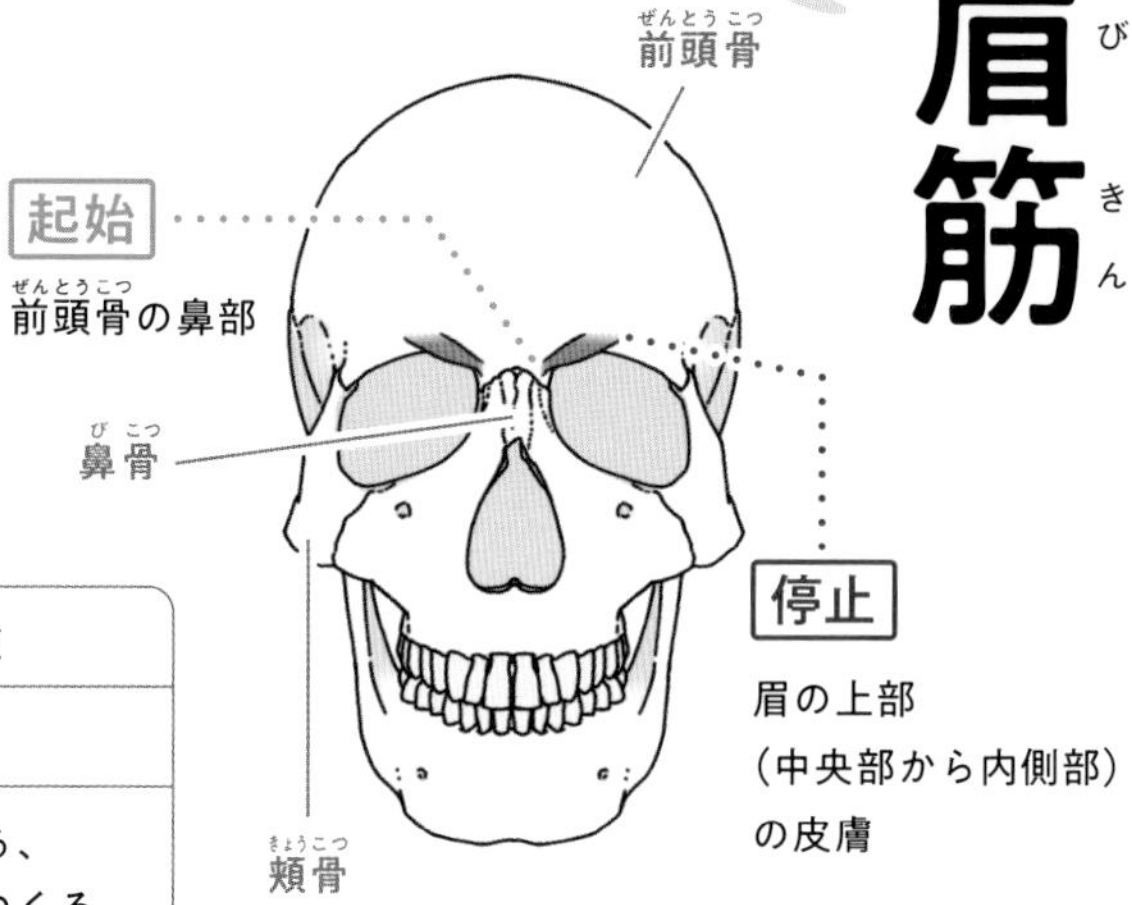

主な働き	眉を内下方に引く
支配神経	顔面神経《がんめんしんけい》
動作	しかめっ面をする、眉間に縦ジワをつくる

Procerus
プロスィーラス

鼻根筋《びこんきん》

眉間にある三角形の筋肉

眉間の部分、すなわち鼻根から鼻の上部までの縦方向に位置する筋肉です。眉間の皮膚を下げることで、**鼻のつけ根に横ジワをつくります**。不機嫌な表情をするときにこの筋肉が使われます。

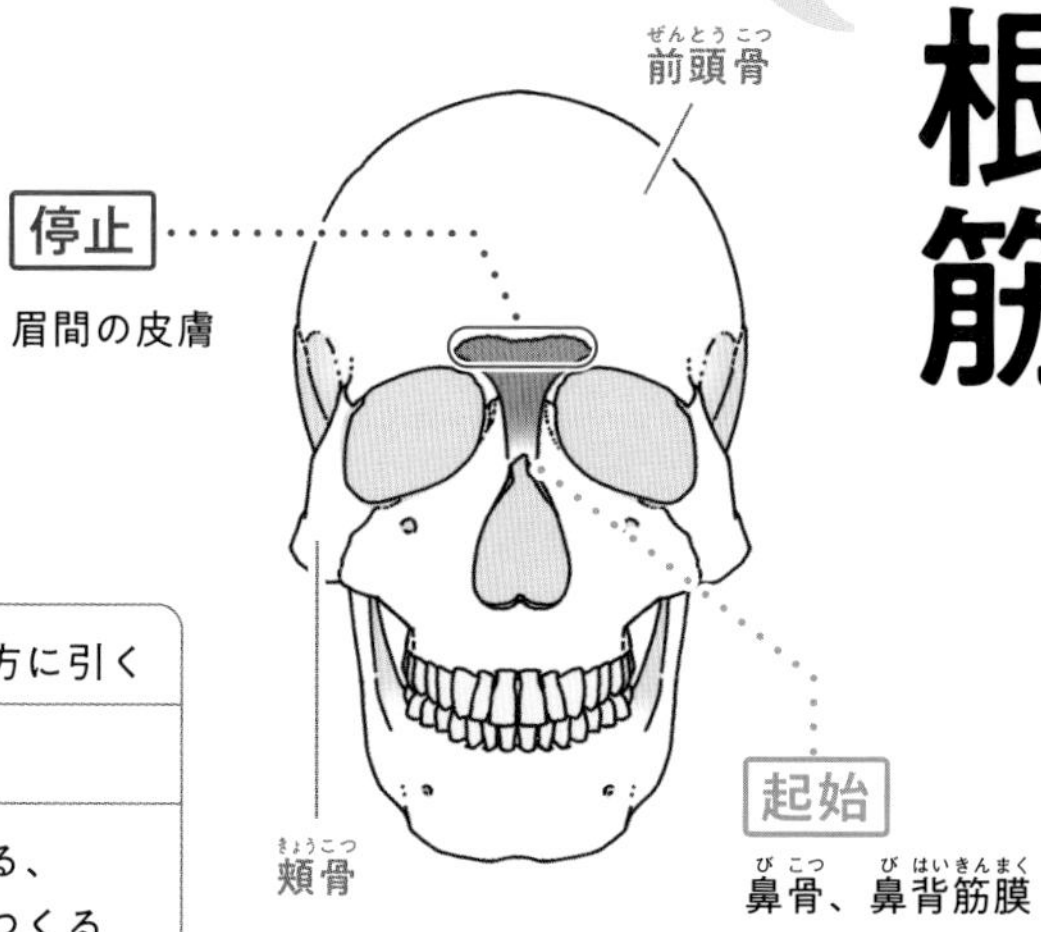

主な働き	眉間の皮膚を下方に引く
支配神経	顔面神経《がんめんしんけい》
動作	しかめっ面をする、眉間に横ジワをつくる

Orbicularis oris
オルビキュレイス オリス

口輪筋《こうりんきん》

口笛を吹くときに口をすぼめる筋肉

唇を閉じたり、口をすぼめたりするときに使う筋肉です。言葉（とくに破裂音）を発するときにも働いています。母乳を吸うときにも使うため、哺乳類にはこの筋肉が必ず備わっています。

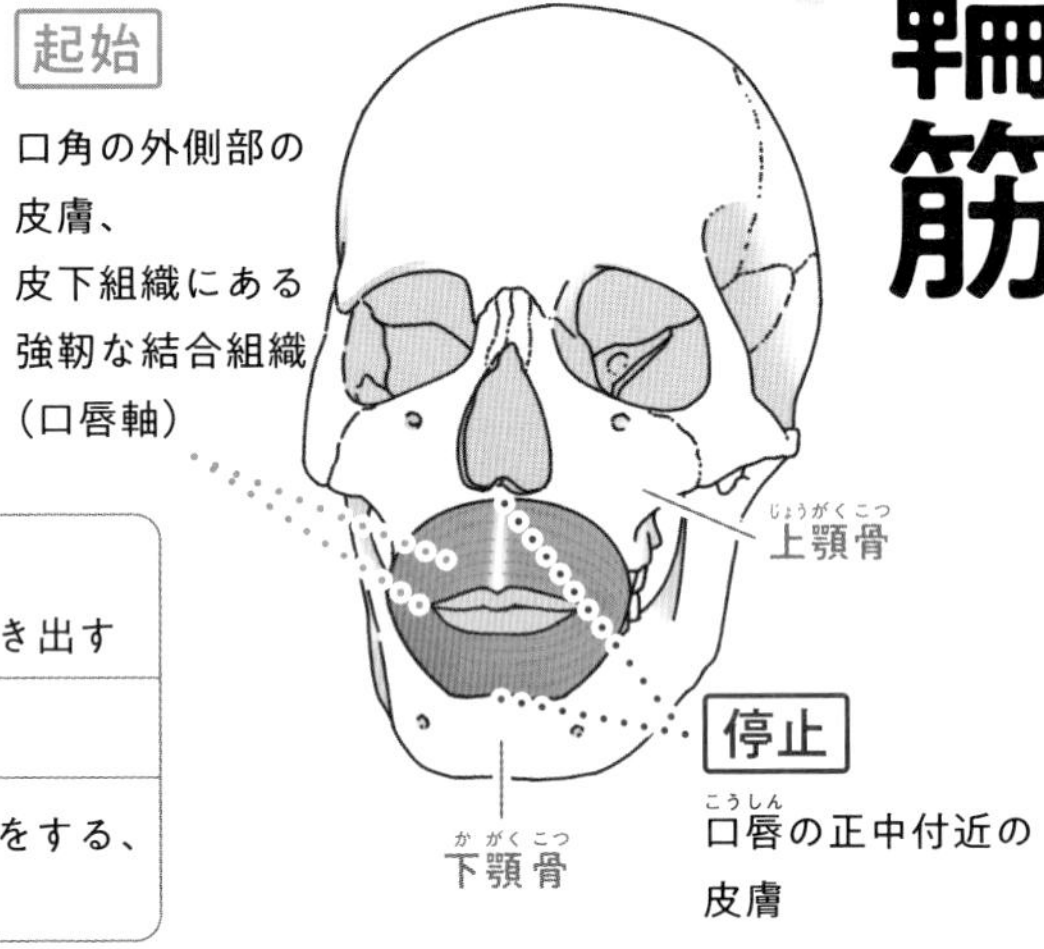

主な働き	唇を閉じる、口をすぼめる・突き出す
支配神経	顔面神経《がんめんしんけい》
動　作	言葉を話す、キスをする、口笛を吹く

Buccinator
バクスィネイター

頬筋《きょうきん》

ほっぺたの壁をつくるスマイル筋

顔面筋《がんめんきん》のなかでも深部にある、**ほっぺたの壁をつくる**筋肉です。**食べ物を上下の歯の間にとどめる**働きがあります。口を閉じるときに頬の粘膜をかまないようにします。

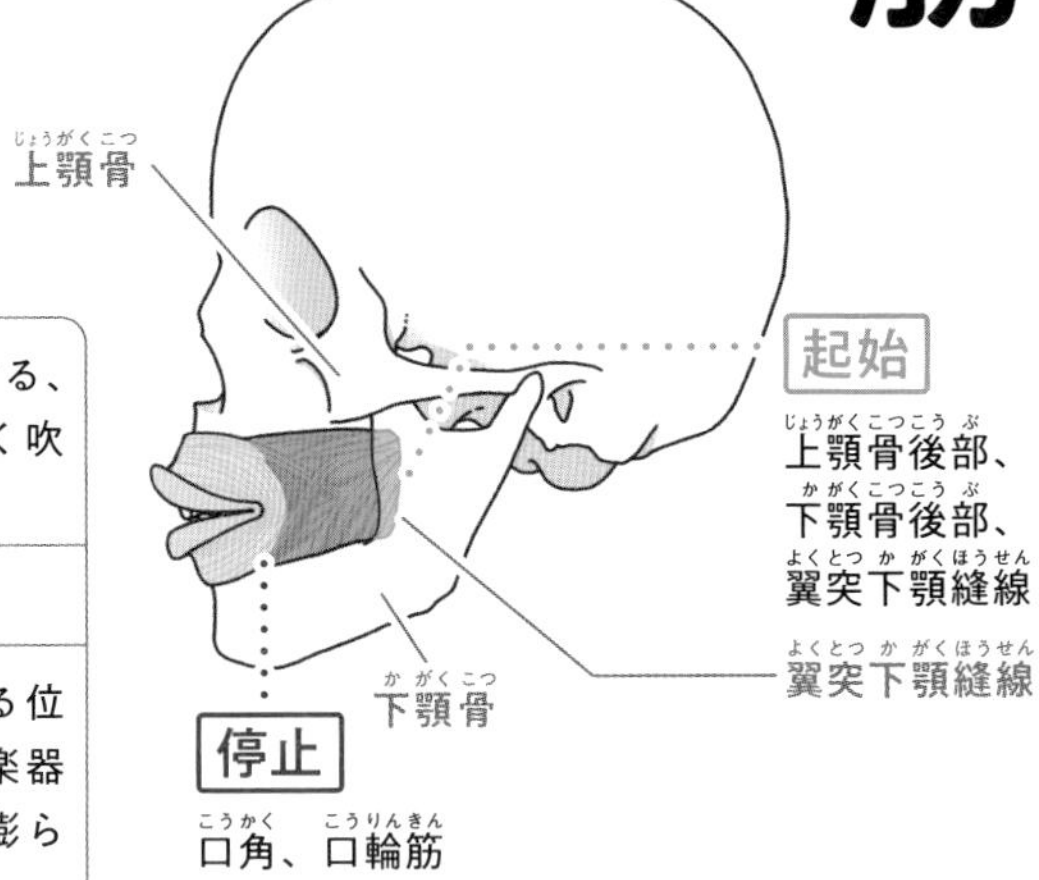

主な働き	頬を歯列に押しつける、頬に溜めた息を強く吹き出す
支配神経	顔面神経《がんめんしんけい》
動　作	食べ物を歯でかめる位置にとどめる、管楽器を吹くときに頬が膨らむのを防ぐ

Levator anguli oris
リヴェイタ アンギュリ オリス

口角挙筋《こうかくきょきん》

口角を上げて笑顔をつくる！

上顎骨《じょうがくこつ》の犬歯窩《けんしか》付近から始まり、口輪筋《こうりんきん》などにつく筋肉で、表情筋《ひょうじょうきん》のひとつです。名前のとおり、**口角を上げるための筋肉**。収縮することで口もとを笑顔にすることができます。

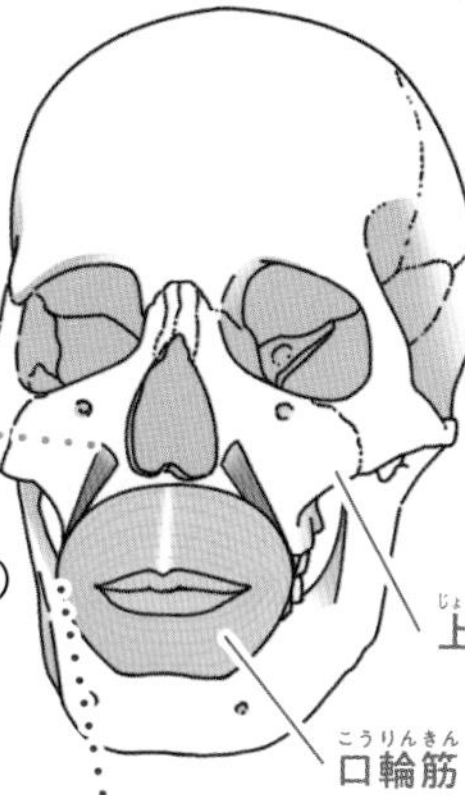

主な働き	口角を引き上げる
支配神経	顔面神経《がんめんしんけい》
動　作	笑顔をつくる

Risorius
リゾリアス

笑筋《しょうきん》

口角を外側に引きえくぼをつくる！

耳の下あたりの頬から始まり、口輪筋《こうりんきん》などにつく筋肉です。水平方向に走り、収縮することで**口角を外側に引き寄せます**。えくぼをつくる働きがあり、「えくぼ筋」とも呼ばれます。

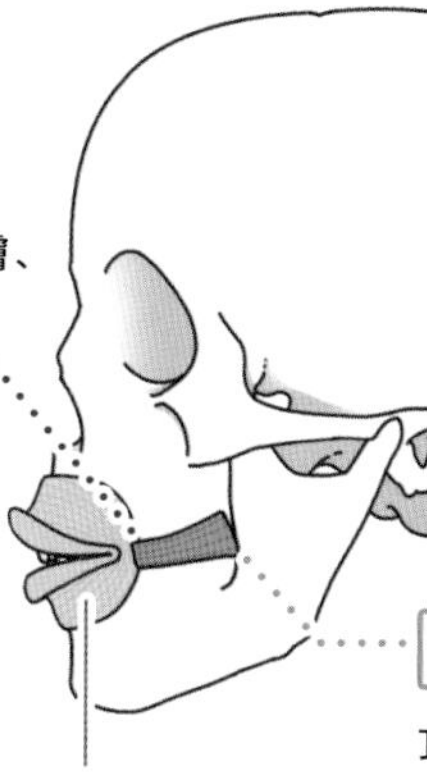

主な働き	口角を外側に引く
支配神経	顔面神経《がんめんしんけい》
動　作	笑顔をつくる、えくぼをつくる

Mentalis
メンタリス

オトガイ筋《きん》

収縮するとあごに梅干しのようなシワが！

オトガイは「頤」と書き、下あごの先端を指します。オトガイ筋《きん》は下顎骨《かがくこつ》からあご先へと走る筋肉で、**下唇を前方に突き出します**。このとき、あごに梅干しのようなシワができます。

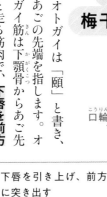

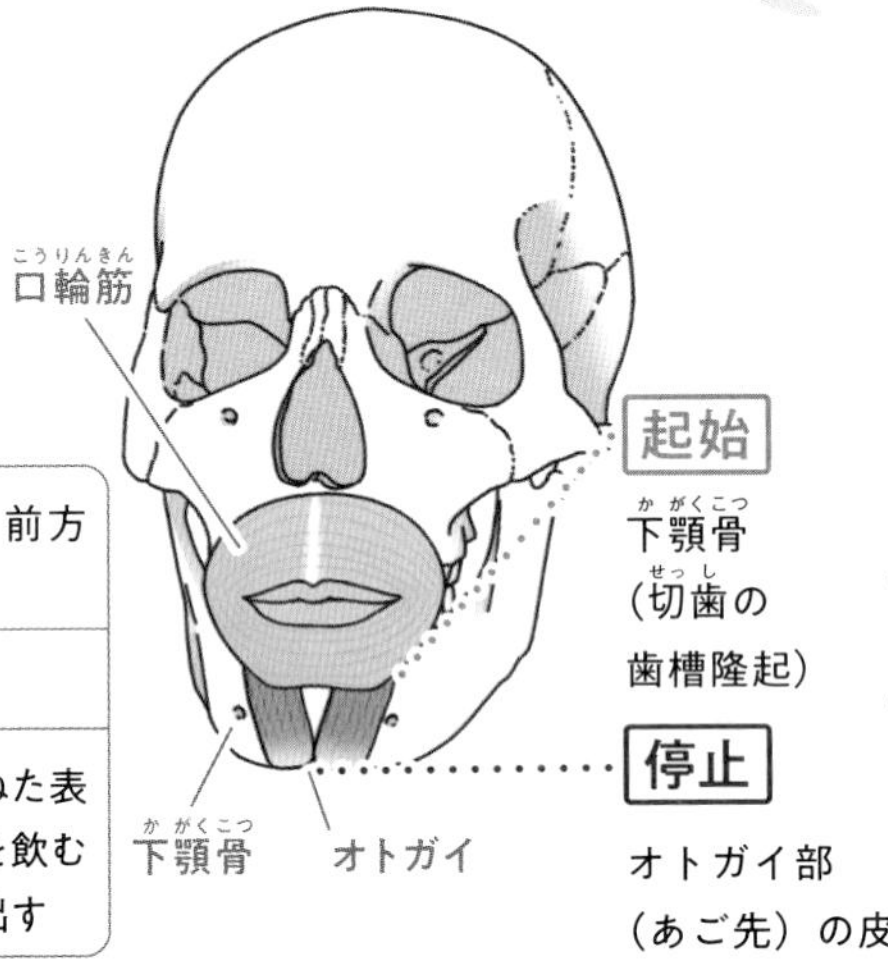

主な働き	下唇を引き上げ、前方に突き出す
支配神経	顔面神経《がんめんしんけい》
動　作	口をとがらせてすねた表情をつくる、飲料を飲むときに下唇を突き出す

Depressor anguli oris
ディプレサ アンギュリ オリス

口角下制筋《こうかくかせいきん》

口を「へ」の字にして口角を引き下げる

下あごの犬歯の付近から始まり、口輪筋《こうりんきん》などにつきます。三角形をしているため、かつては「オトガイ三角筋《さんかくきん》」と呼ばれたことも。**口角を引き下げる**働きがあり、不満そうな表情をつくります。

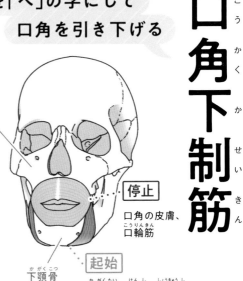

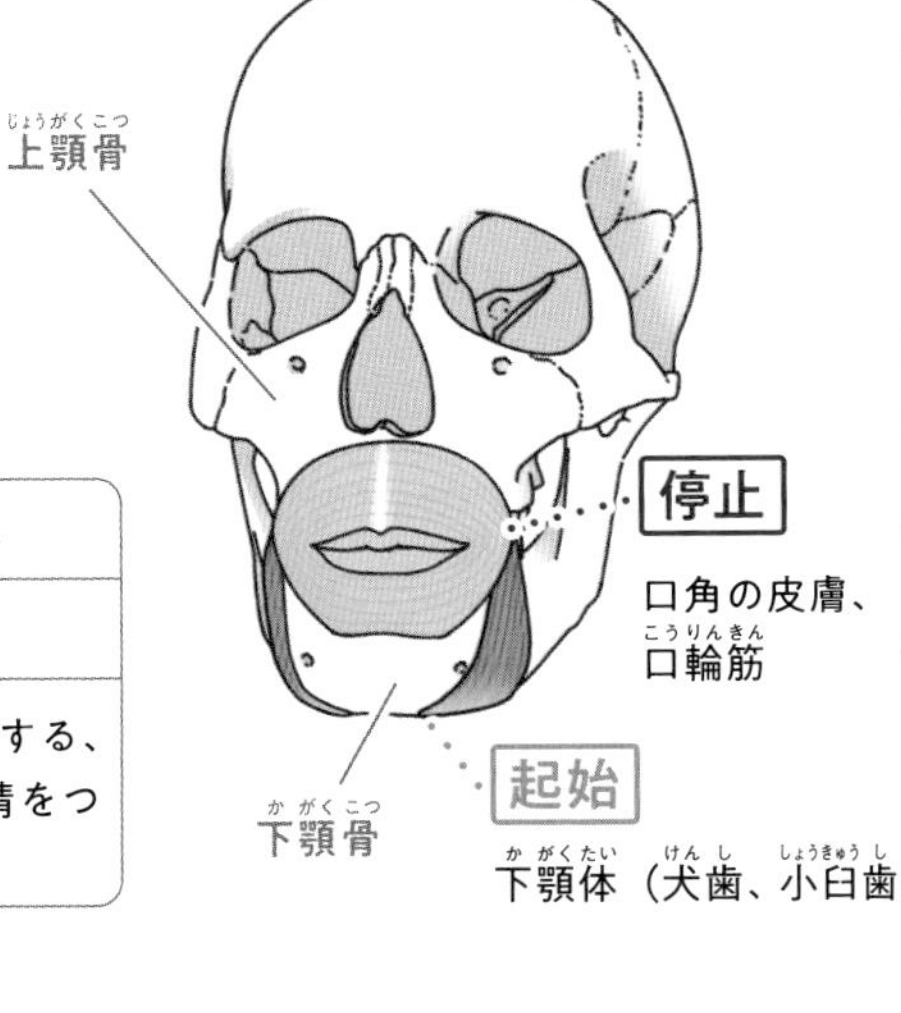

主な働き	口角を引き下げる
支配神経	顔面神経《がんめんしんけい》
動　作	口を「へ」の字にする、怒りや不満の表情をつくる

Temporalis

テムポレイリス

側頭筋《そくとうきん》

かむことに特化した扇形の平たい筋肉

咀嚼筋《そしゃくきん》のひとつで、主な作用は、**咀嚼《そしゃく》の際に下あごを引き上げて後ろに引くこと**です。奥歯を強くかみしめたときに、こめかみあたりにふれると、この筋肉を感じることができます。

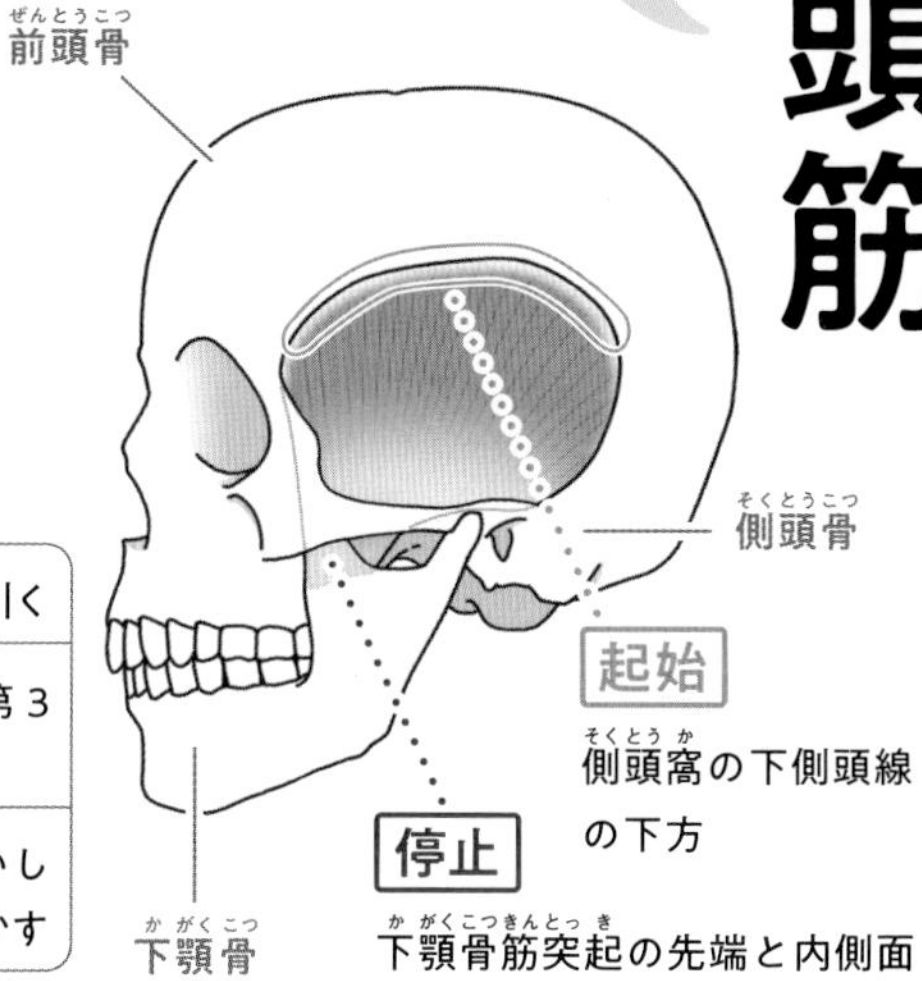

主な働き	下あごを上げる、後ろに引く
支配神経	深側頭神経《しんそくとうしんけい》（三叉神経《さんさしんけい》第3枝の下顎神経《かがくしんけい》）
動作	ものを噛む、奥歯を食いしばる、話すときに口を動かす

Masseter

マスィータ

咬筋《こうきん》

「エラ」ともいわれ耳の下にふれるとわかる

咀嚼筋《そしゃくきん》のなかで、もっとも表層にあり、頬骨弓《きょうこつきゅう》から下あごに走る筋肉です。下顎骨《かがくこつ》を引き上げて口を閉じる働きがあり、**ものをかんだり、歯を食いしばったりすると、皮膚の上から触ることができます**。

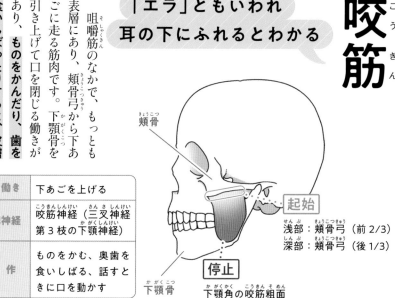

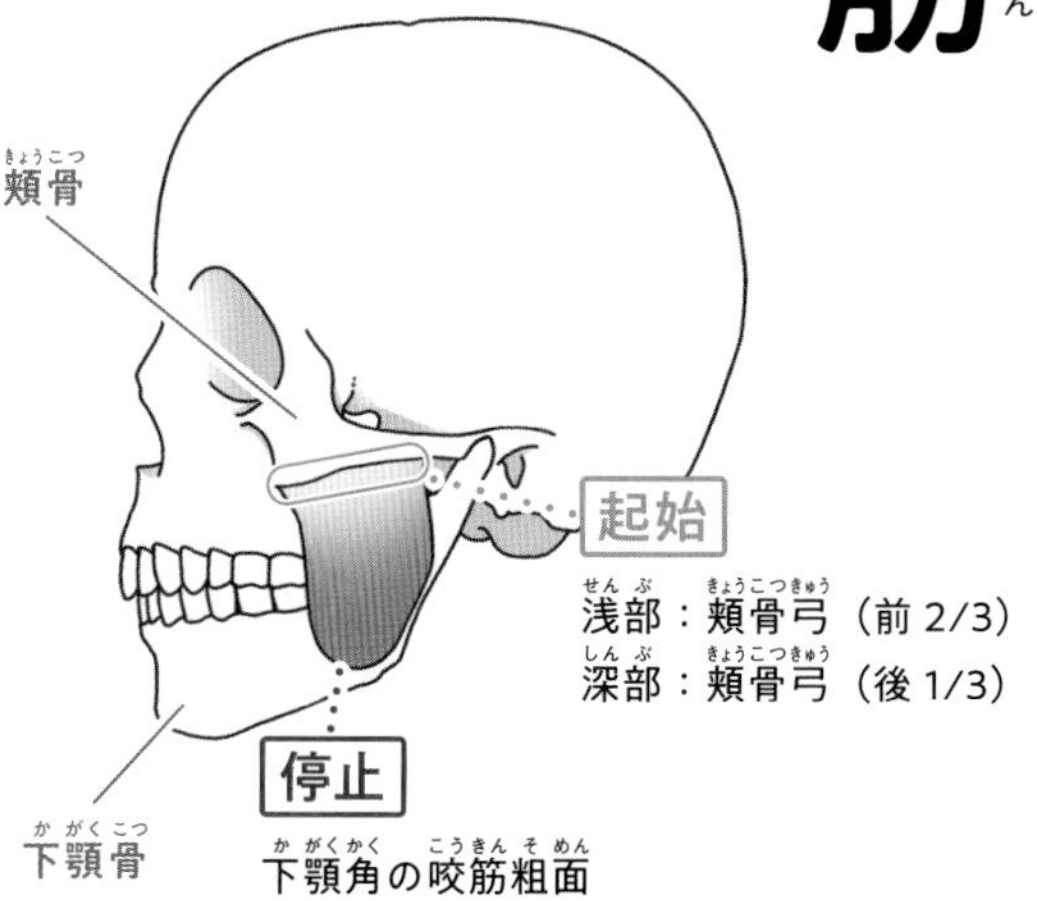

主な働き	下あごを上げる
支配神経	咬筋神経《こうきんしんけい》（三叉神経《さんさしんけい》第3枝の下顎神経《かがくしんけい》）
動作	ものをかむ、奥歯を食いしばる、話すときに口を動かす

Suprahyoid muscles

スープラハイオイド マッスルズ

舌骨上筋群《ぜっこつじょうきんぐん》

舌骨《ぜっこつ》につながり 食道の入口を開く

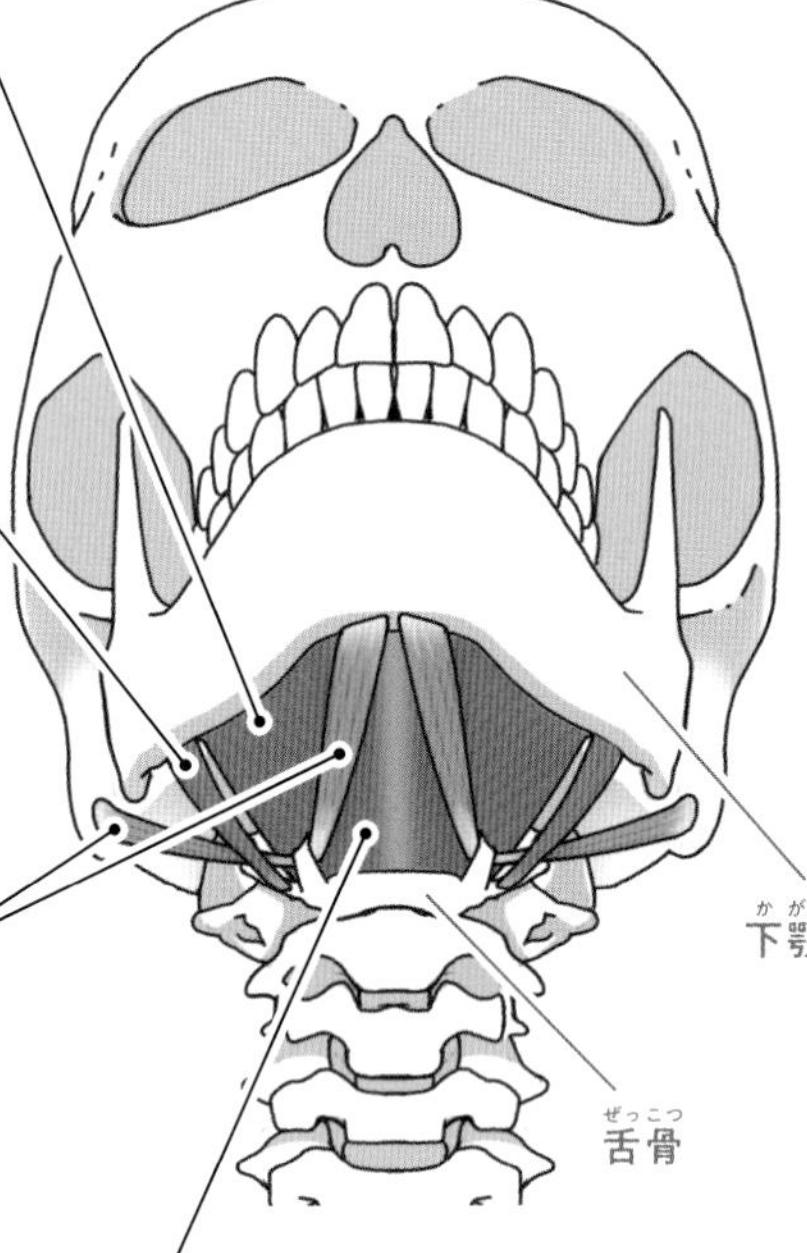

顎舌骨筋《がくぜっこつきん》

マイロウハイオイド

Mylohyoid

口腔の床をつくる。嚥下時に舌骨《ぜっこつ》を前上方に引き上げる。舌骨《ぜっこつ》が固定されているときは下顎骨《かがくこつ》を引き下げる。

起始 下顎骨《かがくこつ》の顎舌骨筋線《がくぜっこつきんせん》

停止 左右が正中部の縫線で合流し、舌骨体《ぜっこつたい》に停止

茎突舌骨筋《けいとつぜっこつきん》

スタイロウハイオイド

Stylohyoid

嚥下時に舌骨《ぜっこつ》を引き上げる。

起始 側頭骨《そくとうこつ》の茎状突起《けいじょうとっき》

停止 舌骨体《ぜっこつたい》と大角の境界部

顎二腹筋《がくにふくきん》

ダイギャストゥリク

Digastric

筋腹が2つあり（二腹筋《にふくきん》）、中間腱は舌骨体《ぜっこつたい》の外側に付着した線維性の滑車をくぐる。嚥下時に舌骨《ぜっこつ》を引き上げる。開口を補助する。

起始 乳様突起《にゅうようとっき》の内側

停止 下顎骨《かがくこつ》の二腹筋窩《にふくきんか》

オトガイ舌骨筋《ぜっこつきん》

ジェナイオハイオイド

Geniohyoid

嚥下時に舌骨《ぜっこつ》を前方に引く。開口を補助する。

起始 下顎骨《かがくこつ》のオトガイ棘

停止 舌骨体《ぜっこつたい》

舌骨《ぜっこつ》と下あごをつなぐ複数の筋肉を舌骨上筋群《ぜっこつじょうきんぐん》といいます。顎舌骨筋《がくぜっこつきん》、顎二腹筋《がくにふくきん》、茎突舌骨筋《けいとつぜっこつきん》、オトガイ舌骨筋《ぜっこつきん》で構成されています。

これらの筋群は、舌骨下筋群《ぜっこつかきんぐん》（→P101）と連携して、下あごを引き下げる働きがあります。また、下あごを固定して**飲食物を飲み込む際（嚥下時）、舌骨や喉頭を上方へ動かし、喉頭の入口（喉頭口）にふたをして食道の入口を開く**という重要な役割も担っています。

Infrahyoid muscles
インフラハイオイド マッスルズ

舌骨下筋群《ぜっこつかきんぐん》

舌骨上筋群《ぜっこつじょうきんぐん》と連携し咀嚼《そしゃく》と嚥下を助ける

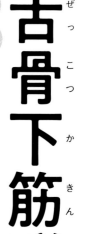

胸骨舌骨筋《きょうこつぜっこつきん》
スタァノハイオイド
Sternohyoid

胸骨《きょうこつ》から舌骨《ぜっこつ》へ垂直に走る筋肉。舌骨《ぜっこつ》を下方に引く働きがある。

起始　胸骨柄《きょうこつへい》の胸鎖関節

停止　舌骨体《ぜっこつたい》

甲状舌骨筋《こうじょうぜっこつきん》
サイロハイオイド
Thyrohyoid

甲状軟骨《こうじょうなんこつ》(のどぼとけ)から舌骨《ぜっこつ》へ走る筋肉。舌骨《ぜっこつ》を引き下げる。舌骨《ぜっこつ》が固定されているときは、甲状軟骨《こうじょうなんこつ》を引き上げる。

起始　甲状軟骨《こうじょうなんこつ》

停止　舌骨体《ぜっこつたい》

肩甲舌骨筋《けんこうぜっこつきん》
アウマハイオイド
Omohyoid

肩甲骨《けんこうこつ》から舌骨《ぜっこつ》に走る二腹筋《にふくきん》。頸筋膜を緊張させて、頸動脈鞘《しょう》を広げる。

起始　肩甲骨《けんこうこつ》の上縁

停止　舌骨体《ぜっこつたい》

胸骨甲状筋《きょうこつこうじょうきん》
スタァノウサイロイド
Sternothyroid

胸骨舌骨筋《きょうこつぜっこつきん》の下を走る筋肉。甲状軟骨《こうじょうなんこつ》を引き下げる。

起始　胸骨柄《きょうこつへい》の後面

停止　甲状軟骨《こうじょうなんこつ》

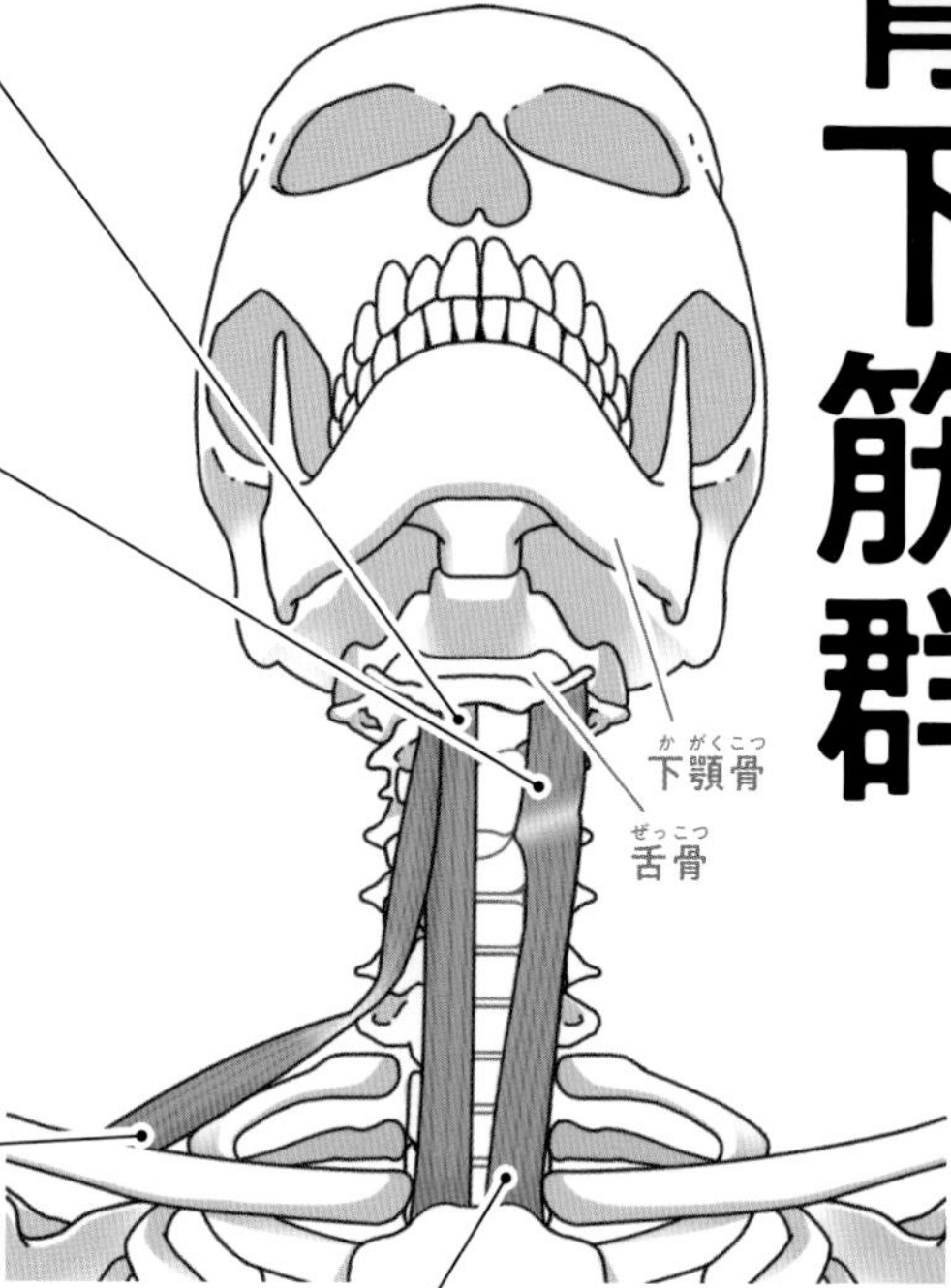

舌骨下筋群《ぜっこつかきんぐん》は、舌骨《ぜっこつ》の下を走っている筋肉の総称で、胸骨舌骨筋《きょうこつぜっこつきん》、甲状舌骨筋《こうじょうぜっこつきん》、胸骨甲状筋《きょうこつこうじょうきん》、肩甲舌骨筋《けんこうぜっこつきん》によって構成されています。

舌骨《ぜっこつ》を引き下げる働きのほかに、舌骨上筋群《ぜっこつじょうきんぐん》と協働して、**舌が動きやすいように舌骨《ぜっこつ》を固定したり、舌骨《ぜっこつ》と下あごを引き下げて口を開いたりします。**

Sternocleidomastoid

ステーノクライドマストイド

胸《きょう》鎖《さ》乳《にゅう》突《とっ》筋《きん》

首をすばやく動かす斜めに走る太い筋肉

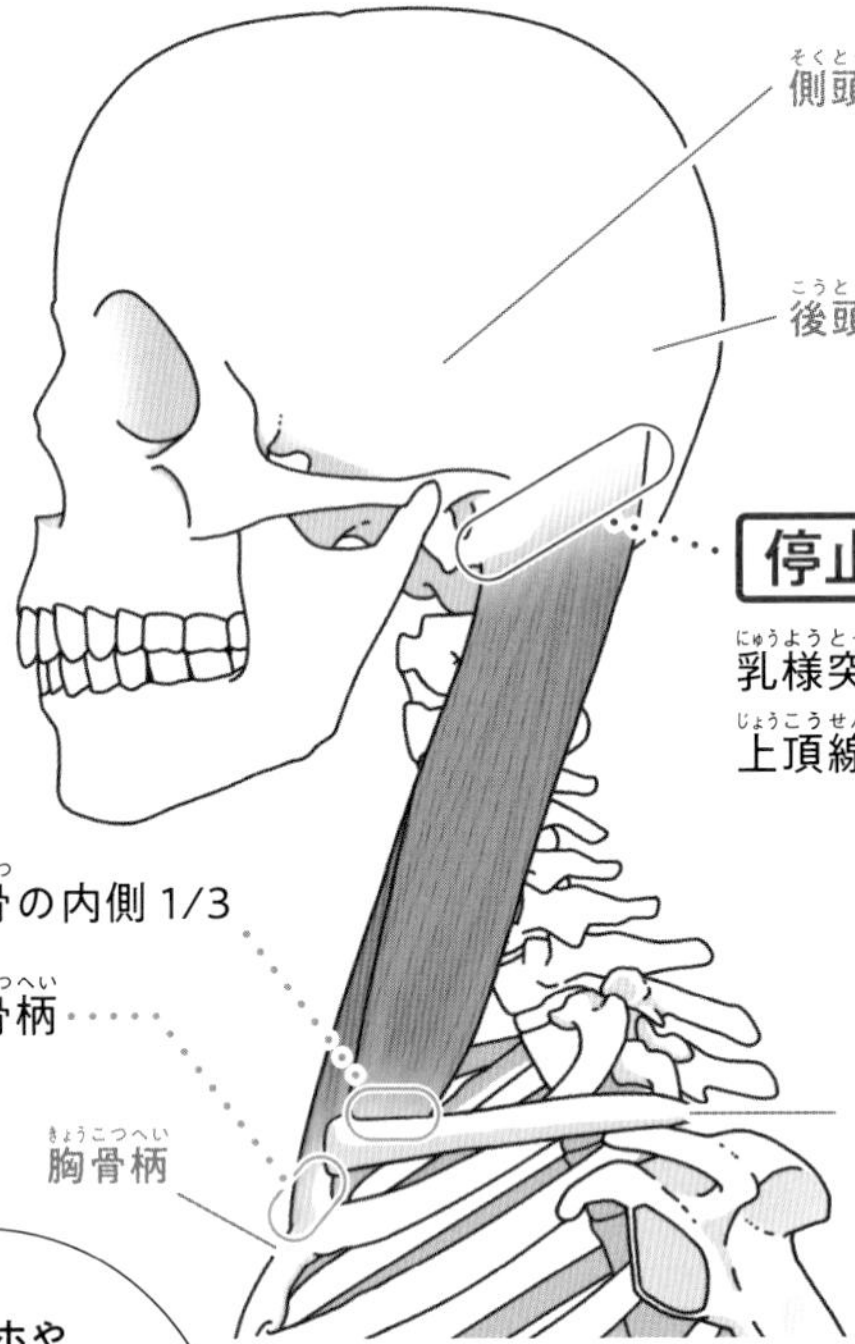

頭頸部前面

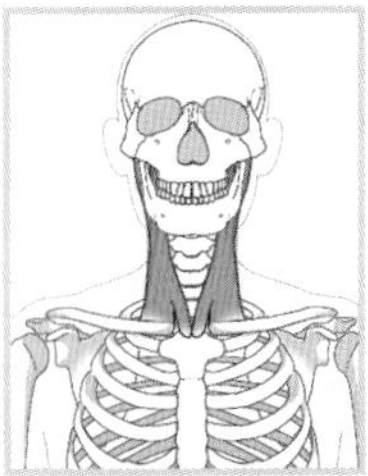

首の側面を斜めに走る、太い筋肉です。名前のとおりに、胸骨《きょうこつ》と鎖《さ》骨《こつ》から始まり、側頭骨《そくとうこつ》の乳様突起《にゅうようとっき》などにつきます。横を向いたときに浮き上がるのがわかります。主な働きは、**頭を上に向ける**、**首を動かす**などですが、頸椎《けいつい》（首の骨）にはつながっていません。筋肉の中に占める速筋線維の割合が高く、すばやく動かすことが可能です。

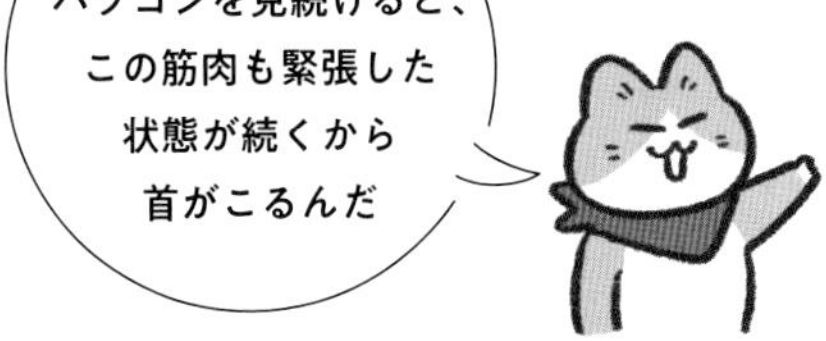

スマホや
パソコンを見続けると、
この筋肉も緊張した
状態が続くから
首がこるんだ

主な働き	両側が作用：頭部を上に向ける、頸部を前屈させる 片側が作用：頸部を側屈させる。反対方向に回旋させる
支配神経	副神経《ふくしんけい》と頸神経叢《けいしんけいそう》の直接の枝
動　作	首を傾けたり回したりする

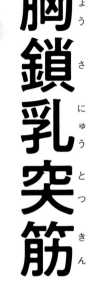

Platysma

プラティズマ

広頸筋《こうけいきん》

首のあたりを広く覆うとても薄い筋肉

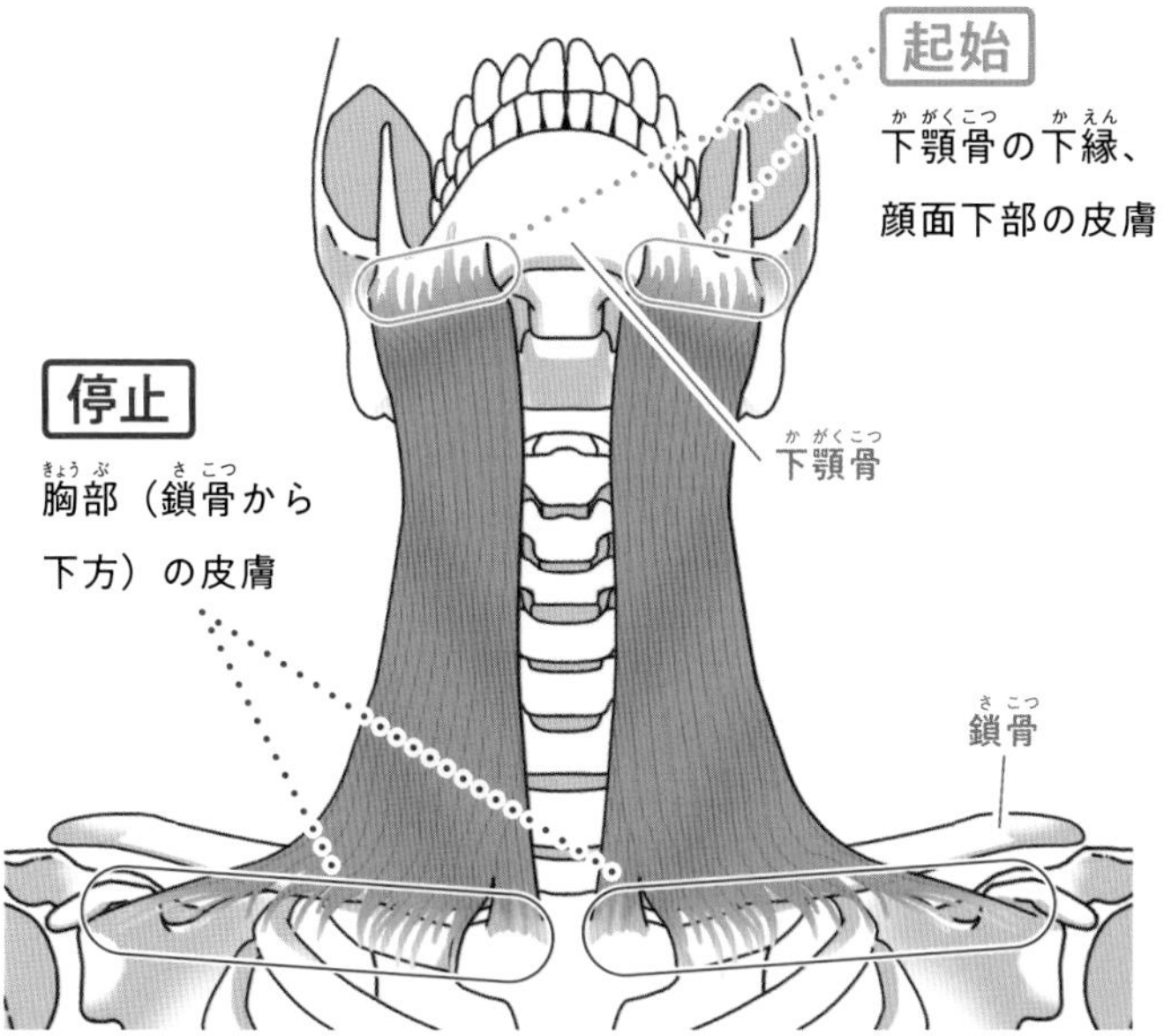

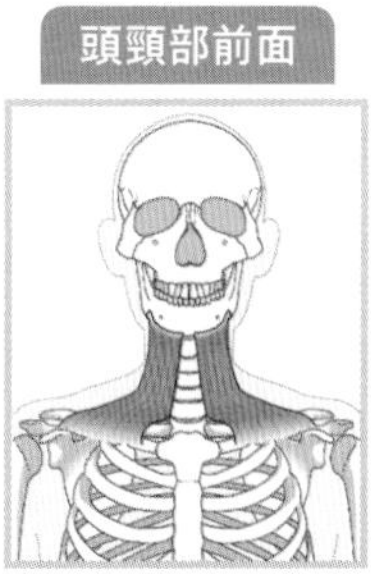

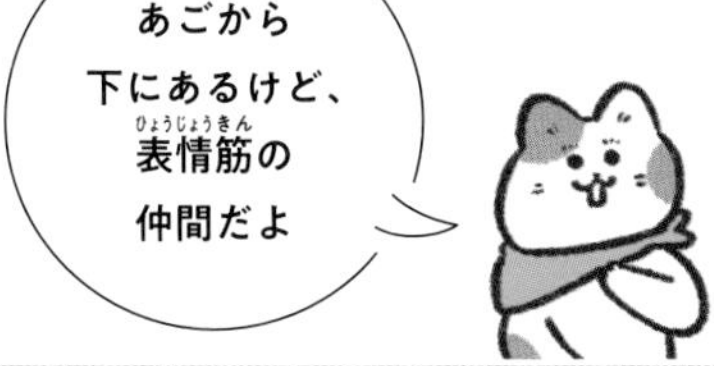

主な働き	頸部や前胸部の皮膚を上に引き上げる、下唇を引き下げる
支配神経	頸枝《けいし》（顔面神経《がんめんしんけい》）
動　作	下唇を下げて首の皮膚に縦ジワをつくる、驚きの表情をつくる

胸鎖乳突筋《きょうさにゅうとつきん》の表層にあり、**首から肩にかけての広い範囲を覆う、非常に薄い板状の筋肉**です。

下顎骨《かがくこつ》の下側から始まり、鎖骨《さこつ》より下の皮膚に放射するような形で広がります。そのため、皮筋《ひきん》（皮膚につく筋肉）に分類されます。顔面の皮膚ともつながっていて、顔面の筋線維と混じっています。

Scalenus anterior
スカリーナス アンティリア

斜角筋群

前斜角筋《ぜんしゃかくきん》

首をしっかり支えながら呼吸も助ける

起始

第3-6 頸椎《けいつい》の横突起の前結節

停止

第１肋骨《ろっこつ》の前斜角筋結節《ぜんしゃかくきんけっせつ》

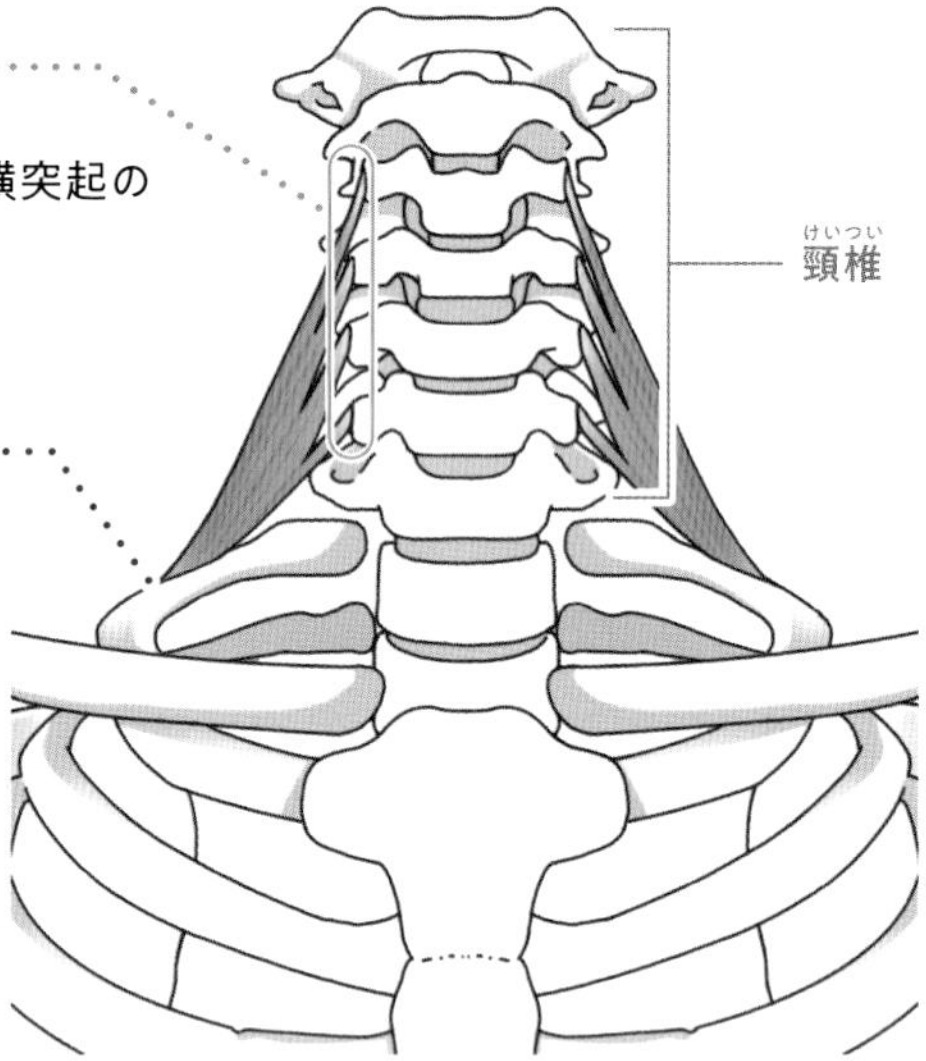

頭頸部側面

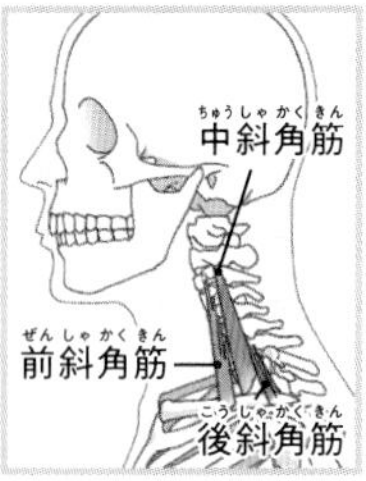

首の側面にある斜角筋群《しゃかくきんぐん》は、頸椎《けいつい》の横突起から始まり肋骨《ろっこつ》につく筋肉の総称です。前斜角筋《ぜんしゃかくきん》、中斜角筋《ちゅうしゃかくきん》、後斜角筋《こうしゃかくきん》から成ります。

前斜角筋《ぜんしゃかくきん》は肋骨《ろっこつ》を上げることで胸郭を広げて肺に空気を取り込みます。**首を前屈・側屈させる**働きもありますが、動かすことよりも**首を支える**のが主な仕事です。

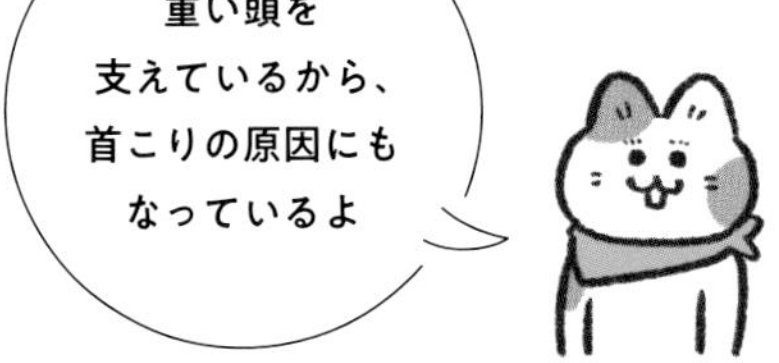
重い頭を
支えているから、
首こりの原因にも
なっているよ

主な働き	第１肋骨《ろっこつ》を引き上げたり、首を前屈・側屈させる
支配神経	頸《けい》・腕神経叢《わんしんけいそう》（C4-C6）の枝
動 作	首をかしげる、胸郭を広げて吸気を補助する

Scalenus medius
スカリーナス ミーディアス

斜角筋群

中斜角筋《ちゅうしゃかくきん》

上肢に向かう神経や血管を守る

前斜角筋《ぜんしゃかくきん》と同様に、**肋骨《ろっこつ》を引き上げたり、首を傾けたり**します。前斜角筋《ぜんしゃかくきん》と中斜角《ちゅうしゃかく》筋《きん》、第1肋骨《ろっこつ》に囲まれた空間を「**斜角筋隙《しゃかくきんげき》**」といい、上肢に向かう神経や血管が通っています。

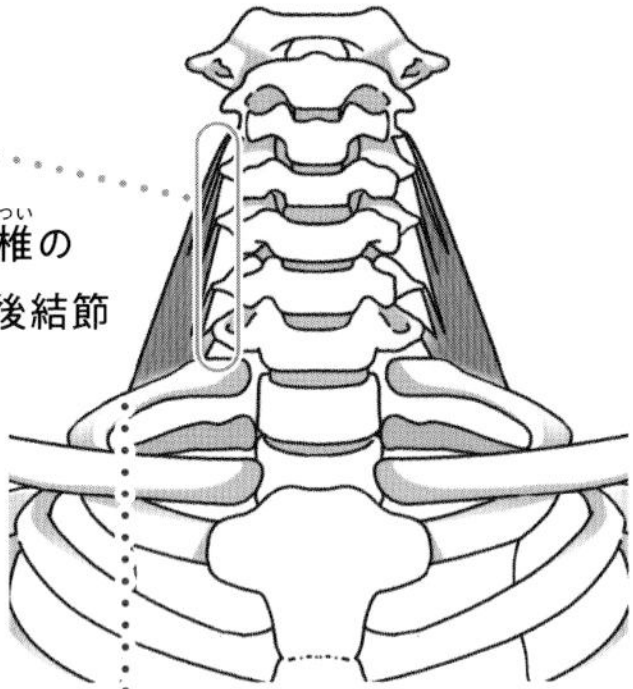

主な働き	第1肋骨《ろっこつ》を引き上げたり、首を前屈・側屈させる
支配神経	頸《けい》・腕神経叢《わんしんけいそう》（C3–C8）の枝
動作	首をかしげる。胸郭を広げて吸気を補助する

Scalenus posterior
スカリーナス ポスティリア

斜角筋群

後斜角筋《こうしゃかくきん》

首を支える細いインナーマッスル

第2肋骨《ろっこつ》につながる筋肉です。ほかの斜角筋《しゃかくきん》と同様に肋《ろっ》骨《こつ》を引き上げる働きがありますが、引き上げるのは第2肋《ろっ》骨《こつ》です。**首を支えたり、首を前や横に倒したりする**働きもあります。

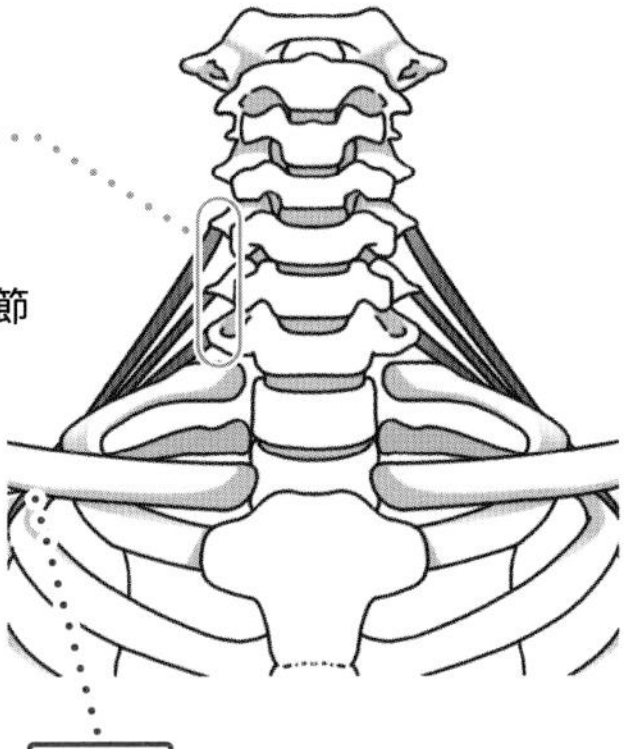

主な働き	第2肋骨《ろっこつ》を引き上げたり、首を前屈・側屈させる
支配神経	腕神経叢《わんしんけいそう》（C6–C8）の枝
動作	首をかしげる、胸郭を広げて吸気を補助する

Prevertebral muscles

プレバーテブラル マッスルズ

椎前筋群《ついぜんきんぐん》

首を安定させる
頸椎前面の筋肉

前頭直筋《ぜんとうちょくきん》

レクタス キャピティス アンティアリア

Rectus capitis anterior

頭部の前屈や側屈の際に働く。

起始 環椎《かんつい》の外側部

停止 後頭骨《こうとうこつ》の底部

外側頭直筋《がいそくとうちょくきん》

レクタス キャピティス ラテラリス

Rectus capitis lateralis

頭部の前屈や側屈の際に働く。

起始 環椎《かんつい》の横突起

停止 後頭骨《こうとうこつ》の底部（後頭顆の外側）

頭長筋《とうちょうきん》

ロンガス キャピティス

Longus capitis

やや細長い筋肉で、頭部を前屈、側屈させる。

起始 第 3–6 頸椎《けいつい》の横突起の前結節

停止 後頭骨《こうとうこつ》の底部

頸長筋《けいちょうきん》

ロンガス コリー

Longus colli

首の前面にある細長い筋肉で、上斜部、垂直部、下斜部に分かれる。首を前屈、側屈、回旋させる。

起始 上斜部：第 3–5 頸椎《けいつい》の横突起の前結節
垂直部：第 5–7 頸椎《けいつい》と第 1–3 胸椎《きょうつい》の椎体の前面
下斜部：第 1–3 胸椎《きょうつい》の椎体の前面

停止 上斜部：環椎《かんつい》の前結節
垂直部：第 2–4 頸椎《けいつい》の前面
下斜部：第 5–6 頸椎《けいつい》の横突起の前結節

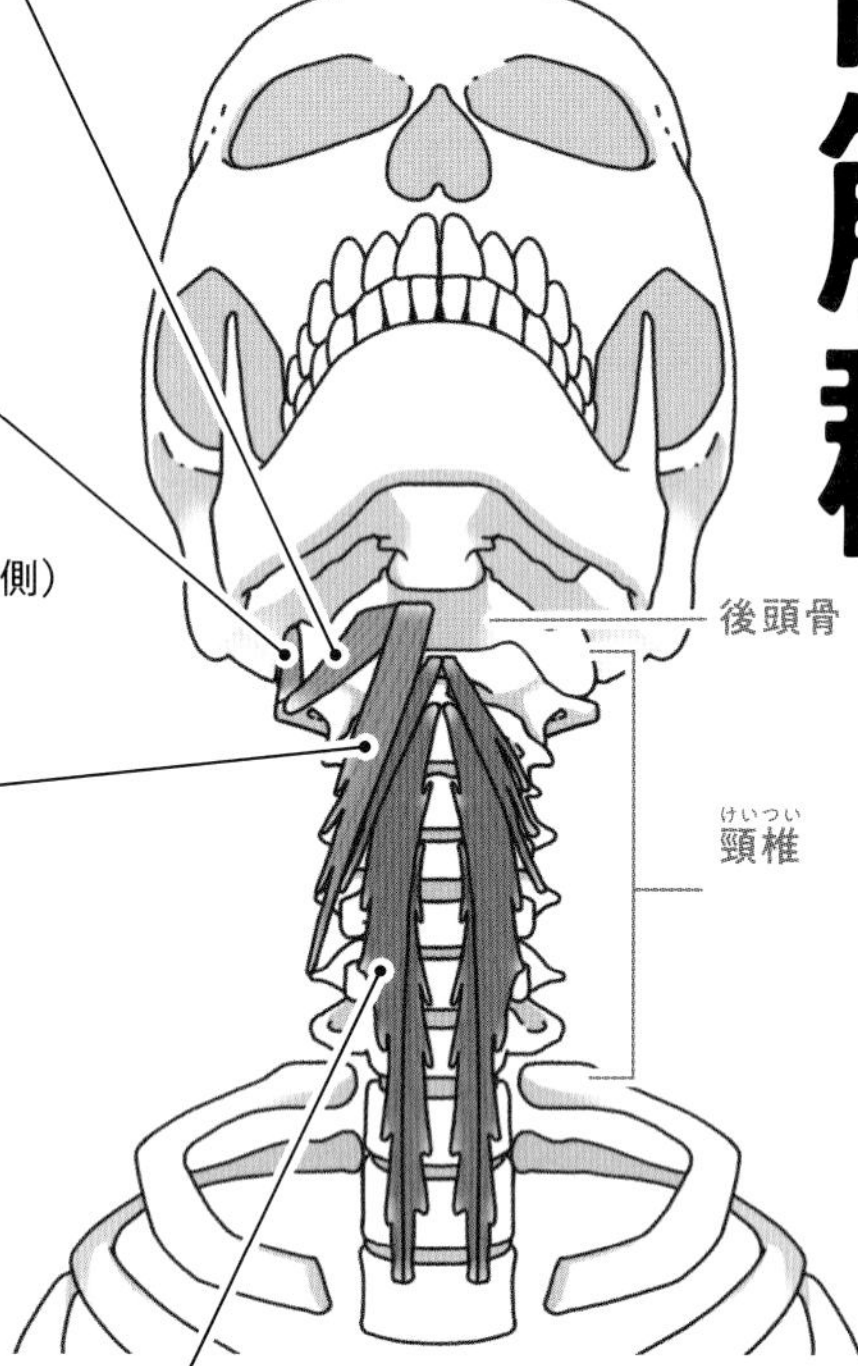

椎前筋群《ついぜんきんぐん》は、その名前のとおりに頸椎の前面を垂直方向に走る、細長い筋肉です。前頭直筋《ぜんとうちょくきん》、外側頭直筋《がいそくとうちょくきん》、頸長筋《けいちょうきん》、頭長筋《とうちょうきん》で構成されています。強い力ではありませんが、**頭部や頸《けい》椎《つい》の上部を屈曲させる**働きがあります。また、後頭下筋群《こうとうかきんぐん》（→P107）と連携して、**頭部を支える**役割も担います。

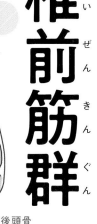

Suboccipital muscles
サブオクスィピタル マッスルズ

後頭下筋群《こうとうかきんぐん》

緊張が続くと頭痛を起こす

小後頭直筋《しょうこうとうちょくきん》

レクタス キャピティス ポスティリア マイナ
Rectus capitis posterior minor

深層にある筋肉。頭部を固定したり、後屈・回旋させたりする。

起始　環椎《かんつい》の後結節

停止　下項線《かこうせん》の内側 1/3

上頭斜筋《じょうとうしゃきん》

オウブライクワス キャピティス スーピアリア
Obliquus capitis superior

頭部を固定したり、側屈・回旋させたりする。

起始　環椎《かんつい》の横突起

停止　後頭骨《こうとうこつ》の大後頭直筋《だいこうとうちょっきん》の停止の上部

大後頭直筋《だいこうとうちょくきん》

レクタス キャピティス ポスティリア メイジャ
Rectus capitis posterior majar

頭部を固定したり、後屈・回旋させたりする。

起始　軸椎《じくつい》の棘突起

停止　下項線《かこうせん》の中間 1/3

下頭斜筋《かとうしゃきん》

オウブライクワス キャピティス インフィアリア
Obliquus capitis inferior

頭部を後屈・回旋させる。

起始　軸椎《じくつい》の棘突起

停止　環椎《かんつい》の横突起

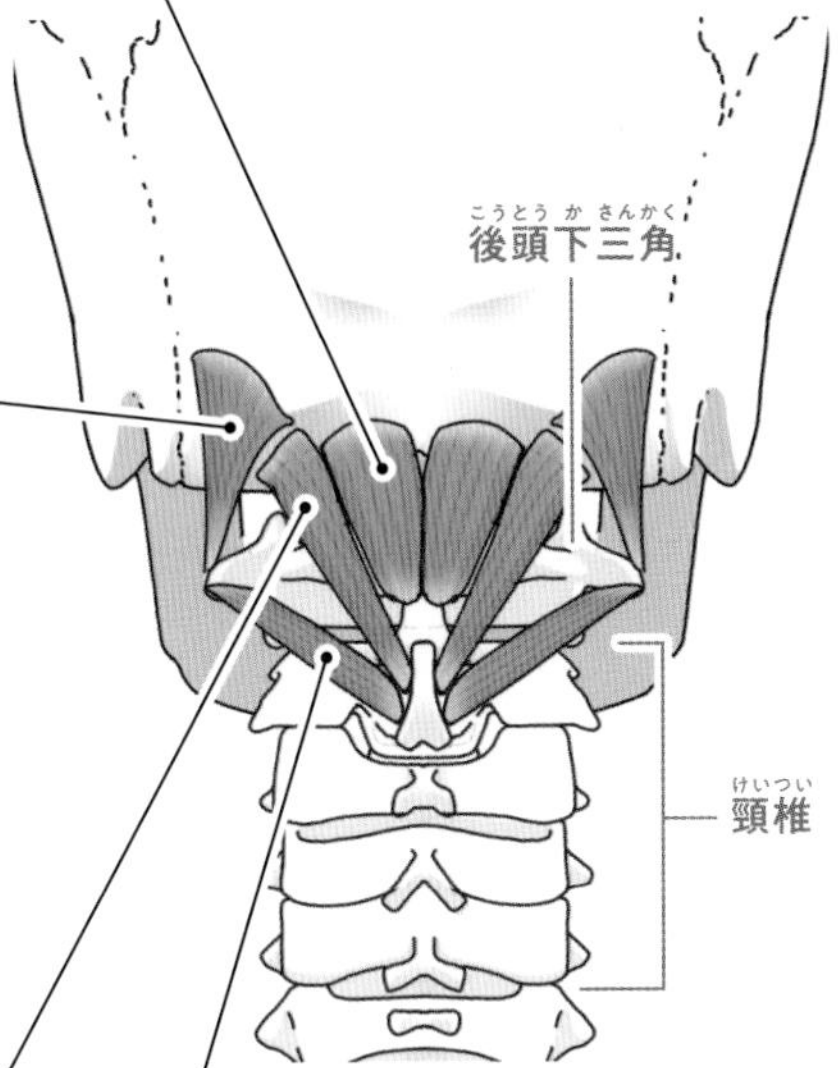

頸椎《けいつい》の後ろ側の深層にある小さな筋肉群です。大後頭直筋《だいこうとうちょくきん》、小後頭直筋《しょうこうとうちょくきん》、上頭斜筋《じょうとうしゃきん》、下頭斜筋《かとうしゃきん》の4つの筋肉で構成されています。**頭部を支え、後ろに倒したり、回したりする**働きがあります。また、頭痛の原因となる筋肉としても知られています。

大後頭直筋《だいこうとうちょくきん》、上頭斜筋《じょうとうしゃきん》、下頭斜筋《かとうしゃきん》の3つの筋肉で囲まれた空間を「後頭下三角《こうとうかさんかく》」といい、このなかに、首から脳に血液を送る椎骨動脈が通っています。

胸部

肩甲骨や腕を制御する筋肉

浅胸筋《せんきょうきん》

小胸筋《しょうきょうきん》（ ➡ P112）
肩甲骨《けんこうこつ》を斜め下方向に引き、腕を振り下ろす動きを行う。

鎖骨下筋《さこつかきん》（ ➡ P112）
鎖骨《さこつ》を内下方に引き下げたり、安定させたりする。

大胸筋《だいきょうきん》（ ➡ P110）
肩関節を中心とした腕の上げ下げや、腕を水平に移動させる動きなどを行う。

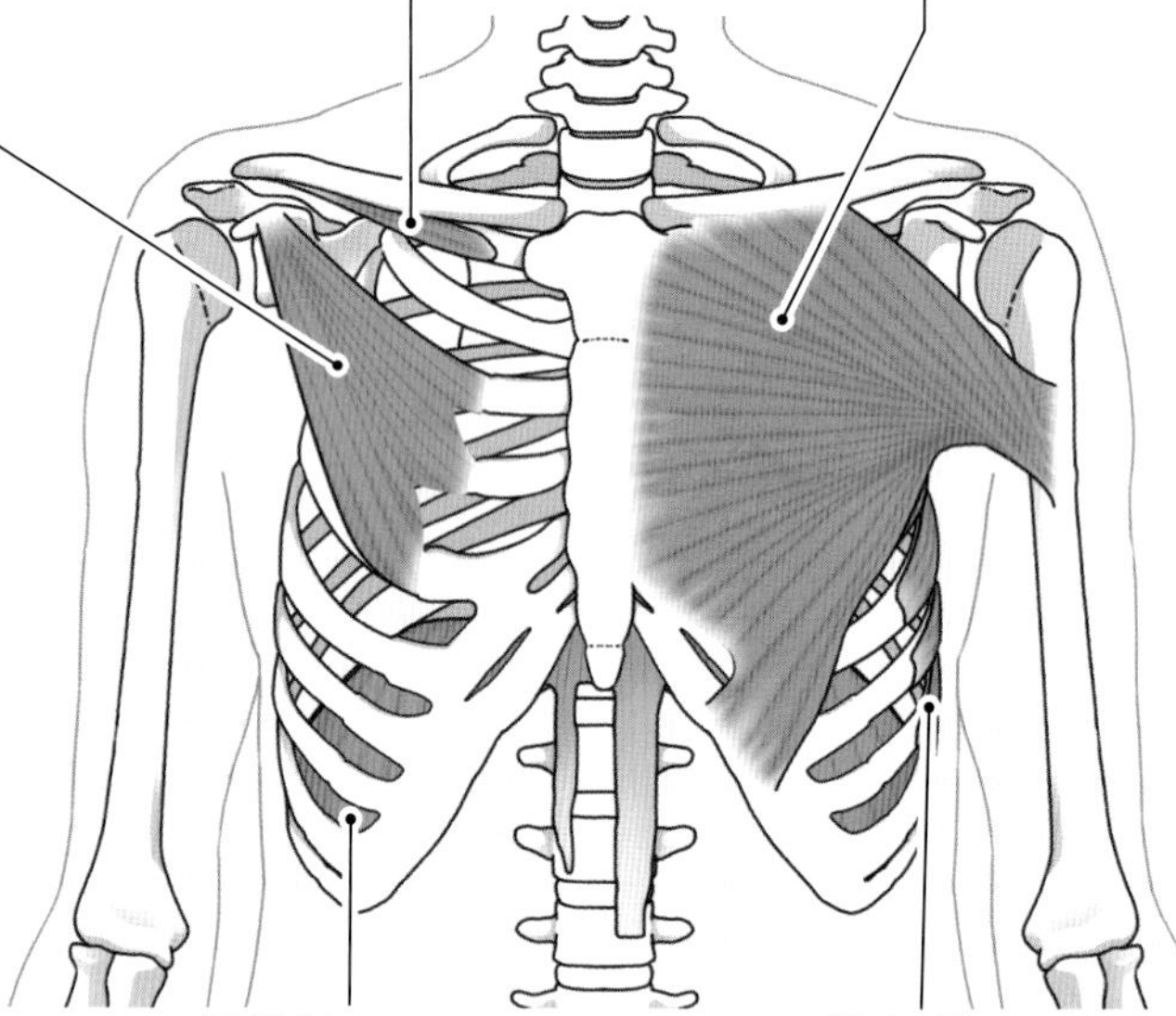

横隔膜《おうかくまく》（ ➡ P115）
胸腔《きょうくう》と腹腔《ふくくう》を隔て、胸腔を広げることで呼吸を助ける。

前鋸筋《ぜんきょきん》（ ➡ P113）
肩甲骨《けんこうこつ》を前外側に引くことで腕を前に突き出す。

胸部の筋肉は、大きく3種類に分けられます。表層に近いところにある「浅胸筋《せんきょうきん》」、深層にある「深胸筋《しんきょうきん》」、そしてどちらにも含まれない横隔膜《おうかくまく》です。

浅胸筋《せんきょうきん》の主な役割は、上腕や肩甲骨《けんこうこつ》、鎖骨《さこつ》などを動かすことです。ボールを投げたり打ったりする動作や、遠くの人に手を振るような動作のときに使われます。深胸筋《しんきょうきん》は主に肋骨《ろっこつ》の上げ下げを担っており、呼吸をする際に働きます。

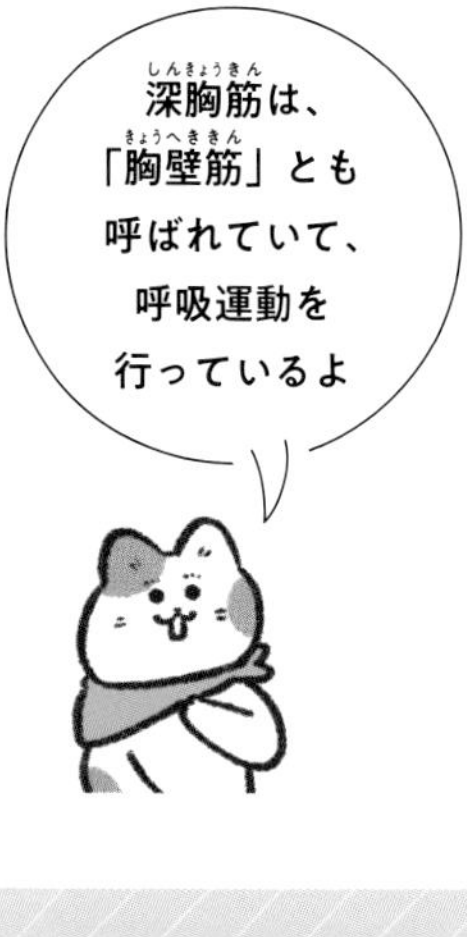
深胸筋《しんきょうきん》は、「胸壁筋《きょうへききん》」とも呼ばれていて、呼吸運動を行っているよ

深胸筋《しんきょうきん》

外肋間筋《がいろっかんきん》（➡ P114）
肋骨《ろっこつ》を引き上げて、
息を吸うのを助ける。

最内肋間筋《さいないろっかんきん》
肋骨《ろっこつ》を引き下げる。

内肋間筋《ないろっかんきん》
（➡ P114）
肋骨《ろっこつ》を引き下げて、
息を吐くのを助ける。

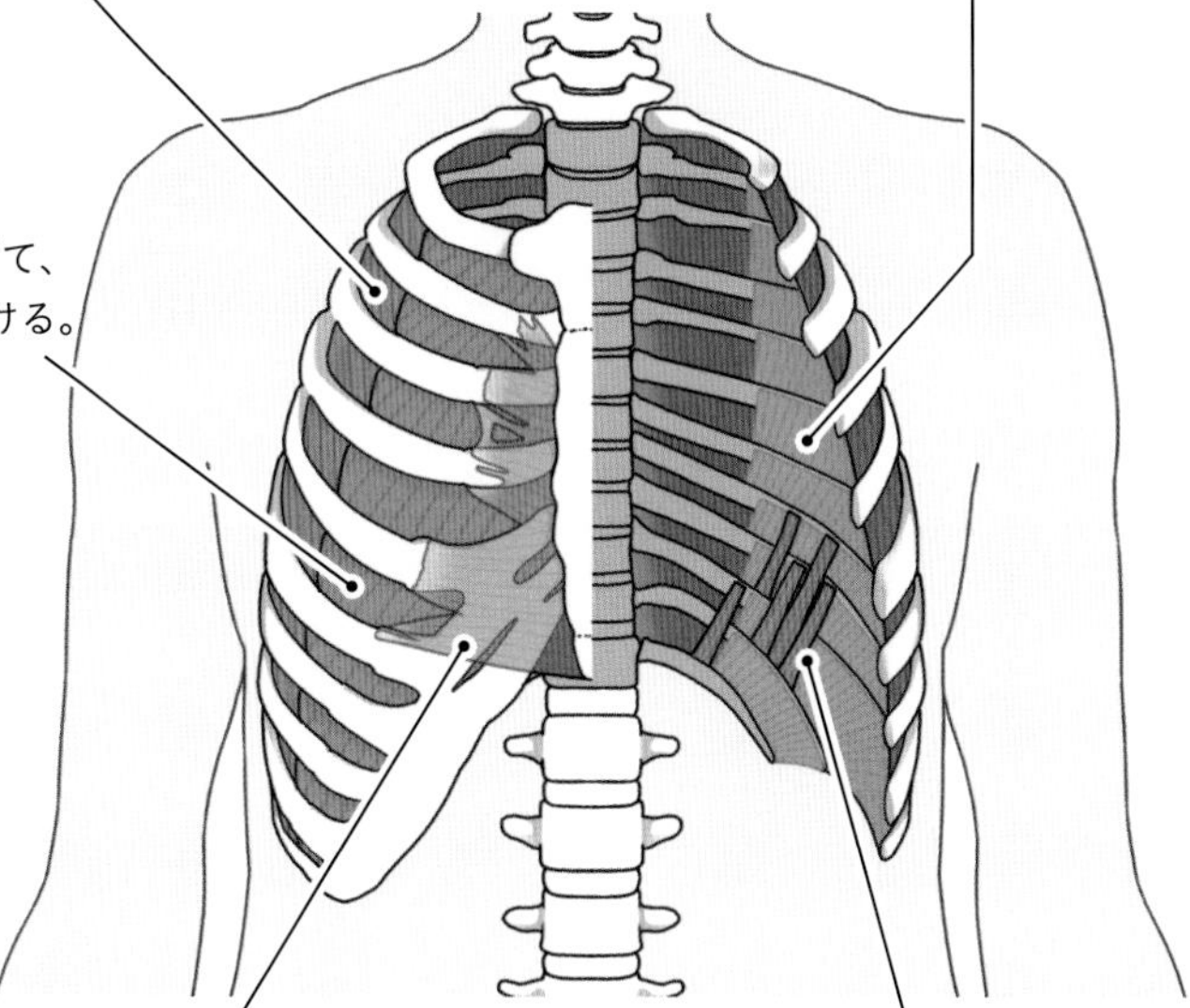

胸横筋《きょうおうきん》
肋骨《ろっこつ》を引き下げる。

肋下筋《ろっかきん》
肋骨《ろっこつ》を引き下げる。

呼吸は内肋間筋《ないろっかんきん》と外肋間筋《がいろっかんきん》が交互に働く

内肋間筋《ないろっかんきん》と外肋間筋《がいろっかんきん》は、それぞれの筋線維が交差するように走っています。この2種類の拮抗する筋肉が交互に働くことで、胸腔が膨らんだりしぼんだりして、呼吸（胸式呼吸）ができるのです。

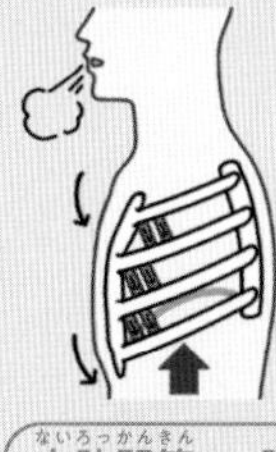

肋骨《ろっこつ》が下がり、
胸腔がしぼみ、
肺から空気が
押し出される。

内肋間筋《ないろっかんきん》 ＝ 吐く息で収縮

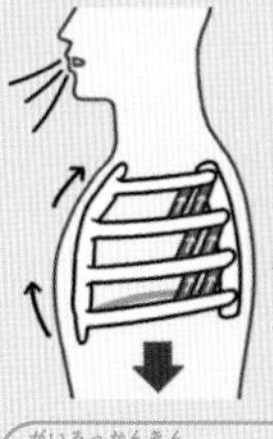

肋骨《ろっこつ》が上がり、
胸腔が膨らみ、
空気が入る。

外肋間筋《がいろっかんきん》 ＝ 吸う息で収縮

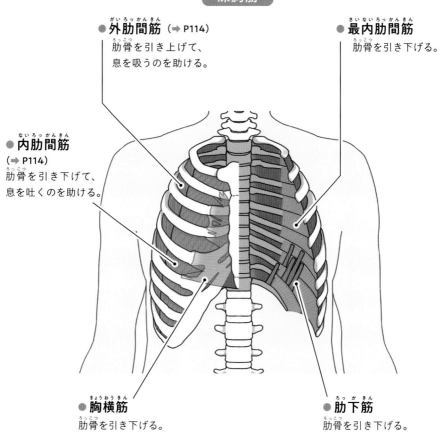

Pectoralis major
ペクトレイリス メジャ

胸板を形成する たくましさの象徴！

大《だい》胸《きょう》筋《きん》

起始

鎖骨部《さこつぶ》：鎖骨《さこつ》の内側半分

胸肋部《きょうろくぶ》：胸骨《きょうこつ》、
第 2–6 肋軟骨《ろくなんこつ》

腹部《ふくぶ》：腹直筋鞘《ふくちょくきんしょう》

停止

上腕骨《じょうわんこつ》の大結節稜《だいけっせつりょう》（前面）

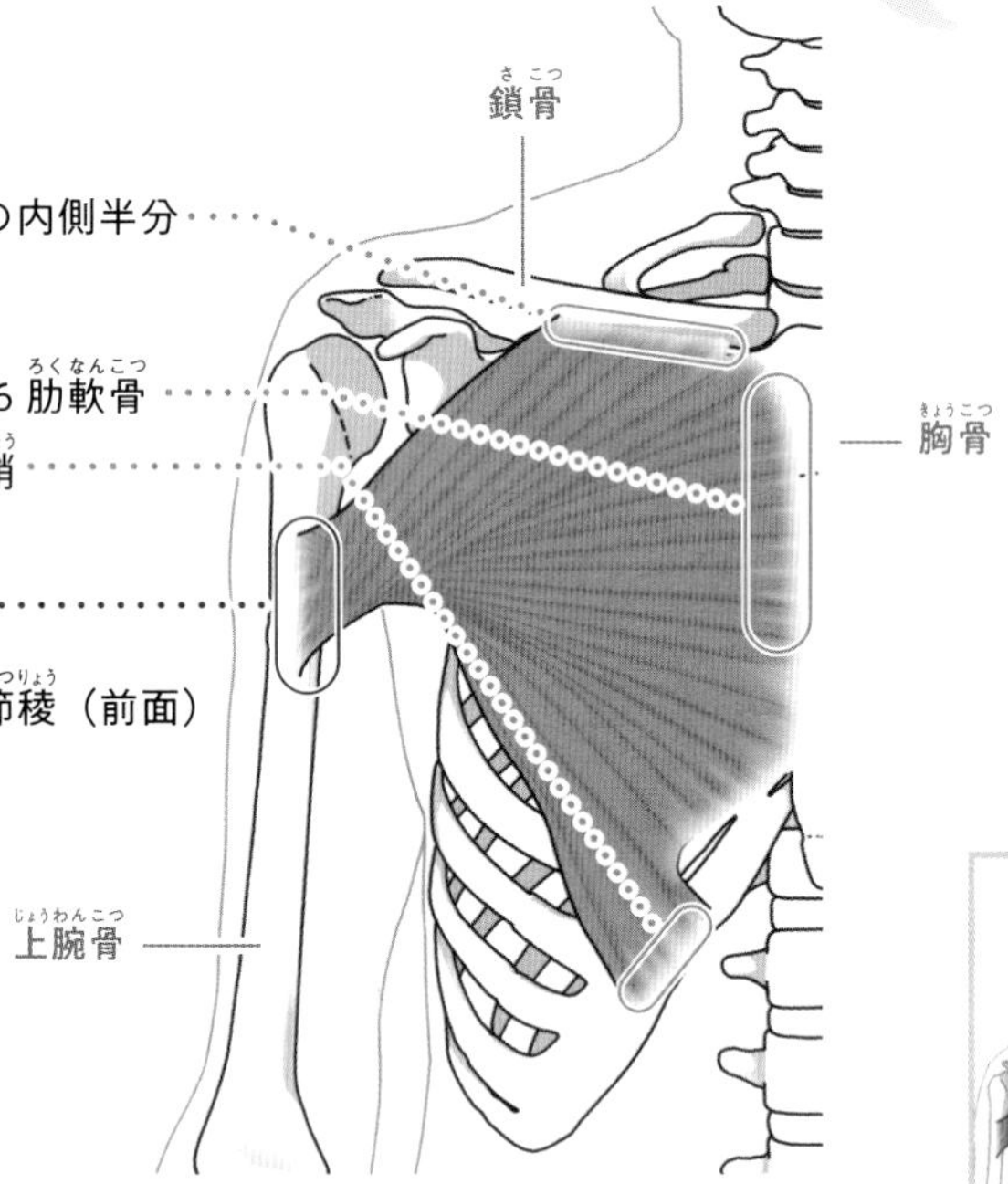

鎖骨《さこつ》
胸骨《きょうこつ》
上腕骨《じょうわんこつ》

胸部前面

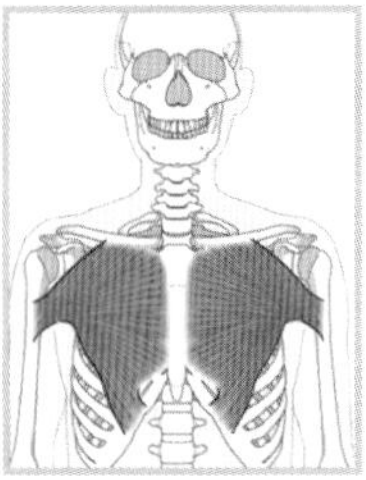

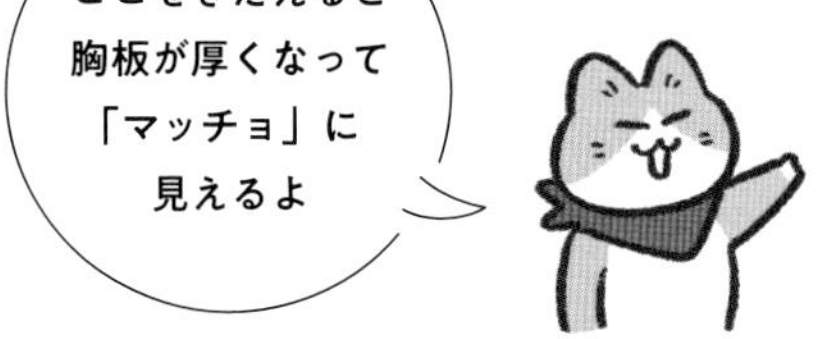

ここをきたえると
胸板が厚くなって
「マッチョ」に
見えるよ

主な働き	肩関節の内転、内旋
支配神経	内側《ないそく》・外側胸筋神経《がいそくきょうきんしんけい》（C5–T1）
動作	手でドアを押し開ける、胸の前でものを抱える、腕立て伏せをする、ボールを投げたり打ったりする

左右の胸の前面にある、扇の形をした大きな筋肉です。上部（鎖骨部）、中部（胸骨部）、下部（腹部）に分かれていて、それぞれ作用が異なります。**腕を上げる動作は上部が、下げる動作は下部が主に働きます。**また、手を前方に押し出す動きの場合、高い位置で押し出すときは上部や中部が、低い位置のときは下部が作用します。

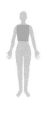

Q この筋肉をきたえるメリットは？

A 美しいボディライン！スポーツでも活躍

大胸筋《だいきょうきん》をきたえると胸の土台となる筋肉がつきます。**胸板が厚く、たくましい体**になるだけでなく、女性はバストが垂れないように支える筋肉がつくことで**バストアップ効果**が期待できます。胸をしっかり張ることで背筋を伸ばせるので、姿勢もよくなるでしょう。

また、スポーツの場面でも活躍します。大胸筋《だいきょうきん》は肩関節を操作し、上腕を動かす働きがあるので、**ボールを投げたり、野球のバットやテニスのラケットを振ったりする動き**で力を発揮します。

Q 効率的にきたえるには？

A 上部、中部、下部を意識してきたえる

大胸筋《だいきょうきん》は、上部、中部、下部に分かれており、それぞれ働きが異なるため、筋肉のきたえ方も異なります。

上部をきたえたいときは、**腕を前方に押し上げるような動き**が効果的です。足上げ腕立て伏せやベンチプレスで胸の上部を意識します。下部は、**腕を斜め下方に押し出すような動き**を。例えば、腕立て伏せをする際、両手を台の上に乗せて行うことで胸の下部を意識することができます。中部には、**肩を体の内側に寄せるように胸を開閉する**トレーニングが有効です。

上部をきたえるなら…

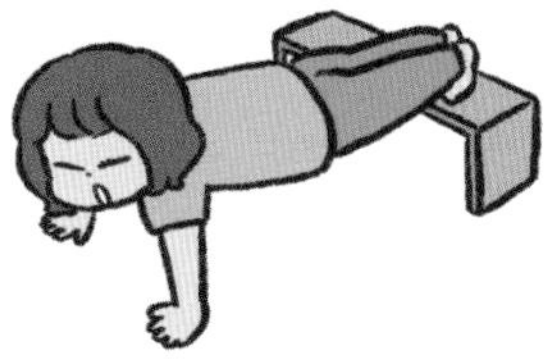

腕を前方に押し上げるような動きが効果的。

下部をきたえるなら…

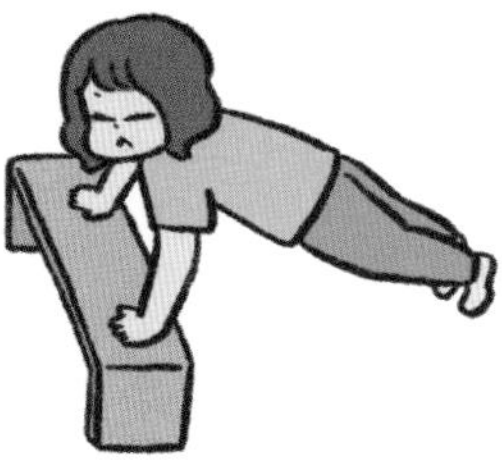

腕を下方に押し出すような動きが効果的。

中部をきたえるなら…

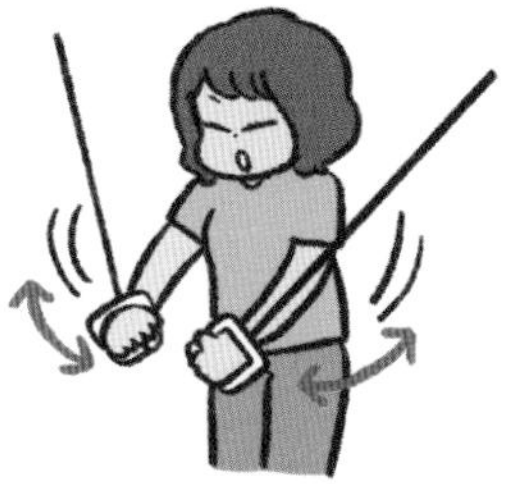

両腕を引き寄せるような動きが効果的。

Pectoralis minor
ペクトレイリス マイナ

小胸筋《しょうきょうきん》

**大胸筋《だいきょうきん》の下にあり
肩甲骨《けんこうこつ》を安定させる**

大胸筋《だいきょうきん》の下層にある、三角形の筋肉です。**肩甲骨《けんこうこつ》を下や前方に引っ張ることで、安定させます**。猫背や巻き肩など姿勢が悪くなっているときは、小胸筋《しょうきょうきん》が緊張しています。

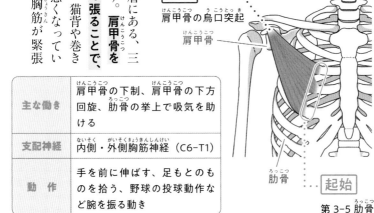

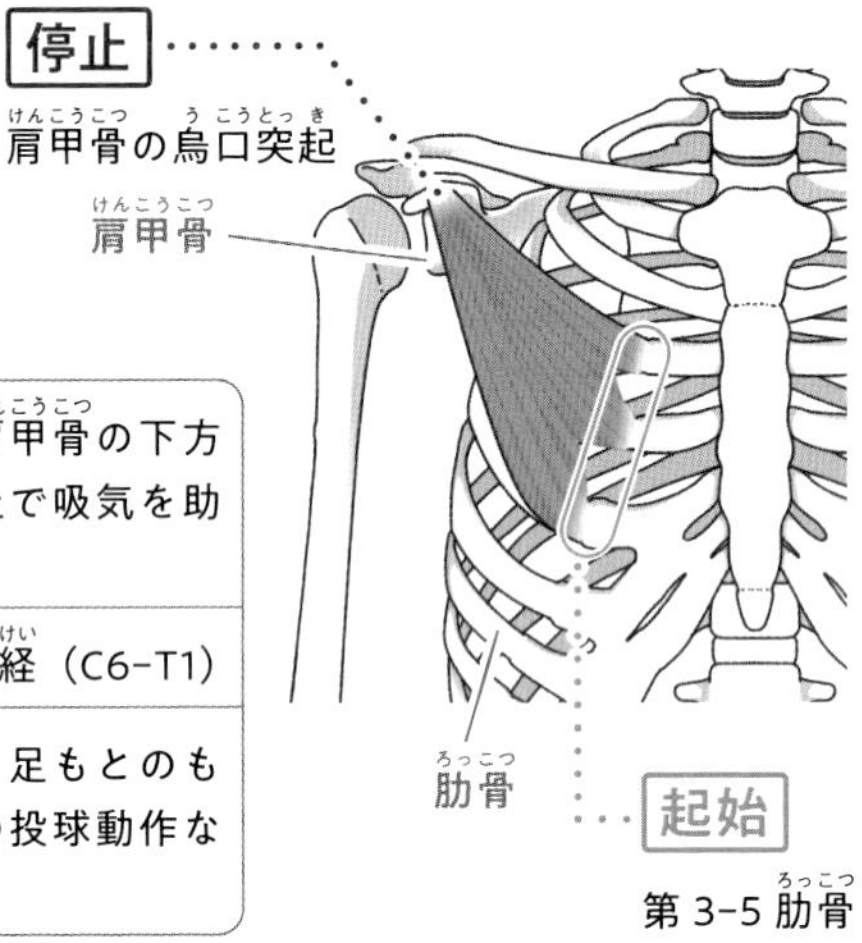

主な働き	肩甲骨《けんこうこつ》の下制、肩甲骨《けんこうこつ》の下方回旋、肋骨《ろっこつ》の挙上で吸気を助ける
支配神経	内側《ないそく》・外側胸筋神経《がいそくきょうきんしんけい》（C6–T1）
動　作	手を前に伸ばす、足もとのものを拾う、野球の投球動作など腕を振る動き

Subclavius
サブクレイヴィアス

鎖骨下筋《さこつかきん》

**肩が脱臼しないように
つなぎとめる**

第1肋骨《ろっこつ》から鎖骨《さこつ》に沿うように伸びる細い筋肉です。例えば、ボールを投げる動作では、遠心力で**胸鎖関節《きょうさかんせつ》**がはずれそうになりますが、この筋肉が**鎖骨《さこつ》を胸骨《きょうこつ》に引きつけて安定させます**。

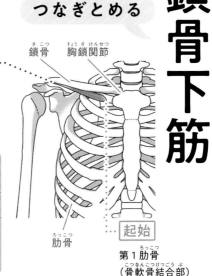

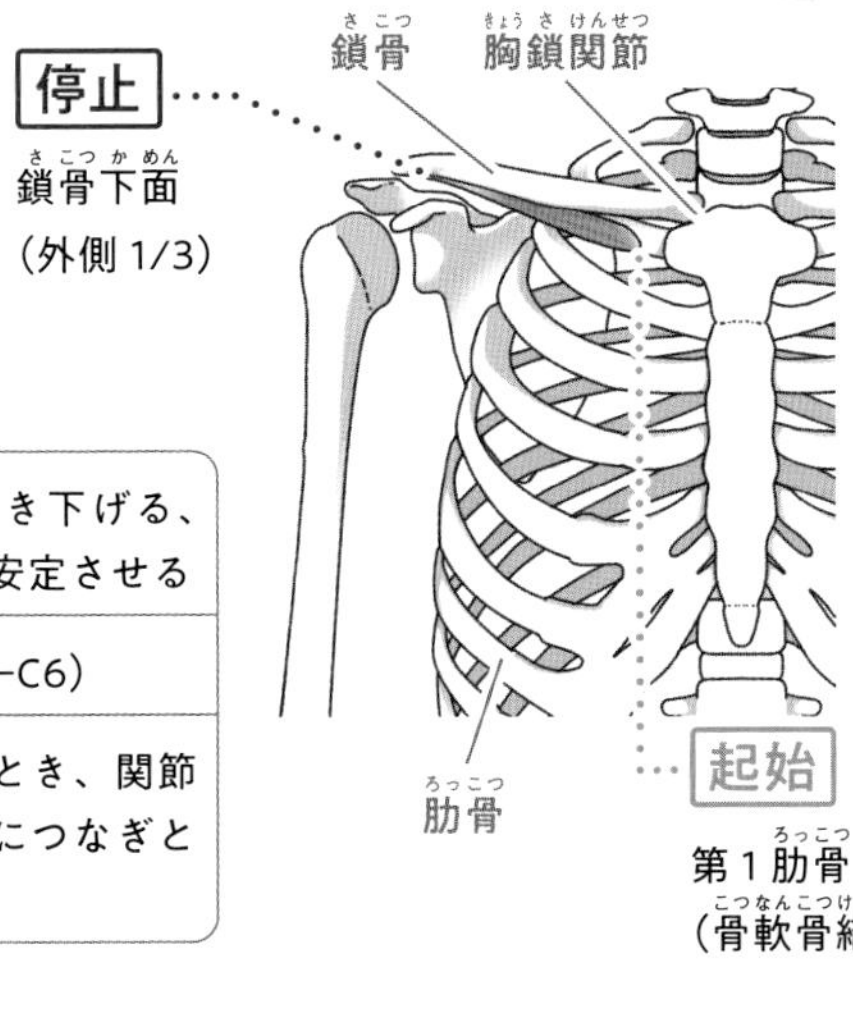

主な働き	鎖骨《さこつ》を前下方に引き下げる、鎖骨《さこつ》や胸鎖関節を安定させる
支配神経	鎖骨下筋神経《さこつかきんしんけい》（C5–C6）
動　作	腕を大きく回したとき、関節がはずれないようにつなぎとめる

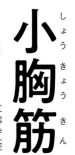

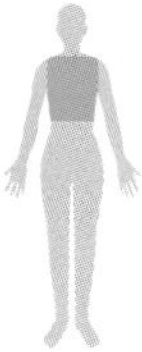

Serratus anterior

サレイタス アンテイアリア

ノコギリのような形をした肩甲骨《けんこうこつ》を動かす筋肉

前鋸筋《ぜんきょきん》

停止

肩甲骨《けんこうこつ》
①上部（上角）
②中部（内側縁）
③下部（下角および内側縁）

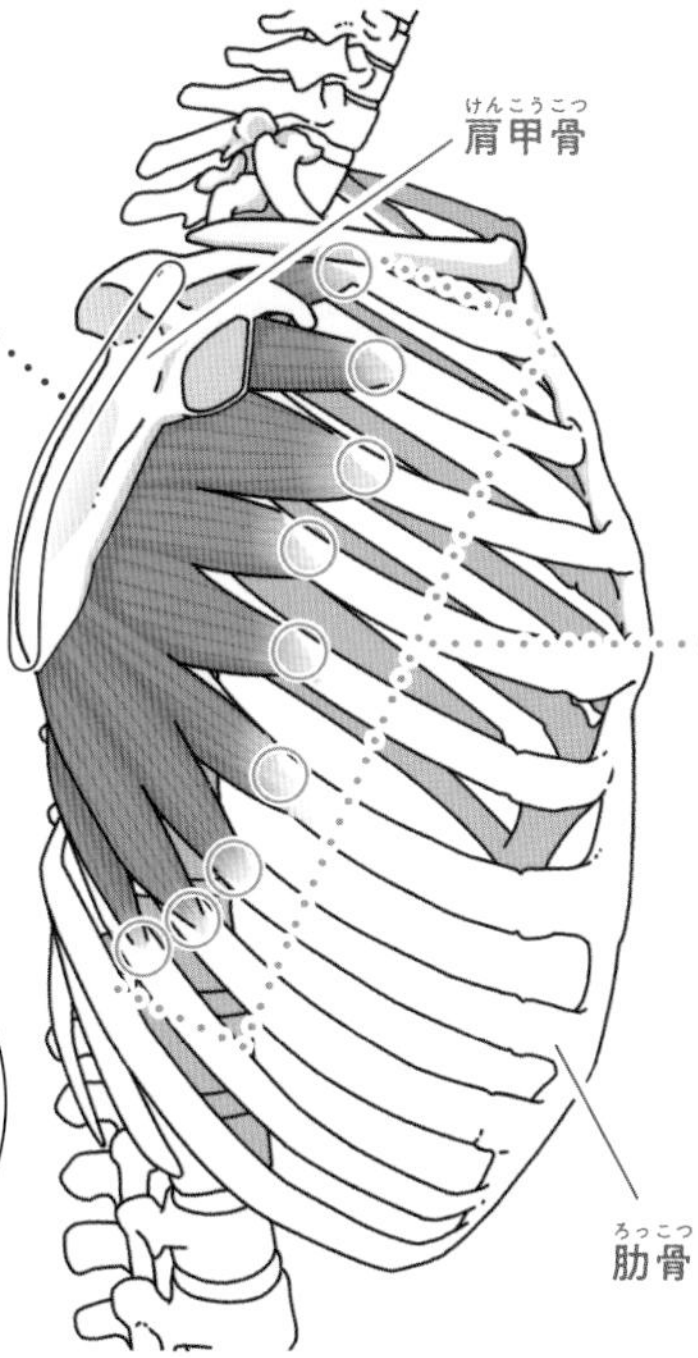
肩甲骨《けんこうこつ》
肋骨《ろっこつ》

起始

第 1–9 肋骨《ろっこつ》

胸部前面

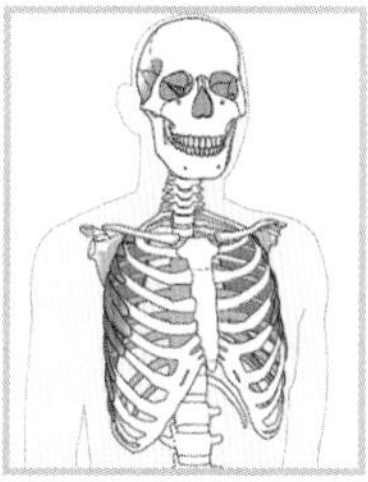

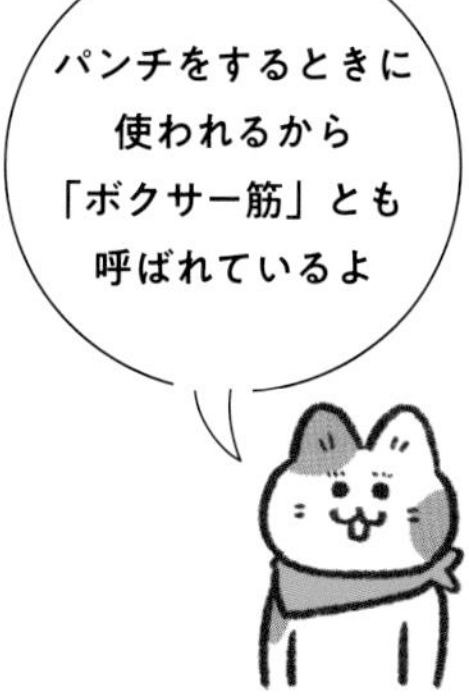
パンチをするときに
使われるから
「ボクサー筋」とも
呼ばれているよ

主な働き	肩甲骨《けんこうこつ》を前外方に引く、肋《ろっ》骨《こつ》を上げて吸息を助ける 上部：上げた腕を引き下げる 下部：肩甲骨《けんこうこつ》の上方回旋
支配神経	長胸神経《ちょうきょうしんけい》（C5–C7）
動　作	腕を前方に伸ばす、遠くに向かって手を振る、ボクシングのパンチを打つ

肋骨《ろっこつ》の背面を覆うようについている筋肉です。ノコギリの刃のような形をしているため、名前に「鋸《のこぎり》」の字がついています。

腕を横方向に上げたり（肩甲骨外《けんこうこつがい》転《てん》）、肩を前に巻き込むように動かしたりするときに使われます。スポーツでは、ボクシングや空手でパンチや突きを繰り出すときに活躍します。上げた腕を、振ったり下げたりするときにも作用します。

External intercostal
エクスターノル インタコストゥル

外肋間筋《がいろっかんきん》

息を吸うとき 肋骨《ろっこつ》を上げる

肋間隙《ろっかんげき》の表層にある外肋間《がいろっかん》筋《きん》は、肋骨《ろっこつ》の下側から、１つ下の肋骨《ろっこつ》に向かって斜め前方に伸びています。肋骨《ろっこつ》を引き上げる働きがあり、**胸郭が広がって息を吸い込む**ことができます。

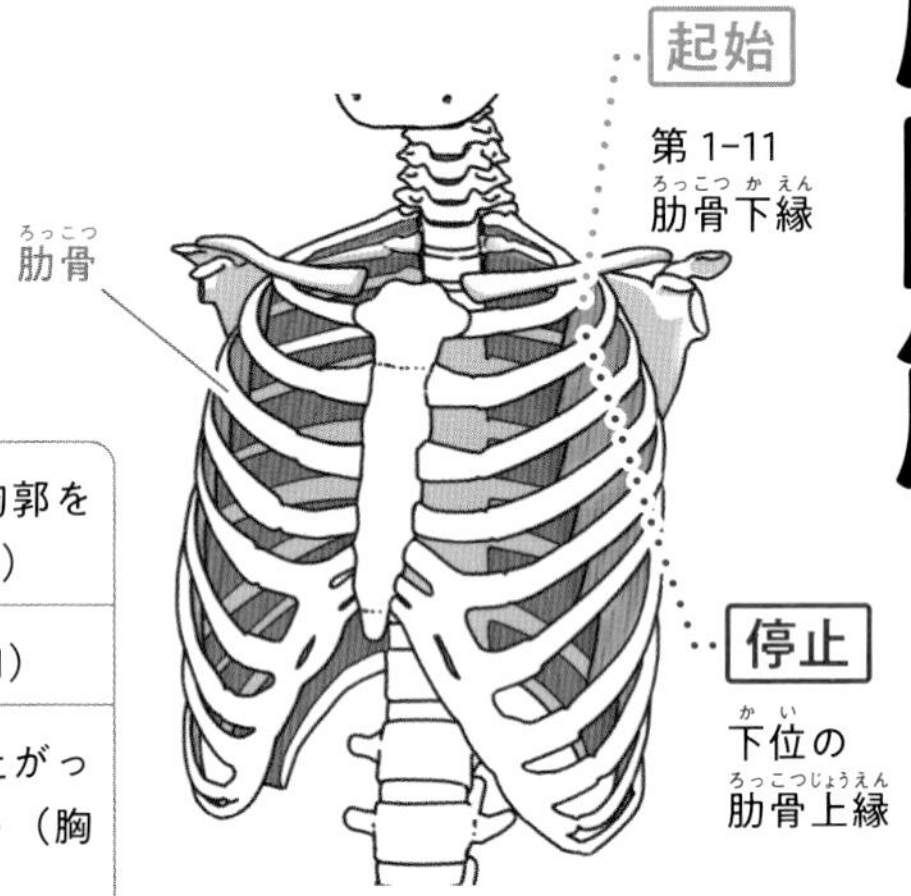

主な働き	肋骨《ろっこつ》を挙上して胸郭を拡張する（吸気時）
支配神経	肋間神経《ろっかんしんけい》（T1–T11）
動　作	運動などで息が上がったときに息を吸う（胸式呼吸）

Internal intercostal
インターナル インタコストゥル

内肋間筋《ないろっかんきん》

息を吐くとき 肋骨《ろっこつ》を下げる

外肋間筋《がいろっかんきん》より深層にある筋肉です。肋骨《ろっこつ》の上側から１つ上の肋骨《ろっこつ》に向かって斜め前方に伸び、外肋間筋《がいろっかんきん》と交差します。肋骨《ろっこつ》を引き下げる働きがあり、**胸郭が狭まり、強く息を吐き出す**ことができます。

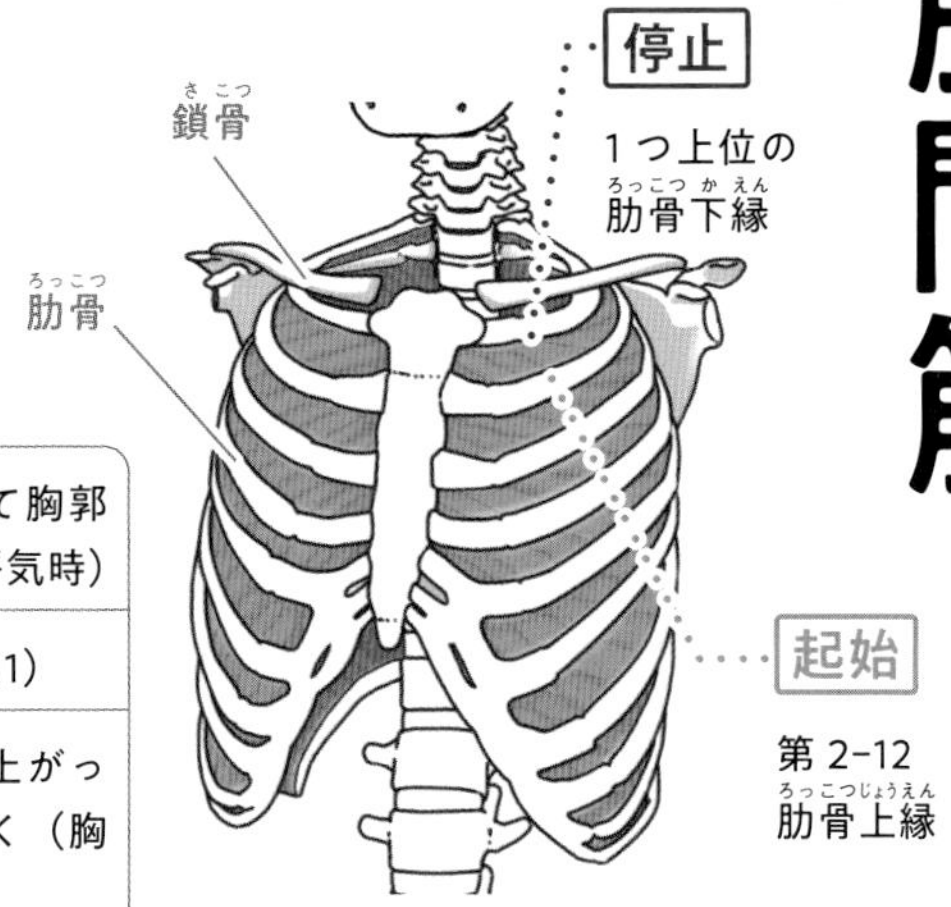

主な働き	肋骨《ろっこつ》を引き下げて胸郭を縮小させる（呼気時）
支配神経	肋間神経《ろっかんしんけい》（T1–T11）
動　作	運動などで息が上がったときに息を吐く（胸式呼吸）

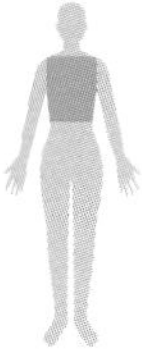

Diaphragm
ダイアフラム

横《おう》隔《かく》膜《まく》

息を吸うときにいちばん活躍する筋肉

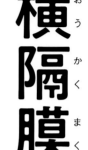

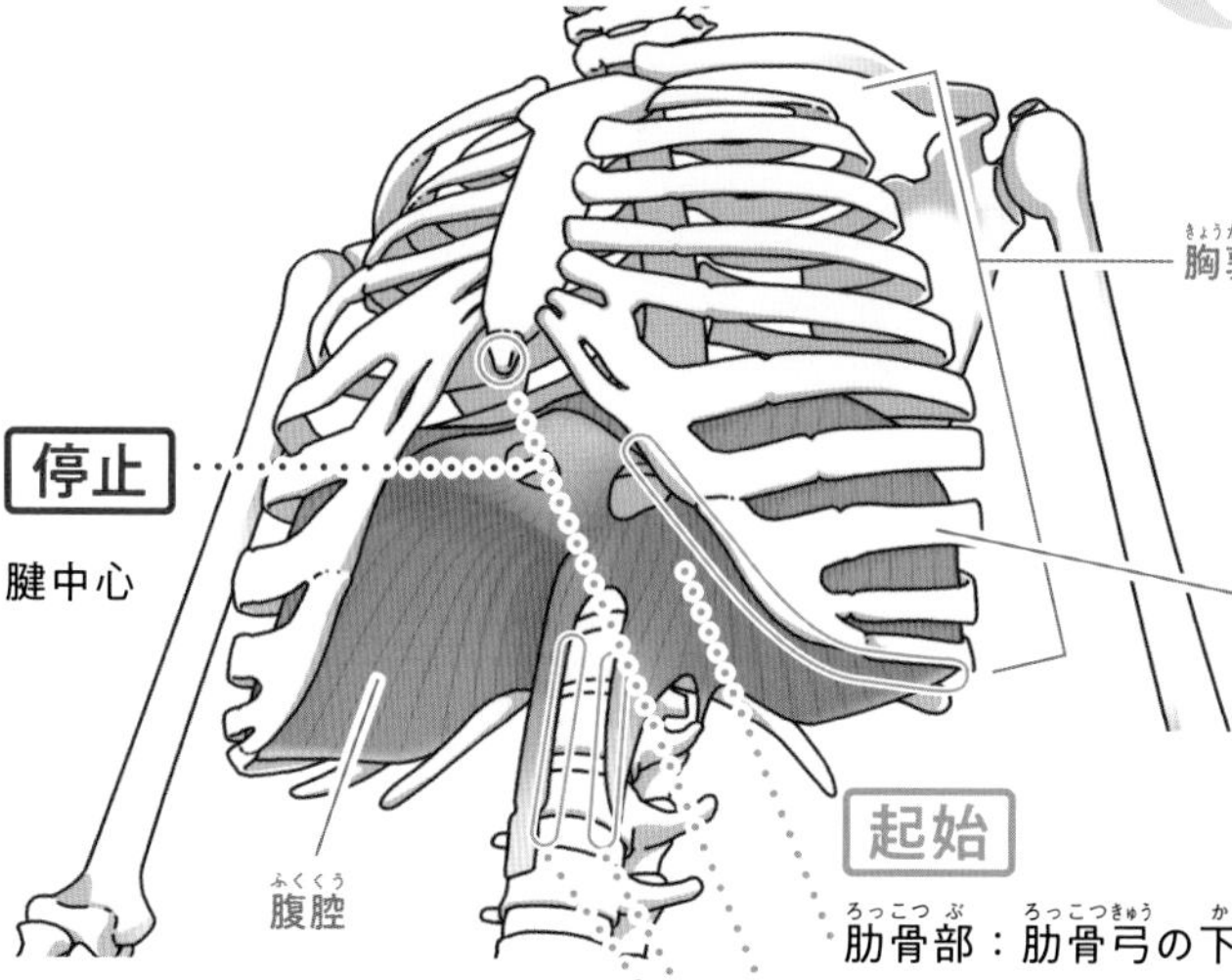

肋骨部《ろっこつぶ》：肋骨弓《ろっこつきゅう》の下縁《かえん》（第 7–12 肋軟骨《ろくなんこつ》の内側《ないそく》）

胸骨部《きょうこつぶ》：剣状突起《けんじょうとっき》の後面《こうめん》

腰椎部《ようついぶ》：第 1–3 腰椎《ようつい》の椎体《ついたい》とその間の椎間板《ついかんばん》、内側弓《ないそくきゅう》状靭帯《じょうじんたい》、外側弓状靭帯《がいそくきゅうじょうじんたい》

胸郭の底をふさぐように広がる、ドーム状の筋肉で、胸腔と腹腔を隔てています。吸気を行う筋肉がたくさんあるなかで、**もっとも大きな役割を果たす**のが横隔膜《おうかくまく》です。

息を吸うときに働く筋肉で、収縮すると横隔膜《おうかくまく》が下がるために胸腔が広がり、中が陰圧になるために肺に空気が入ってきます。息を吐き出すときは、横隔膜《おうかくまく》がゆるんで肺の弾性で空気が出ていき、胸腔が狭まります。また、排便でいきむときなど**腹圧を高める**際にも、働きます。

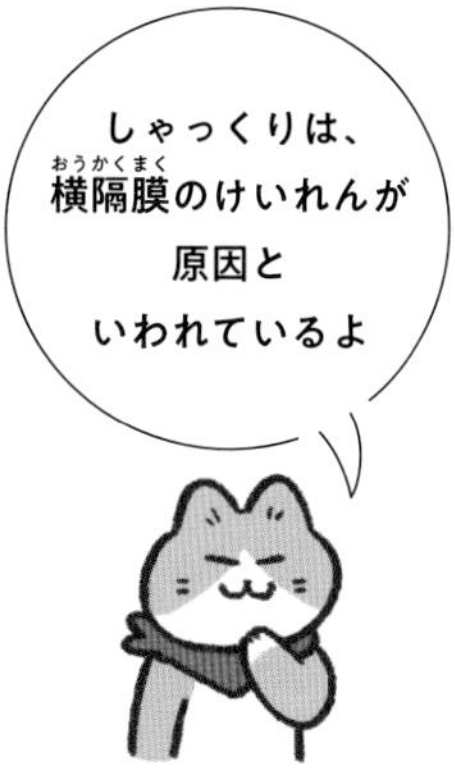
しゃっくりは、
横隔膜《おうかくまく》のけいれんが
原因と
いわれているよ

主な働き	胸腔を拡大する（吸気時）、腹圧を高める
支配神経	横隔神経《おうかくしんけい》（C3–C5）
動　作	息を吸う、いきむ

腹部

姿勢を正して内臓を守る筋肉

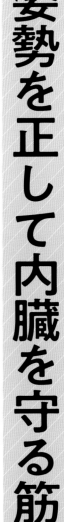

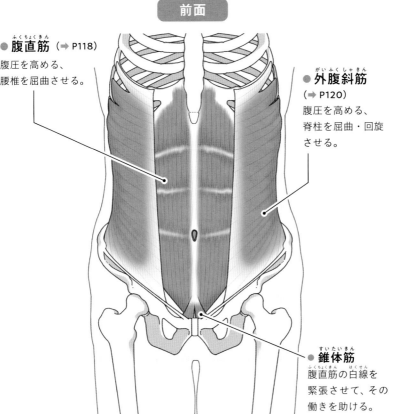

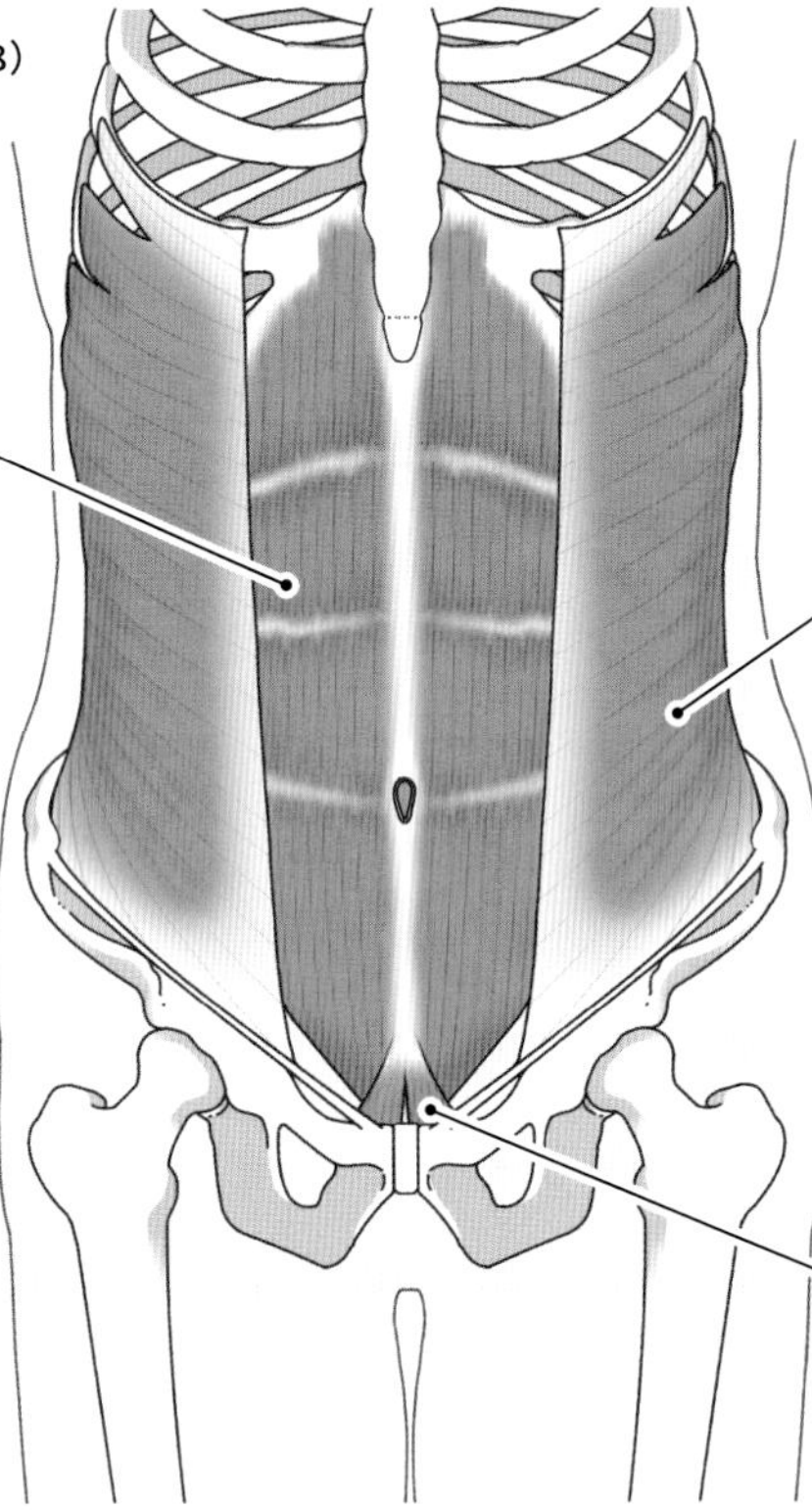

腰椎を屈曲させる。

錐体筋《すいたいきん》

緊張させて、その

腹部には内臓を守るための骨格がありません。胸部は肋骨《ろっこつ》によって守られていますが、腹部はそのような骨がないため、筋肉がその役割を担っているのです。さらに、姿勢を保ったり、体をひねったりする際にこれらも筋肉が使われます。

腹部の底を下から支えているのが骨盤底筋群《こつばんていきんぐん》です。内臓が下に落ちないようにふたをする役割ともに、排便や排尿をコントロールします。

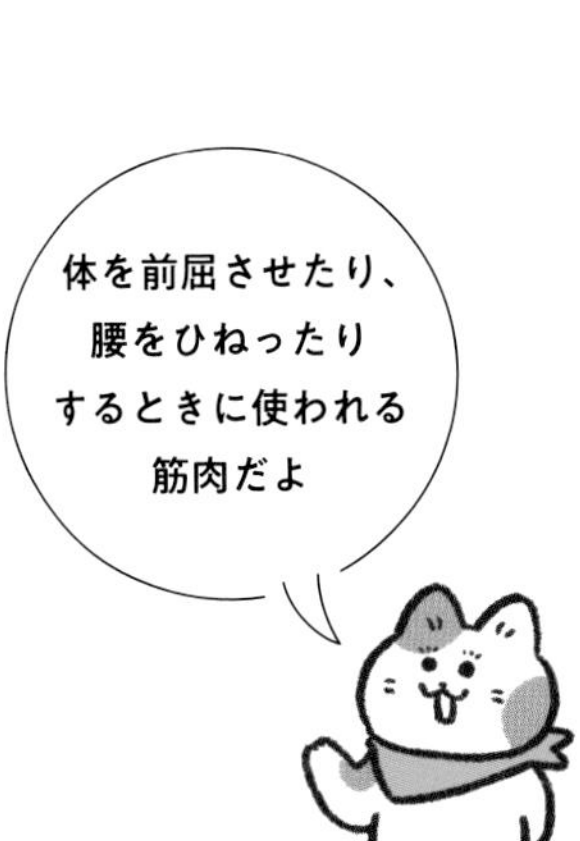
体を前屈させたり、
腰をひねったり
するときに使われる
筋肉だよ

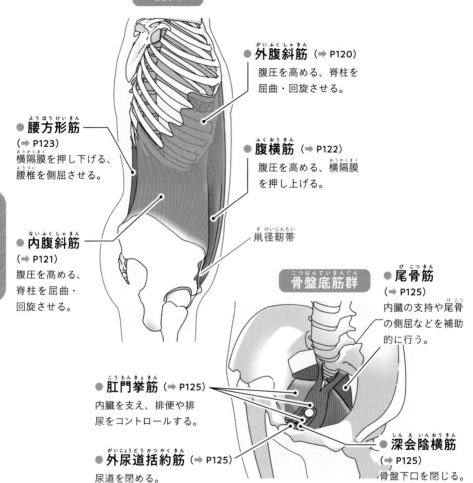

側面

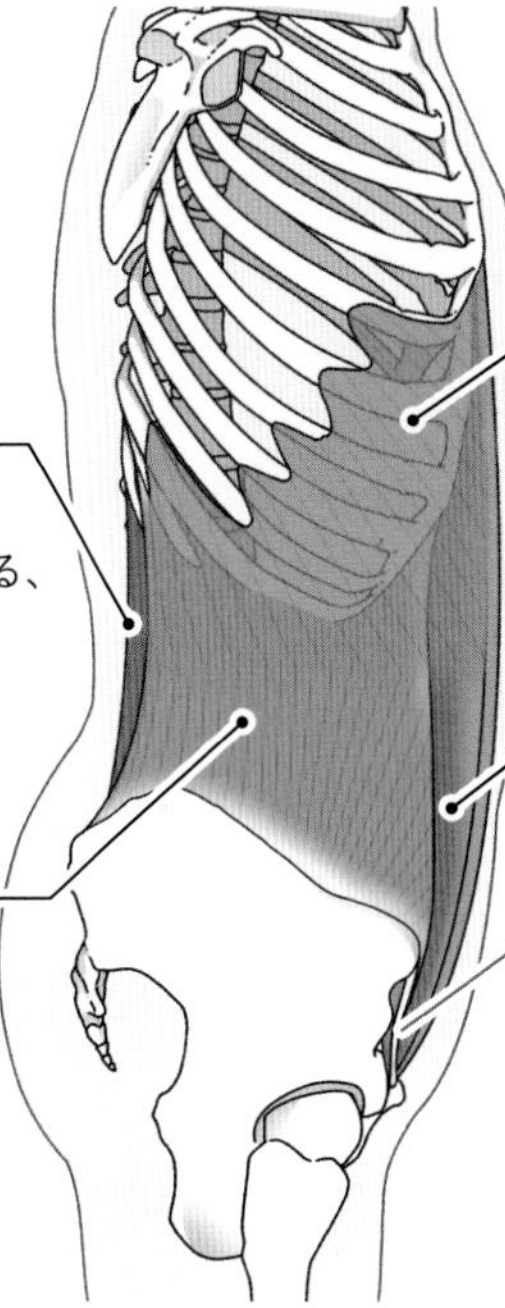

● **外腹斜筋《がいふくしゃきん》** （➡ P120）
腹圧を高める、脊柱を屈曲・回旋させる。

● **腰方形筋《ようほうけいきん》** （➡ P123）
横隔膜《おうかくまく》を押し下げる、腰椎《ようつい》を側屈させる。

● **腹横筋《ふくおうきん》** （➡ P122）
腹圧を高める、横隔膜《おうかくまく》を押し上げる。

● **内腹斜筋《ないふくしゃきん》** （➡ P121）
腹圧を高める、脊柱を屈曲・回旋させる。

鼡径靭帯《そけいじんたい》

骨盤底筋群《こつばんていきんぐん》

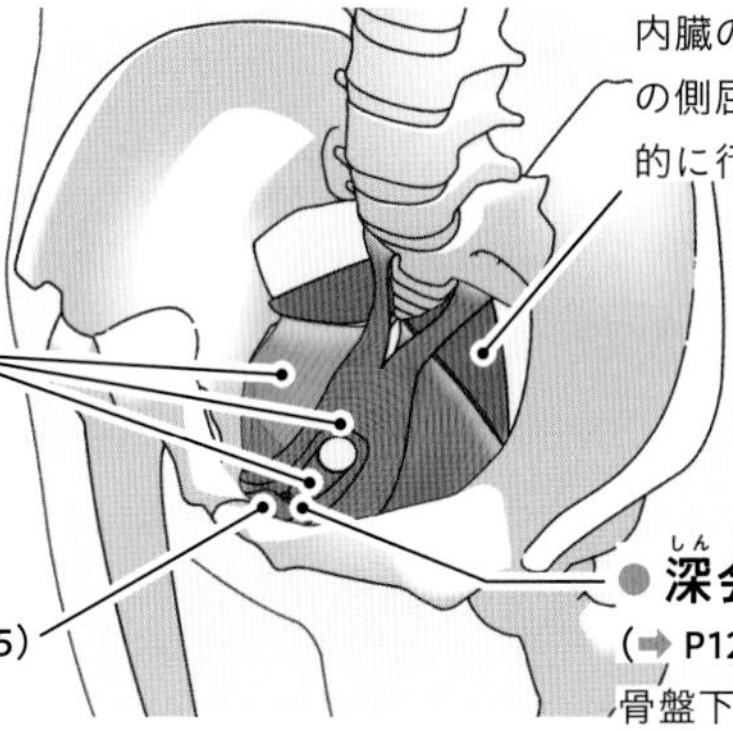

● **尾骨筋《びこつきん》** （➡ P125）
内臓の支持や尾骨《びこつ》の側屈などを補助的に行う。

● **肛門挙筋《こうもんきょきん》** （➡ P125）
内臓を支え、排便や排尿をコントロールする。

● **外尿道括約筋《がいにょうどうかつやくきん》** （➡ P125）
尿道を閉める。

● **深会陰横筋《しんえいんおうきん》** （➡ P125）
骨盤下口を閉じる。

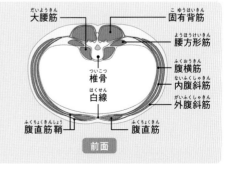

腹部を輪切りにしてみると筋肉の位置関係がよくわかる

腹部は、いくつもの筋肉が多重の層になっているため、位置関係が複雑ですが、輪切りにした図を見るとよくわかるはずです。側腹筋《そくふっきん》は、表面から順に、外腹斜筋《がいふくしゃきん》、内腹斜筋《ないふくしゃきん》、腹横筋《ふくおうきん》が層を成しています。前腹は腹直筋《ふくちょくきん》が、後腹は腰方形筋《ようほうけいきん》が壁をつくって、内臓を守っています。

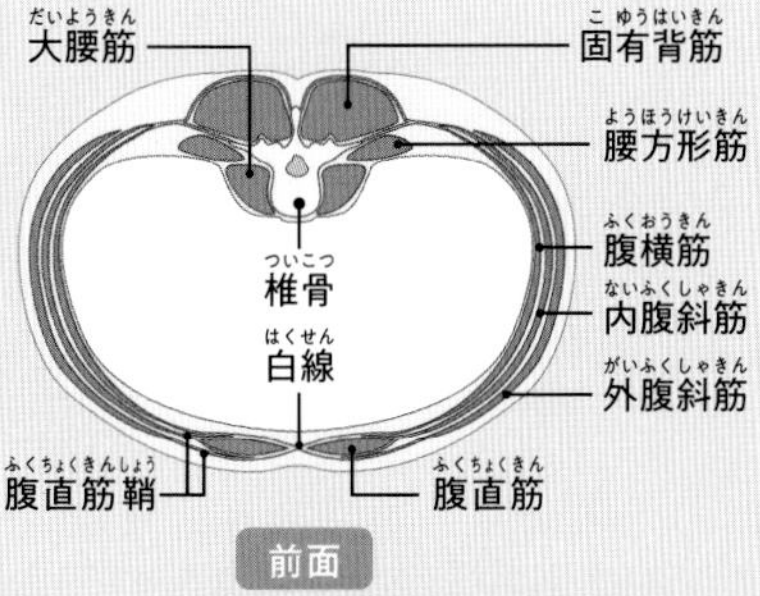

腹直筋《ふくちょくきん》

腹筋《ふっきん》の代表格「シックスパック」はここ！

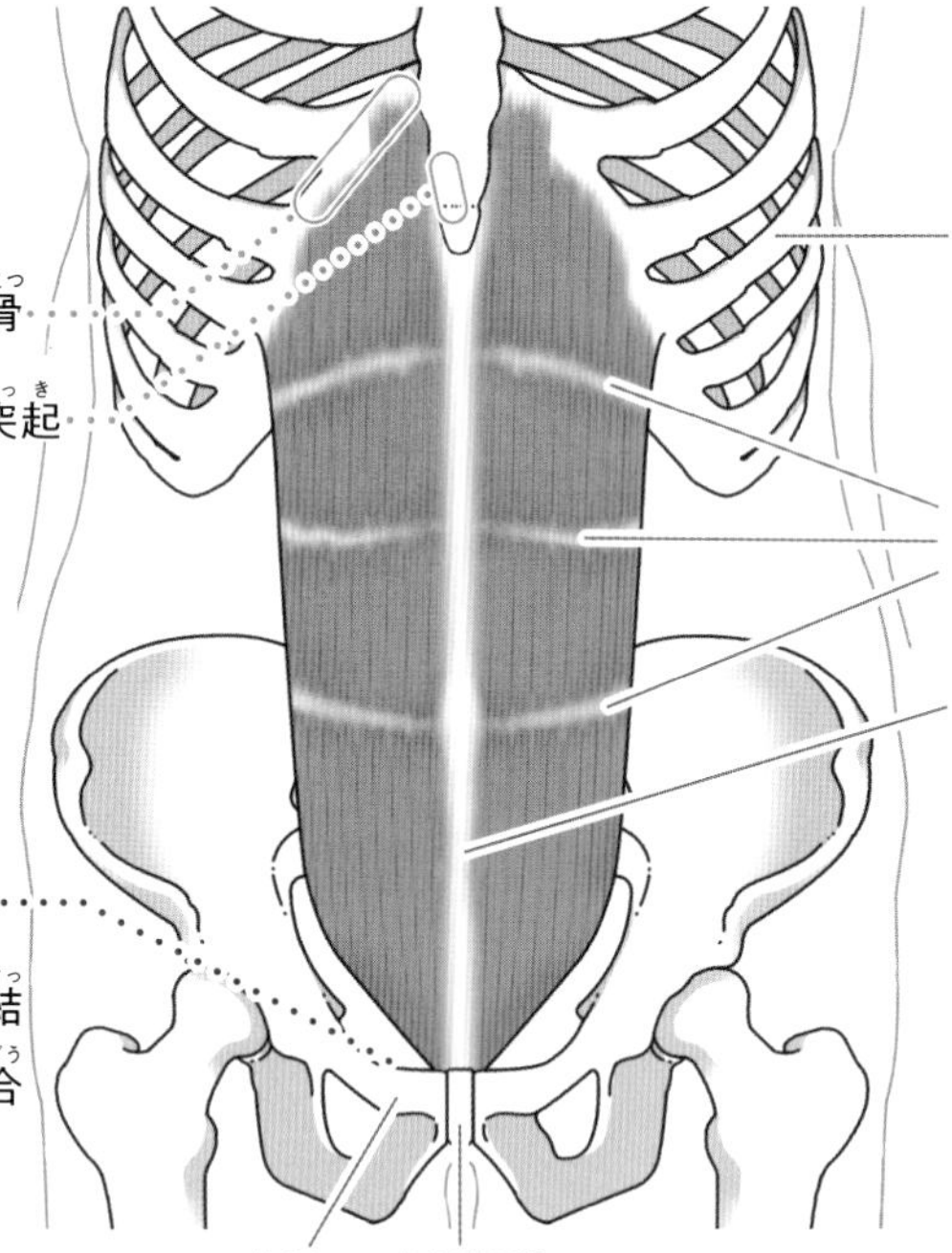

腹部前面

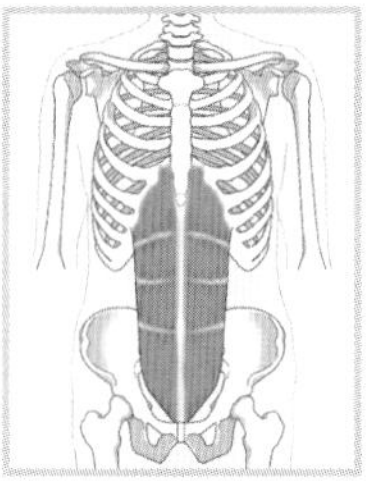

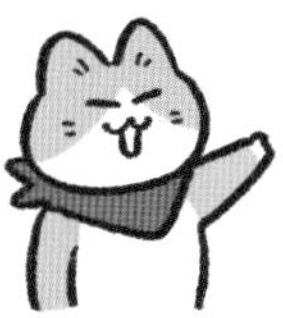

腹部の中央を縦に走る平たくて長い筋肉で、一般的には、ここを腹筋《ふっきん》と呼びます。腹直筋《ふくちょくきん》をきたえると筋肉が6つに割れたような状態「シックスパック」になりますが、それは腹直筋《ふくちょくきん》を横断する「**腱画**《けんかく》」と、縦に走る「**白線**《はくせん》」という線維の集まりにより、筋肉の割れ目が見えやすくなるからです。**上体を起こす際に強く働き、正しい姿勢を保つ**ときにも作用します。

主な働き	腰椎（体幹）の前屈と側屈、腹圧を高める
支配神経	肋間神経《ろっかんしんけい》（T5–T12）
動作	仰向けの状態から上体を起こす、排便・分娩・くしゃみなどのときにいきむ

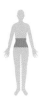

Q この筋肉をきたえるメリットは？

A 姿勢がよくなり、腰痛予防も

腹直筋《ふくちょくきん》をきたえることのメリットはたくさんあります。まず、おなかが引き締まることで**姿勢がよくなります**。当然、スタイルもよく見えるでしょう。また、腹直筋《ふくちょくきん》は骨盤が正しい傾きになるように支える働きもあるため、その姿勢をキープすることで**腰痛も予防**できます。

そして、排便時のいきむときに使うのも腹直筋《ふくちょくきん》。この筋肉が働くと、便を押し出しやすくなり、**便秘の解消にもつながる**でしょう。

Q 筋力が落ちるとどうなる？

A 反り腰になって腰痛になることも

腹直筋《ふくちょくきん》が弱まると、骨盤が正しい角度に保たれず、**反り腰になりやすく**なります。反り腰とは、腰椎《ようつい》のカーブ（前弯《ぜんわん》）が強くなった状態のこと。それに伴い骨盤が前傾すると腰への負担が増えて、**腰痛を招きやすい**のです。また、腹直筋《ふくちょくきん》やそのほかの腹《ふっ》筋《きん》が弱くなることで、おなかがポッコリと出てしまうこともあります。

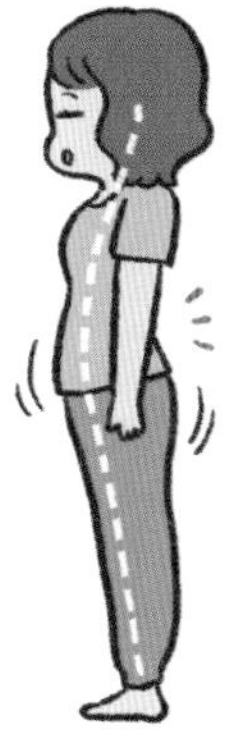

知りたい！

みんな腹筋《ふっきん》はもともと割れている！

腹筋《ふっきん》が割れた「シックスパック」の状態は、筋トレをしている人たちの憧れでしょう。しかし多かれ少なかれ、みんな、腱画《けんかく》と白線《はくせん》によって腹筋《ふっきん》は割れているのです。それが目立って見えるかどうかは、皮下脂肪や筋肉の量に左右されます。くっきり割れたかっこいい腹筋にしたいのであれば、体脂肪を落として、腹直筋《ふくちょくきん》をきたえましょう。

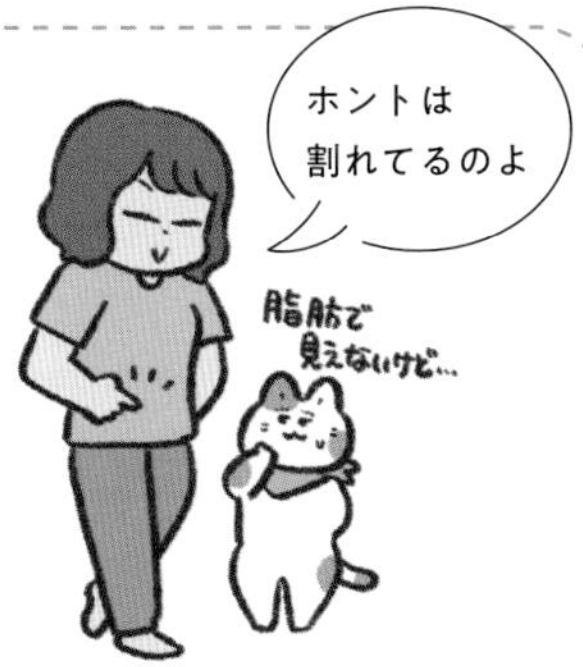
ホントは
割れてるのよ
脂肪で
見えないけど…

External oblique
イクスターノル オブリーク

外《がい》腹《ふく》斜《しゃ》筋《きん》

腰をひねるときに活躍！ 脇腹を斜めに走る筋肉

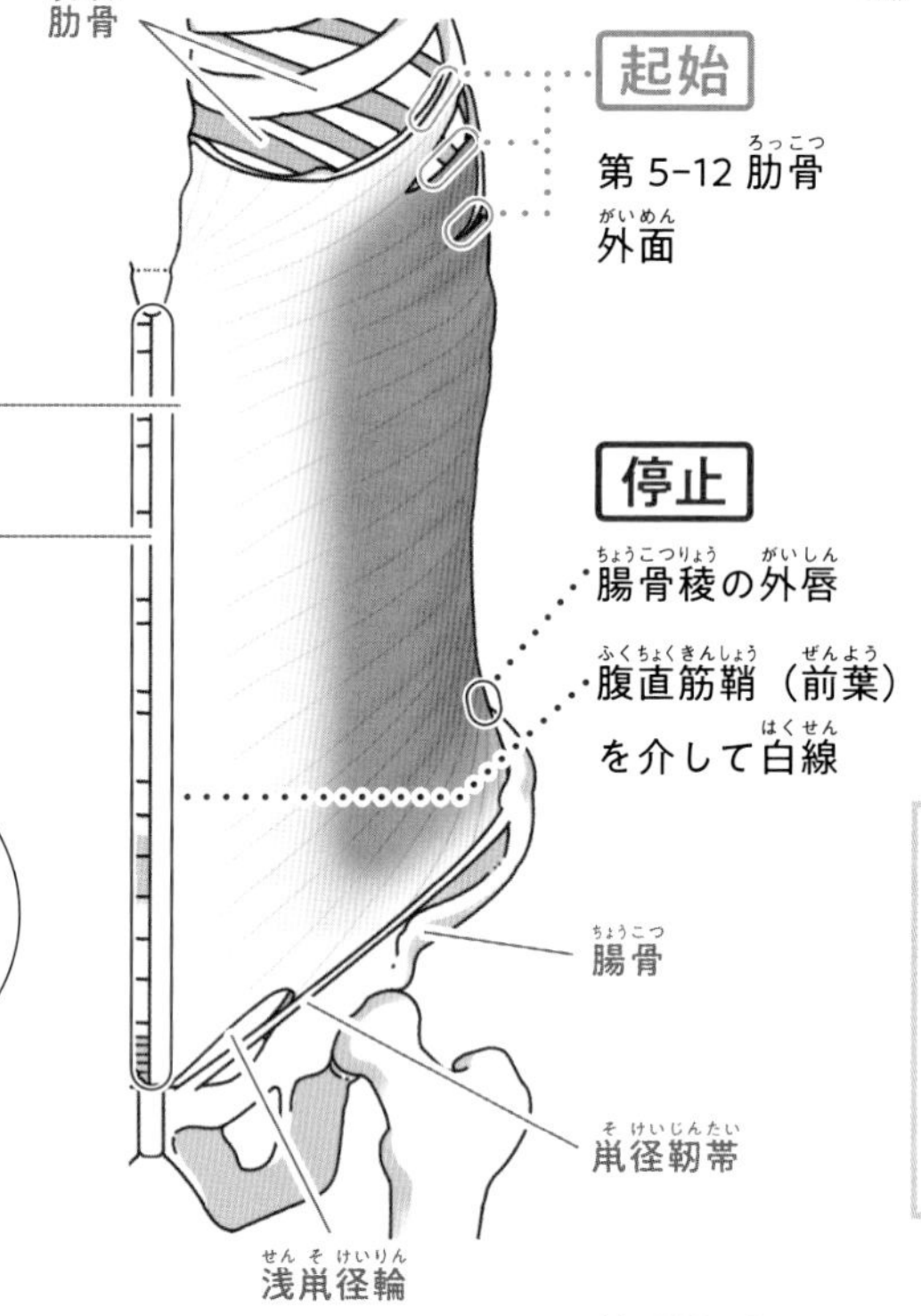

起始
第 5–12 肋骨《ろっこつ》
外面《がいめん》

停止
腸骨稜《ちょうこつりょう》の外唇《がいしん》
腹直筋鞘《ふくちょくきんしょう》（前葉《ぜんよう》）
を介して白線《はくせん》

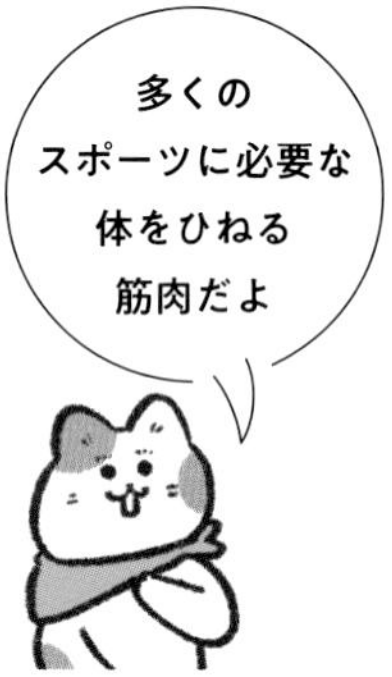

多くの
スポーツに必要な
体をひねる
筋肉だよ

腹部前面

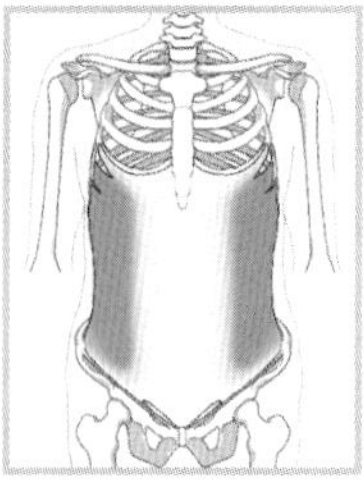

主な働き	両側が作用：腹圧を高める、脊柱を前方に曲げる、胸郭を引き下げる 片側が作用：脊柱の側屈と回旋
支配神経	肋間神経《ろっかんしんけい》（T5–12）、 腸骨下腹神経《ちょうこつかふく》
動　作	排便・分娩・くしゃみなどのときにいきむ、スポーツでのスローイング、バッティング、スイング動作

脇腹のあたりのもっとも外側にある筋肉で、肋骨《ろっこつ》と骨盤を斜めに走っていることが名前の由来です。停止腱が鼡径靭帯《そけいじんたい》をつくります。

この筋肉は、排便などでいきむときに、腹圧を高める働きがあります。また、**体幹を前屈させたり、横に倒したり、腰をひねったりする**際にも使われます。

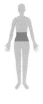

外腹斜筋《がいふくしゃきん》の下層を交差するように走る

内腹斜筋《ないふくしゃきん》

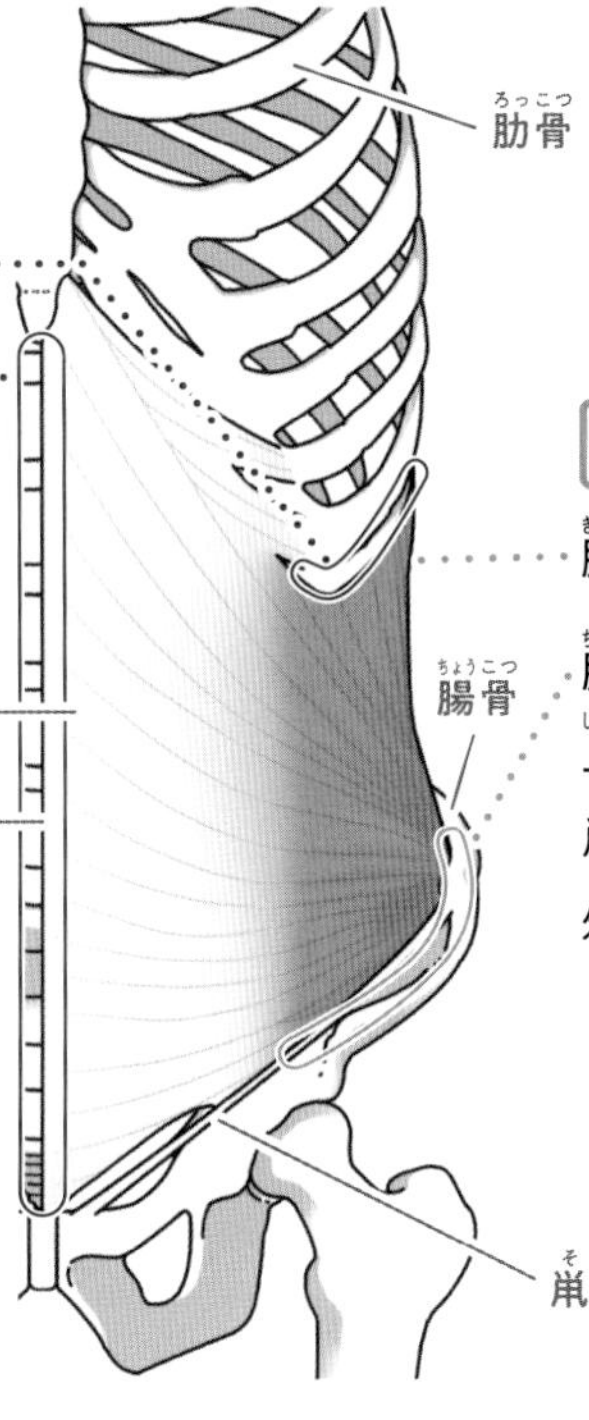

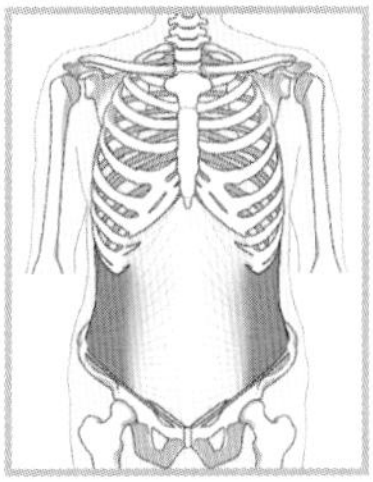

筋肉の作用と特徴
▼外腹斜筋《がいふくしゃきん》
▼内腹斜筋《ないふくしゃきん》

外腹斜筋《がいふくしゃきん》の下層を交差するように走る筋肉です。反対側の外腹斜筋《がいふくしゃきん》と同じような働きがあり、**背中の前屈や側屈、腰をひねる動作**のときに使われます。

また、外腹斜筋《がいふくしゃきん》や腹横筋《ふくおうきん》（↓P122）などとともに腹壁（内臓を取り囲む壁）を形成していて、内臓を保護する役割を担います。

主な働き	両側が作用：腹圧を高める、脊柱を前方に曲げる、胸郭を引き下げる 片側が作用：脊柱の側屈と回旋
支配神経	肋間神経《ろっかんしんけい》（T8-T12）、腸骨下腹神経《ちょうこつかふくしんけい》、腸骨鼡径神経《ちょうこつそけいしんけい》
動作	排便・分娩・くしゃみなどのときにいきむ、背中を前方や横に曲げる、腰を左右にひねる（スポーツでのスイング動作など）

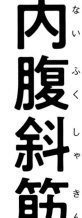

おなかまわりを覆う コルセット筋

腹横筋《ふくおうきん》

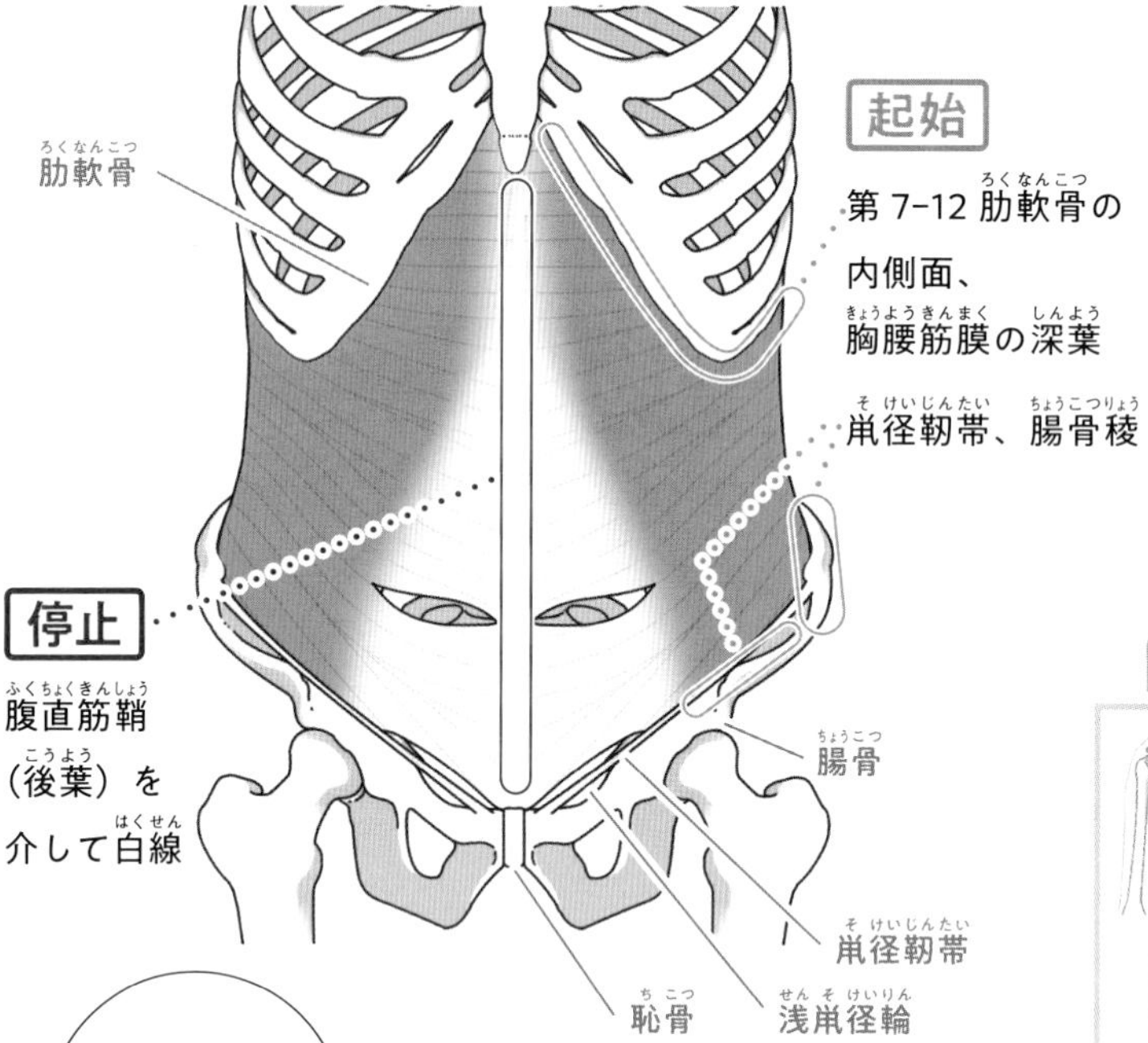

腹部前面

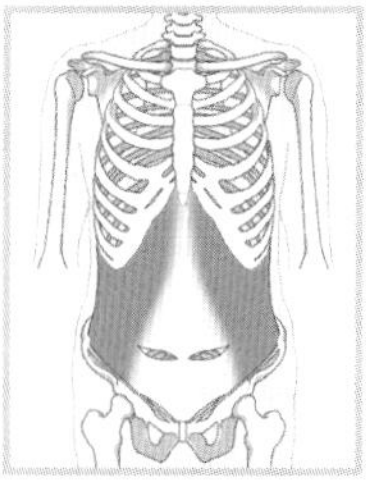

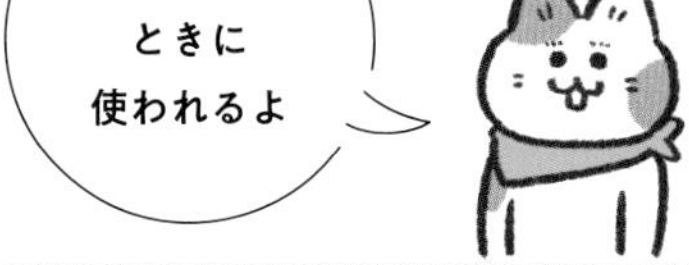

側腹筋《そくふっきん》は表層から外腹斜筋《がいふくしゃきん》、内腹《ないふく》斜筋《しゃきん》と層になっていて、そのいちばん深層にあるのが腹横筋《ふくおうきん》です。

コルセットや腹巻きのように腹部を広く覆っており、**内臓を固定して保護する**働きがあります。いきむときや、重い荷物を持つときなどにも使われます。また、腹式呼吸（→P72）で息を吐いておなかをへこませる際にも活躍します。

主な働き	腹圧を高める、横隔膜《おうかくまく》を押し上げて呼息を助ける
支配神経	肋間神経《ろっかんしんけい》（T7–T12）、腸骨《ちょうこつ》鼠《そ》径神経《けいしんけい》、腸骨《ちょうこつ》下《か》腹神経《ふくしんけい》、陰部《いんぶ》大腿神経《だいたいしんけい》
動　作	排便・分娩・くしゃみなどのときにいきむ、息を吐く、立位の姿勢を維持する

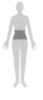

Quadratus lumborum
クアドレイタス ランボーラム

腰《よう》方《ほう》形《けい》筋《きん》

腰を後ろで支える四角い形の筋肉

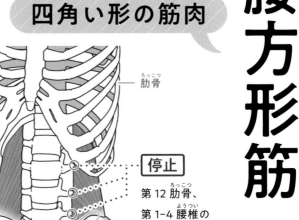

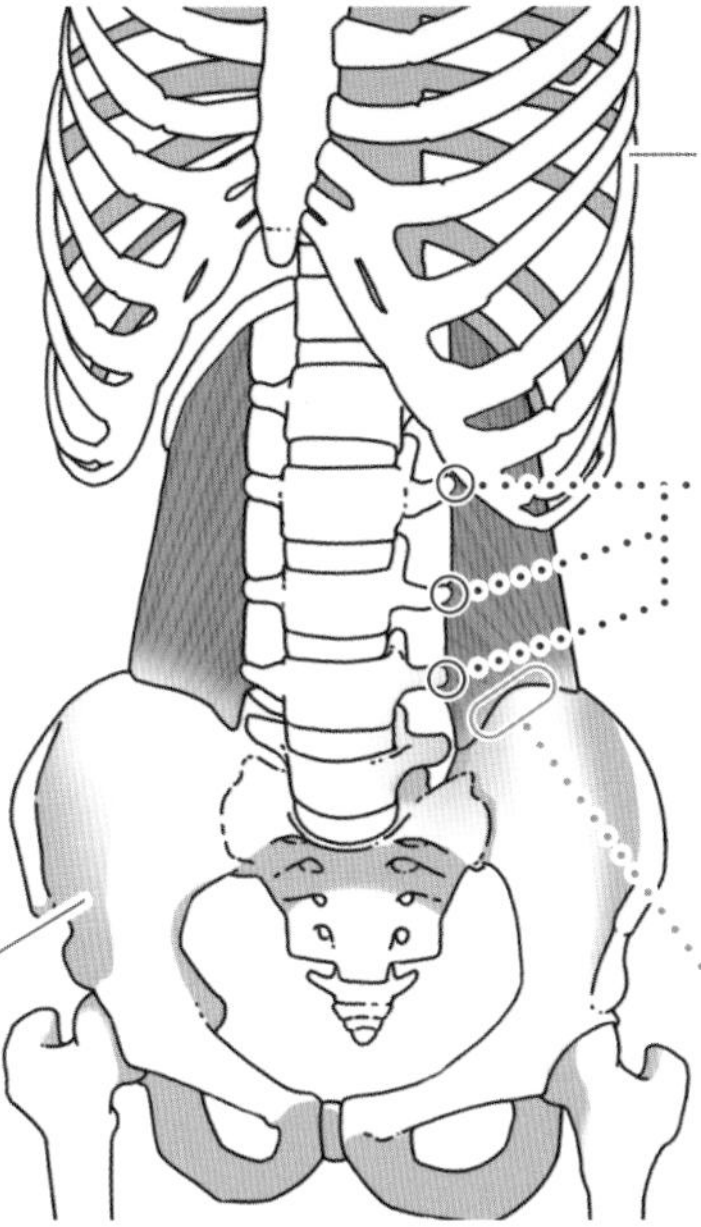

腹部後面

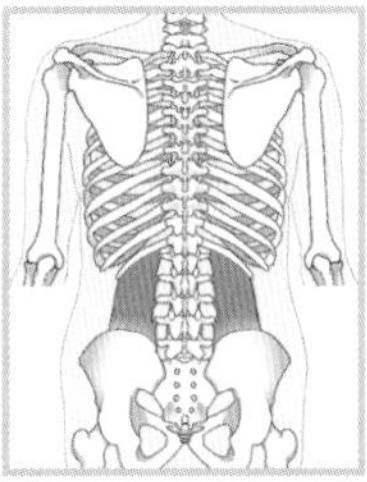

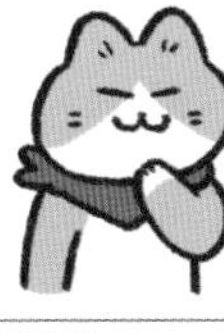

肋骨《ろっこつ》と骨盤を結んでいる筋肉で、腰の後方に位置します。四角い形をしているので、この名前がついています。

体幹を固定して姿勢を安定させるほか、体を横に倒したり、深呼吸で息を吸い込んだりするときに使われます。腹斜筋《ふくしゃきん》や腹横筋《ふくおうきん》などと同様に、いきむときにも使われる筋肉です。

主な働き	両側が作用：横隔膜《おうかくまく》が収縮するとき起始の肋骨《ろっこつ》を固定する 片側が作用：腰椎の側屈、骨盤の挙上
支配神経	肋下神経《ろっかしんけい》、腰神経叢《ようしんけいそう》（L1–L3）
動作	片方の手でものを持ち上げる、スイングなどで腰をひねる、姿勢を維持する

Pelvic floor muscles
ペルヴィック フロア マッスルズ

骨盤の穴をふさいで内臓を下から支える

骨盤底筋群《こつばんていきんぐん》

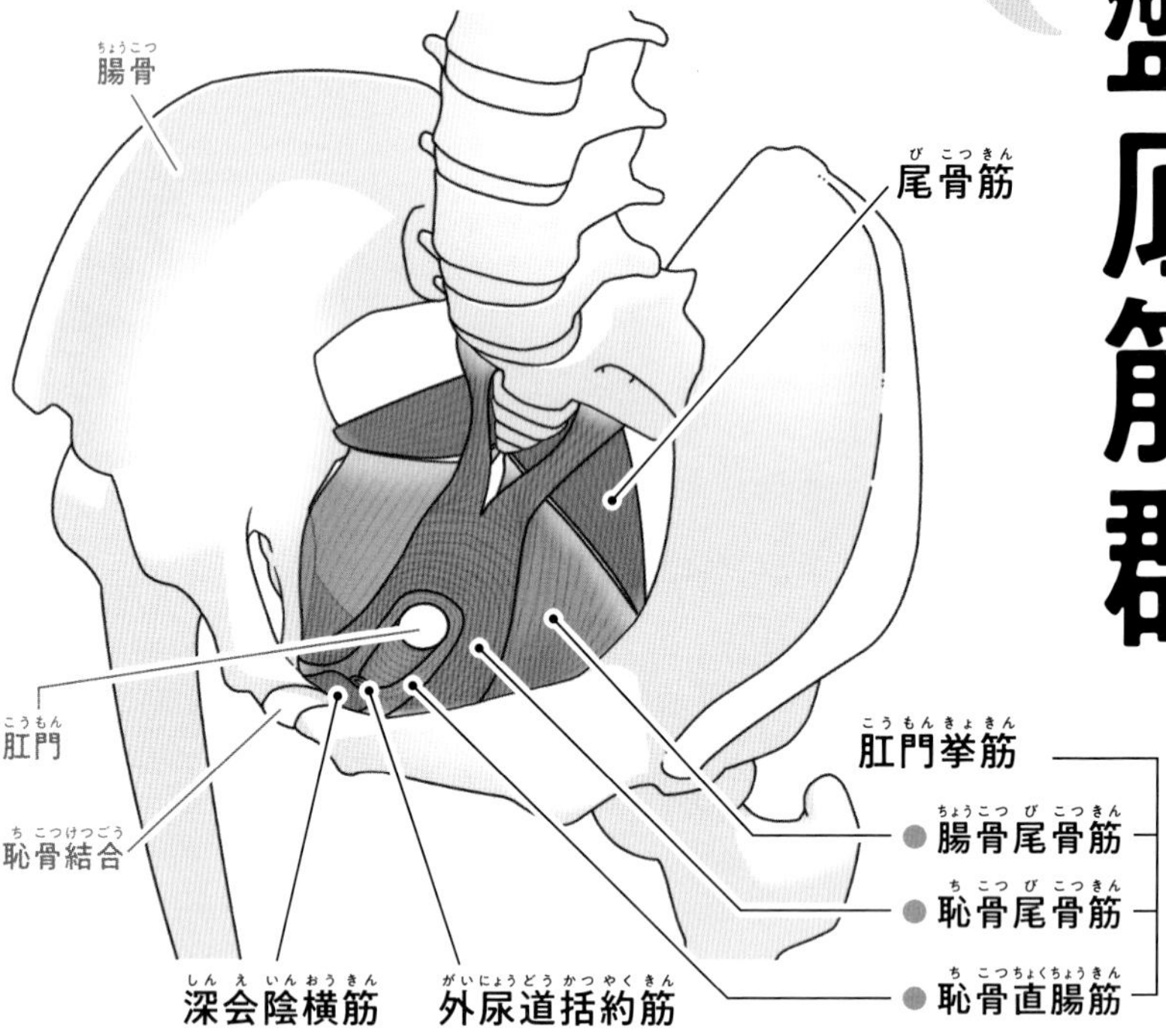

腹腔の下部で骨盤に囲まれた空間を「骨盤腔《こつばんくう》」といい、その底をふさぐようについている複数の筋肉を骨《こっ》盤底筋群《ばんていきんぐん》といいます。主な働きは、**内臓が落ちないようにふたをして、下から支える**ことです。さらに、これらの筋群は、肛門を囲むような位置にある「骨盤隔膜《こつばんかくまく》」と、尿道や膣を囲むような位置にある「尿生殖《にょうせいしょく》隔膜《かくまく》」の2つに分類されます。

加齢や妊娠・出産などが原因で生じる尿もれは、この筋肉の力が弱くなることが原因のひとつです。

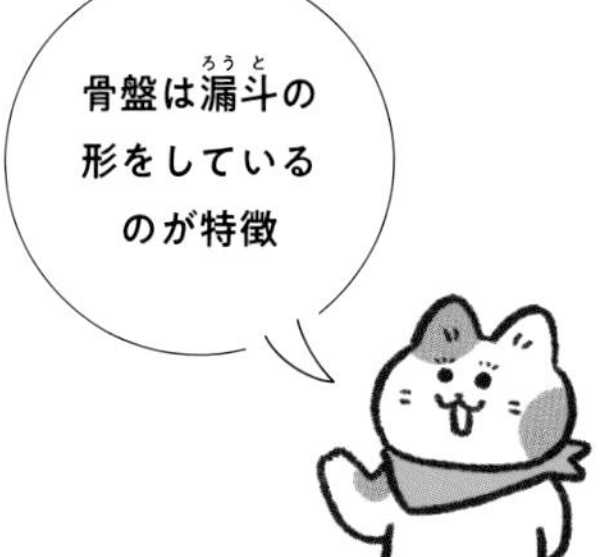

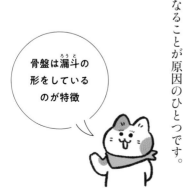

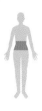

肛門挙筋《こうもんきょきん》

リヴェイタ アーニ
Levator ani

骨盤隔膜《こつばんかくまく》の主要な筋肉で、3種類の筋肉で構成されている。お椀のような形をしていて、尿道や直腸を囲む。内臓を支える働きとともに、排便や排尿のコントロールの役割も担う。

● 恥骨直腸筋《ちこつちょくちょうきん》

起始 恥骨結合《ちこつけつごう》の両側の恥骨上枝《ちこつじょうし》
停止 肛門直腸結合《こうもんちょくちょうけつごう》、外肛門括約筋深部《がいこうもんかつやくきんしんぶ》

● 恥骨尾骨筋《ちこつびこつきん》

起始 恥骨《ちこつ》
停止 肛門尾骨靭帯《こうもんびこつじんたい》、尾骨《びこつ》

● 腸骨尾骨筋《ちょうこつびこつきん》

起始 内閉鎖筋筋膜《ないへいさきんきんまく》（および肛門挙筋《こうもんきょきん》）の腱様弓《けんようきゅう》
停止 肛門《こうもん》、肛門尾骨靭帯《こうもんびこつじんたい》、尾骨《びこつ》

尾骨筋《びこつきん》

コクスィジアス
Coccygeus

仙棘靭帯《せんきょくじんたい》と一体になり、内臓の支持や尾骨《びこつ》の側屈などを補助的に行う。人の尾骨筋《びこつきん》は退化していて、ほとんど働いていない。

起始 坐骨棘《ざこつきょく》
停止 尾骨《びこつ》、仙骨下部《せんこつかぶ》の外側縁《がいそくえん》

深会陰横筋《しんえいんおうきん》

ディープ トランスヴァーサス ペリニアル
Deep transversus perineal

尿生殖隔膜《にょうせいしょくかくまく》を構成する主要な筋肉。恥骨結合《ちこつけつごう》と左右の坐骨結節《ざこつけっせつ》を結ぶ三角形を「尿生殖三角《にょうせいしょくさんかく》」というが、その部分をこの筋肉が埋めている。肛門挙筋《こうもんきょきん》の前内側の欠損部を補い、骨盤下口を閉じる働きがある。

起始 恥骨下枝《ちこつかし》、坐骨枝《ざこつし》
停止 膣壁《ちつへき》および女性尿道壁《にょうどうへき》・男性尿道壁《にょうどうへき》、会陰腱《えいんけん》中心

外尿道括約筋《がいにょうどうかつやくきん》

イクスターノル ユリースラル スフィンクタ
External urethral sphincter

尿道を閉めて尿の流れを調節する。起始部、停止部はなく、深会陰横筋《しんえいんおうきん》から分かれて、個々の筋線維が尿道を囲むように散在している。

起始 停止 なし

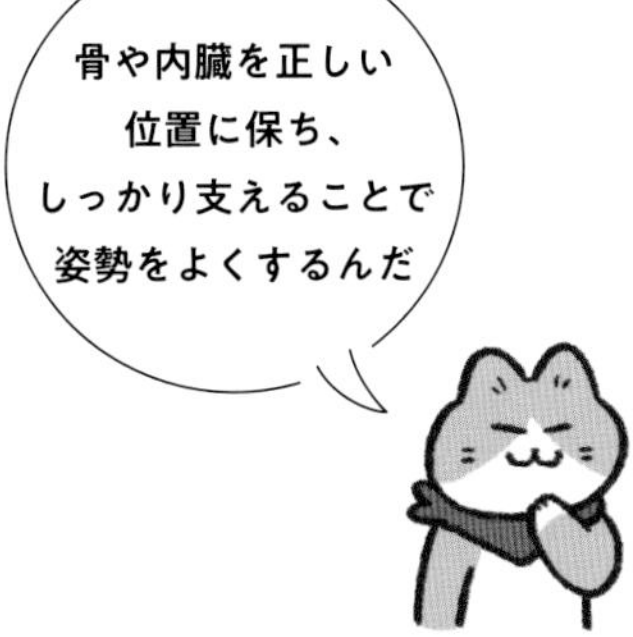
骨や内臓を正しい
位置に保ち、
しっかり支えることで
姿勢をよくするんだ

脊柱を支える背中の筋肉

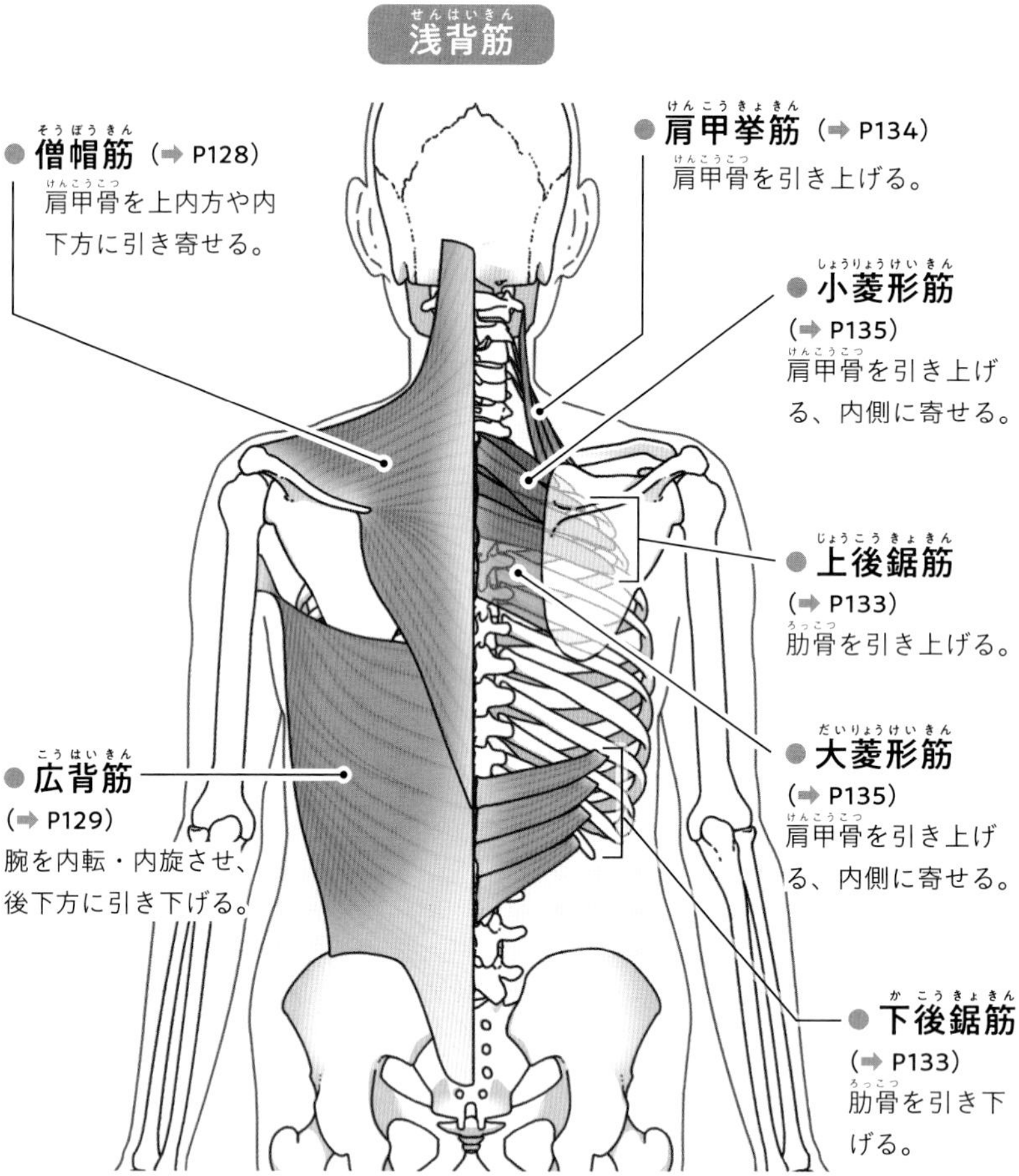

背部の筋肉は、大きく2種類に分けられます。表層にある「浅背筋《せんはいきん》」と深層にある「深背筋《しんはいきん》」です。

浅背筋《せんはいきん》は、主に肩甲骨《けんこうこつ》や腕を動かします。日常では、ものを持ち上げたり手前に引き寄せたりする動作で使われます。

深背筋《しんはいきん》は、背筋をまっすぐに保つ役割があり、上半身を後ろに反らしたり、左右にひねったりするときにも働きます。

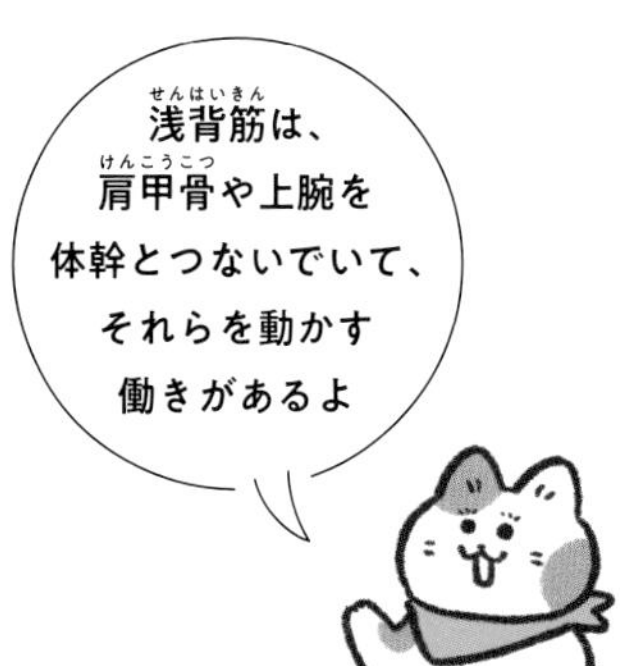

浅背筋《せんはいきん》は、肩甲骨《けんこうこつ》や上腕を体幹とつないでいて、それらを動かす働きがあるよ

深背筋《しんはいきん》

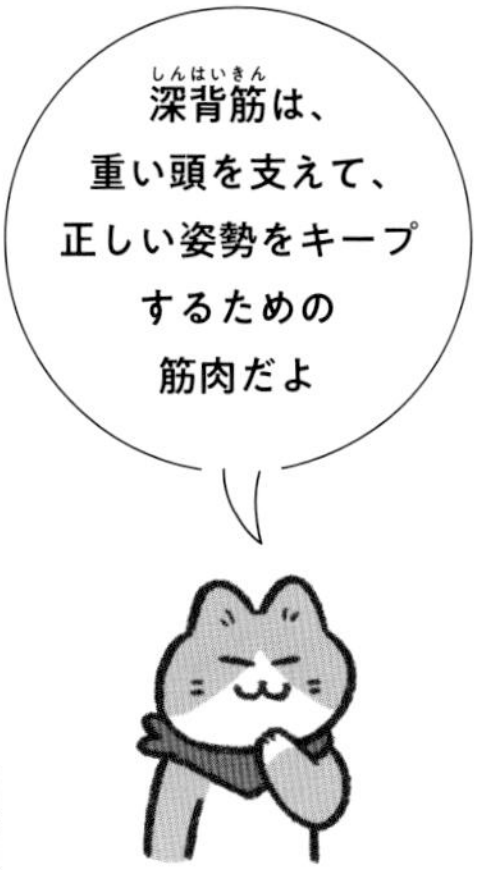
深背筋《しんはいきん》は、
重い頭を支えて、
正しい姿勢をキープ
するための
筋肉だよ

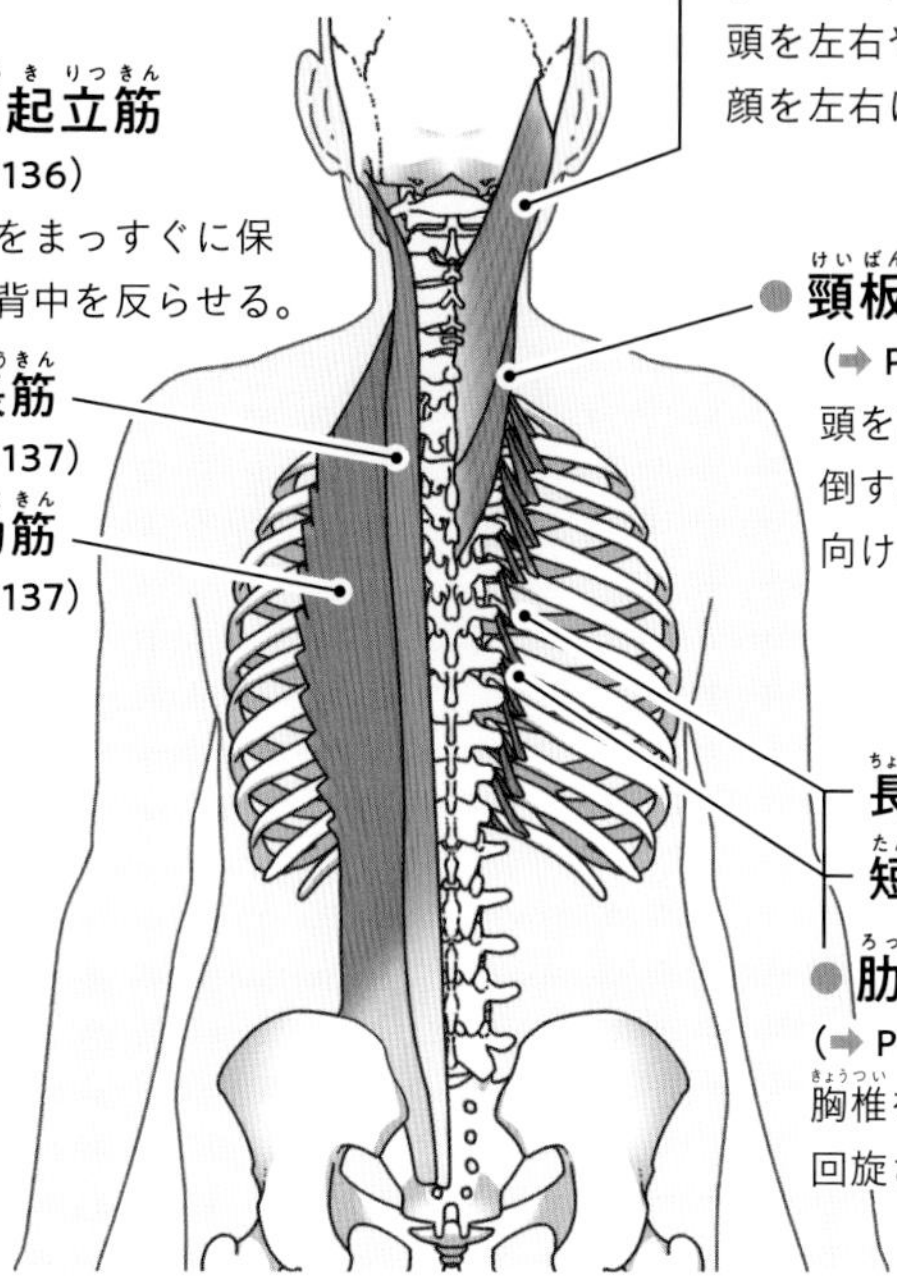

頭を左右や後ろに倒す、顔を左右に向ける。

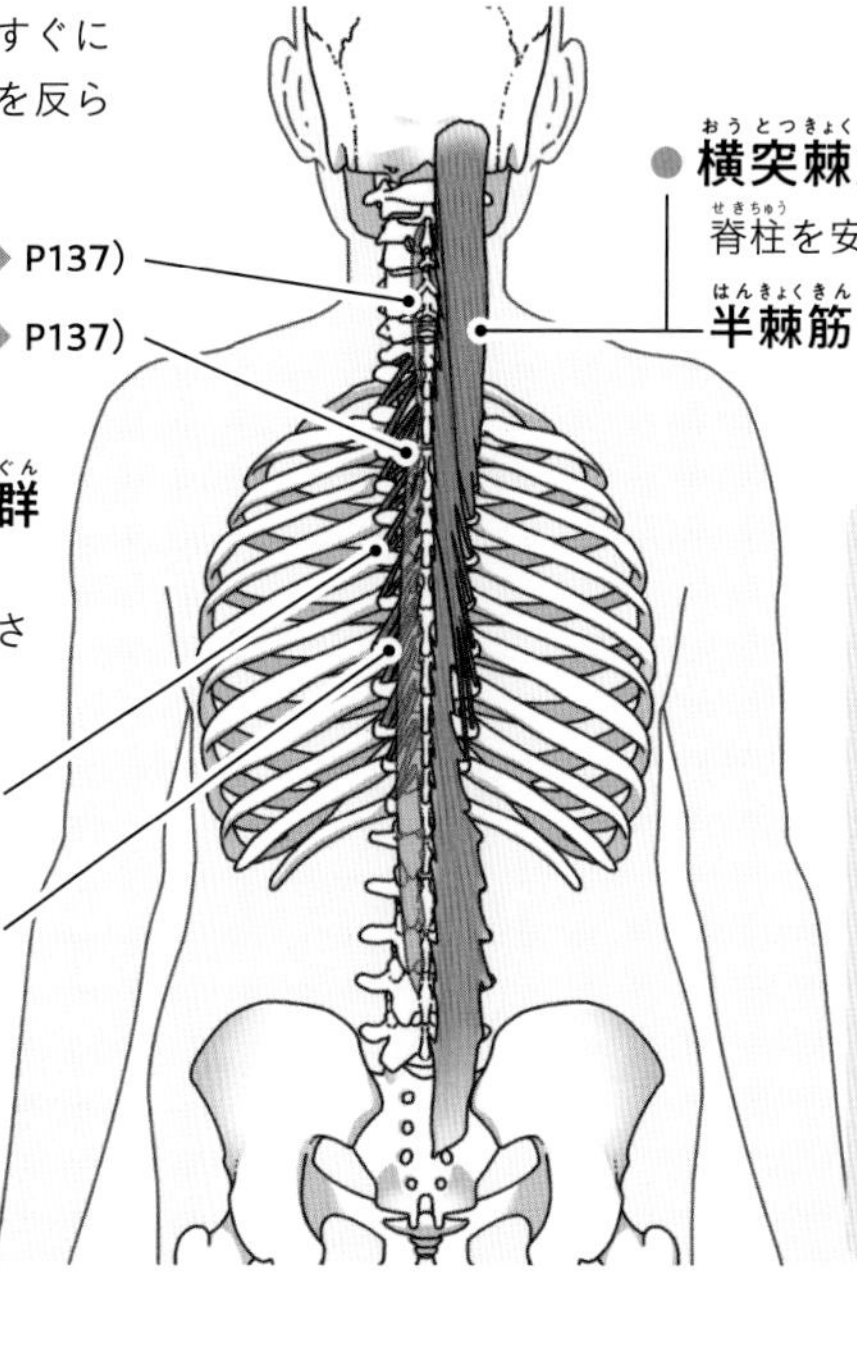

頭を左右や後ろに倒す、顔を左右に向ける。

二足歩行への進化から強い背筋が必要に

人は直立二足歩行をするようになってから、脳が発達し、立った状態で手を使えるほど進化しました。その結果、起立姿勢を保つために必要なさまざまな筋肉が発達してきたのです。体が前に倒れないように支える脊柱起立筋《せきちゅうきりつきん》は、その代表といえるでしょう。

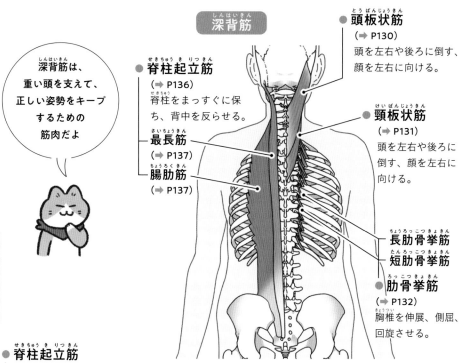

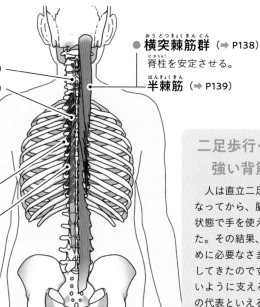

Trapezius
トゥラピーズィアス

僧帽筋《そうぼうきん》

肩甲骨《けんこうこつ》を動かす！「僧帽」の形をした筋肉

停止

①下行部：鎖骨《さこつ》の外側《がいそく》 1/3
②横行部：肩峰《けんぽう》
③上行部：肩甲棘《けんこうきょく》

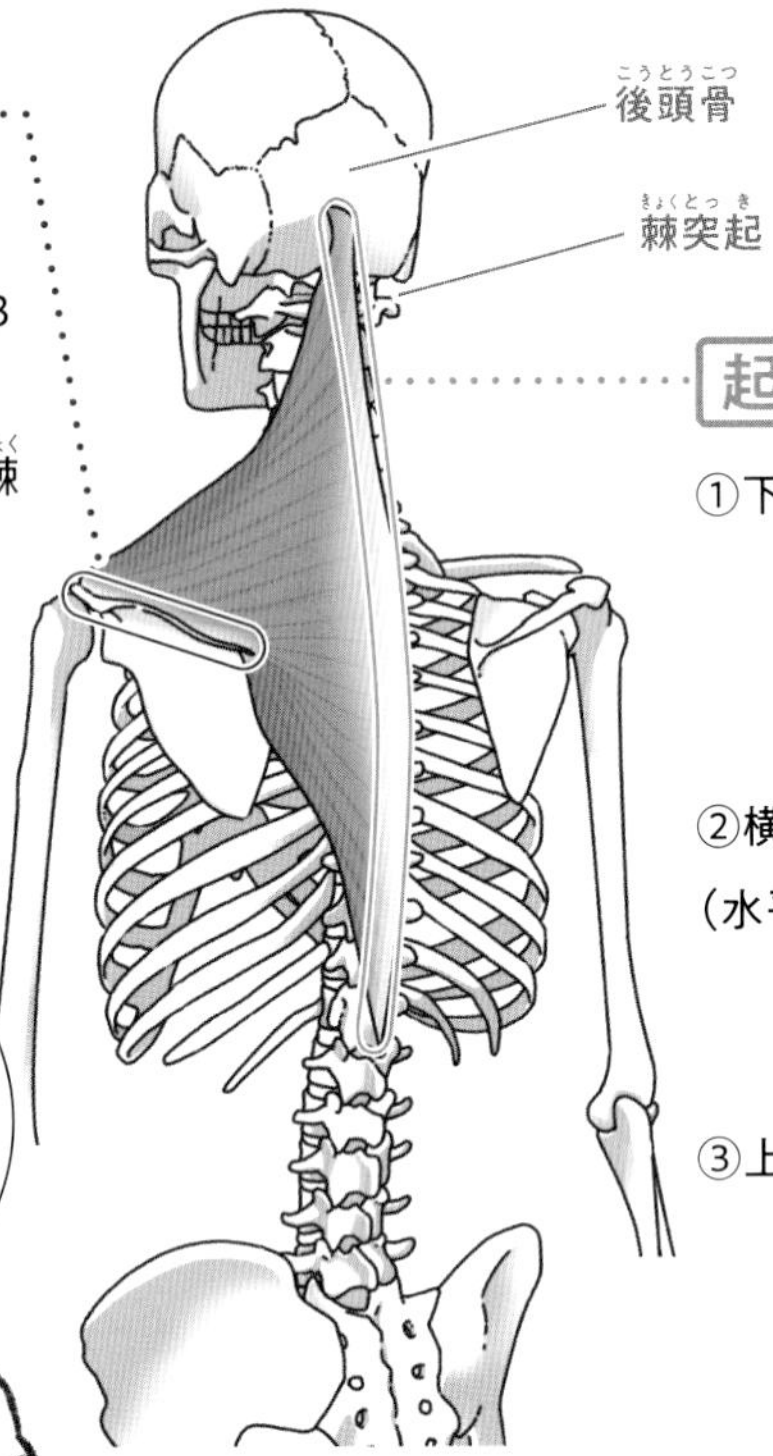

起始

①下行部：後頭骨《こうとうこつ》（上項線《じょうこうせん》および外後頭隆起《がいこうとうりゅうき》）、項靭帯《こうじんたい》を介して全頸椎の棘突起《きょくとっき》
②横行部（水平部）：広い腱膜《けんまく》を介して第 1-4 胸椎《きょうつい》（T1-T4）の棘突起《きょくとっき》
③上行部：第 5-12 胸椎《きょうつい》（T5-T12）の棘突起《きょくとっき》

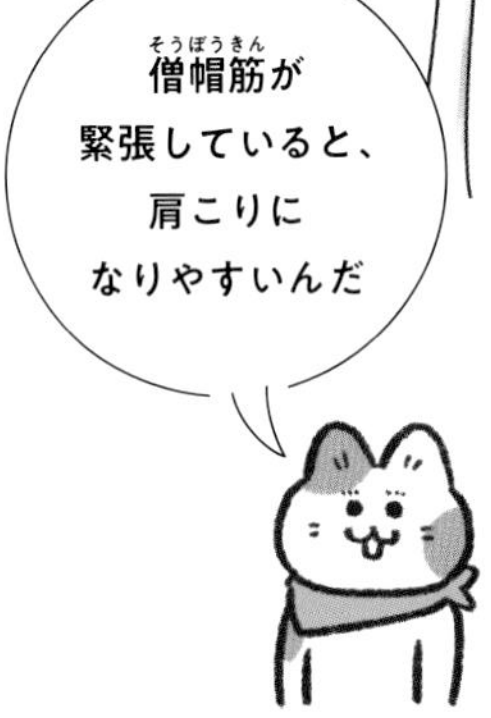
僧帽筋《そうぼうきん》が
緊張していると、
肩こりに
なりやすいんだ

主な働き	肩甲骨《けんこうこつ》の上方回旋 ①下行部：肩甲骨《けんこうこつ》を上げる ②横行部：肩甲骨《けんこうこつ》を内側に引き寄せる ③上行部：肩甲骨《けんこうこつ》を下げる
支配神経	副神経《ふくしんけい》、頸神経叢《けいしんけいそう》（C2-C4）
動　作	肩をすくめる、肩を上げる、ものを持ち上げる

肩から背中の広い範囲を覆う、三角形の筋肉です。筋肉の形が、カトリック教の一派の修道士がかぶる僧帽に似ていることから、この名前がつけられました。

1つの筋肉ですが、上・中・下の三部に分かれていて、それぞれの働きは異なります。**肩甲骨《けんこうこつ》を固定させる**働きのほかに、**肩甲骨《けんこうこつ》を上下させたり、内側に引き寄せたり**します。

Latissimus dorsi
ラーティスィマス ドースィ

人体でもっとも面積が大きい筋肉
広背筋《こうはいきん》

停止

上腕骨《じょうわんこつ》前面の小結節稜《しょうけっせつりょう》

起始

椎骨部《ついこつぶ》：第 7–12 胸椎《きょうつい》の棘突起《きょくとっき》、胸腰筋膜《きょうようきんまく》
腸骨部《ちょうこつぶ》：腸骨稜《ちょうこつりょう》の後部《こうぶ》 1/3
肋骨部《ろっこつぶ》：第 9–12 肋骨《ろっこつ》
肩甲骨部《けんこうこつぶ》：肩甲骨《けんこうこつ》の下角《かかく》

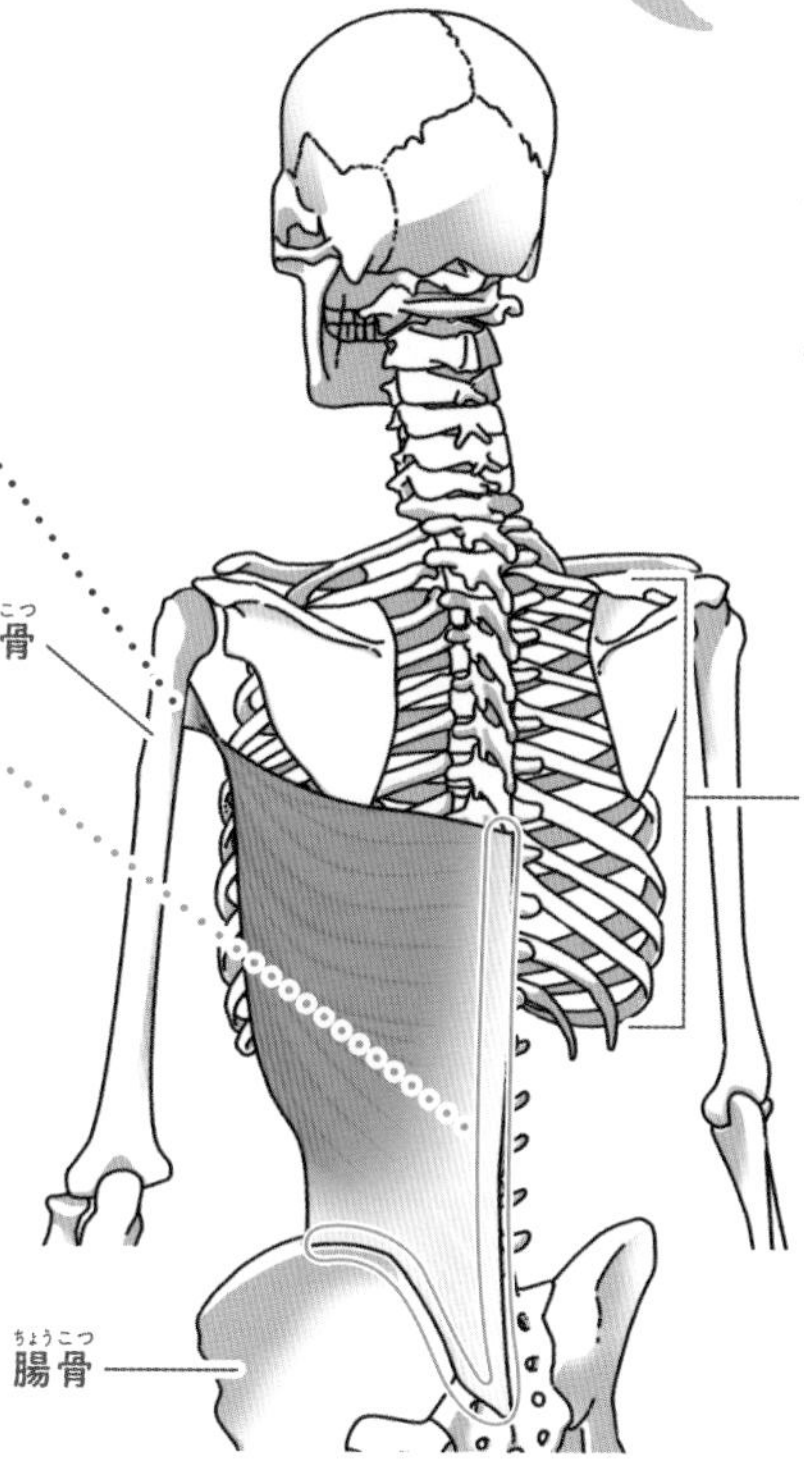

背中にある三角形の筋肉で、**人体でもっとも面積が大きいのが特徴**です。背中の表面に近い部分にあるため、僧帽筋《そうぼうきん》（→P128）とともに「浅背筋《せんはいきん》」に分類されます。

さまざまな動きに関連していますが、とくにスポーツでは、柔道や相撲などで**相手を引き寄せる**動きで使われます。日常生活では、つかんだものを引き寄せたり、おしりをかく動作のときに働きます。

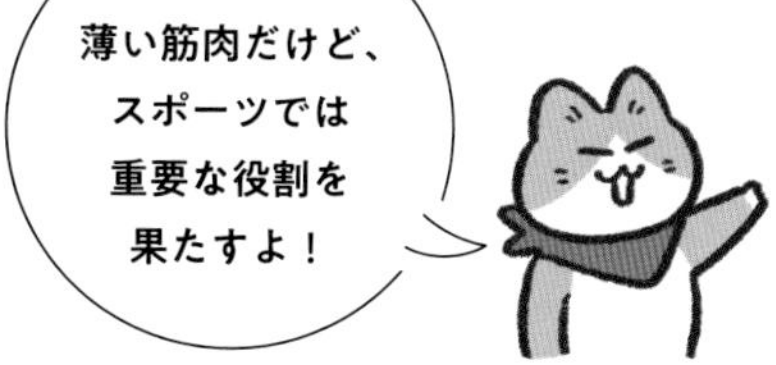
薄い筋肉だけど、
スポーツでは
重要な役割を
果たすよ！

主な働き	肩関節の内転、伸展、内旋
支配神経	胸背神経《きょうはいしんけい》（C6–C8）
動作	つかんだものを手前に引き寄せる、懸垂をする、腕を後方に引き下げる

Splenius capitis
スプリーニアス キャピティス

頭板状筋《とうばんじょうきん》

頭をまっすぐに保ったり後ろや左右に傾けたりする

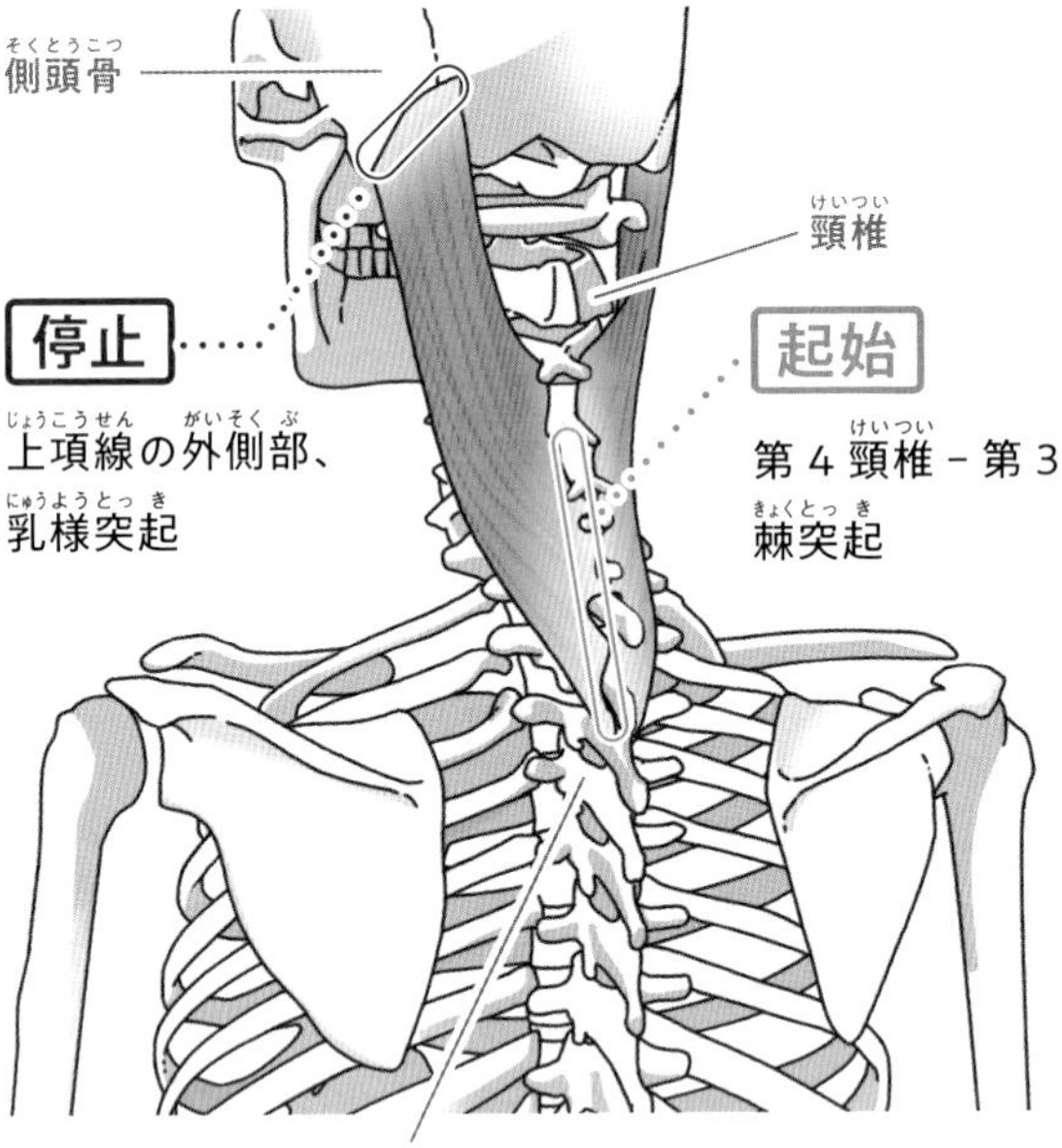

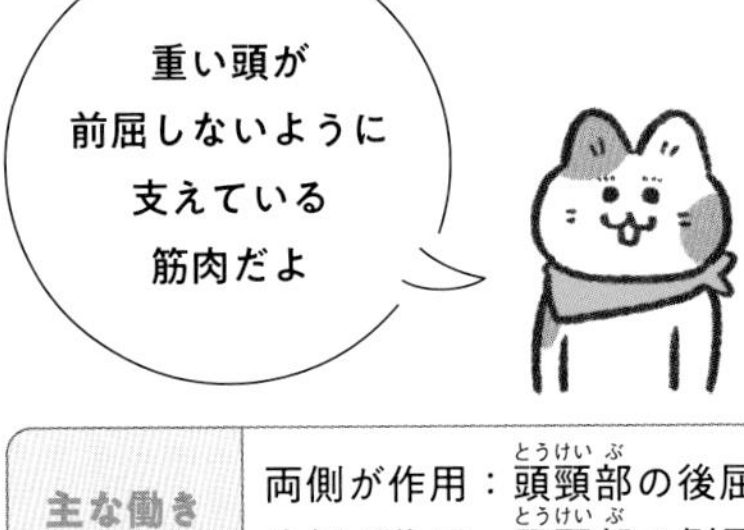

重い頭が前屈しないように支えている筋肉だよ

主な働き	両側が作用：頭頸部《とうけいぶ》の後屈 片側が作用：頭頸部《とうけいぶ》の側屈、回旋
支配神経	第1-6頸神経《けいしんけい》
動　作	頭を後ろに反らす、顔を左右に向ける、頭を左右に倒す

2種類ある板状筋《ばんじょうきん》のうちの1つで、もう1つが頸板状筋《けいばんじょうきん》（↓P131）です。頭板状筋《とうばんじょうきん》は首の背面にあり、**頭部が前屈しないように支える**役割があります。左右両方の筋肉が働くことで、頭を後ろに反らすことができます。一方だけが働くと、顔を左右に向けたり、頭を左右に倒したりすることができます。

Splenius cervicis
スプリーニアス サーヴィシス

頭板状筋《とうばんじょうきん》と一緒に頭《あたま》を支える

頸《けい》板《ばん》状《じょう》筋《きん》

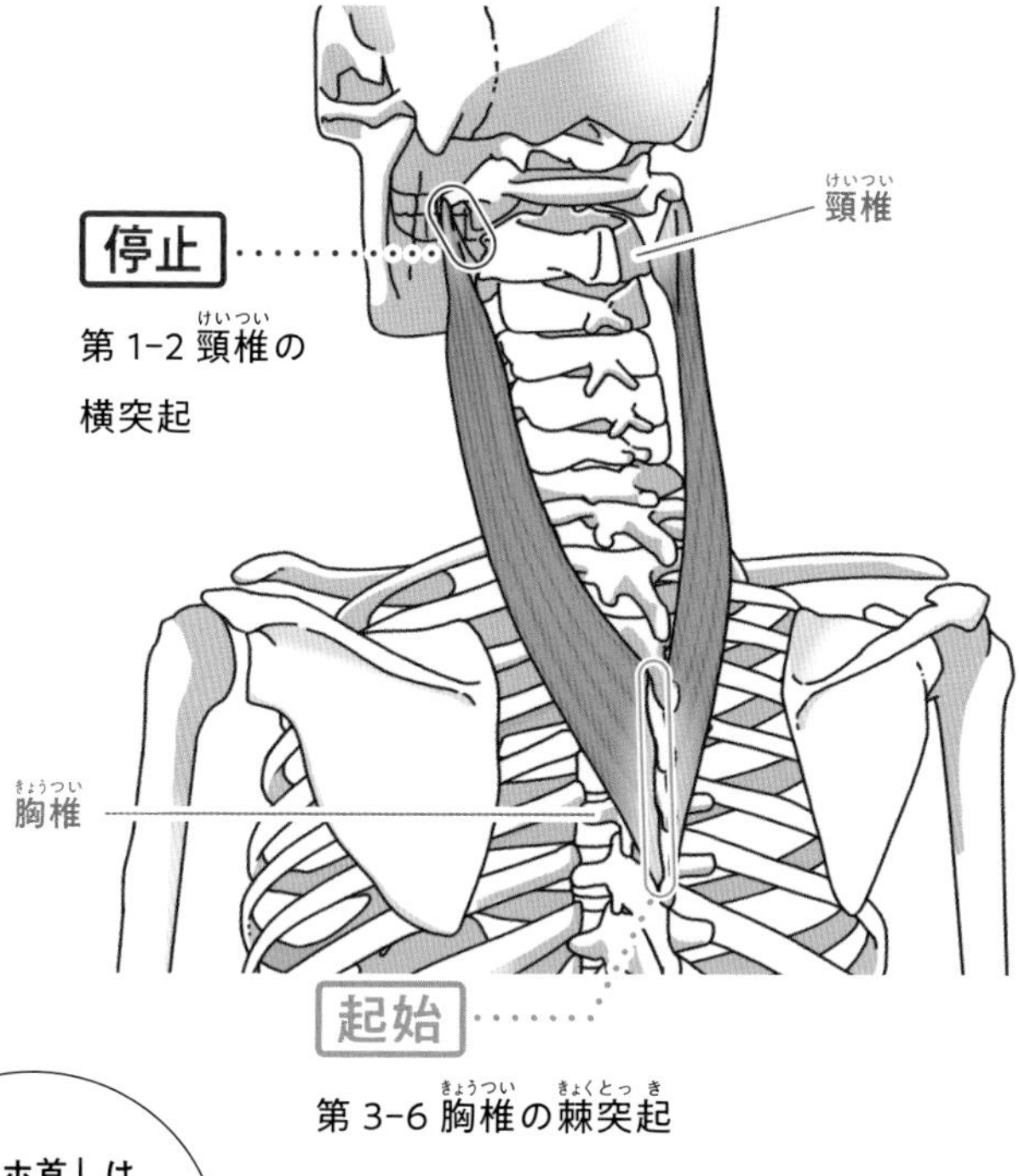

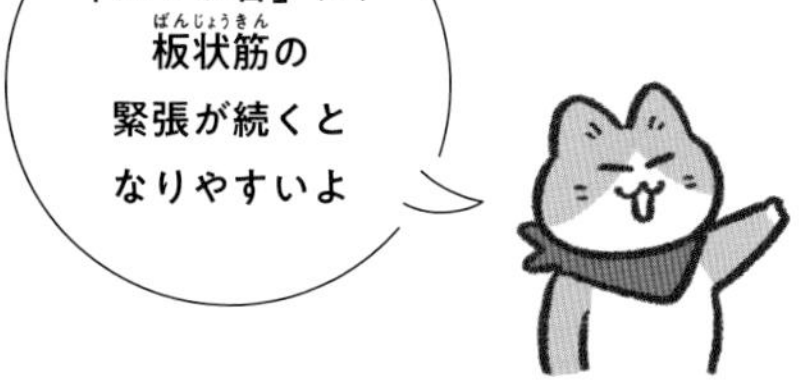
「スマホ首」は、
板状筋《ばんじょうきん》の
緊張が続くと
なりやすいよ

頭板状筋《とうばんじょうきん》の少し前側に位置しています。働きや動作は頭板状筋《とうばんじょうきん》とほぼ同じで、**頭部が前屈しないように支えたり**、頭を後ろに反らしたりします。また、顔を左右に向ける、頭を左右に倒す、といった動きにも関わります。

頸板状筋《けいばんじょうきん》と頭板状筋《とうばんじょうきん》は別々の筋肉ですが、人によって融合している場合もあります。

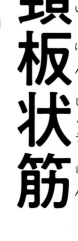

主な働き	両側が作用：頭頸部《とうけいぶ》の後屈 片側が作用：頭頸部《とうけいぶ》の側屈、回旋
支配神経	第 1-6 頸神経《けいしんけい》
動　作	頭を後ろに反らす、顔を左右に向ける、頭を左右に倒す

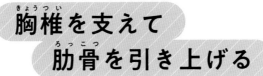

Levatores costarum

リヴェイタレス カスタラム

胸椎《きょうつい》を支えて肋骨《ろっこつ》を引き上げる

肋骨挙筋《ろっこつきょきん》

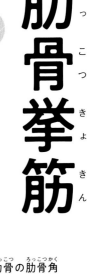

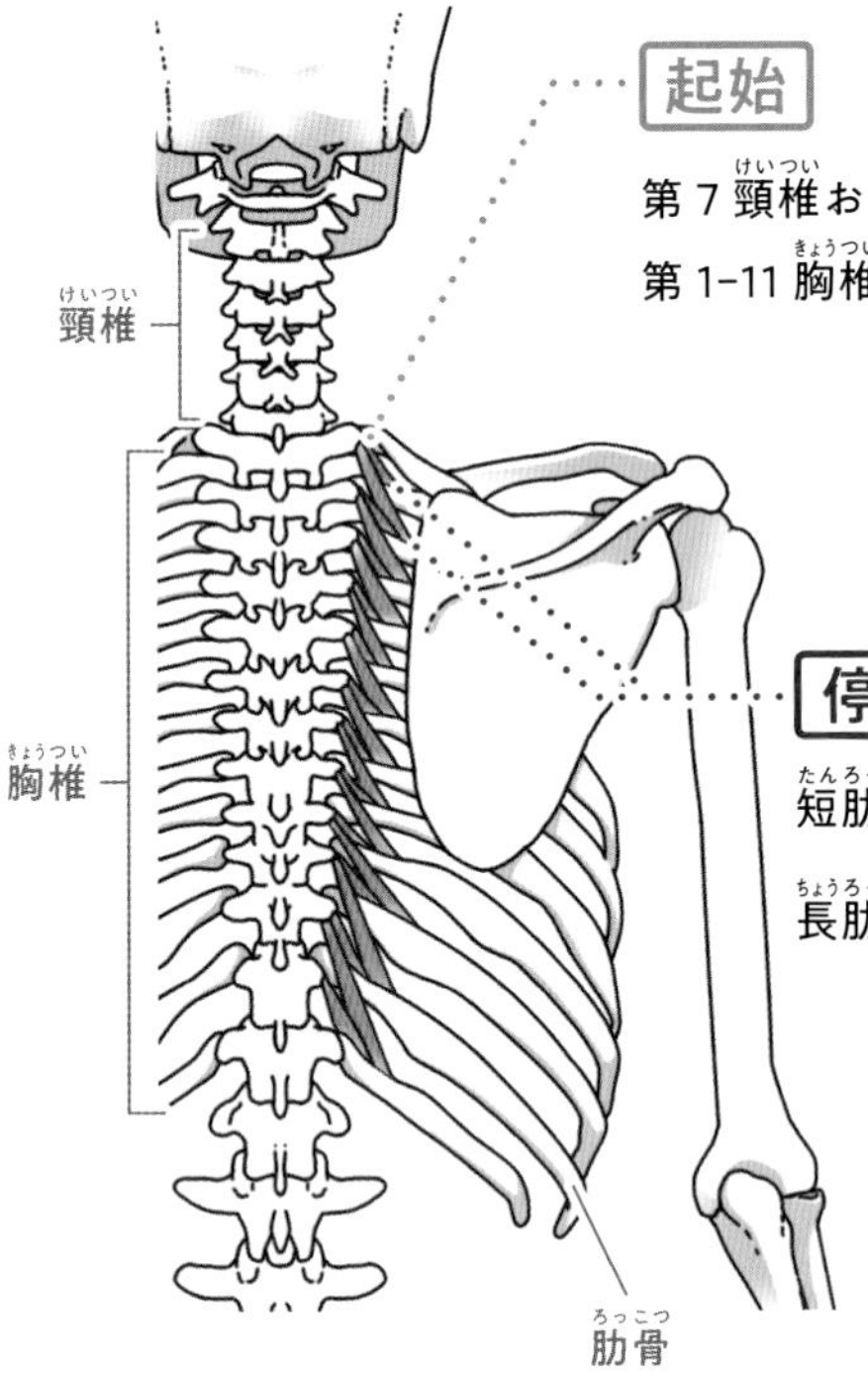

起始

第7頸椎《けいつい》および、

第1-11胸椎《きょうつい》の横突起《おうとっき》

停止

短肋骨挙筋《たんろっこつきょきん》：1つ下の肋骨《ろっこつ》の肋骨角《ろっこつかく》

長肋骨挙筋《ちょうろっこつきょきん》：2つ下の肋骨《ろっこつ》の肋骨角《ろっこつかく》

腸肋筋《ちょうろっきん》の下の
深いところにある
筋肉だよ

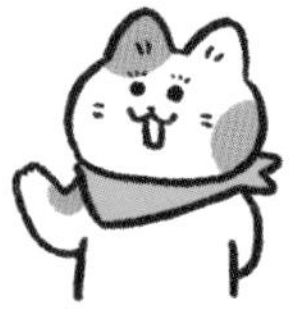

胸椎《きょうつい》の背面の両側に位置する12対の筋肉で、**長肋骨挙筋**《ちょうろっこつきょきん》と**短肋骨挙筋**《たんろっこつきょきん》があります。

長肋骨挙筋《ちょうろっこつきょきん》は、椎骨《ついこつ》の横突起から2つ下の肋骨《ろっこつ》につき、短肋骨挙筋《たんろっこつきょきん》は1つ下の肋骨《ろっこつ》につく、という違いがあります。名前のとおり、肋骨《ろっこつ》を引き上げる働きがあります。また、**脊柱《せきちゅう》を固定**し、上半身を上に伸ばしたり、左右に倒したりする働きもあります。

主な働き	両側が作用：胸椎《きょうつい》を伸展させる、肋骨《ろっこつ》を上げる 片側が作用：胸椎《きょうつい》の側屈、回旋
支配神経	第8頸神経（C8）、 第1-10胸神経（T1-T10）
動　作	脊柱をまっすぐに保つ、大きく息を吸い込む、上半身を伸ばしたり横に倒したりする

Serratus posterior superior

サレイタス パスティリアァ スペリア

息を吸うときに 肋骨《ろっこつ》を上げる

上後鋸筋《じょうこうきょきん》

胸郭上部の背面に位置する筋肉です。僧帽筋《そうぼうきん》の下層にあり、平たいのが特徴。**呼吸をする際、肋骨《ろっこつ》を上げる動きを補助**します。ノコギリの刃のような形をしているので「鋸《きょ》筋《きん》」といいます。

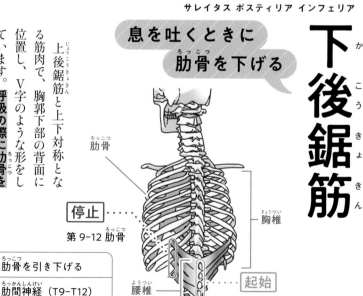

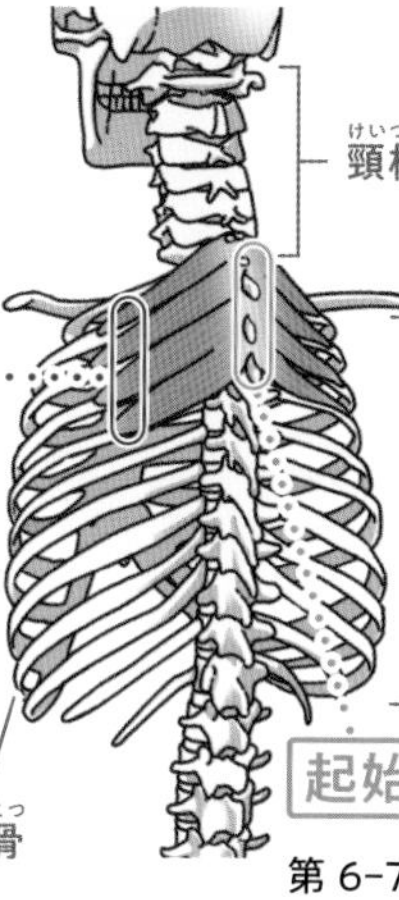

主な働き	肋骨を引き上げる
支配神経	肋間神経《ろっかんしんけい》（T1-T4）
動　作	息を吸うのを補助する

Serratus posterior inferior

サレイタス ポスティリア インフェリア

息を吐くときに 肋骨《ろっこつ》を下げる

下後鋸筋《かこうきょきん》

上後鋸筋《じょうこうきょきん》と上下対称となる筋肉で、胸郭下部の背面に位置し、V字のような形をしています。**呼吸の際に肋骨《ろっこつ》を下げる動きを補助**。この筋肉もノコギリの刃のような形をしています。

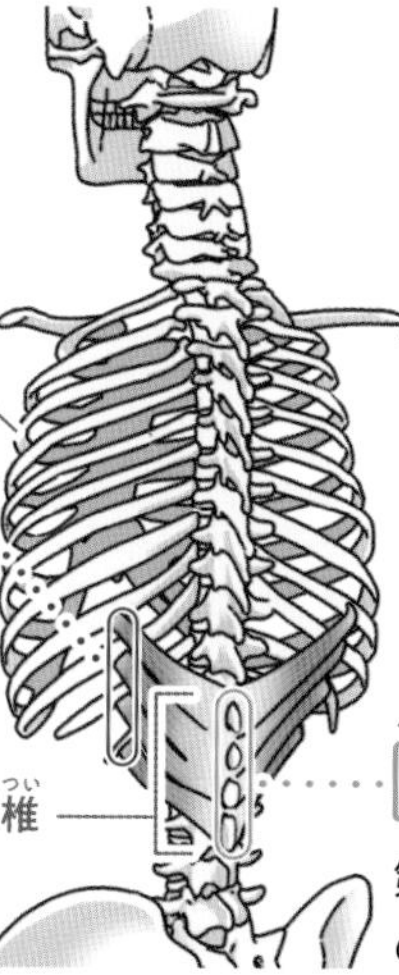

主な働き	肋骨《ろっこつ》を引き下げる
支配神経	肋間神経《ろっかんしんけい》（T9-T12）
動　作	息を吐くのを補助する

Levator scapulae
リヴェイタ スキャピュリー

肩甲挙筋《けんこうきょきん》

肩こりの原因にもなる 肩甲骨《けんこうこつ》を上げる筋肉

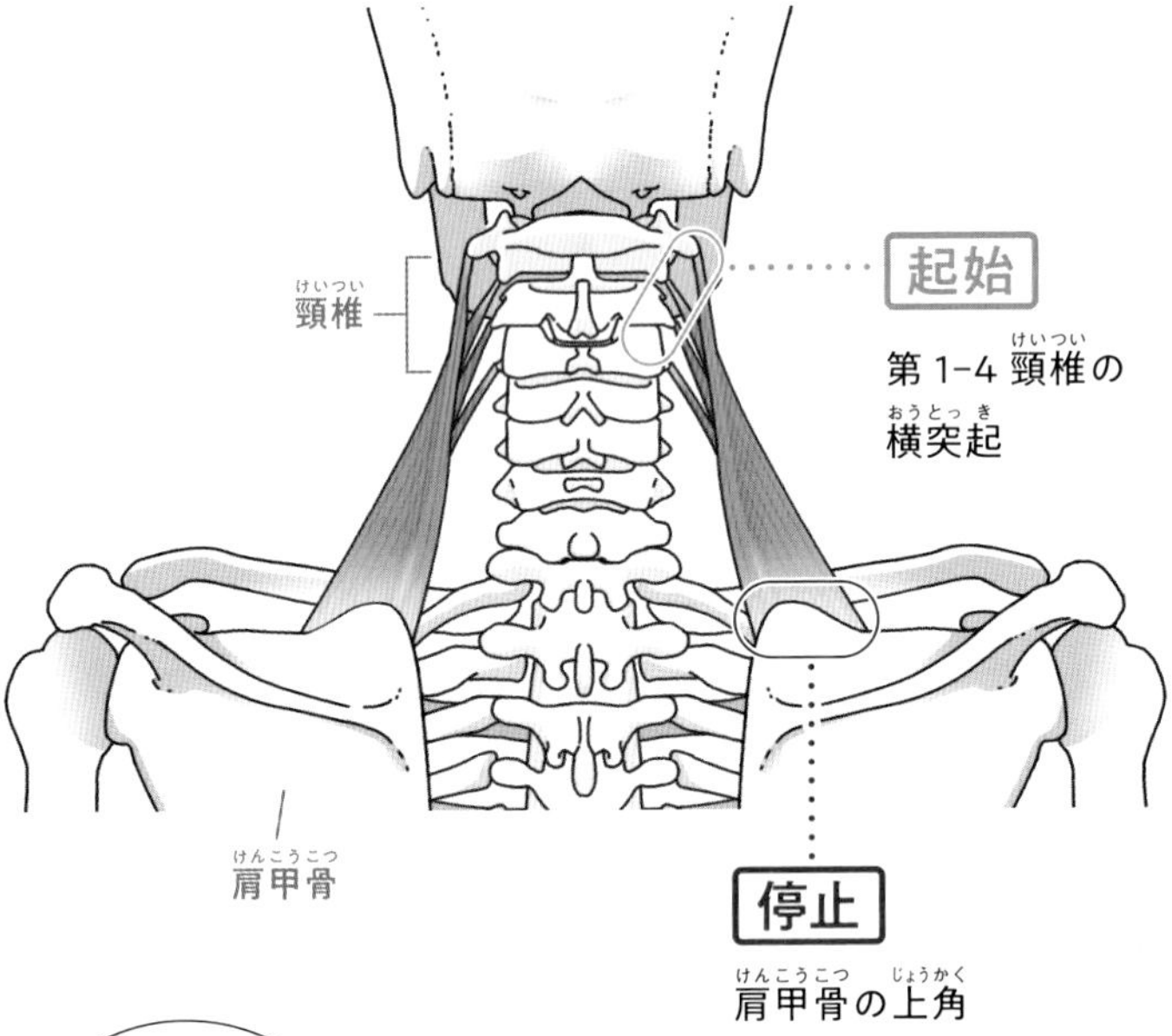

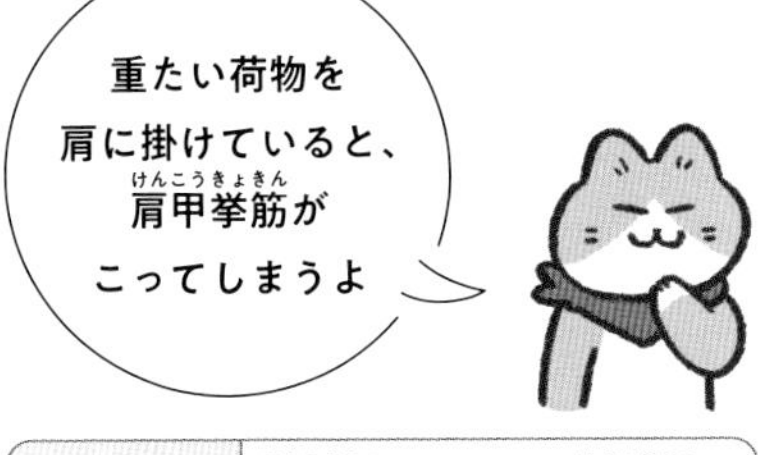
重たい荷物を
肩に掛けていると、
肩甲挙筋《けんこうきょきん》が
こってしまうよ

主な働き	肩甲骨《けんこうこつ》を上げる、肩甲骨《けんこうこつ》の下角を内側に回転させる
支配神経	肩甲背神経《けんこうはいしんけい》（C4-C5）
動　作	ものを持ち上げる、肩をすくめる、バーベルを引き上げる

首の後ろの側面にある、細長い筋肉です。その名前のとおりに**肩甲骨**《けんこうこつ》**を引き上げる**働きのほかに、**頭部を左右に倒す**働きもあり、ものを持ち上げるときにも収縮します。肩甲挙《けんこうきょ》筋《きん》の上部は胸鎖乳突筋《きょうさにゅうとつきん》（→P102）に、下部は僧帽筋《そうぼうきん》（→P128）に覆われているのですが、これらの筋肉とともに、肩こりを引き起こす代表的な筋肉でもあります。

Rhomboid major
ラムボイド メイジャ

大菱形筋《だいりょうけいきん》

弓を引くなど ものを引き寄せる動き

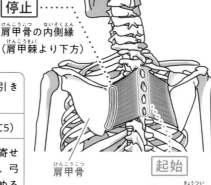

2種類ある菱形筋《りょうけいきん》のうちのひとつ。僧帽筋《そうぼうきん》の下層にあり、薄いひし形をしています。**肩《けん》甲骨《こうこつ》を引き上げたり、内側に寄せたりする**働きがあります。弓を引く動作などでも力を発揮します。

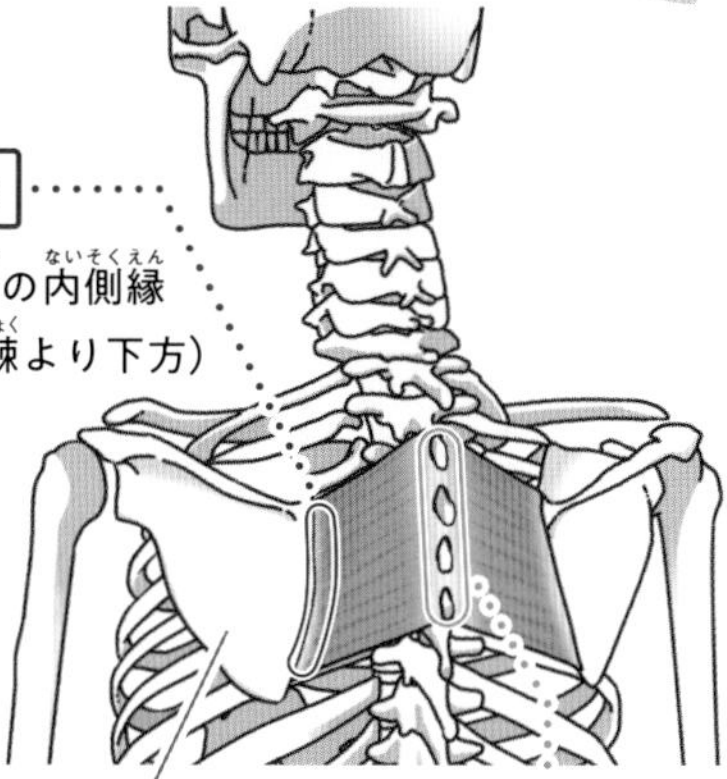

主な働き	肩甲骨《けんこうこつ》を中央に引き寄せる
支配神経	肩甲背神経《けんこうはいしんけい》（C4-C5）
動作	ものを手前に引き寄せる、ボートを漕ぐ、弓を引く、肩をすくめる

Rhomboid minor
ラムボイド マイナ

小菱形筋《しょうりょうけいきん》

大菱形筋《だいりょうけいきん》と同じ働き 小さなひし形の筋肉

大菱形筋《だいりょうけいきん》よりも小さく、やや上部に位置しています。支配神経は大菱形筋《だいりょうけいきん》と同じで、働きや動作もほぼ同じです。**引き出しを引く**動作や、**肩をすくめる**動作などでも使われます。

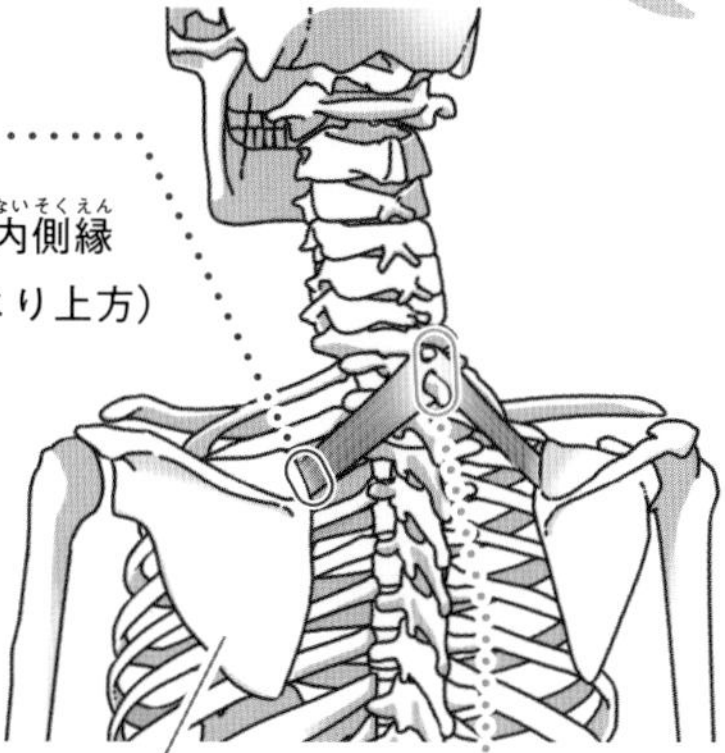

主な働き	肩甲骨《けんこうこつ》を中央に引き寄せる
支配神経	肩甲背神経《けんこうはいしんけい》（C4-C5）
動作	ものを手前に引き寄せる、ボートを漕ぐ、弓を引く、肩をすくめる

Erector spinae

エレクター スピナエ

脊柱起立筋《せきちゅうきりつきん》

背骨をまっすぐに保つ筋線維の集合体

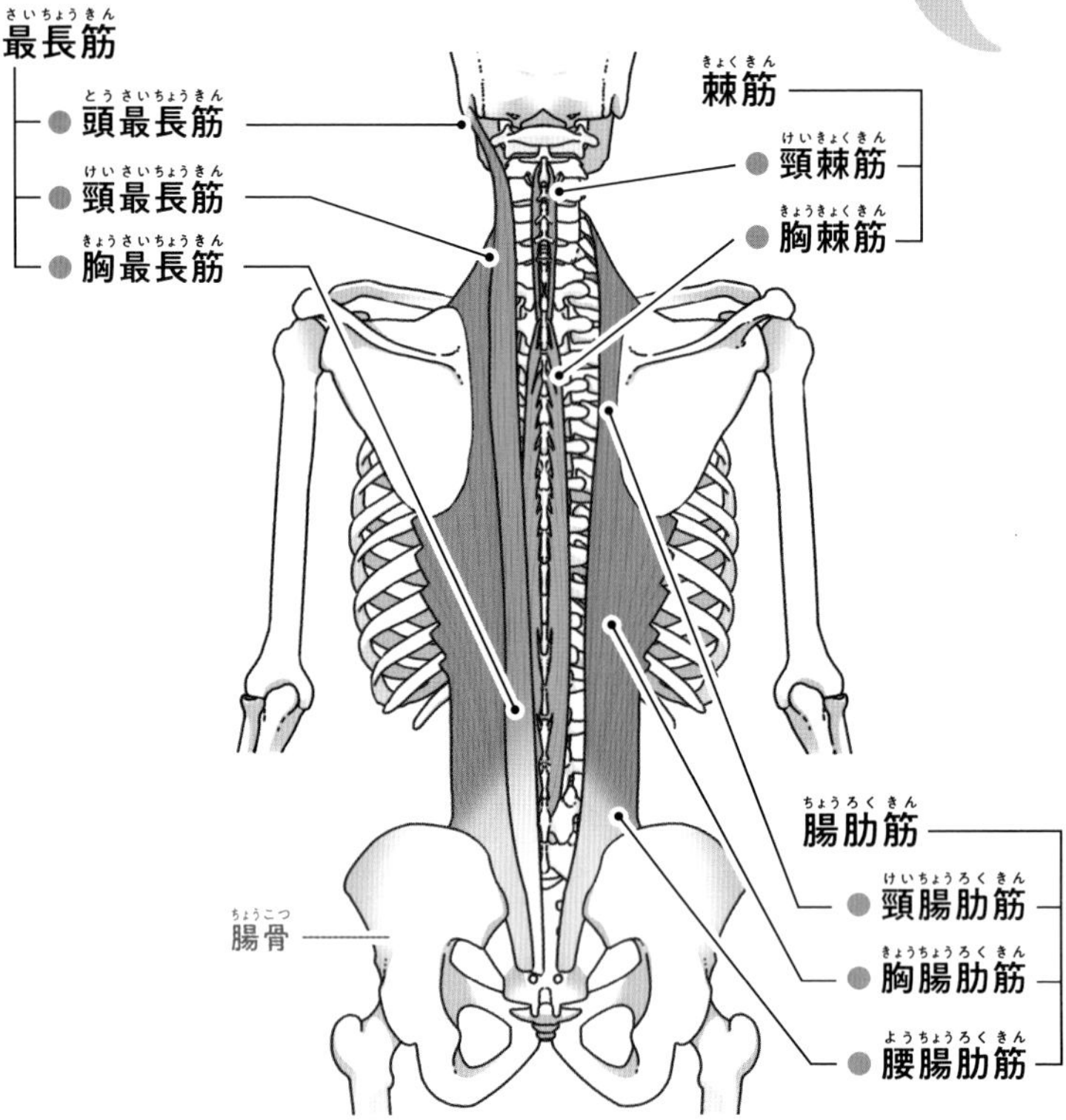

首から腰にかけて、背骨に沿って縦長に走る筋群です。名前のとおり、**脊柱《せきちゅう》（背骨）をまっすぐに保つ役割や背中を反らせる働き**があります。運動するときはもちろん、日常生活でも**つねに使われている筋肉**です。

筋肉が走行する位置によって、3種類の筋群に分けることができます。もっとも外側にある腸肋筋群《ちょうろくきんぐん》、その内側にある最長筋群《さいちょうきんぐん》、もっとも内側にある棘筋《きょくきん》で構成されています。

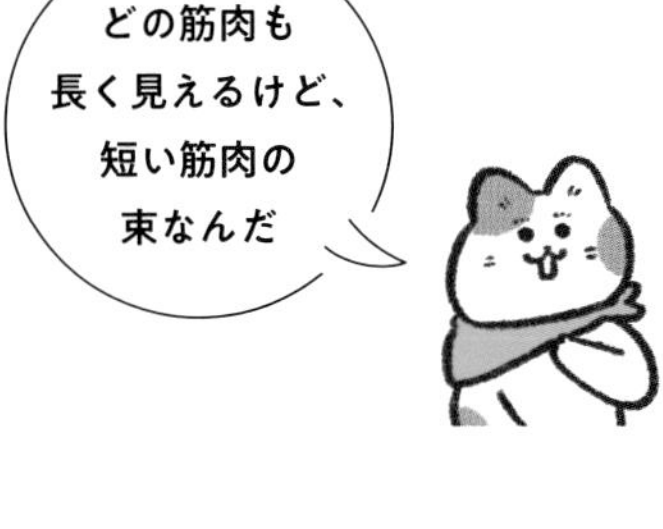

どの筋肉も
長く見えるけど、
短い筋肉の
束なんだ

腸肋筋《ちょうろくきん》

イリオコスタリス
Iliocostalis

もっとも外側にある筋群。位置する高さによって、上部から頸腸肋筋《けいちょうろくきん》、胸《きょう》腸肋筋《ちょうろくきん》、腰腸肋筋《ようちょうろくきん》の3つに分類できる。いずれも、脊柱《せきちゅう》を伸展・側屈させる働きがある。

● 頸腸肋筋《けいちょうろくきん》

イリオコスタリス・サーヴィシィス
Iliocostalis cervicis

腸肋筋《ちょうろくきん》のなかでもっとも高い位置にある。主に、首や背中を後ろに反らせる。

起始 第 3–7 肋骨《ろっこつ》
停止 第 4–6 頸椎《けいつい》の横突起

● 胸腸肋筋《きょうちょうろくきん》

イリオコスタリス・ソラシィス
Iliocostalis thoracis

脊柱《せきちゅう》に付着せず、肋骨《ろっこつ》につく筋肉。背中を後ろに反らせる。

起始 第 7–12 肋骨《ろっこつ》
停止 第 1–6 肋骨《ろっこつ》

● 腰腸肋筋《ようちょうろくきん》

イリオコスタリス・ランボーラム
Iliocostalis lumborum

もっとも低い位置にある。背中を反らす、体幹を側屈させる働きもある。

起始 仙骨《せんこつ》、腸骨稜《ちょうこつりょう》、胸腰筋膜《きょうようきんまく》の浅葉
停止 第 6–12 肋骨《ろっこつ》、胸腰筋膜《きょうようきんまく》の深葉

最長筋《さいちょうきん》

ロンジスィマス
Longissimus

腸肋筋《ちょうろくきん》の内側に位置し、頭最長筋《とうさいちょうきん》、頸最長筋《けいさいちょうきん》、胸最長筋《きょうさいちょうきん》から構成される。脊柱《せきちゅう》を伸展させたり、側屈させたりする働きがある。

● 頭最長筋《とうさいちょうきん》

ロンジスィマス・キャピティス
Longissimus capitis

最長筋《さいちょうきん》のなかでもっとも高い位置にある。頭部を固定、後ろに反らせる、回旋させる。

起始 第 1–3 胸椎《きょうつい》の横突起、第 4–7 頸椎《けいつい》の横突起と関節突起
停止 側頭骨《そくとうこつ》の乳様突起

● 頸最長筋《けいさいちょうきん》

ロンジスィマス・サーヴィシィス
Longissimus cervicis

首から胸の高さに位置する。首や背中を後ろに反らせる、側屈させる。

起始 第 1–6 胸椎《きょうつい》の横突起
停止 第 2–5 頸椎《けいつい》の横突起

● 胸最長筋《きょうさいちょうきん》

ロンジスィマス・ソラシィス
Longissimus thoracis

脊柱起立筋《せきちゅうきりつきん》のなかでもっとも大きな筋肉。背中を後ろに反らせる。

起始 仙骨《せんこつ》、腸骨稜《ちょうこつりょう》、腰椎《ようつい》の棘突起、下位《かい》胸椎《きょうつい》の横突起
停止 第 2–12 肋骨《ろっこつ》と腰椎《ようつい》の肋骨突起《ろっこつとっき》、胸椎《きょうつい》の横突起

棘筋《きょくきん》

スパイナリス
Spinalis

脊柱起立筋《せきちゅうきりつきん》のなかでもっとも内側に位置する筋群で、頸棘筋《けいきょくきん》、胸棘筋《きょうきょくきん》から構成される。脊柱《せきちゅう》を伸展させたり、側屈・回旋させたりする働きがある。

● 頸棘筋《けいきょくきん》

スパイナリス・サーヴィシィス
Spinalis cervicis

首のあたりに位置する。頭部を支える役割のほか、首を後ろに反らせたり、側屈させたりする働きもある。

起始 第 5–7 頸椎《けいつい》と第 1–2 胸椎《きょうつい》の棘突起
停止 第 2–4 頸椎《けいつい》の棘突起

● 胸棘筋《きょうきょくきん》

スパイナリス・ソラシィス
Spinalis thoracis

腰から胸にかけて走る。脊柱起立筋《せきちゅうきりつきん》のなかでは最内側にある。脊柱《せきちゅう》を支えるほか、後ろに反らせる働きもある。

起始 第 10–12 胸椎《きょうつい》と第 1–3 腰椎《ようつい》の棘突起の外側面
停止 第 2–8 胸椎《きょうつい》の棘突起の外側面

Transversospinalis
トランスヴェルゾスパイナリス

横突棘筋群《おうとつきょくきんぐん》

背骨を深いところから しっかりと支える

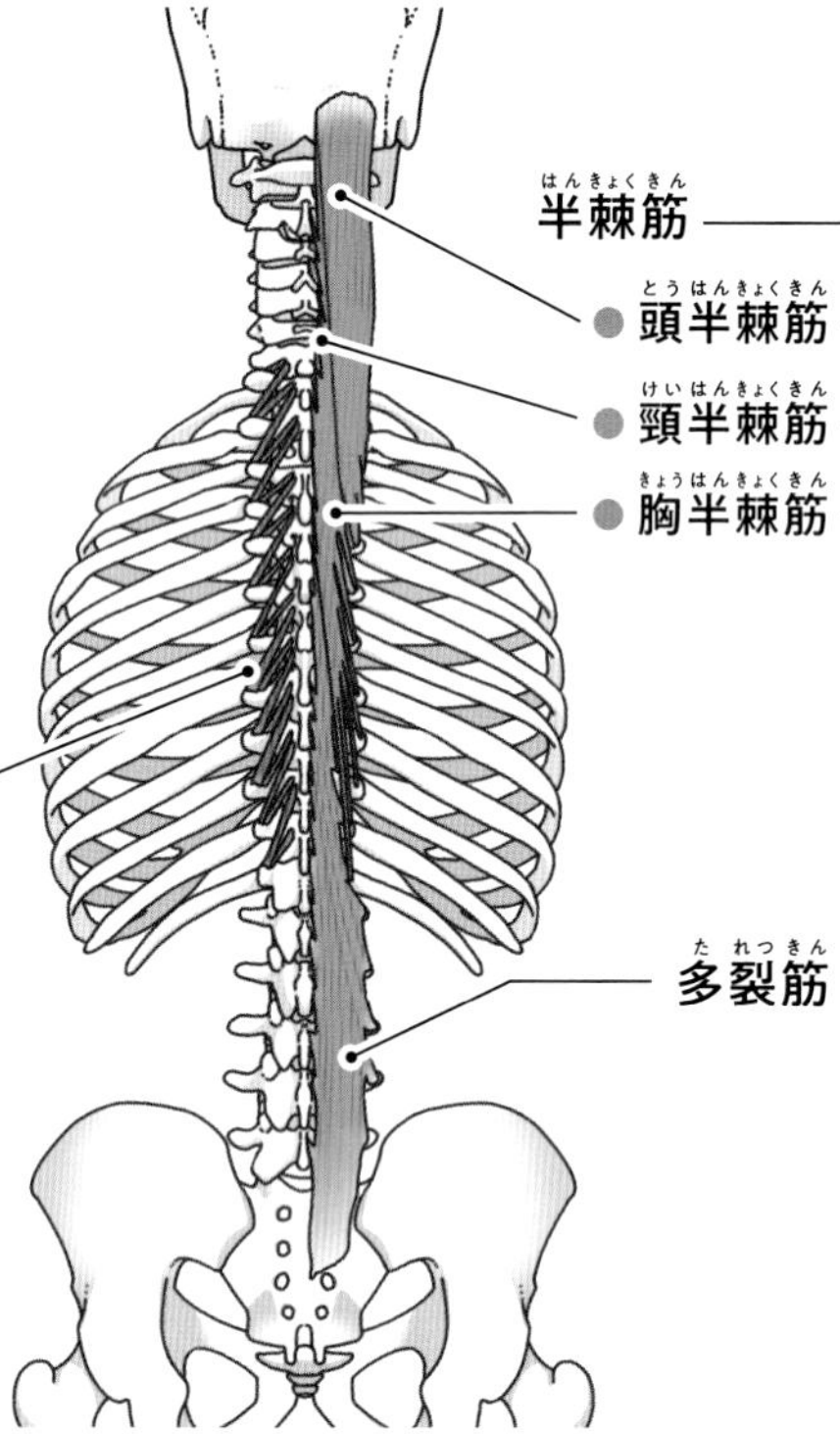

脊柱起立筋《せきちゅうきりつきん》より深層にある、背骨に沿って走る短い筋肉の束です。半《はん》棘筋《きょくきん》、多裂筋《たれつきん》、回旋筋《かいせんきん》の3つの筋肉で構成されています。名前にもあるように、どの筋肉も椎骨《ついこつ》の横突起から始まり、1つ以上上位の棘突起についているのが特徴です。

主な働きは、**背骨を安定**させること。片側の筋肉が働くと、その反対側に**体や頭部を回転させること（回旋）**ができます。

浅層にあるのが半棘筋《はんきょくきん》、その下に多裂筋《たれつきん》、もっとも深層にあるのが回旋筋《かいせんきん》だよ

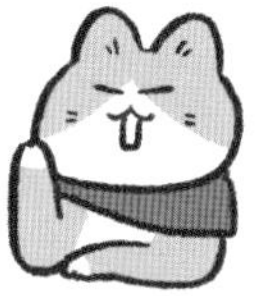

半棘筋《はんきょくきん》

セミスパイナリス
Semispinalis

横突棘筋《おうとつきょくきん》のなかでは走行距離が長い筋肉。頭部までである頭半棘筋《とうはんきょくきん》、頸部《けいぶ》を走る頸半棘筋《けいはんきょくきん》、胸部を走る胸半棘筋《きょうはんきょくきん》に分けられる。脊柱《せきちゅう》を安定させるのが主な働きとなる。

●頭半棘筋《とうはんきょくきん》

セミスパイナリス キャピティス
Semispinalis capitis

横突棘筋《おうとつきょくきん》のなかでもっとも高い位置にあり、後頭骨《こうとうこつ》についている。頭部を固定して安定させる。

起始 第 3 頸椎《けいつい》－第 6 胸椎《きょうつい》の横突起

停止 後頭骨《こうとうこつ》の上項線と下項線の間

●頸半棘筋《けいはんきょくきん》

セミスパイナリス サーヴィシィス
Semispinalis cervicis

頸部《けいぶ》の高さに位置する。頭頸部《とうけいぶ》を安定させたり、頸部《けいぶ》や胸部《きょうぶ》を伸展させたりする働きがある。

起始 第 1-6 胸椎《きょうつい》の横突起

停止 第 2-7 頸椎《けいつい》の棘突起

●胸半棘筋《きょうはんきょくきん》

セミスパイナリス ソラシィス
Semispinalis thoracis

胸の高さに位置する。胸から首の脊柱《せきちゅう》を安定させるとともに、後ろに反らす動きに関わる。側屈や回旋も行う。

起始 第 6-12 胸椎《きょうつい》の横突起

停止 第 6 頸椎《けいつい》－第 4 胸椎《きょうつい》の棘突起

多裂筋《たれつきん》

マルティフィダス
Multifidus

脊椎《せきつい》の全長にわたって走行している、短い筋肉の集合体。腰椎《ようつい》でもっとも発達している。主な働きは脊柱《せきちゅう》を安定させること。脊柱《せきちゅう》の伸展や側屈にも関わる。

起始 椎骨《ついこつ》の横突起

停止 起始から 3 ～ 5 つ上位の棘突起

回旋筋《かいせんきん》

ロウテイタ
Rotator

横突棘筋《おうとつきょくきん》のなかでもっとも深層にある筋肉。個々の筋肉は非常に短く、椎骨《ついこつ》の横突起から1～2つ上位の棘突起についている。1つ上につくものを短回旋筋《たんかいせんきん》、2つ上につくものを長回旋筋《ちょうかいせんきん》という。名前のとおり、体を回す(回旋)、脊柱《せきちゅう》を安定させる動きに関わる。

起始 胸椎《きょうつい》の横突起

停止 短回旋筋《たんかいせんきん》：起始から 1 つ上位の胸椎《きょうつい》の棘突起
長回旋筋《ちょうかいせんきん》：起始から 2 つ上位の胸椎《きょうつい》の棘突起

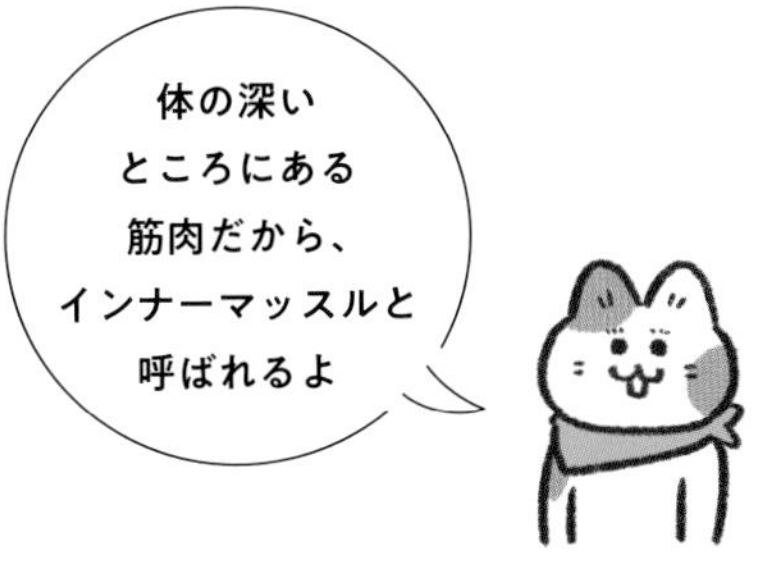
体の深いところにある筋肉だから、インナーマッスルと呼ばれるよ

書く・運ぶ・操る筋肉

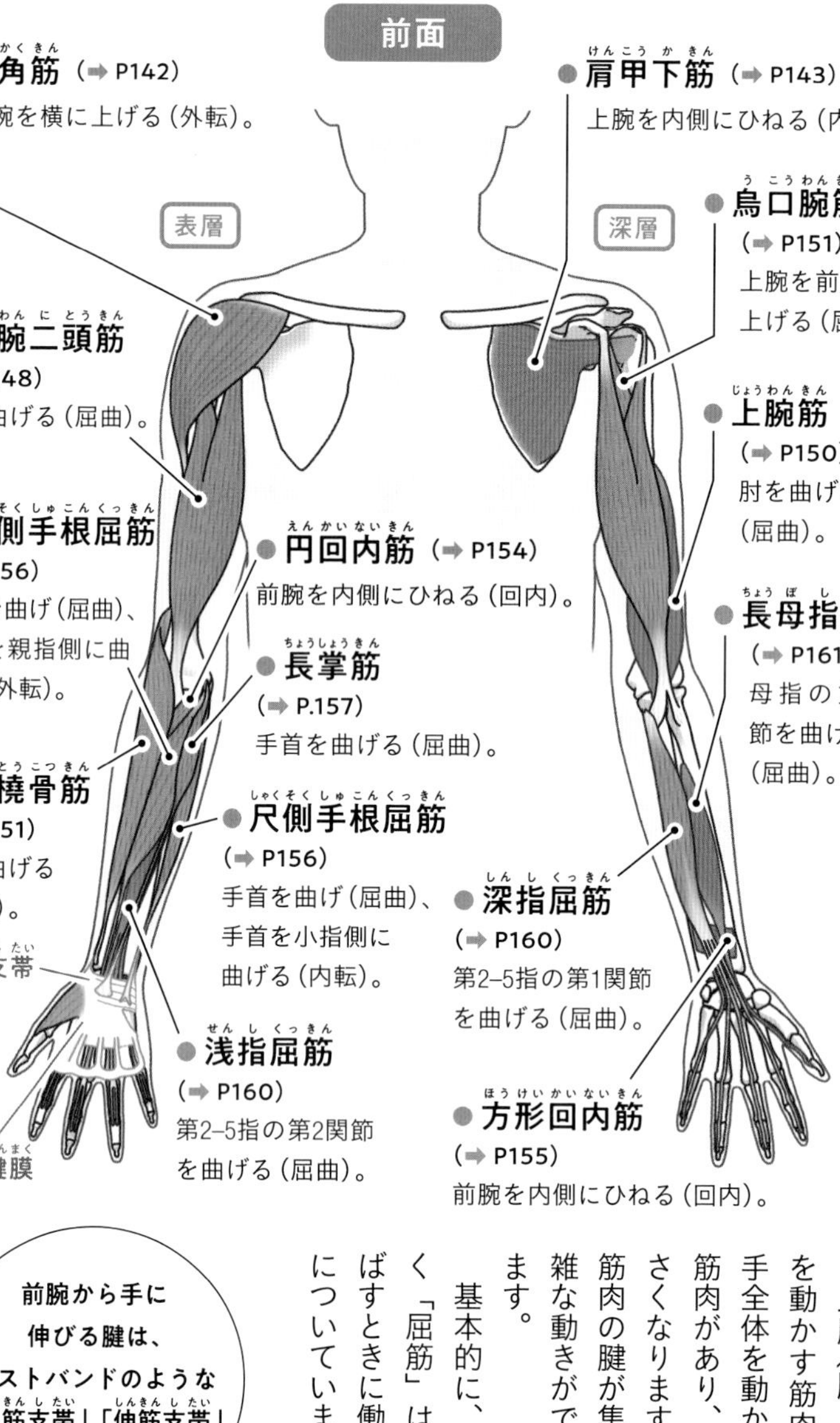

上腕を前方に上げる（屈曲）。

肘を曲げる（屈曲）。

肘を曲げる（屈曲）。

手首を曲げる（屈曲）。

肘を曲げる（屈曲）。

手首を曲げ（屈曲）、手首を小指側に曲げる（内転）。
深指屈筋《しんしくっきん》

第2–5指の第2関節を曲げる（屈曲）。

上肢（腕・手）の筋肉には、上腕を動かす筋肉、前腕を動かす筋肉、手全体を動かす筋肉、手指を動かす筋肉があり、末端にいくほど細く小さくなります。とくに指には多くの筋肉の腱が集まっていて、細かく複雑な動きができるしくみになっています。

基本的に、関節を曲げるときに働く「屈筋」は体の前面に、関節を伸ばすときに働く「伸筋」は体の後面についています。

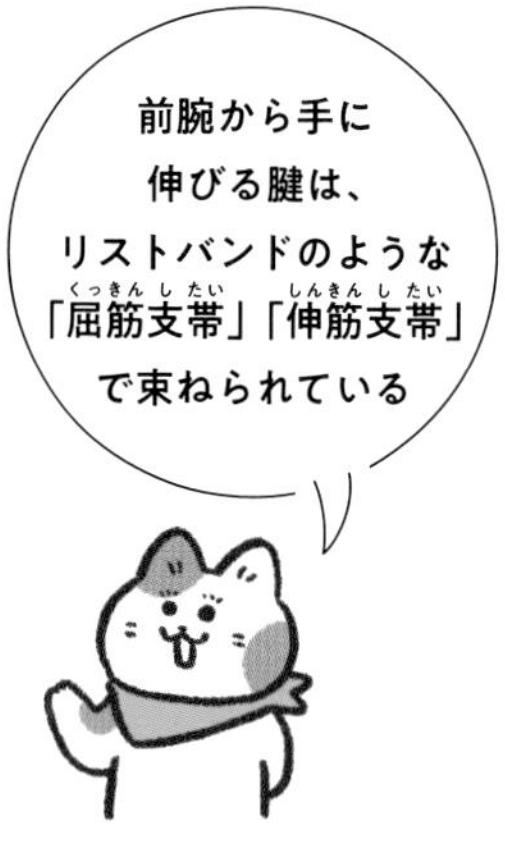
前腕から手に伸びる腱は、リストバンドのような「屈筋支帯《くっきんしたい》」「伸筋支帯《しんきんしたい》」で束ねられている

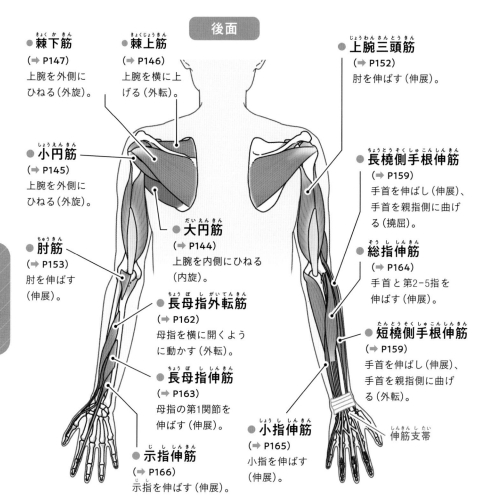

後面

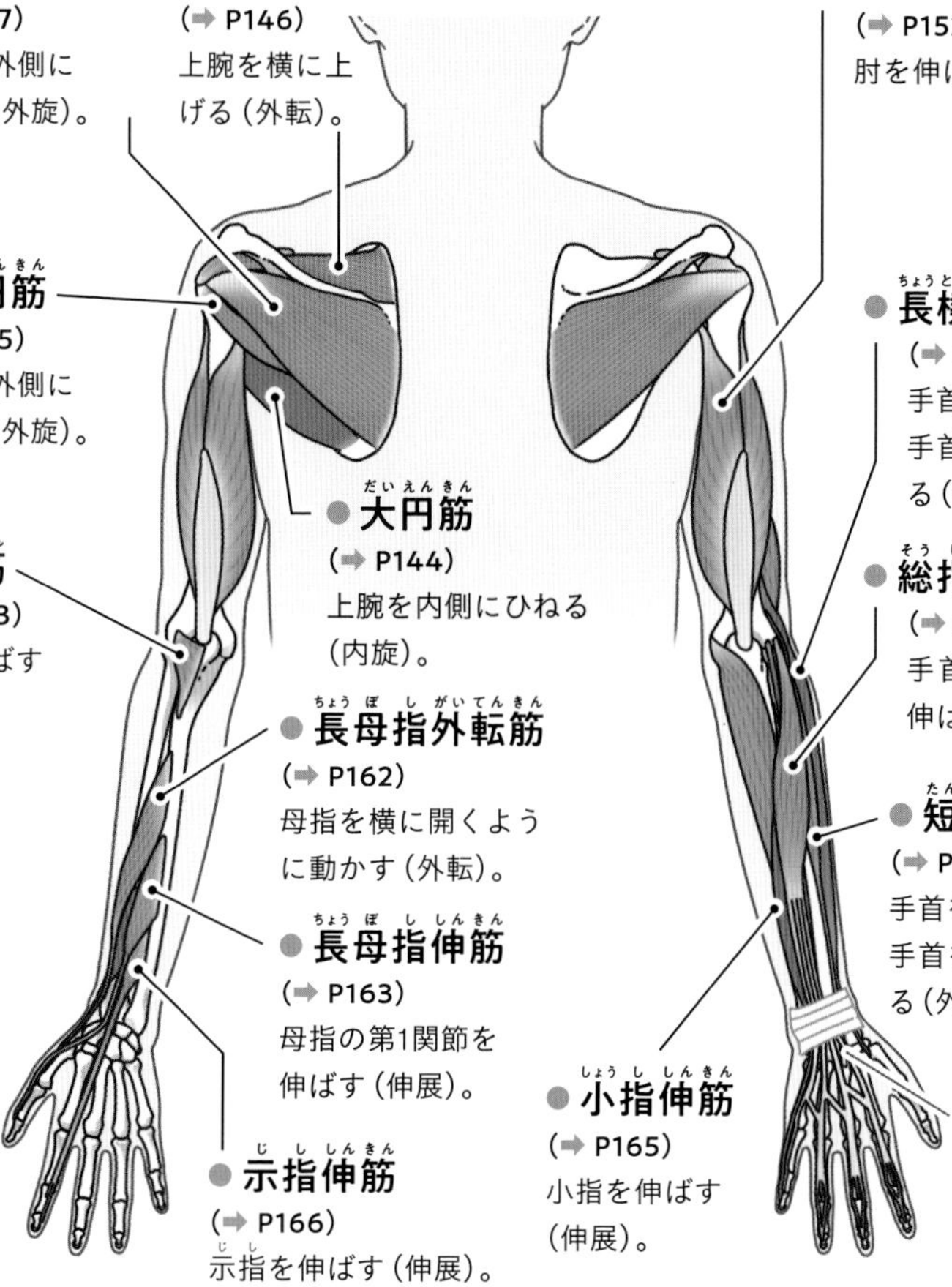
棘下筋《きょくかきん》
(➡ P147)
上腕を外側にひねる(外旋)。
棘上筋《きょくじょうきん》
(➡ P146)
上腕を横に上げる(外転)。
上腕三頭筋《じょうわんさんとうきん》
(➡ P152)
肘を伸ばす(伸展)。
小円筋《しょうえんきん》
(➡ P145)
上腕を外側にひねる(外旋)。
長橈側手根伸筋《ちょうとうそくしゅこんしんきん》
(➡ P159)
手首を伸ばし(伸展)、手首を親指側に曲げる(撓屈)。
大円筋《だいえんきん》
(➡ P144)
上腕を内側にひねる(内旋)。
肘筋《ちゅうきん》
(➡ P153)
肘を伸ばす(伸展)。
総指伸筋《そうししんきん》
(➡ P164)
手首と第2-5指を伸ばす(伸展)。
長母指外転筋《ちょうぼしがいてんきん》
(➡ P162)
母指を横に開くように動かす(外転)。
短橈側手根伸筋《たんとうそくしゅこんしんきん》
(➡ P159)
手首を伸ばし(伸展)、手首を親指側に曲げる(外転)。
長母指伸筋《ちょうぼししんきん》
(➡ P163)
母指の第1関節を伸ばす(伸展)。
小指伸筋《しょうししんきん》
(➡ P165)
小指を伸ばす(伸展)。
伸筋支帯《しんきんしたい》
示指伸筋《じししんきん》
(➡ P166)
示指《じし》を伸ばす(伸展)。

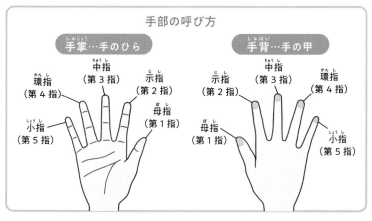

手部の呼び方

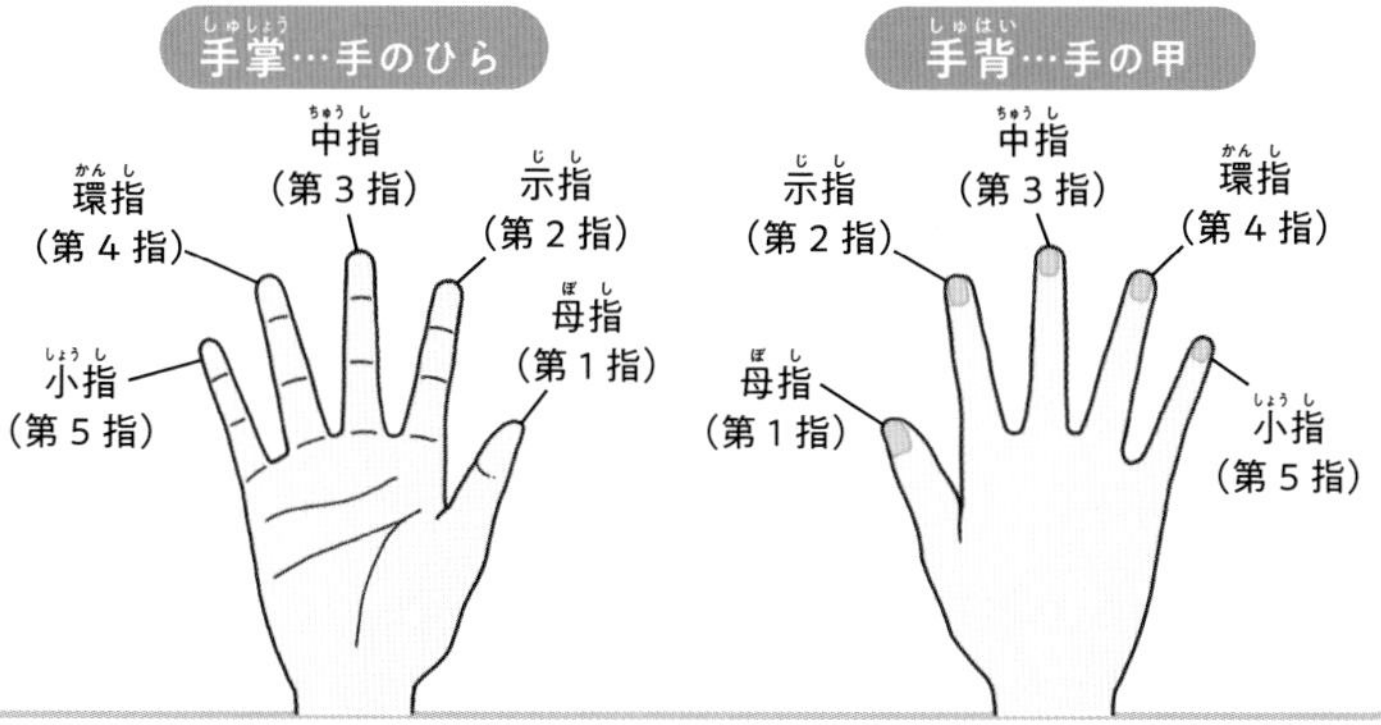
手掌《しゅしょう》…手のひら
中指《ちゅうし》(第3指)
環指《かんし》(第4指)
示指《じし》(第2指)
母指《ぼし》(第1指)
小指《しょうし》(第5指)
手背《しゅはい》…手の甲
示指《じし》(第2指)
中指《ちゅうし》(第3指)
環指《かんし》(第4指)
母指《ぼし》(第1指)
小指《しょうし》(第5指)

Deltoid
デルトイド

三角筋《さんかくきん》

肩のたくましい丸みをつくる筋肉

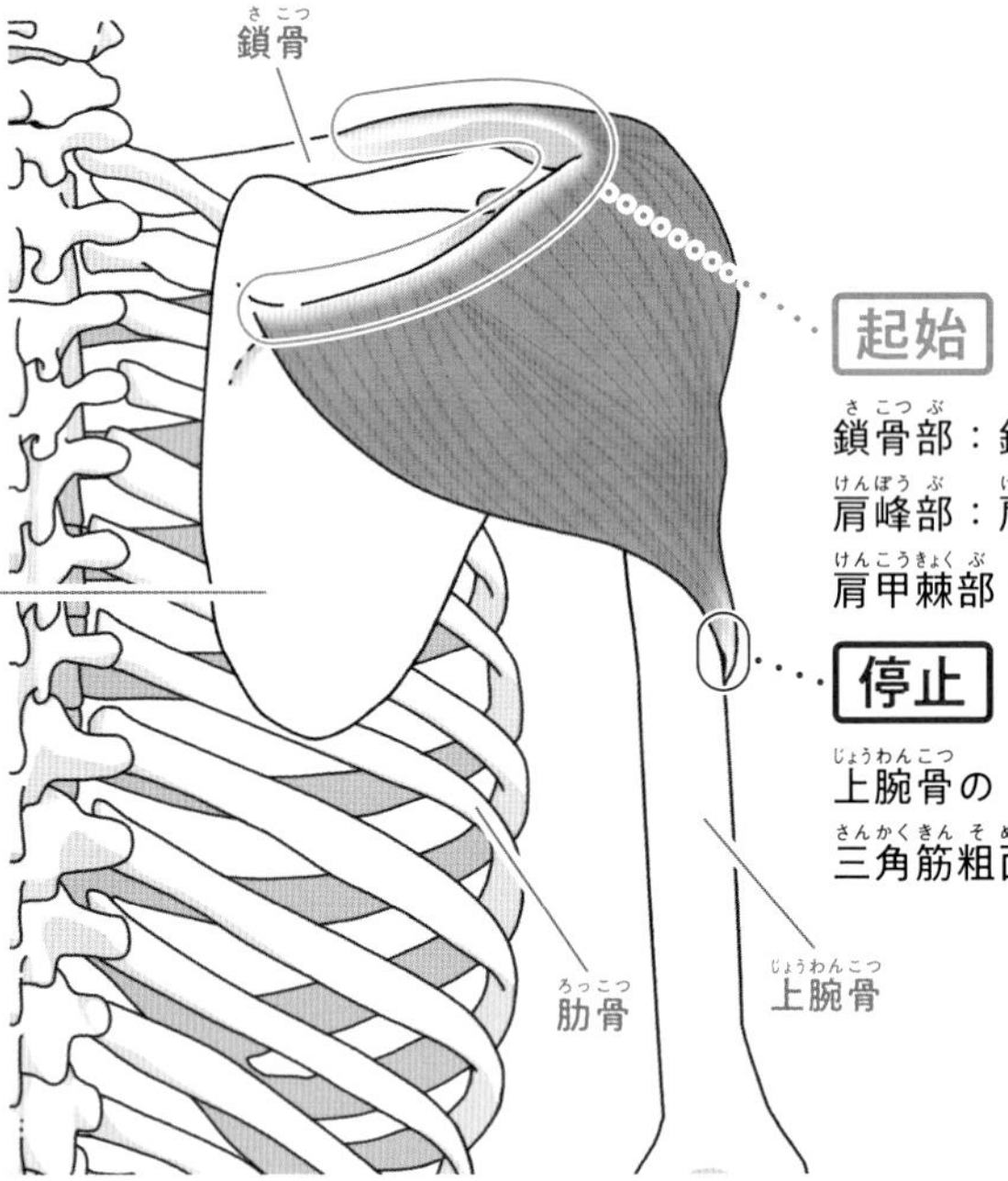

起始

鎖骨部《さこつぶ》：鎖骨《さこつ》の外側 1/3
肩峰部《けんぽうぶ》：肩峰《けんぽう》
肩甲棘部《けんこうきょくぶ》：肩甲棘《けんこうきょく》

停止

上腕骨《じょうわんこつ》の三角筋粗面《さんかくきんそめん》

上肢後面

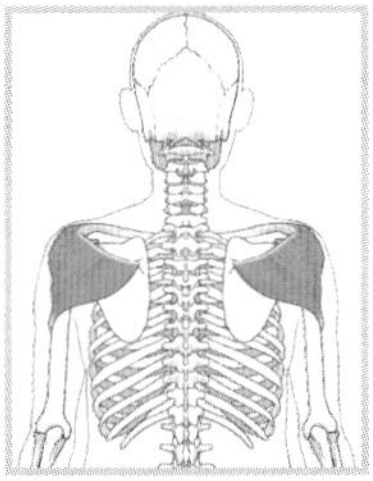

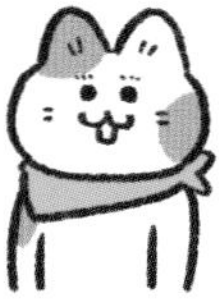

三角筋《さんかくきん》が腕を横に上げられるのは90度までだよ

腕を体の横から水平の高さくらいまで上げるときに働く筋肉です。発達した三角筋《さんかくきん》は、肩にたくましく美しい丸みをつくります。

起始部が広く、前部（鎖骨部《さこつぶ》）・中部（肩峰部《けんぽうぶ》）・後部（肩甲棘部《けんこうきょくぶ》）に分けられ、それぞれ働きに違いがあります。**前部が働くと腕が前に、中部が働くと腕が横に、後部が働くと腕が後ろに持ち上がります。**

主な働き	上腕の外転（90度まで）、前部は上腕の屈曲、後部は伸展
支配神経	腋窩神経《えきかしんけい》（C5–C6）
動　作	両腕を広げる、両腕を前後に振る

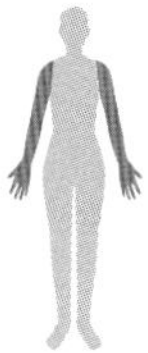

Subscapularis

サブスキャプラリス

肩《けん》甲《こう》下《か》筋《きん》

胸郭と肩甲骨《けんこうこつ》にはさまれている筋肉

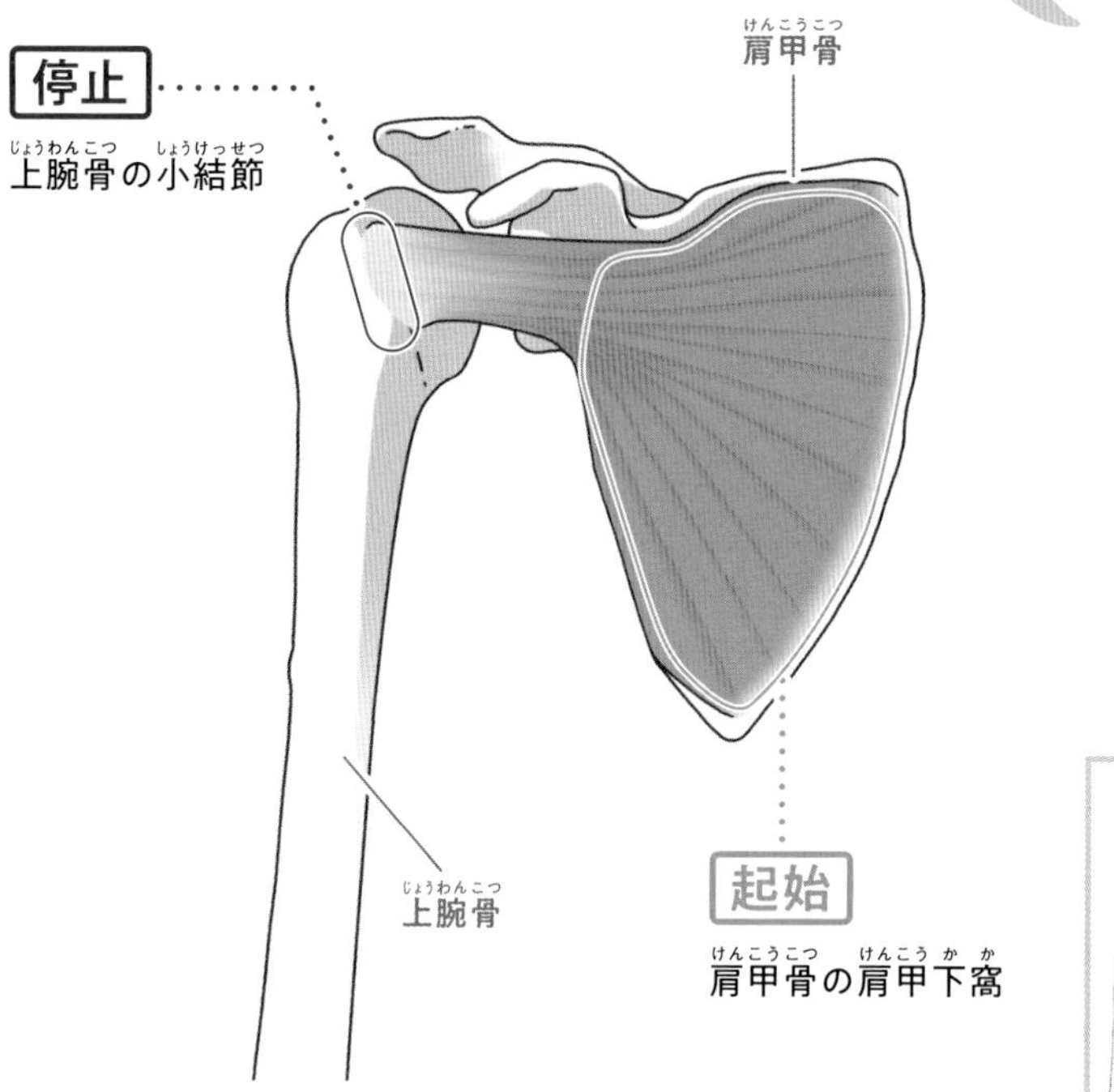

上肢前面

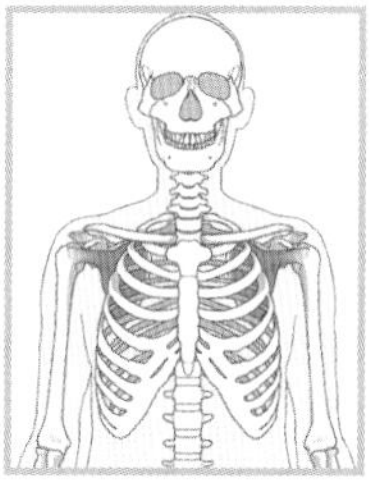

筋肉の作用と特徴

▼三角筋《さんかくきん》

▼肩甲下筋《けんこうかきん》

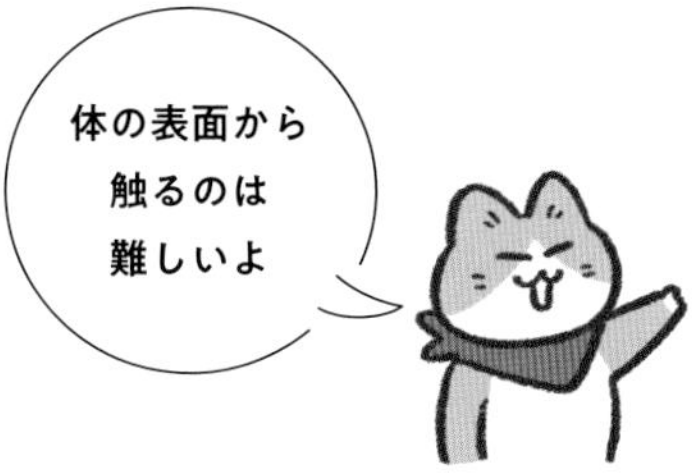

主な働き	上腕の内旋
支配神経	肩甲下神経《けんこうかしんけい》(C5-C6)
動　作	卓球のスマッシュ、腕相撲、引き戸を右手(順手)で左方向に動かす

肩甲骨《けんこうこつ》と肋骨《ろっこつ》の面にはさまれた位置にある筋肉です。**上腕を内側にひねる**ときに収縮します。

この筋肉と棘上筋《きょくじょうきん》(→P146)、棘《きょく》下筋《かきん》(→P147)、小円筋《しょうえんきん》(→P145)の4つの筋肉の腱は、上腕骨頭《じょうわんこっとう》を袖口(カフ)のように包み込んでいることから、**「ローテーターカフ」(回《かい》旋筋腱板《せんきんけんばん》)**と呼ばれます。肩の関節ははずれやすいので、これらの筋肉でしっかり固定しているのです。

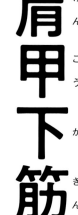

Teres major
テーレス メイジャ

大円筋《だいえんきん》

「気をつけ！」の姿勢のときに使う

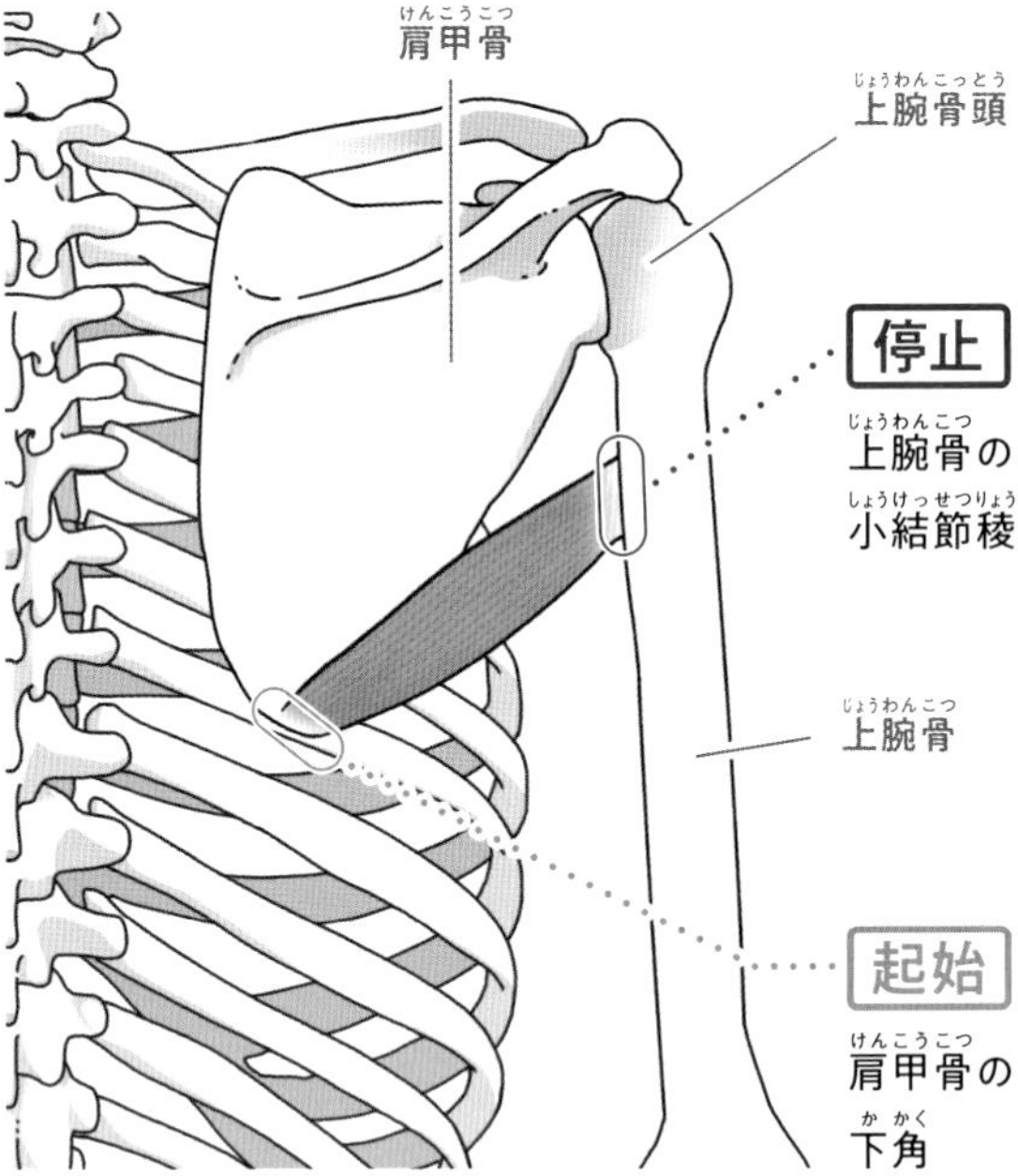

上肢後面

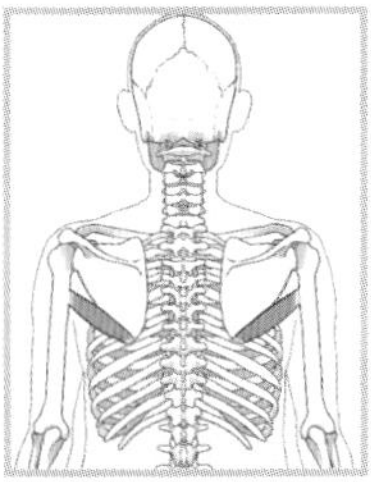

肩甲骨《けんこうこつ》の下角部から出て、脇の下を通り、上腕骨頭《じょうわんこっとう》より少し下の前面につく筋肉です。**上腕を体のほうに引きつけて脇をグッと締め**、「気をつけ！」の姿勢をつくります。

また、**上腕を内側にひねる**働きもあります。卓球やテニスでフォアハンドで打ち返すときや、腕相撲などに力を発揮しますが、小さい筋肉で、筋力はさほど強くはありません。

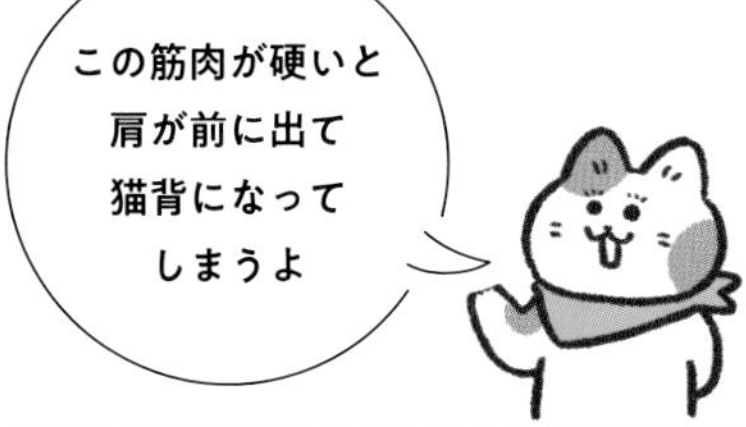

この筋肉が硬いと肩が前に出て猫背になってしまうよ

主な働き	上腕の内転、内旋
支配神経	肩甲下神経《けんこうかしんけい》、ときに胸背神経《きょうはいしんけい》（C5-C7）
動　作	脇を締める、ぬいぐるみをギュッと抱きしめる

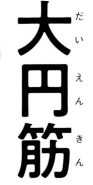

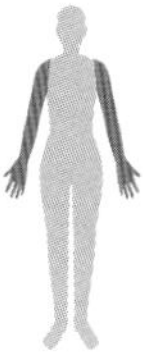

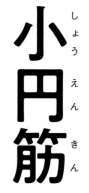

Teres minor
テーレス マイナ

小円筋《しょうえんきん》

「なんでやねん！」とつっ込むときに使う

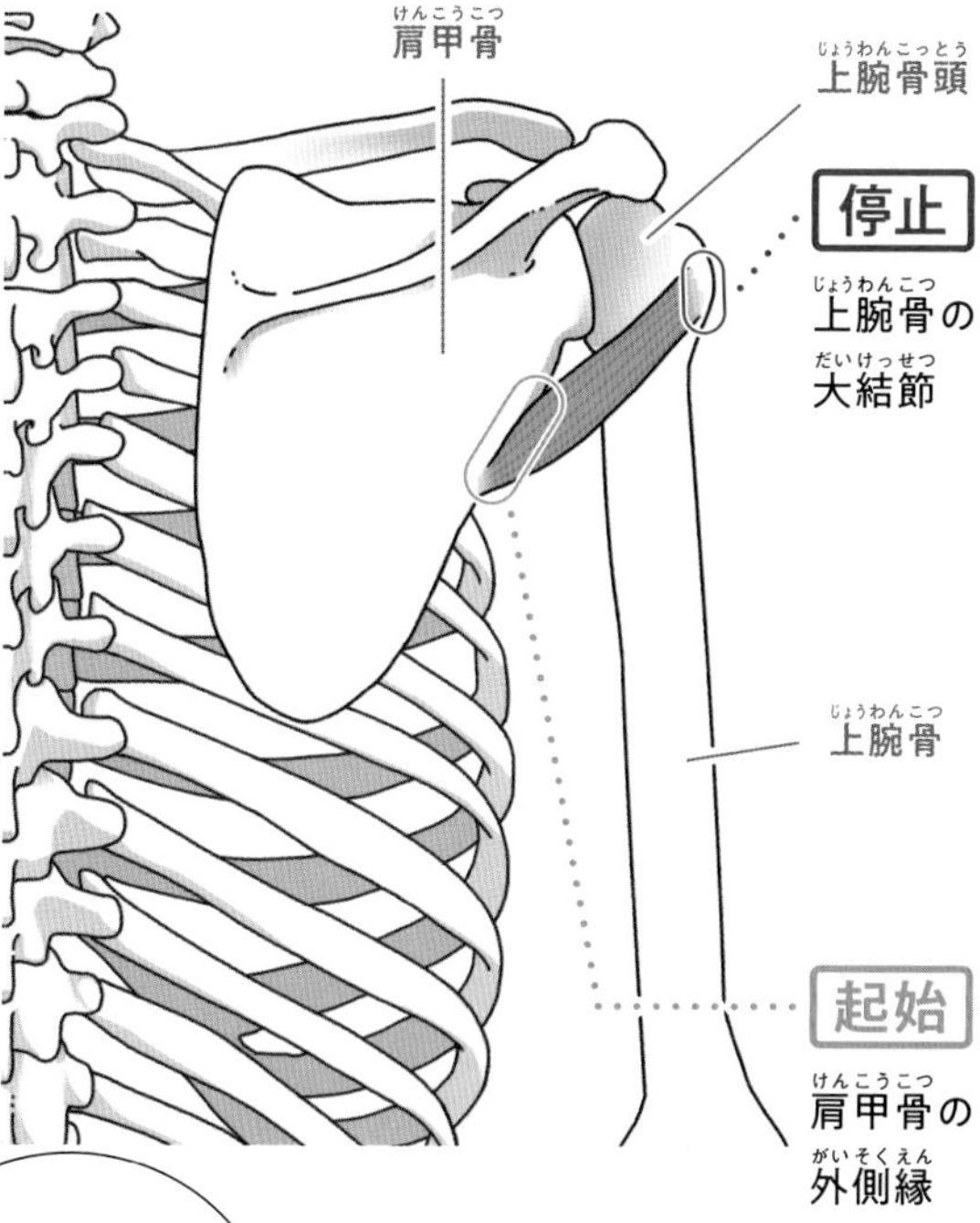

上肢後面

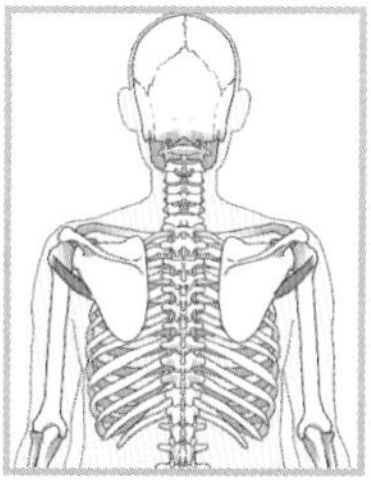

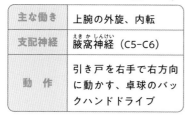

パソコンのマウスを握っているときは、この筋肉が緊張しているんだって

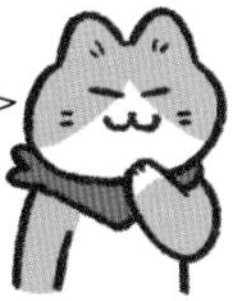

肩甲骨《けんこうこつ》の外側の縁と上腕骨頭《じょうわんこっとう》をつないでいる筋肉です。上腕骨頭《じょうわんこっとう》を肩甲骨《けんこうこつ》のほうに引いて、**上腕を外側にひねります**。「小さく前にならえ」の姿勢から、脇を締めたまま手を外に広げる動作や、目の前や耳もとに近づいた虫をとっさに払う動作を行いますが、筋肉は細く、力も強くはありません。

また、**上腕骨《じょうわんこつ》を肩甲骨《けんこうこつ》のほうにグッと引きつけ、固定する**働きもあります。

主な働き	上腕の外旋、内転
支配神経	腋窩神経《えきかしんけい》（C5–C6）
動作	引き戸を右手で右方向に動かす、卓球のバックハンドドライブ

Supraspinatus
スープラスパイネイタス

棘《きょく》上《じょう》筋《きん》

両腕を横に上げて大きく広げるときに使う

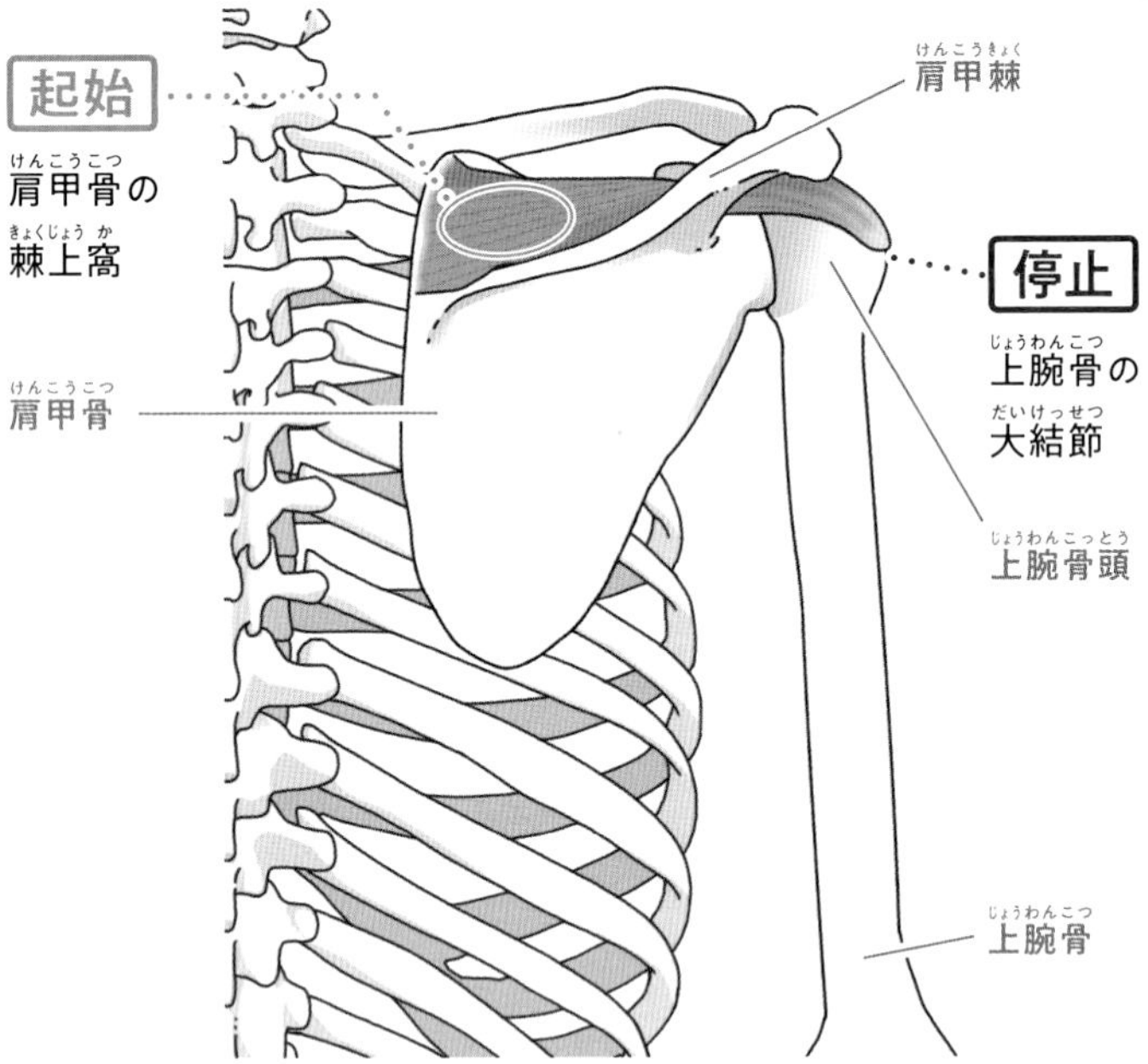

上肢後面

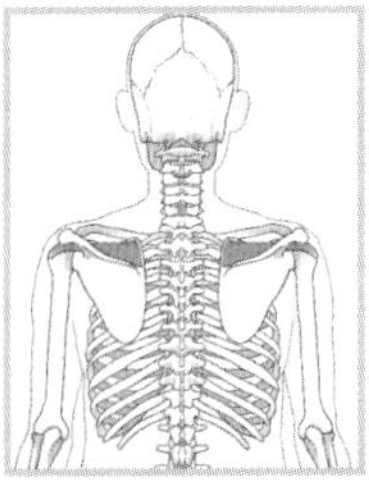

肩甲骨《けんこうこつ》の肩甲棘《けんこうきょく》という出っ張りの上のくぼみにすっぽりはまるようにつく筋肉です。腱は肩関節の上を通り、上腕骨《じょうわんこつ》のてっぺんについています。上腕骨頭《じょうわんこっとう》を引いて**上肢を横に上げる外転を行う**働きがあり、**上腕を内側にひねる内旋や前方にもち上げる屈曲**にも関わっています。また、上腕骨《じょうわんこつ》の骨頭を肩甲骨《けんこうこつ》のほうに引いて固定し、肩関節を安定させる働きも重要です。

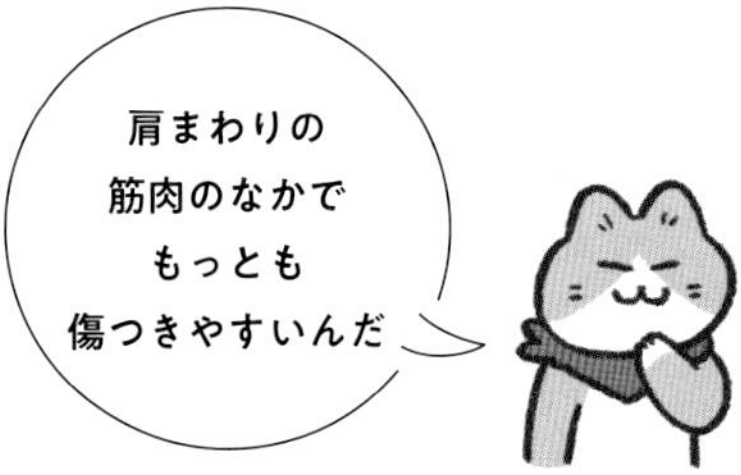

肩まわりの筋肉のなかでもっとも傷つきやすいんだ

主な働き	上腕の外転
支配神経	肩甲上神経《けんこうじょうしんけい》（C4-C6）
動　作	テニスのサーブでラケットを下から振り上げる

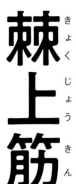

Infraspinatus

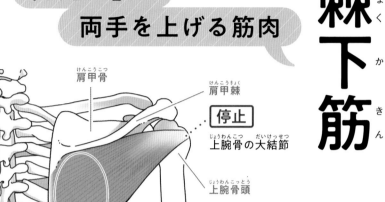

インフラスパイネイタス

棘下筋《きょくかきん》

「降参!」と両手を上げる筋肉

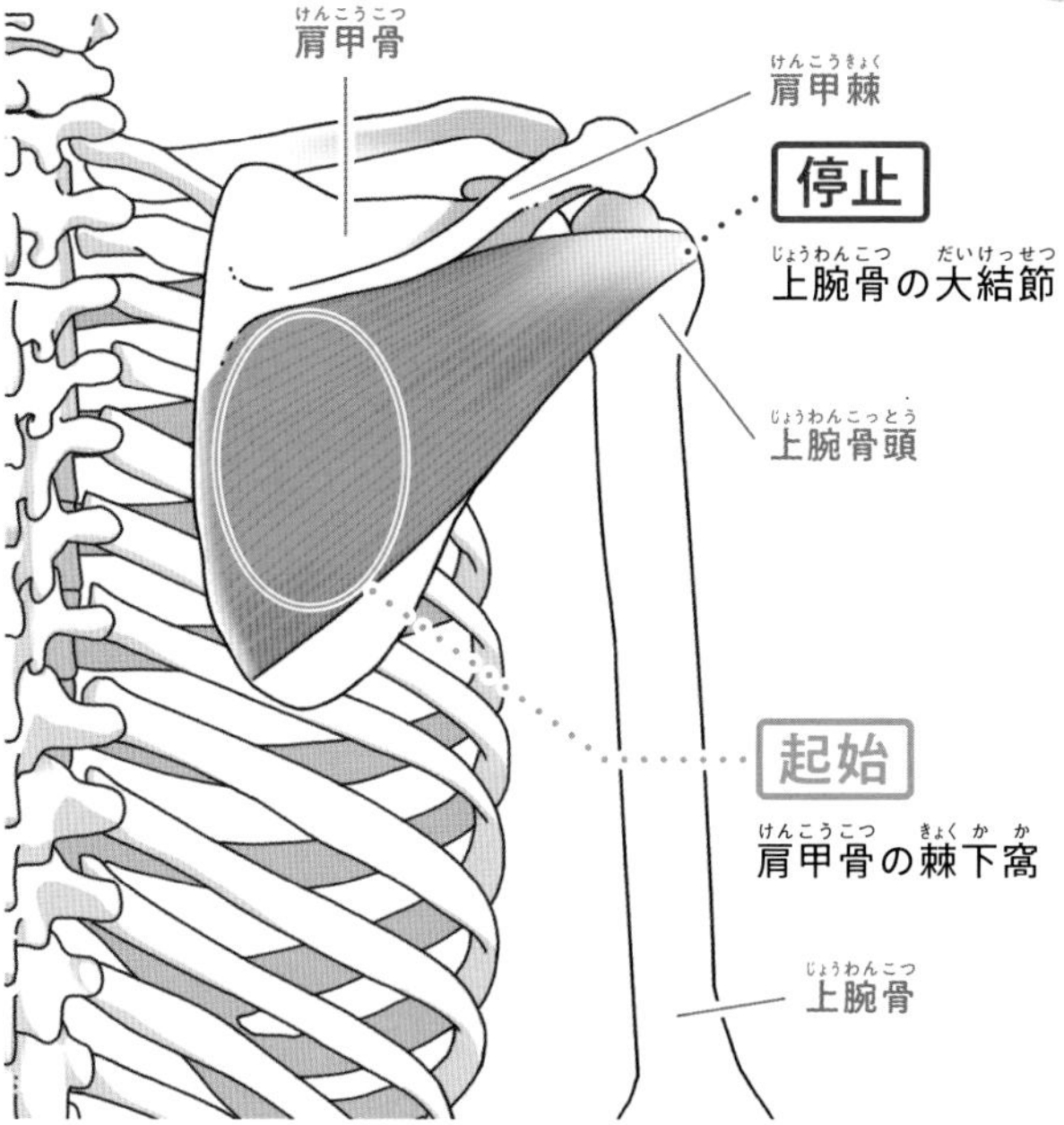

上肢後面

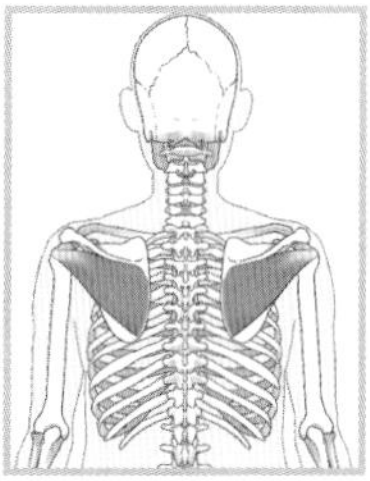

肩甲骨《けんこうこつ》の肩甲棘《けんこうきょく》という出っ張りの下側の平らな面から出て、上腕《じょうわん》骨頭《こっとう》の背中側につく筋肉です。**上腕を外側にひねる**働きがあります。右利きの人が横書きで文字を書くとき、この筋肉が上腕をひねることで、手を右方向に動かしていきます。**上腕骨頭《じょうわんこっとう》を肩甲骨《けんこうこつ》のほうに引いて固定する**働きも担います。またこの筋肉の上部は、上肢を横方向に持ち上げていく動作も助けます。

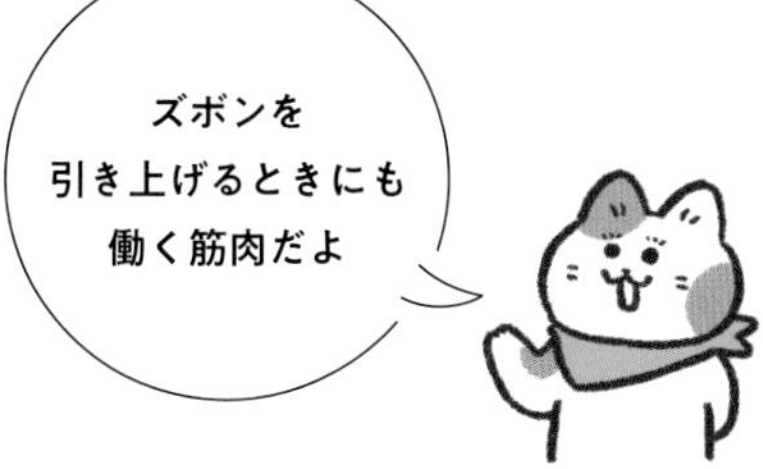

主な働き	上腕の外旋
支配神経	肩甲上神経《けんこうじょうしんけい》（C4-C6）
動　作	卓球のバックハンドドライブ、相方につっ込む動作

Biceps brachii
バイセプス ブライキイ

上腕二頭筋《じょうわんにとうきん》

二の腕に“もりっ”と力こぶをつくる筋肉

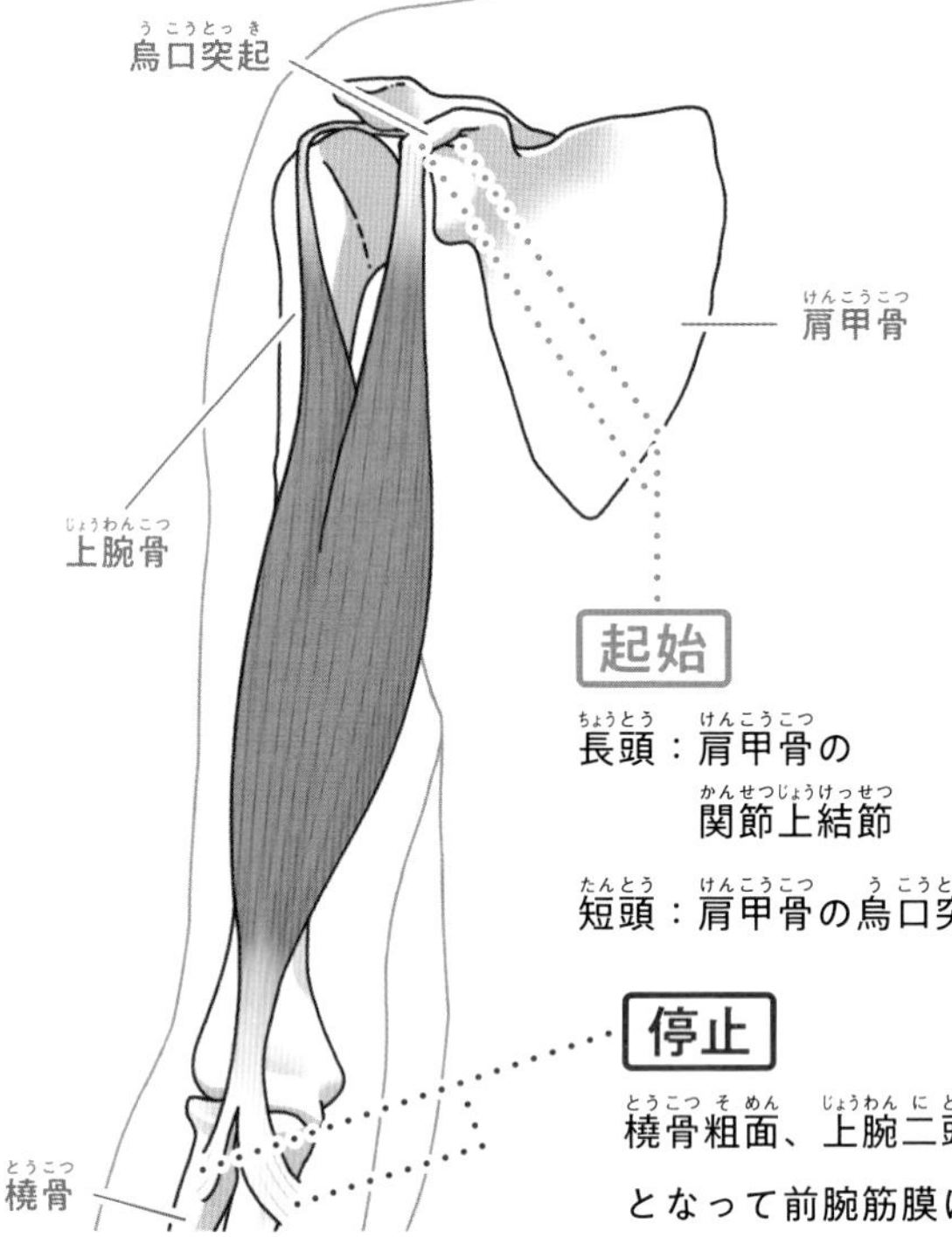

起始

長頭《ちょうとう》：肩甲骨《けんこうこつ》の関節上結節《かんせつじょうけっせつ》

短頭《たんとう》：肩甲骨《けんこうこつ》の烏口突起《うこうとっき》

停止

橈骨粗面《とうこつそめん》、上腕二頭筋腱膜《じょうわんにとうきんけんまく》となって前腕筋膜に

上肢前面

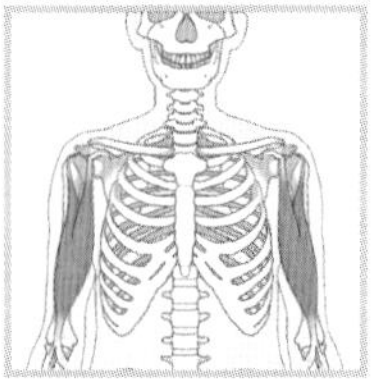

上腕二頭筋《じょうわんにとうきん》は名前のとおり、**筋《きん》頭《とう》が2つ（長頭《ちょうとう》・短頭《たんとう》）ある**筋肉です。それぞれの筋頭が肩甲骨《けんこうこつ》から出て1つの筋肉となり、その腱は肘《ちゅう》関節《かんせつ》の前を通り、橈骨《とうこつ》につきます。腱の一部は膜状で前腕の内側に広がっており、この部分を上腕二頭筋《じょうわんにとうきん》腱膜《けんまく》といいます。

主な働きは**肘を曲げる**ことですが、**前腕を外側にひねる（回外）**作用もあります。

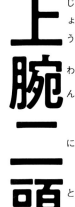

上腕二頭筋《じょうわんにとうきん》のように2つの関節をまたがっている筋肉を二関節筋《にかんせつきん》というよ

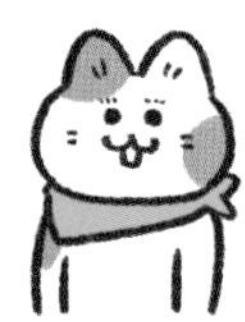

主な働き	肘関節の屈曲
支配神経	筋皮神経《きんぴしんけい》（C5–C7）
動　作	重い荷物を持ち上げる、内開きのドアを開ける

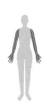

Q どう動かすといちばん力が出る？

A 手のひらを上に向けた回外位が強力！

上腕二頭筋《じょうわんにとうきん》は、肘を越えて橈骨《とうこつ》の内側についています。前腕を内側にひねって（回内して）橈骨《とうこつ》が回転すると、その部分が巻き込まれて、筋肉が引き伸ばされてしまうため、十分な力が出せません。

反対に、前腕を外にひねって**手のひらが上を向く位置（回外位）にすると、上腕二頭筋《じょうわんにとうきん》をまっすぐにすることができ、最大の力を発揮**することができます。トレーニングをするときも、ダンベルなどを持った手を上向きにすると効果的です。

Q 2つの筋頭にはどんな役割がある？

A 長頭は上腕の外転、短頭は内転に関わる

2つの筋頭のうち、長頭は、肩関節の外側を通っているので、**上腕を外に開く外転**の動作に関わります。短頭は、肩の少し内側から出て上腕の内側を通るので、**上腕を内側に動かす内転の動作**にも関わっています。

2つの筋頭はいずれも肩関節の動きに関係していますが、その作用はそれほど強くありません。

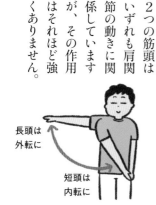

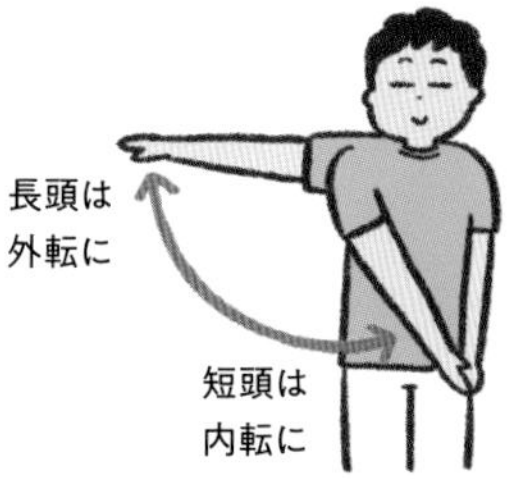

知りたい！

上腕二頭筋《じょうわんにとうきん》を効果的にストレッチする方法

上腕二頭筋《じょうわんにとうきん》は肩の前から出ている筋肉なので、腕を後ろに引くストレッチが効果的。

両腕を下げた状態で手のひらを後ろに向け、肘を伸ばして腕を背中側に引いていきましょう。そこから前腕を内側にひねると、さらによく伸びます。

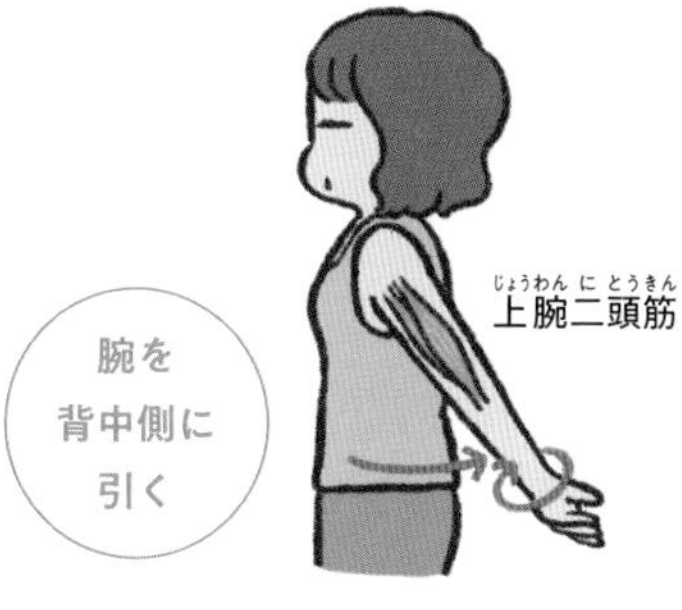

Brachialis
ブレイキアリス

上腕筋《じょうわんきん》

力こぶを
下から支える力もち！

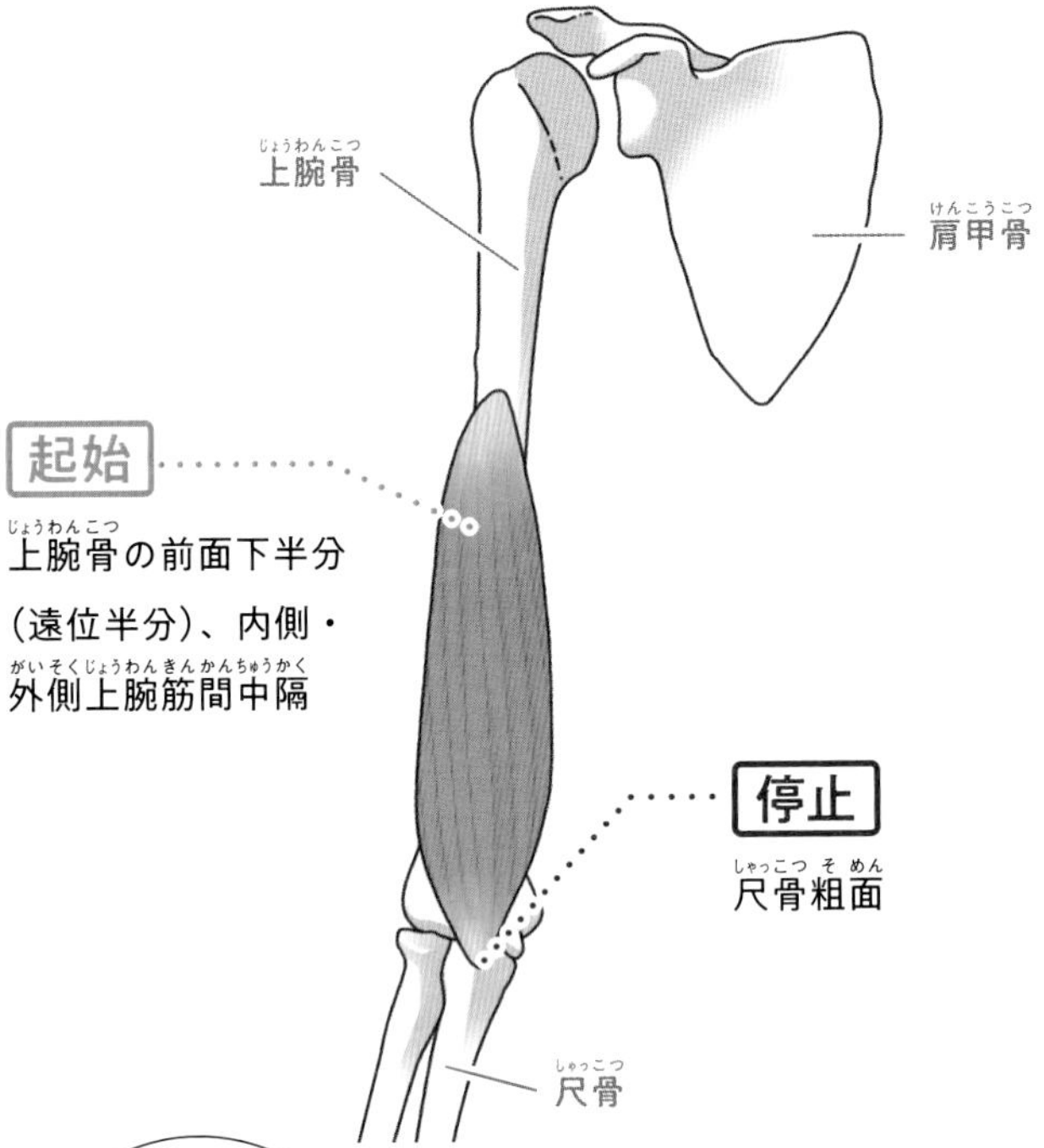

上肢前面

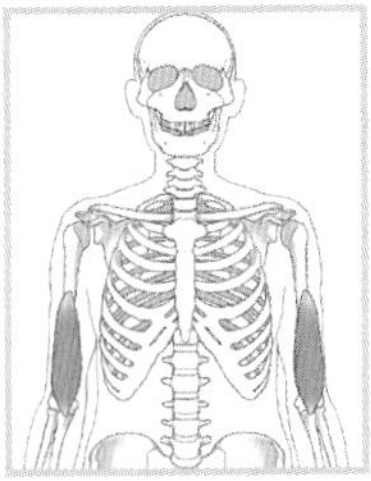

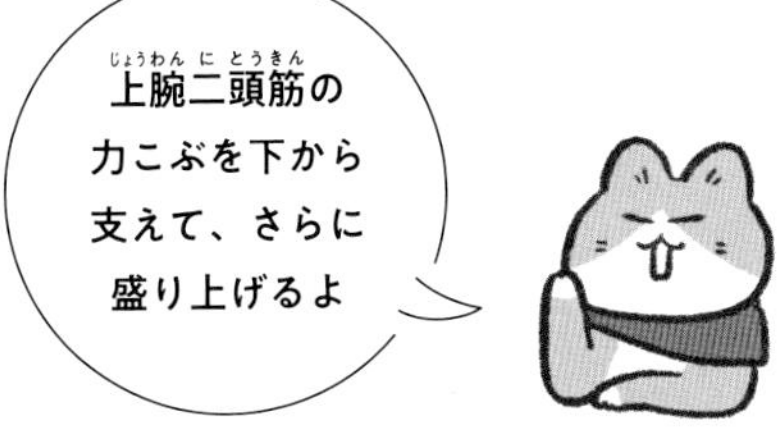

上腕骨《じょうわんこつ》の中間あたりから出て、肘の内側を通り、前腕の尺骨《しゃっこつ》につく筋肉です。上腕二頭筋《じょうわんにとうきん》の下に隠れるようについていて、**肘を曲げる**働きがあります。

上腕二頭筋《じょうわんにとうきん》は前腕が回内位だと十分な力を発揮できませんが、上《じょう》腕筋《わんきん》は尺骨粗面に停止しているので、回内位であっても回外位であっても収縮力に影響を受けません。

主な働き	肘関節の屈曲
支配神経	筋皮神経《きんぴしんけい》（C5–C6）、 橈骨神経《とうこつしんけい》（C5–C6）
動　作	ものを持ち上げる、相撲でつかんだまわしを引きつける

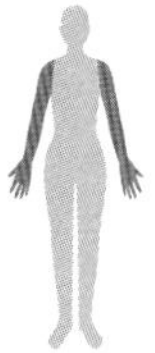

Coracobrachialis
コラコブレイキアリス

烏口腕筋《うこうわんきん》

ベンチプレスで力を発揮！

肩甲骨《けんこうこつ》の上に飛び出している烏口突起《うこうとっき》から出て、上腕《じょうわん》骨《こつ》の内側につく筋肉です。**肩で上腕を前に上げ、脇を締めるように動かす**働きがあります。しかし、その力は弱く、補助的です。

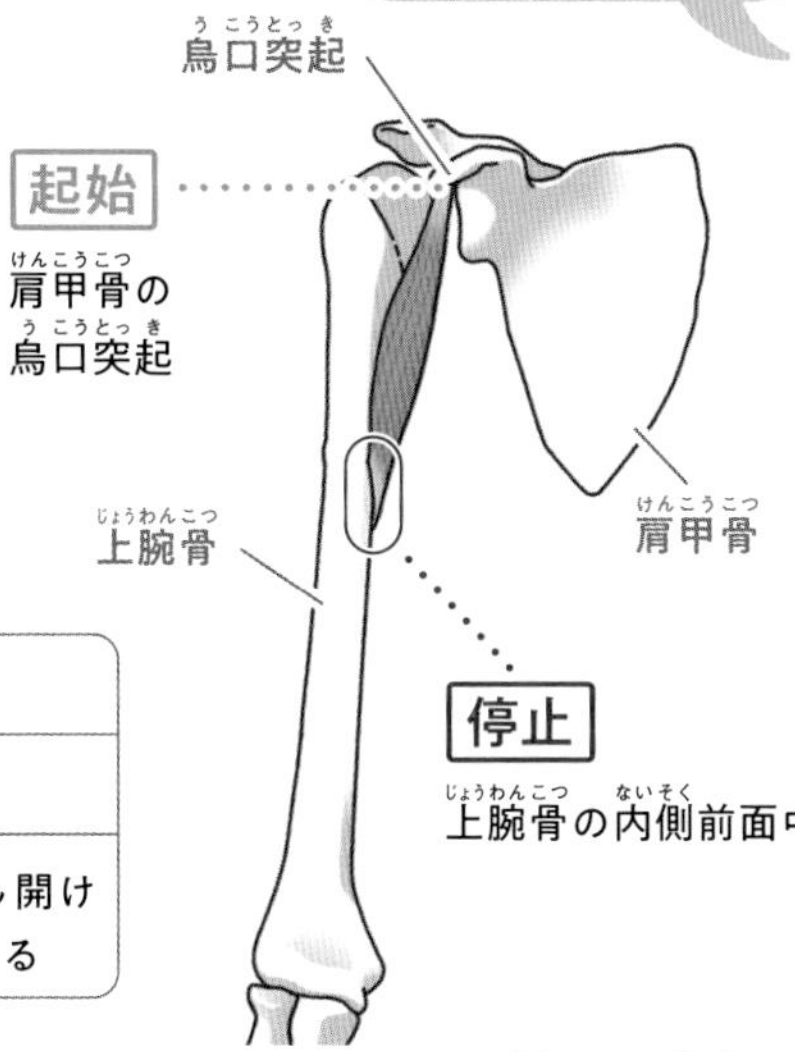

主な働き	上腕の屈曲、内転
支配神経	筋皮神経《きんぴしんけい》（C5–C7）
動　作	外開きのドアを押し開ける、腕立て伏せをする

Brachioradialis
ブレイキオレイディアリス

腕橈骨筋《わんとうこつきん》

腕相撲で手を組むとき
グッと浮き出る筋肉

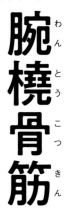

上腕の下方の外側から出て、橈骨《とうこつ》の末端、親指のつけ根につく筋肉です。**肘を曲げる**働きがあります。肘を曲げた状態のまま手のひらを垂直に立てると、より筋力が発揮しやすくなります。

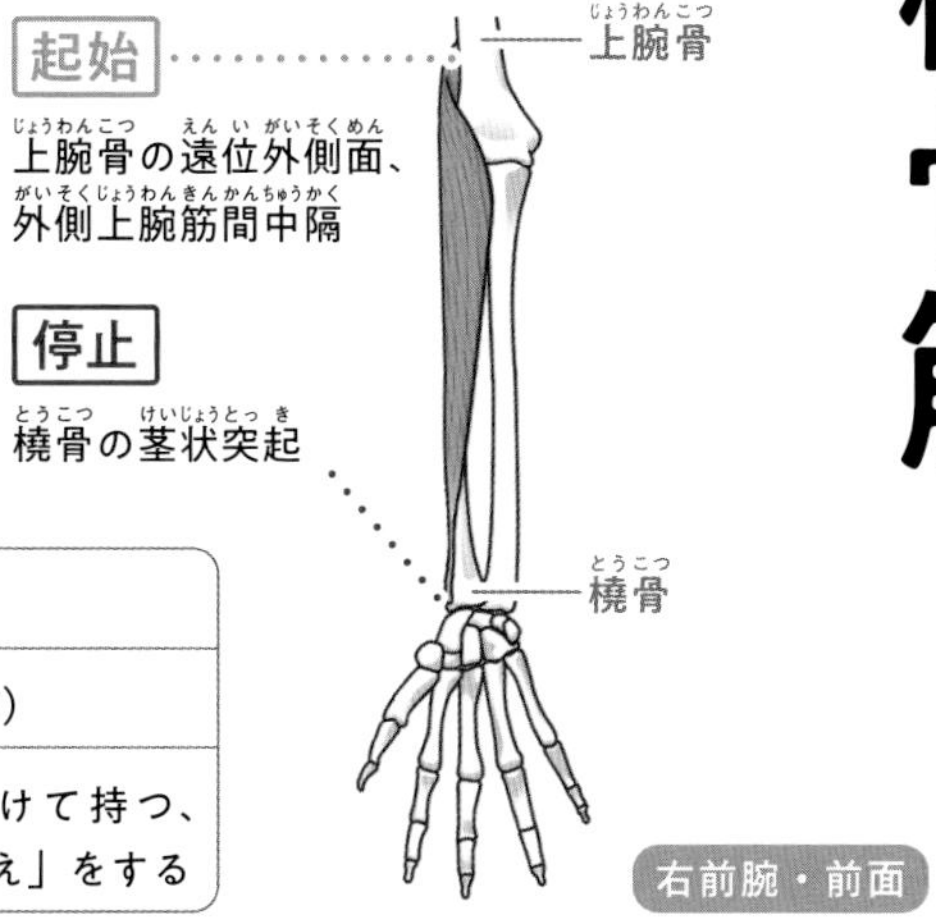

主な働き	肘関節の屈曲
支配神経	橈骨神経《とうこつしんけい》（C5–C7）
動　作	肘にバッグをかけて持つ、「小さく前へならえ」をする

Triceps brachii

トライセプス ブレイキア

肘を伸ばすときに働く二の腕の筋肉

上腕三頭筋《じょうわんさんとうきん》

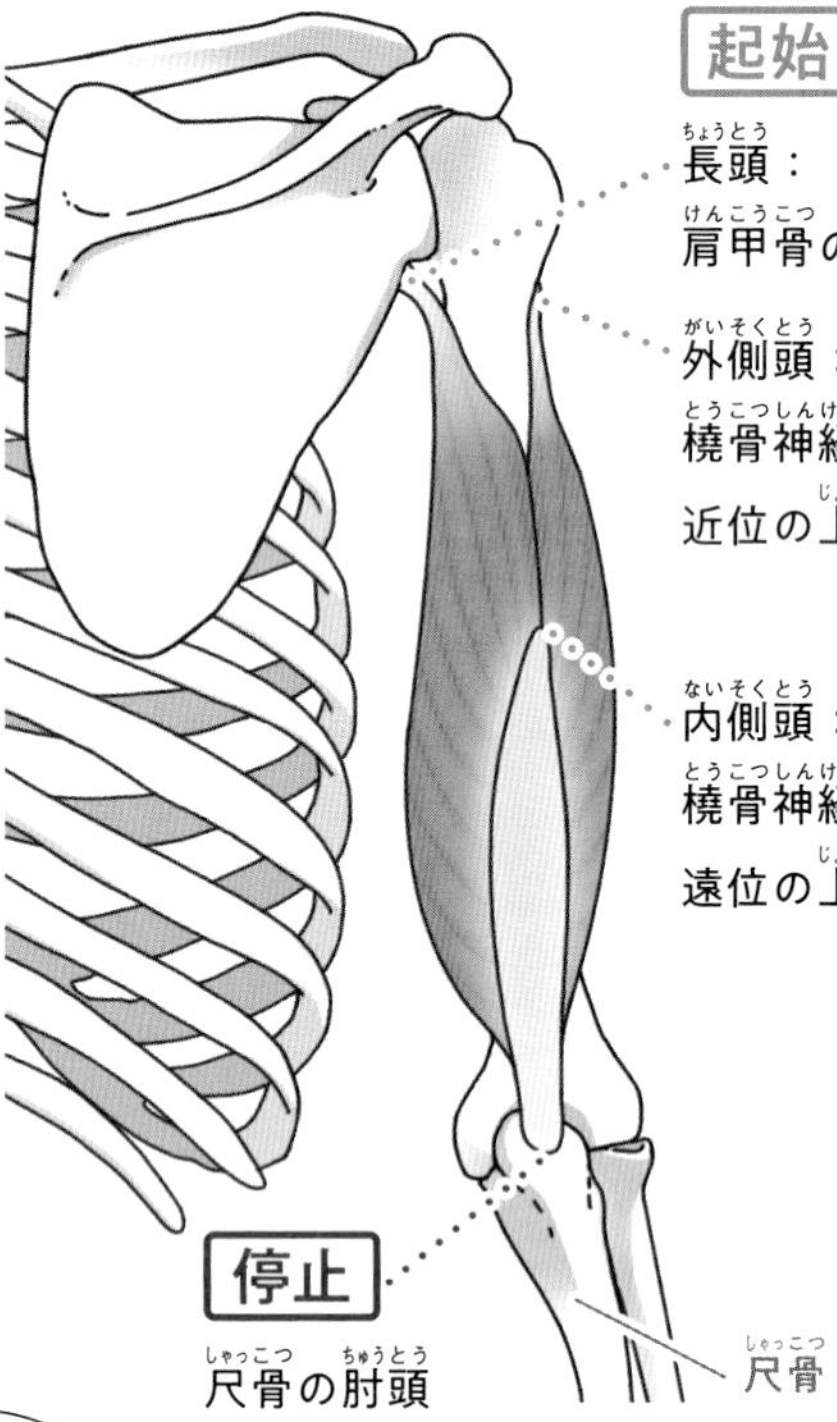

上肢後面

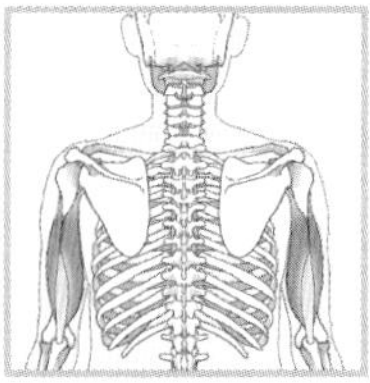

上腕の背中側にある筋肉で、**筋頭が3つ**あり、そのうち1つが肩甲骨《けんこうこつ》から、2つが上腕骨《じょうわんこつ》から出ています。筋肉は1つに合わさって、肘を曲げたときに飛び出る尺骨《しゃっこつ》のぐりぐりについています。**肘を伸ばすことができるのはこの筋肉だけ**です。日頃の生活のなかでは、ものを持ち上げるなど肘を曲げる動作が多い一方で、肘を伸ばす動作は少なく、加齢とともに弱くなりがちです。

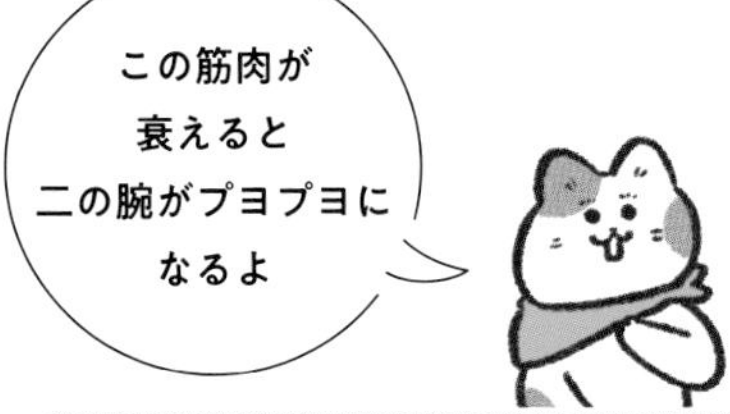

この筋肉が
衰えると
二の腕がプヨプヨに
なるよ

主な働き	肘関節の伸展、上腕の伸展の補助
支配神経	橈骨神経《とうこつしんけい》（C6–C8）
動　作	重い扉を押し開く、ボールを投げる

筋肉の作用と特徴

▼上腕三頭筋《じょうわんさんとうきん》
▼肘筋《ちゅうきん》
▼回外筋《かいがいきん》

肘筋《ちゅうきん》

Anconeus
アンコニーアス

肘を伸ばすのを助ける筋肉

上腕骨《じょうわんこつ》と尺骨《しゃっこつ》をつなぐ小さい筋肉です。力は弱く、肘を伸ばす働きよりも、**肘の関《かん》節包《せっほう》（→P60）が肘を伸ばしたときに関節にはさまってしまうのを防ぐ**働きのほうが重要だといわれています。

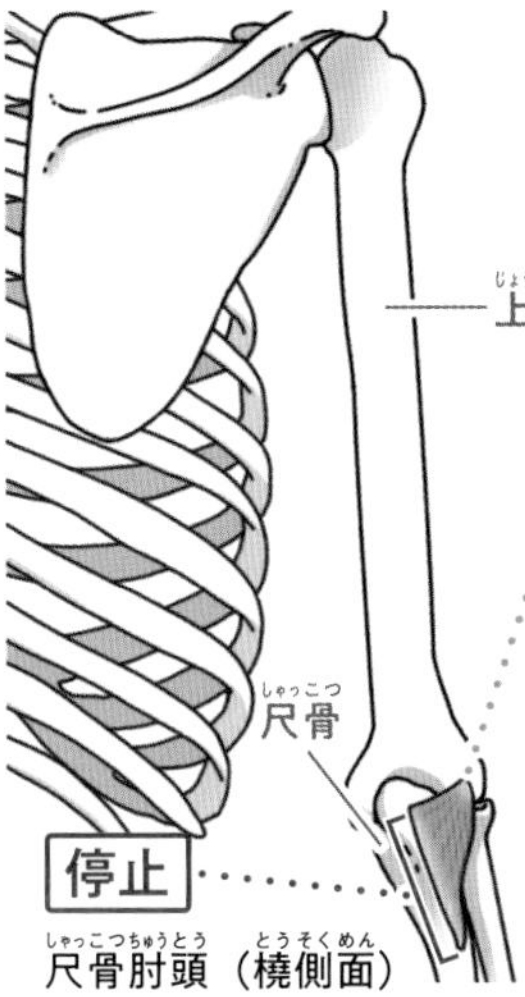

主な働き	肘関節の伸展
支配神経	橈骨神経《とうこつしんけい》（C6–C8）
動　作	重い扉を押し開く、ボールを投げる

回外筋《かいがいきん》

Supinator
スピネイタ

手のひら返しをする筋肉

尺骨《しゃっこつ》近位部の外側面や肘の外側から出て、前腕の腹側に回り込んで橈骨《とうこつ》につく筋肉で、**前腕の回外《かいがい》**を行います。「回外《かいがい》」とは、下に向けた手のひらを上向きに返すとき、前腕がねじれる動きのことです。

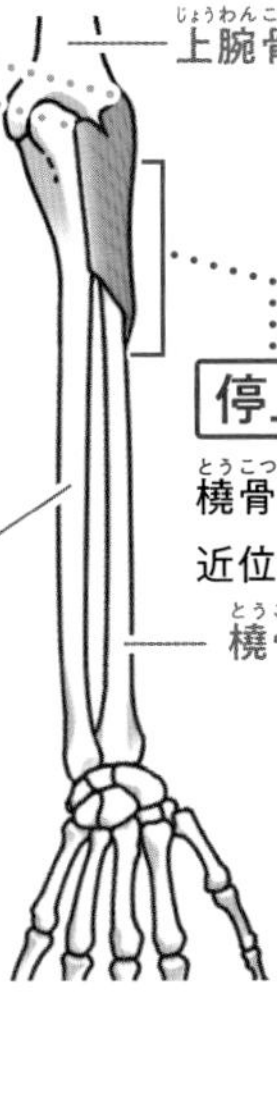

起始
尺骨《しゃっこつ》の回外筋稜《かいがいきんりょう》、
上腕骨《じょうわんこつ》の外側上顆《がいそくじょうか》、
外側側副靭帯《がいそくそくふくじんたい》、
橈骨《とうこつ》の輪状靭帯《りんじょうじんたい》
上腕骨《じょうわんこつ》
停止
橈骨《とうこつ》の前面の近位 1/3
尺骨《しゃっこつ》
橈骨《とうこつ》
右前腕・後面

主な働き	前腕の回外
支配神経	橈骨神経《とうこつしんけい》（C5–C6）
動　作	右手でドライバーを時計回りに回す（左手では反時計回り）

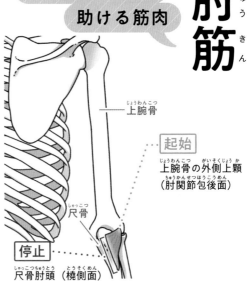

Pronator teres
プロネイタ ティリーズ

円《えん》回《かい》内《ない》筋《きん》

右手で瓶のふたを開けるときに働く筋肉

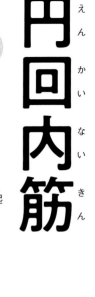

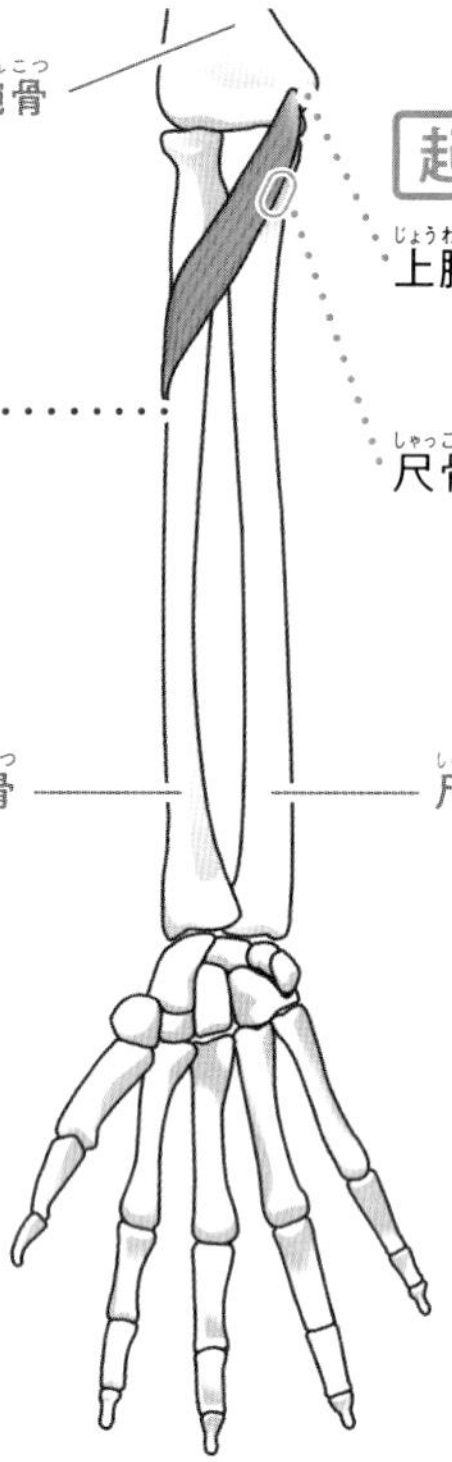

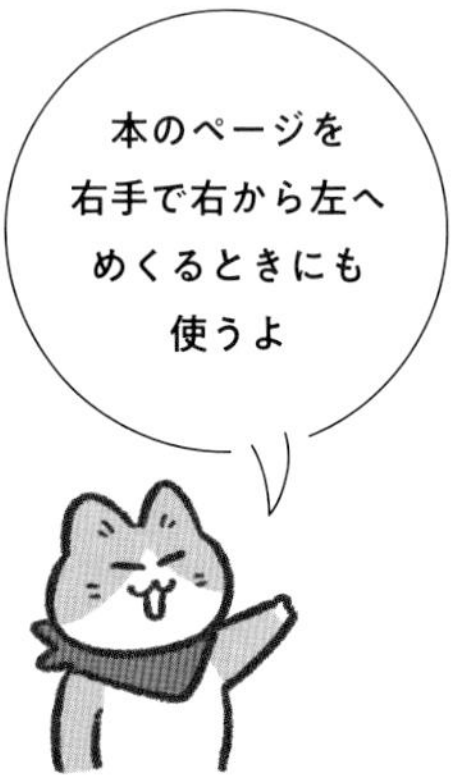

本のページを右手で右から左へめくるときにも使うよ

主な働き	前腕の回内
支配神経	正中神経《せいちゅうしんけい》（C6）
動　作	右手でドライバーを反時計回りに回す（左手では時計回り）

肘の内側にあるぐりぐり（上腕骨《じょうわんこつ》内側上顆《ないそくじょうか》）から出て、肘の前面を斜め外側に走り、橈骨《とうこつ》の外側につく筋肉です。

回内筋《かいないきん》の**「回内《かいない》」とは、上に向けた手のひらを下に向けるように返すとき、前腕がねじれる動き**のことです。上腕骨《じょうわんこつ》と尺骨《しゃっこつ》の起始の部分を固定した状態で、停止部がある橈骨《とうこつ》の外側が引っ張られると、橈骨《とうこつ》が尺骨《しゃっこつ》のまわりを回るように動いて、前腕が回内《かいない》するのです。

Pronator quadratus

プロネイタ クアドラタス

前腕をねじる動きで強い力を発揮する 方形回内筋《ほうけいかいないきん》

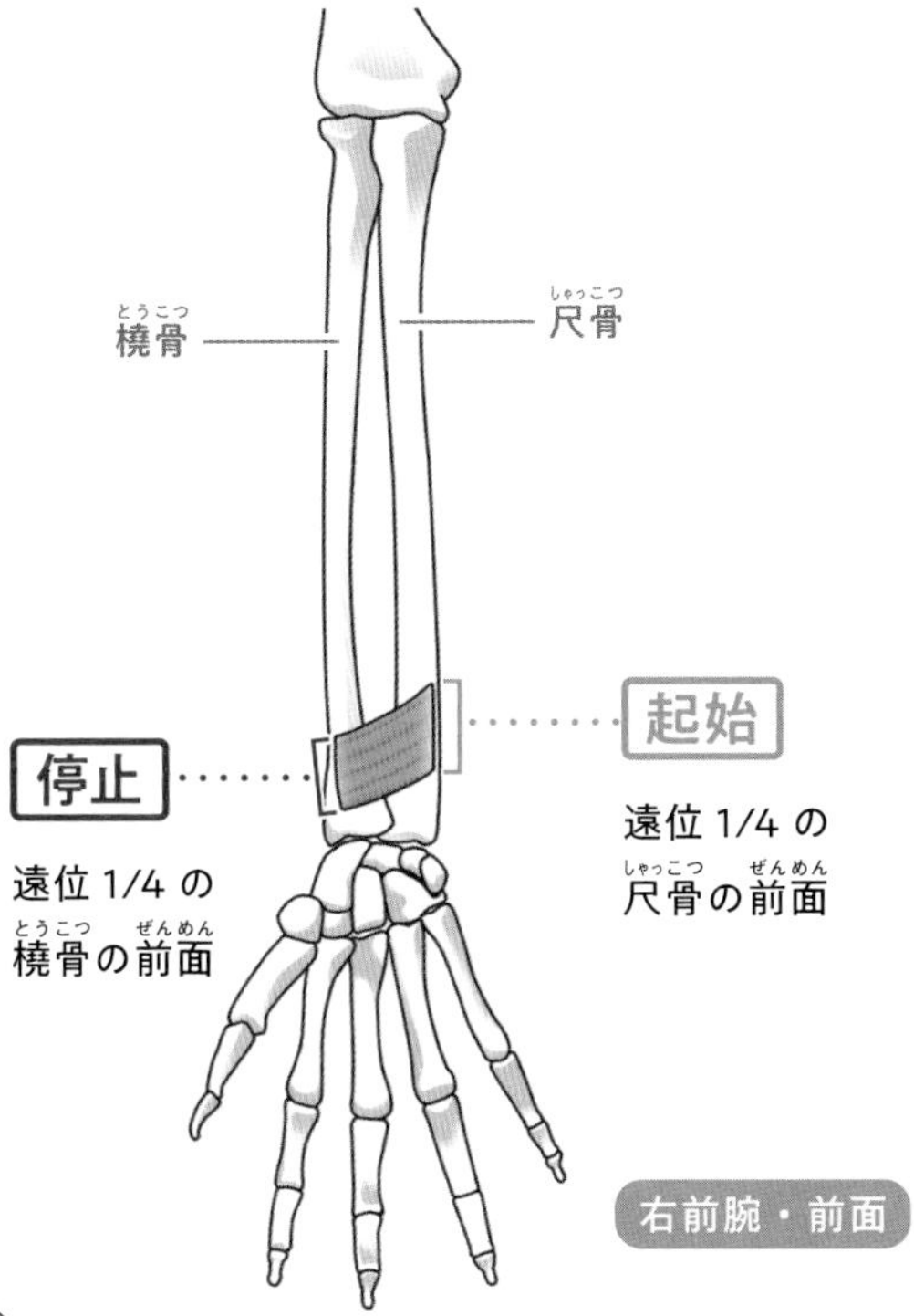

前腕の手首近くにあり、尺骨《しゃっこつ》の前面から橈骨《とうこつ》の前面につく筋肉です。四角い形をしていることから「方形」という名前がついています。

前腕を回内《かいない》する働きがあり、その力は同じ回内筋《かいないきん》の**円回内筋《えんかいないきん》よりも強く、主導的な役割を果たします**。前腕を回内《かいない》（または回外《かいがい》）するとき、手首が回っているように思いがちですが、じつは手首ではなく、前腕がねじれているのです。

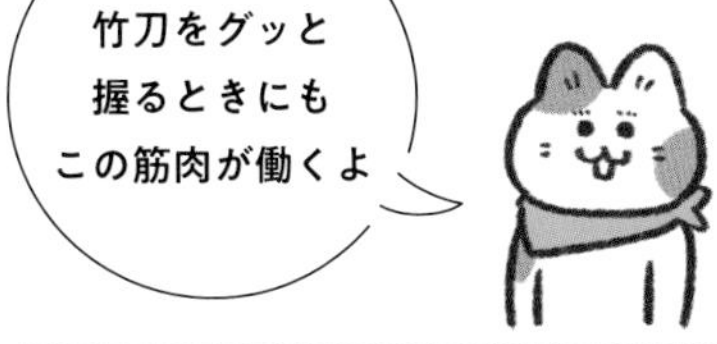
竹刀をグッと
握るときにも
この筋肉が働くよ

主な働き	前腕の回内
支配神経	正中神経《せいちゅうしんけい》（C8–T1）
動　作	ドアノブを右手で反時計回りに回す（左手では時計回り）、雑巾を強くしぼる

Flexor carpi radialis

フレクサ カーパイ レイディアリス

橈側手根屈筋《とうそくしゅこんくっきん》

「こっちへおいで！」と手招きするときに使う

肘の内側から出て、手のつけ根についている筋肉です。手首を手のひら側に曲げたとき、手首の真ん中に浮き出る2本のスジのうち、親指側のややわかりにくいスジがこの筋肉の腱です。

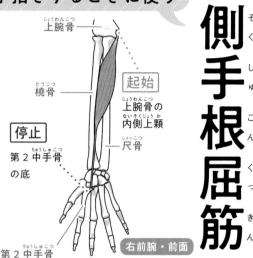

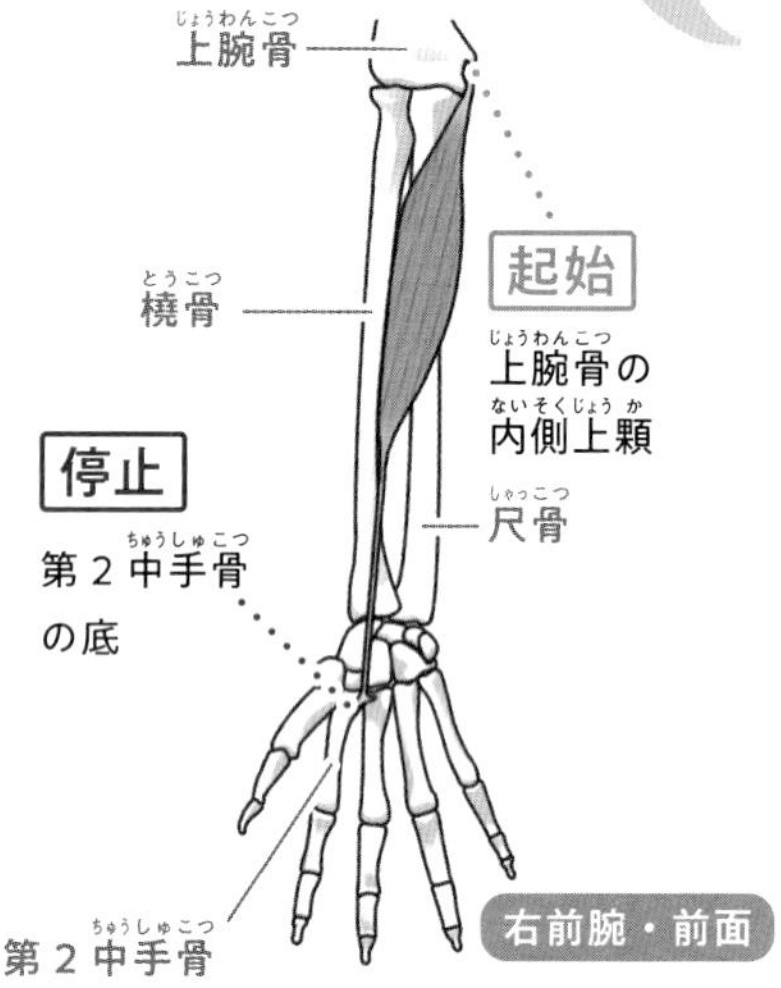

主な働き	手関節の屈曲、外転（橈屈）
支配神経	正中神経《せいちゅうしんけい》（C6–C8）
動作	手招きをする、ポンポンと手で肩をたたく

Flexor carpi ulnaris

フレクサ カーパイ アルネイリス

尺側手根屈筋《しゃくそくしゅこんくっきん》

スナップを効かせる小指側の筋肉

この筋肉は、**手首を手のひら側に曲げる働きと、小指側に曲げる働き**をもっています。野球などの投球動作の最後に、手首のスナップを効かせてボールにスピンをかけるのに重要です。

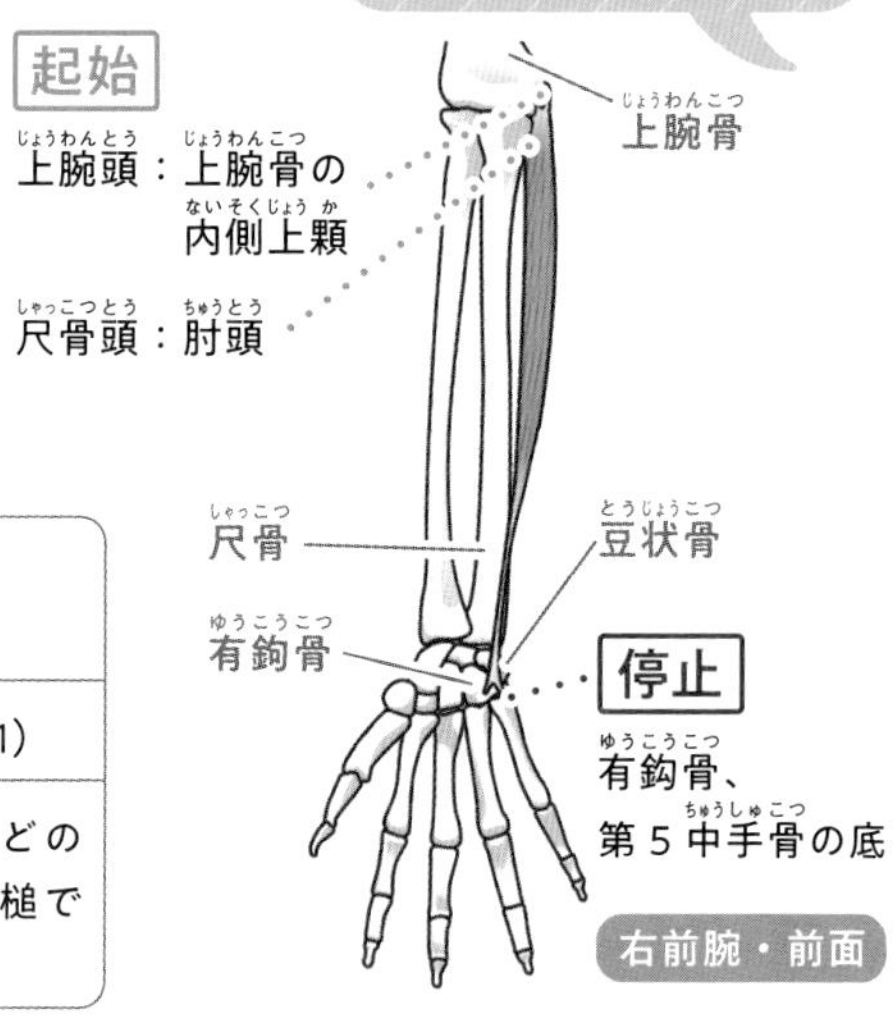

主な働き	手関節の屈曲、内転（尺屈）
支配神経	尺骨神経《しゃっこつしんけい》（C7–T1）
動作	バレーボールなどのスマッシュ、金槌で釘を打つ

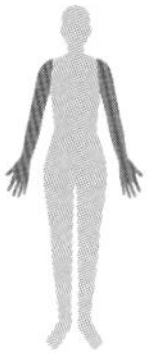

Palmaris longus

パルメイリス ロンガス

肘から手のひらにつく細長い筋肉

長掌筋《ちょうしょうきん》

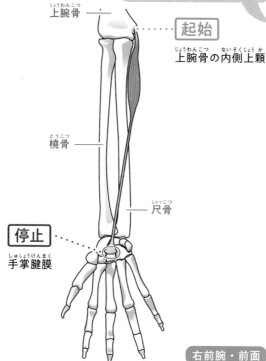

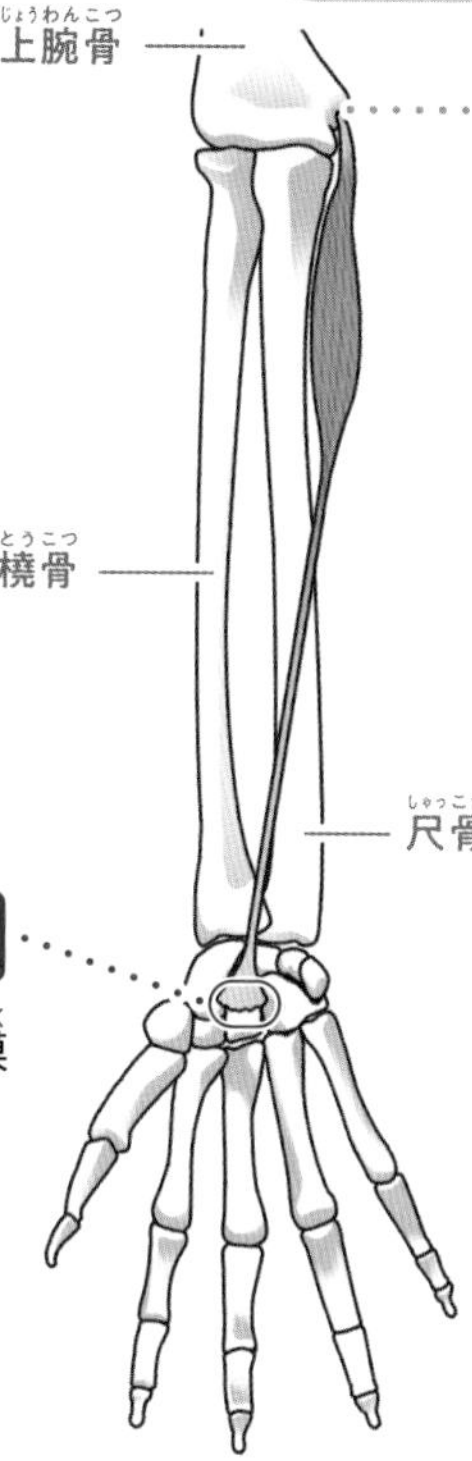

右前腕・前面

肘の内側から出て、前腕を通って手のひらまで伸びている筋肉です。この筋肉の腱は、手を握って手首を強く手のひら側に曲げると、手首の真ん中にくっきりと現れます。その先は扇のように広がって手掌腱膜《しゅしょうけんまく》と呼ばれるものになり、手のひらの皮膚とくっついています。

重い荷物を持ったとき、手首を少し曲げてしっかり支えるのも、この筋肉の働きによるものです。

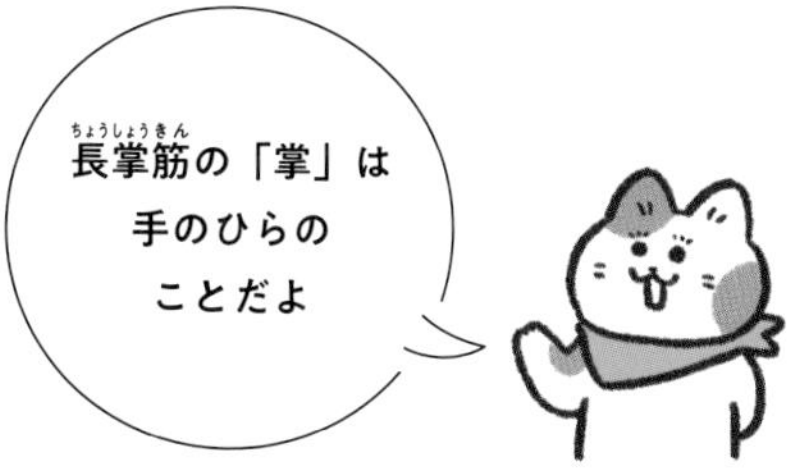

主な働き	手関節の屈曲
支配神経	正中神経《せいちゅうしんけい》（C7−C8）
動　作	手招きをする、バレーボールなどのスマッシュ

▼橈側手根屈筋《とうそくしゅこんくっきん》
▼尺側手根屈筋《しゃくそくしゅこんくっきん》
▼長掌筋《ちょうしょうきん》

Extensor carpi ulnaris
イクステンサ カーパイ アルネイリス

尺側手根伸筋《しゃくそくしゅこんしんきん》

バックハンドストロークで力を発揮！

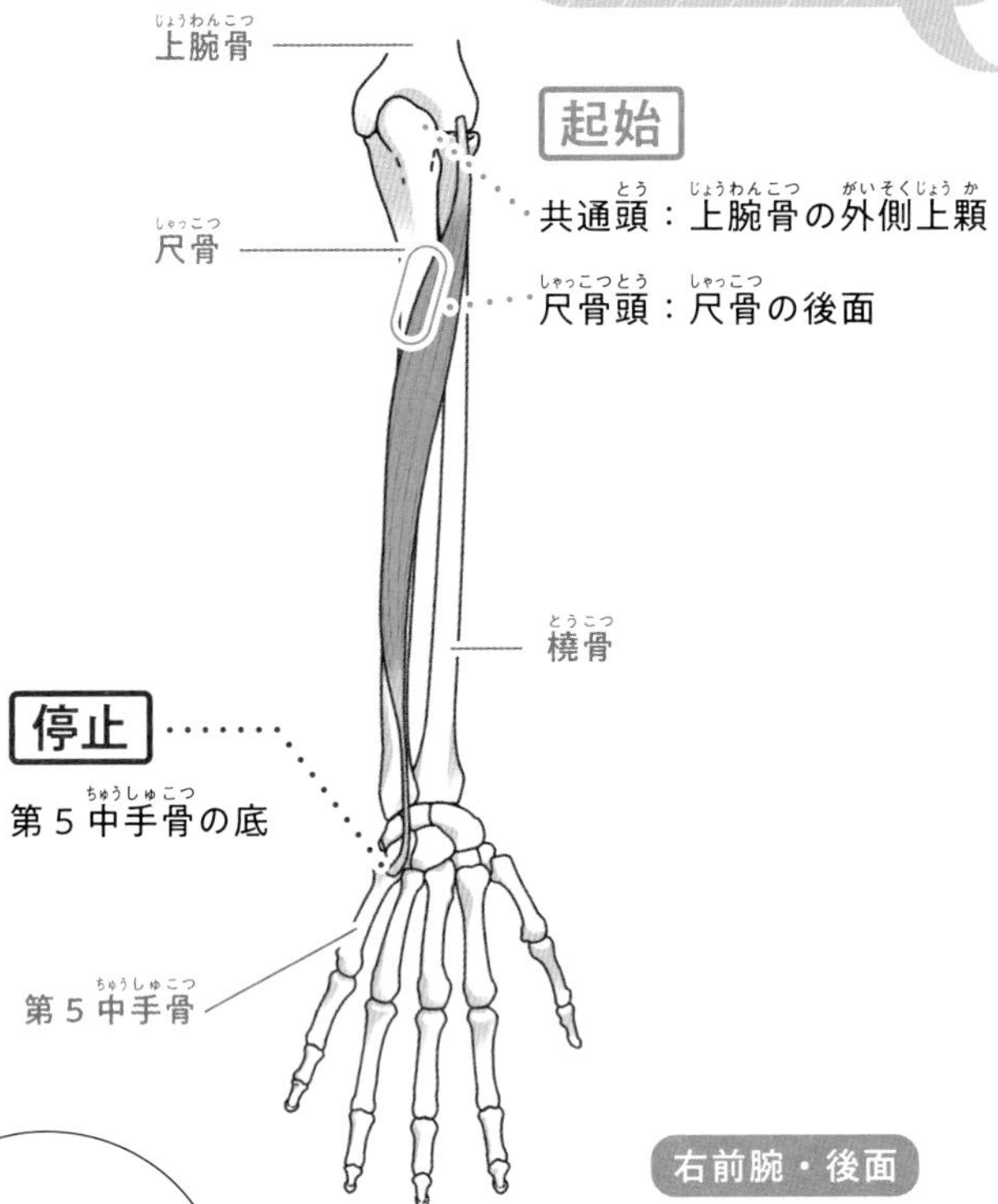

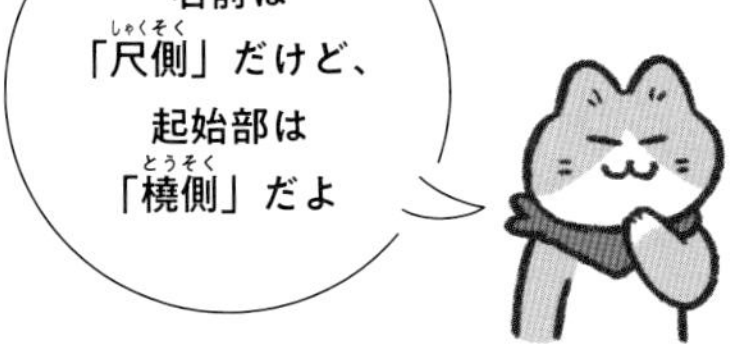

主な働き	手関節の伸展、内転（尺屈）
支配神経	橈骨神経《とうこつしんけい》（C7-C8）
動　作	テニスのバックハンドストローク、バイクでアクセルをふかす

起始部の上腕骨外側上顆《じょうわんこつがいそくじょうか》とは、肘の外側に触れる上腕骨《じょうわんこつ》のぐりぐりした部分です。手首や指を伸ばす複数の筋肉の共通の起始部になっています。

この筋肉は、起始部から前腕の背中側を斜めに走り、小指側の第５中《ちゅう》手骨《しゅこつ》についています。**手首を手の甲のほうに曲げる（伸展）**と同時に、**小指側に曲げる**働きもあるので、とくにテニスなどのラケットスポーツのバックハンドで力を発揮します。

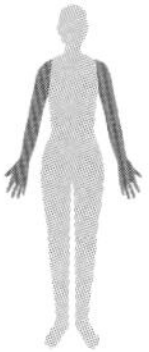

Extensor carpi radialis longus

イクステンサ カーパイ レイディアリス ロンガス

長橈側手根伸筋《ちょうとうそくしゅこんしんきん》

前腕のいちばん外側に位置する

前腕の親指側のいちばん外側にある筋肉で、簡単に触ることができます。手を握り、手首を親指側にグッと曲げると、同時に筋肉がもりっと盛り上がるのがわかるはずです。

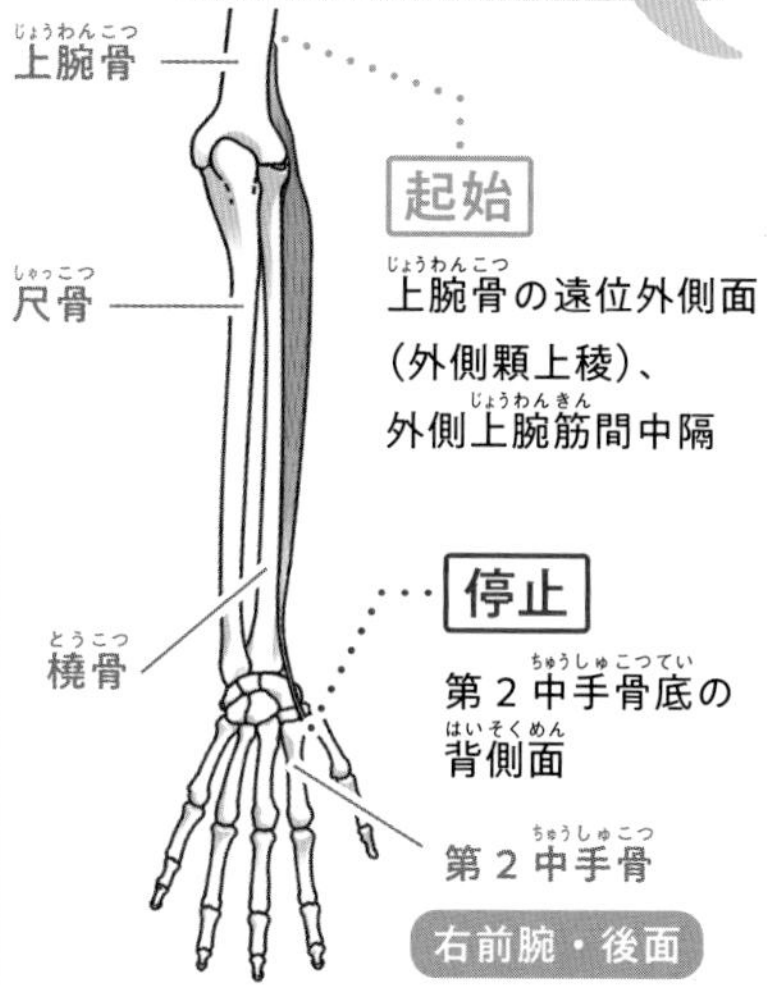

主な働き	手関節の伸展、外転（橈屈）
支配神経	橈骨神経《とうこつしんけい》（C6−C7）
動　作	ティッシュペーパーをつまんで引き出す、釣竿を引く

▼尺側手根伸筋《しゃくそくしゅこんしんきん》
▼長橈側手根伸筋《ちょうとうそくしゅこんしんきん》
▼短橈側手根伸筋《たんとうそくしゅこんしんきん》

Extensor carpi radialis brevis

イクステンサ カーパイ レイディアリス ブレヴィス

短橈側手根伸筋《たんとうそくしゅこんしんきん》

ティーバッグを“クイッ”と引き上げる

この筋肉は、長橈側手根伸筋《ちょうとうそくしゅこんしんきん》の隣にあります。働きはほぼ同じですが、第3中手骨《ちゅうしゅこつ》につくため、**手首を手の甲のほうにまっすぐ曲げる**働きが中心で、親指側に曲げる働きはわずかです。

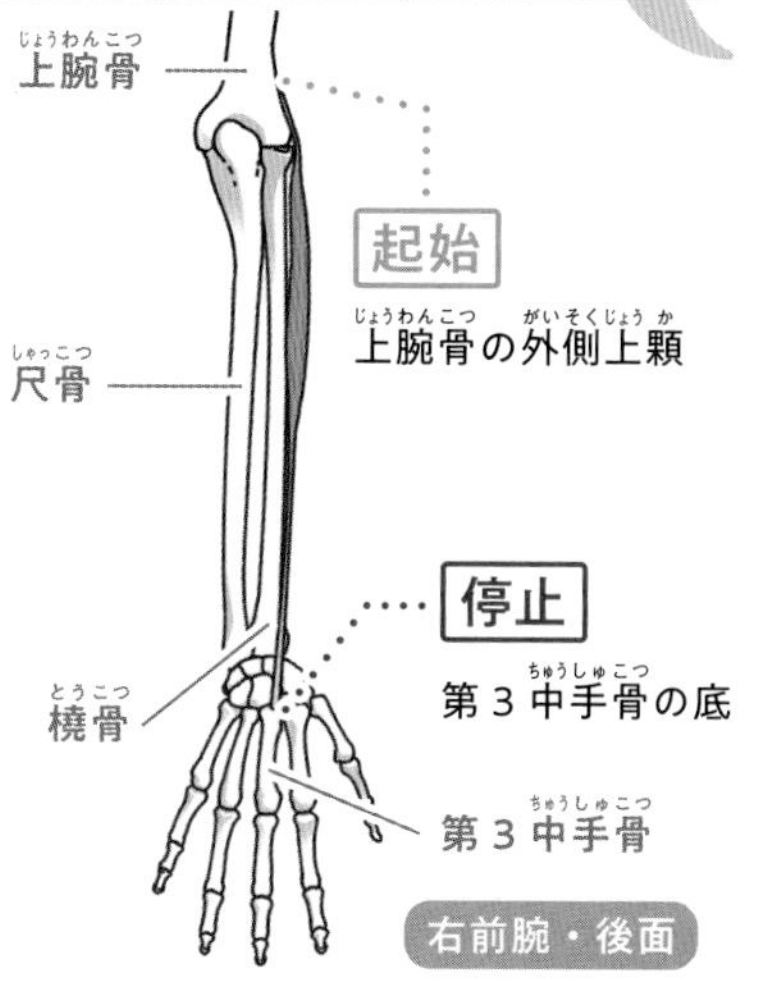

主な働き	手関節の伸展、外転（橈屈）
支配神経	橈骨神経《とうこつしんけい》（C7−C8）
動　作	ティッシュペーパーをつまんで引き出す

Flexor digitorum superficialis

フレクサ ディジトラム スーパーフィシィアリス

浅《せん》指《し》屈《くっ》筋《きん》

かゆいところをかくときに使う

筋肉の先が4つの腱に分かれ、その先が二股に分かれて親指以外の中節骨《ちゅうせつこつ》につくことで、指先から2番目の関節を曲げます。中手骨《ちゅうしゅこつ》と基節骨《きせつこつ》の関節も一緒に曲がるので、ものを強く握るときに必要です。

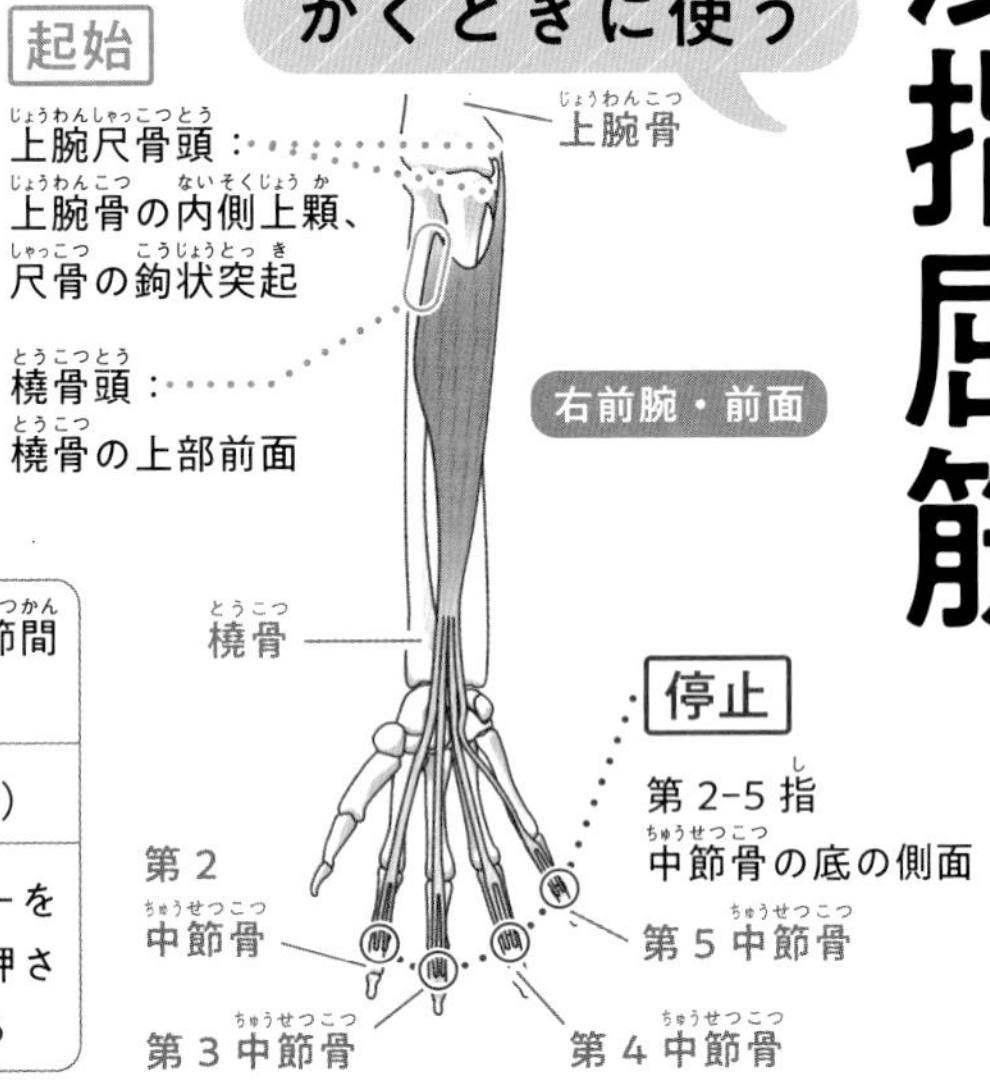

主な働き	第 2–5 指近位指節間《きんいしせつかん》関節《かんせつ》の屈曲
支配神経	正中神経《せいちゅうしんけい》（C8–T1）
動作	クラシックギターを指で弾く、弦を押さえる、鉄棒を握る

Flexor digitorum profundus

フレクサ ディジトラム プロファンダス

深《し》指《し》屈《くっ》筋《きん》

指先でものをつかむときに使う

筋肉の先が4つの腱に分かれ、浅指屈筋《せんしくっきん》の二股になった腱の間を抜けて、第2〜5指の末節骨《まっせつこつ》についています。**親指以外の指の第1関節を曲げる**ことができるのはこの筋肉だけです。

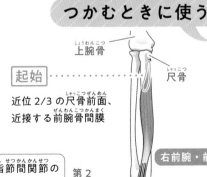

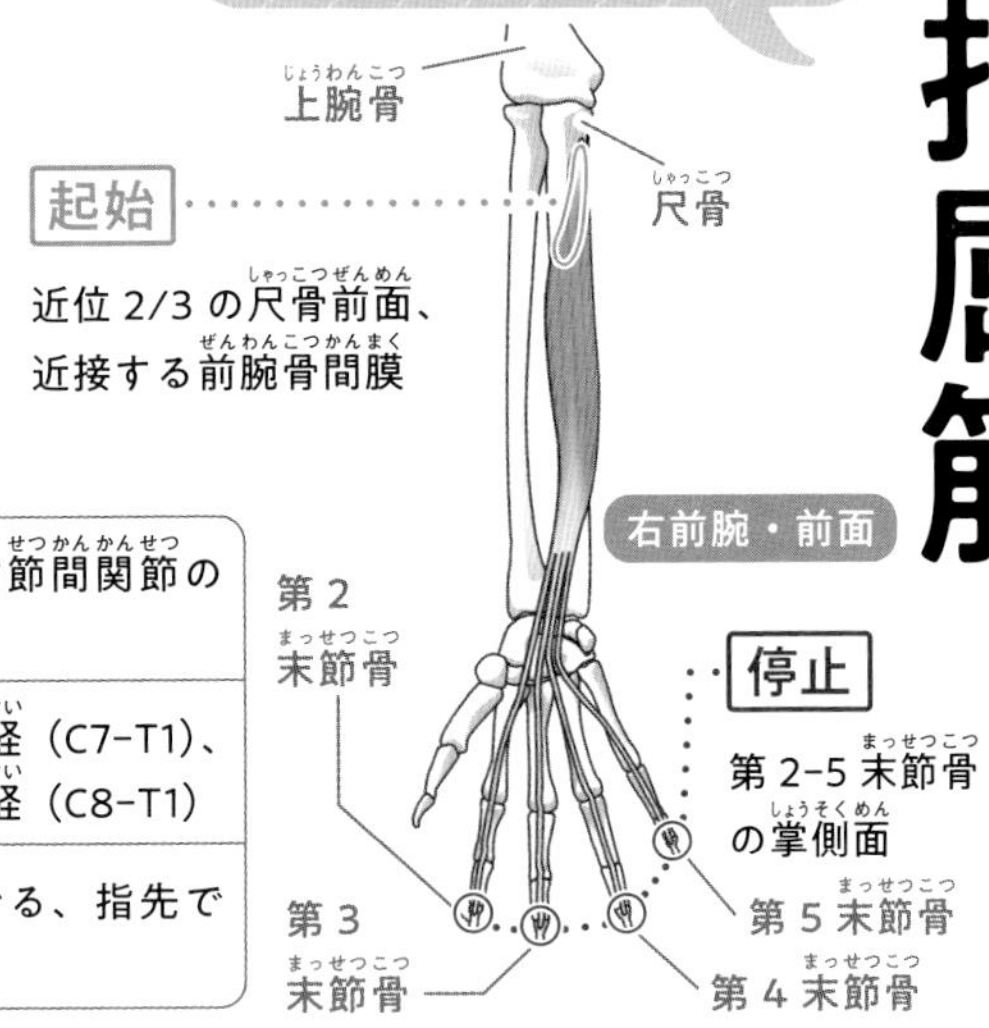

主な働き	第 2–5 指遠位指節間関節《えんいしせつかんかんせつ》の屈曲
支配神経	尺側部《しゃくそくぶ》：尺骨神経《しゃっこつしんけい》（C7–T1）、 橈側部《とうそくぶ》：正中神経《せいちゅうしんけい》（C8–T1）
動作	サックスを奏でる、指先でシールを剥がす

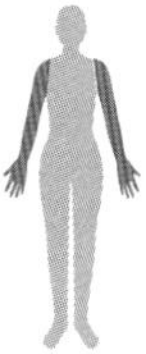

Flexor pollicis longus
フレクサ ポリシス ロンガス

長《ちょう》母《ぼ》指《し》屈《くっ》筋《きん》

ゲーム機のボタンを親指で押すときに使う

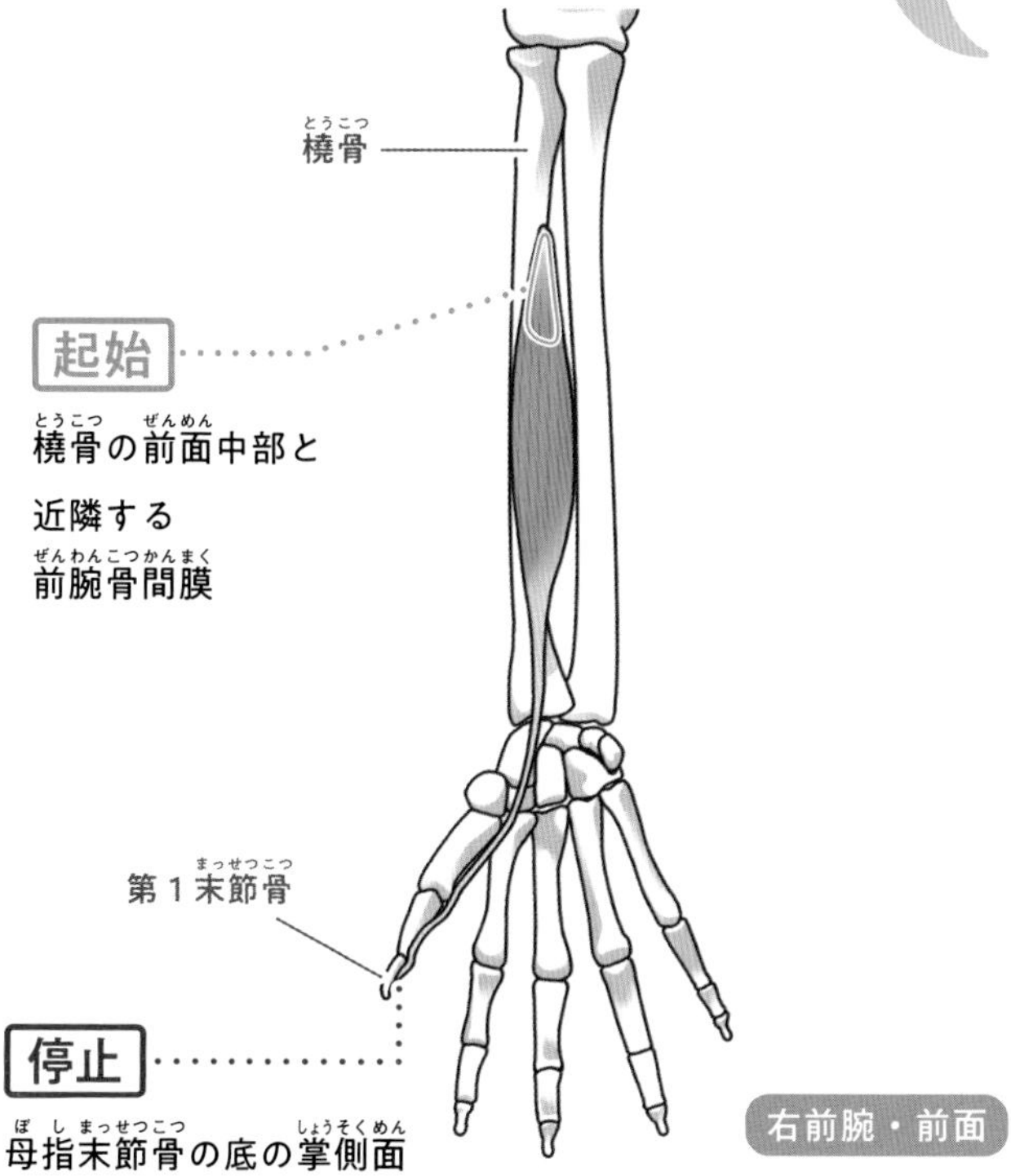

この筋肉の腱は親指の末節骨《まっせつこつ》についています。**母指の第1関節を曲げる働き**があるのはこの筋肉だけです。

指を動かす筋肉のいくつかは、このように筋肉の本体部分を前腕に置き、腱を指まで伸ばしています。それは、手指の複雑な動きを生み出す筋肉のすべてを手の部分に収めたら手が巨大になってしまうから。そして手首を通る腱は、ベルト状のスジで束ねられています。

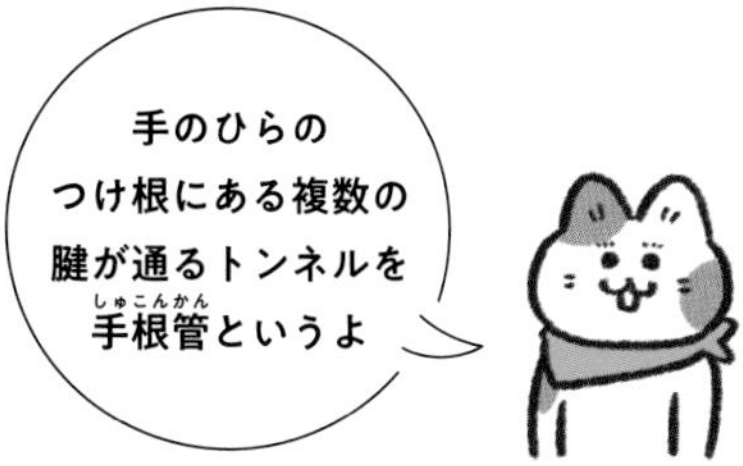

手のひらのつけ根にある複数の腱が通るトンネルを手根管《しゅこんかん》というよ

主な働き	母指の屈曲
支配神経	正中神経《せいちゅうしんけい》（C7–C8）
動　作	指相撲で相手の指を押さえる、スマホで文字を打つ

長母指外転筋《ちょうぼしがいてんきん》

「ナイス！」と親指を立てる筋肉

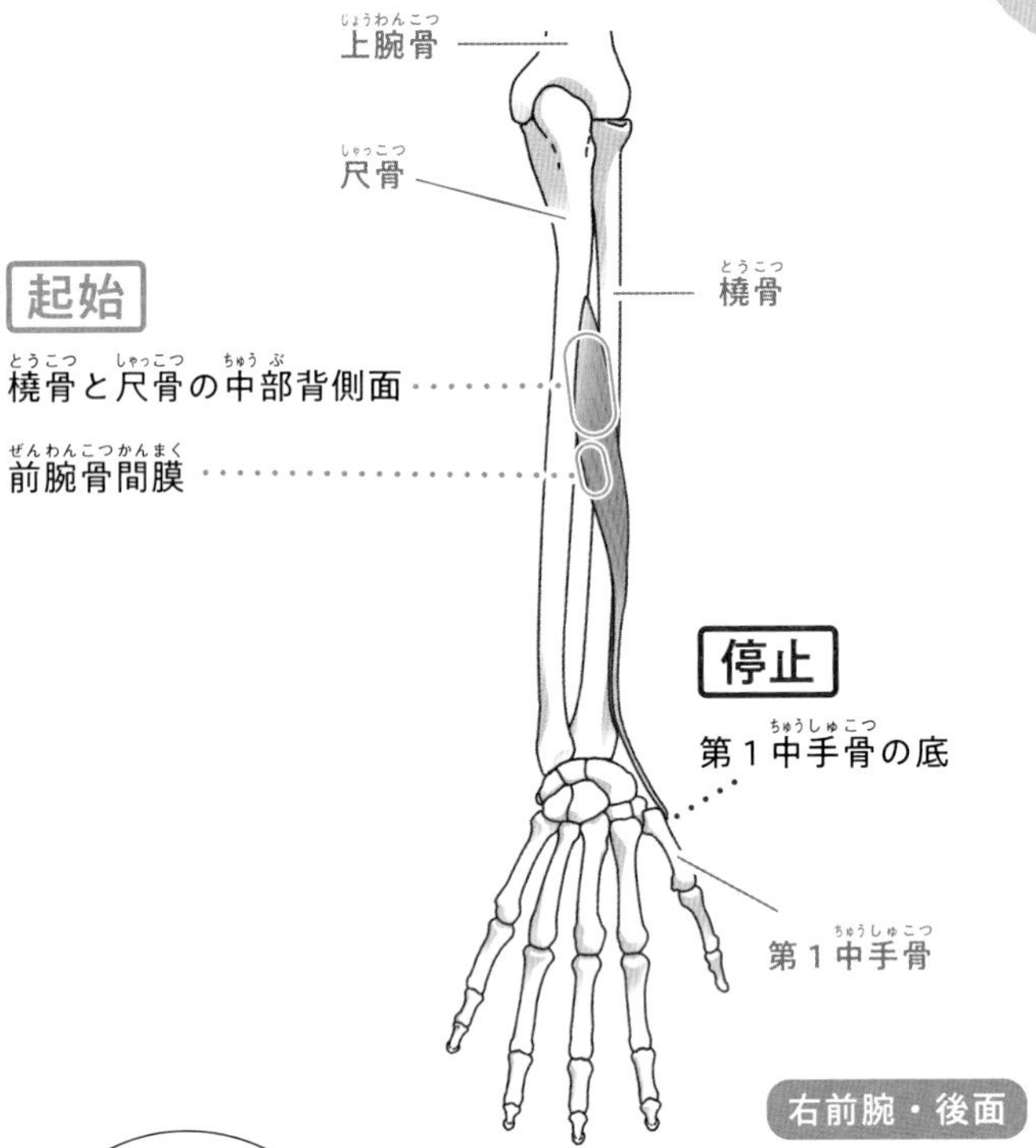

前腕から出て第1指の中手骨《ちゅうしゅこつ》の根もとにつき、**親指をほかの指から離す方向に動かす筋肉です**。名前にある「外転」とは、体や手足の中心から離していく動きを示します。

　親指をグッと立て、さらに手の甲の方向に反らすと、手首のところに凹みができます。この外側のスジが長母指外転筋《ちょうぼしがいてんきん》と短母指伸筋《たんぼししんきん》の腱です。この凹みは「**解剖学的嗅《か》ぎタバコ入れ**」と呼ばれます。

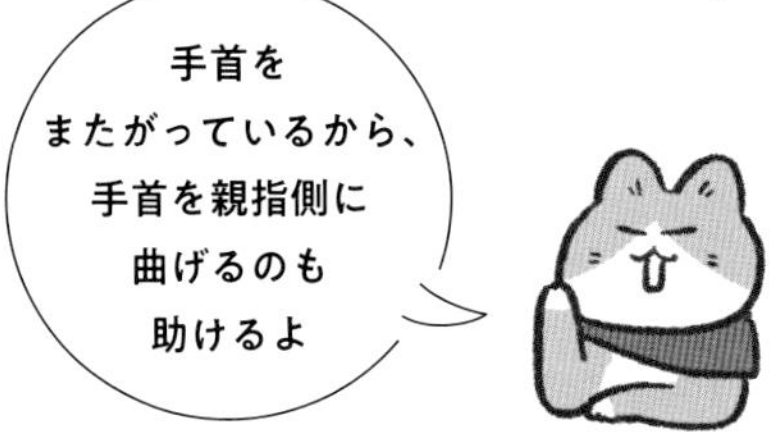
手首を
またがっているから、
手首を親指側に
曲げるのも
助けるよ

主な働き	母指の外転、手関節の外転（橈屈）にも関わる
支配神経	橈骨神経《とうこつしんけい》（C7–C8）
動　作	ナイス！と親指を立てる、スマホで文字を打つ

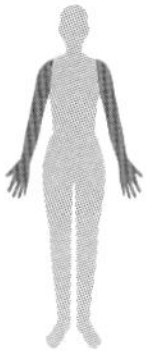

短《たん》母《ぼ》指《し》伸《しん》筋《きん》

Extensor pollicis brevis

イクステンサ ポリシス ブレヴィス

指相撲で相手から逃げるときに働く

前腕の下のほうの背面から出て、親指の基節骨《きせつこつ》につくので、**親指の根もとの関節を伸ばします**。この筋の腱は、手首に「解剖学的嗅《か》ぎタバコ入れ」と呼ばれる凹みの外側の縁《ふち》をつくります。

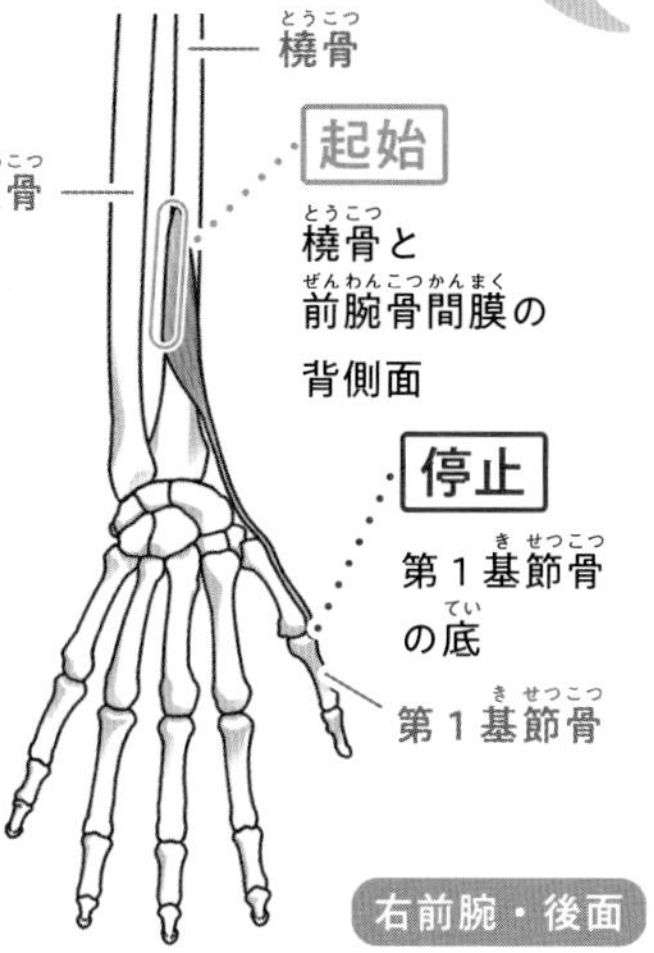

主な働き	母指の伸展、母指の外転にも関わる
支配神経	橈骨神経《とうこつしんけい》（C7-C8）
動　作	親指でスマホのフリック入力をする、指相撲で相手から逃げる

長《ちょう》母《ぼ》指《し》伸《しん》筋《きん》

Extensor pollicis longus

イクステンサ ポリシス ロンガス

親指の第１関節を伸ばすのはこの筋肉だけ

前腕の真ん中あたりの背面から出て、親指の末節骨《まっせつこつ》につき、**親指の第1関節を伸ばします**。腱は、手首の「解剖学的嗅《か》ぎタバコ入れ」という凹みの内側の縁《ふち》をつくります。

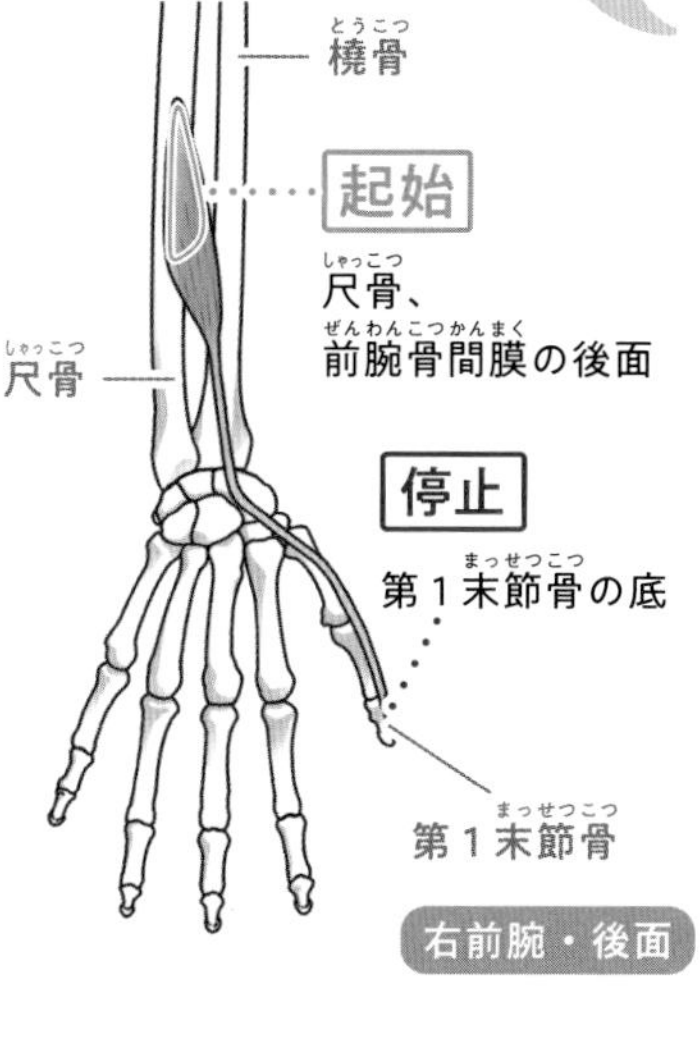

主な働き	母指の伸展、母指の外転にも関わる
支配神経	橈骨神経《とうこつしんけい》（C7-C8）
動　作	親指でスマホのフリック入力をする

▼長《ちょう》母《ぼ》指《し》外《がい》転《てん》筋《きん》
▼短《たん》母《ぼ》指《し》伸《しん》筋《きん》
▼長《ちょう》母《ぼ》指《し》伸《しん》筋《きん》

Extensor digitorum

イクステンサ ディジトラム

総《そう》指《し》伸《しん》筋《きん》

4本の指を反らすように伸ばす

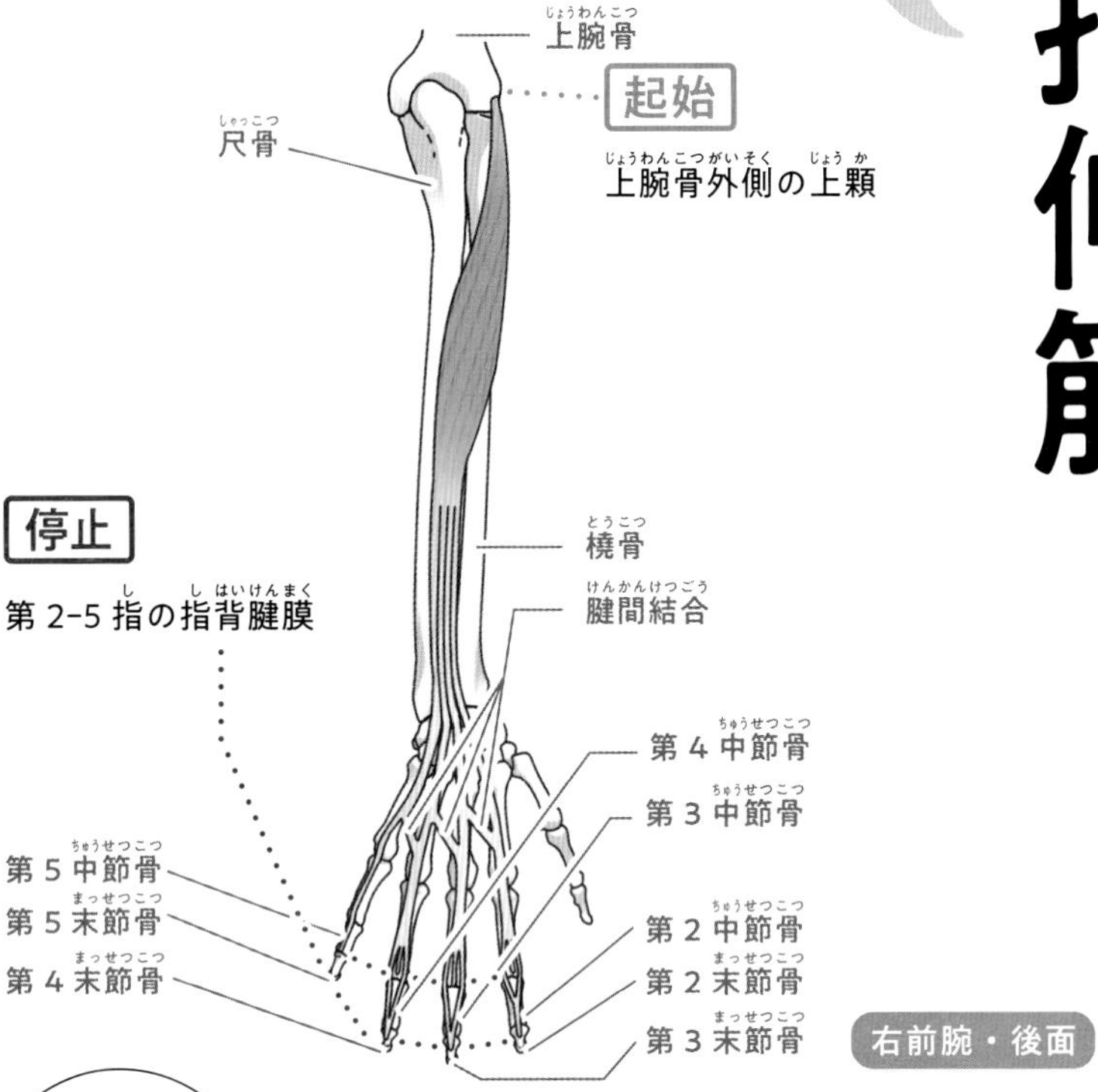

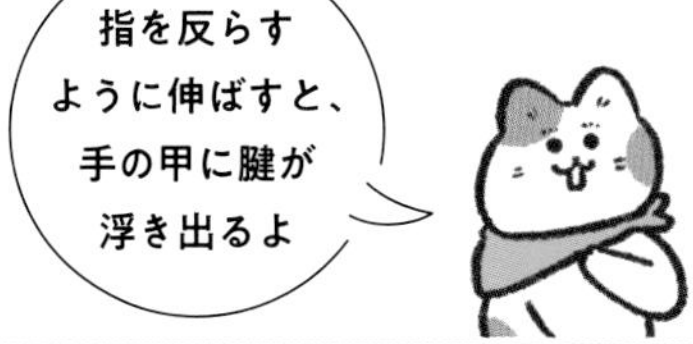

指を反らすように伸ばすと、手の甲に腱が浮き出るよ

親指以外の4本の指を伸ばす筋肉です。肘の外側のぐりぐり（上腕骨《じょうわんこつ》外側上顆《がいそくじょうか》）から出て、腱は4つにわかれ、手首を通り、第2〜5指に向かいます。

これらの腱は幅広の**指背腱膜**《しはいけんまく》をつくったあと3つに分かれ、真ん中が中節骨に、両側が末節骨につきます。それぞれの指背腱膜は**腱間結合**《けんかんけつごう》でつながっているので、中指や薬指だけを単独で伸展するのは困難です。

主な働き	第2-5指の中手指節関節の伸展
支配神経	橈骨神経《とうこつしんけい》（C7-C8）
動作	人さし指から小指までの指を伸ばす、ギターのダウンストローク（上から下に弾く）

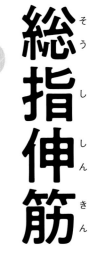

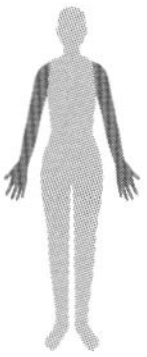

Extensor digiti minimi
イクステンサ ディジタイ ミニマイ

小指をピシッと反らす

小指伸筋《しょうししんきん》

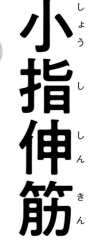

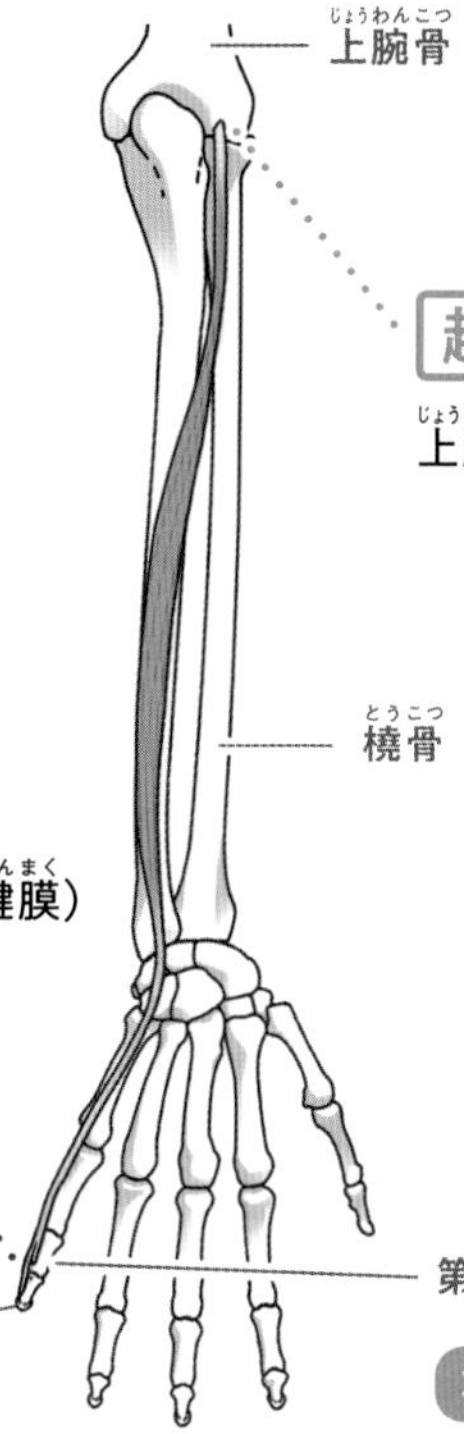

右前腕・後面

肘の外側のぐりぐり（上腕骨外側上顆《じょうわんこつがいそくじょうか》）から出て、腱が手首を通って小指の先まで伸びている筋肉で、**小指だけを伸ばす**働きがあります。総《そう》指伸筋《ししんきん》から分かれて、さらに最後は合流するという総指伸筋《そうししんきん》の一部のような筋肉です。

手の指を反らすように伸ばすと、手の甲にスジが浮き出ますが、小指のところだけ2本あることがわかるでしょう。その外側のスジがこの筋肉の腱です。

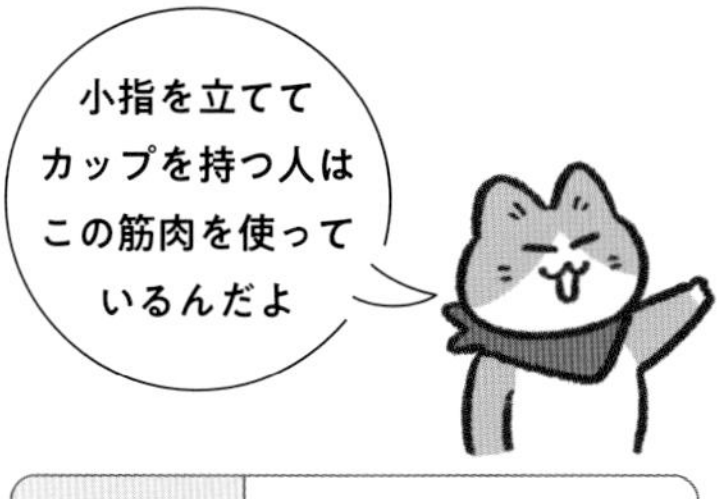
小指を立てて
カップを持つ人は
この筋肉を使って
いるんだよ

主な働き	小指の伸展
支配神経	橈骨神経《とうこつしんけい》（C7–C8）
動　作	「指切りげんまん」のように小指を立てる

Extensor indicis
イクステンサ インディシス

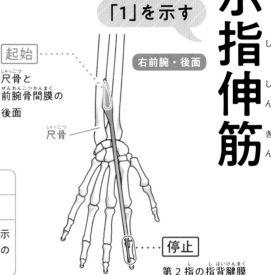

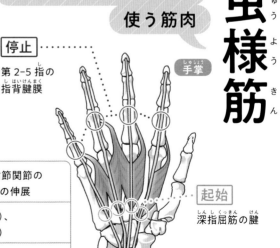

示《じ》指《し》伸《しん》筋《きん》

人さし指を立てて「1」を示す

尺骨背面《しゃっこつはいめん》の下のほうから出て、腱が手首を通り、人さし指の先まで伸びています。**人さし指の全部の関節を伸ばす**働きがあります。人さし指を単独で動かせるのはこの筋肉があるからです。

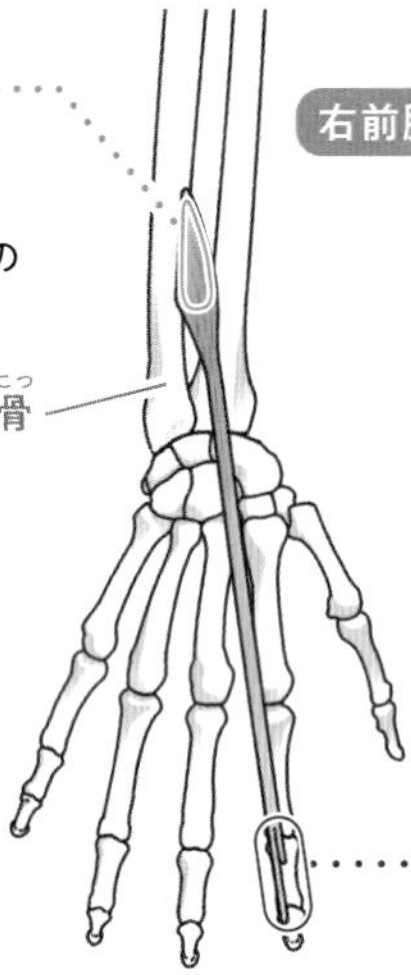

主な働き	示指の伸展
支配神経	橈骨神経《とうこつしんけい》（C7–C8）
動　作	人さし指で「1」を示す、人さし指でものをはじく

Lumbricals
ランブリカルズ

虫《ちゅう》様《よう》筋《きん》

毛筆の筆を持つときに使う筋肉

手のひらの深い層にある筋肉です。腱の先は橈側《とうそく》から背側にまわりこんで指背腱膜《しはいけんまく》につきます。**指の第1・2関節を伸ばしたまま、指の根もとを曲げる**とき、この筋肉が働いています。

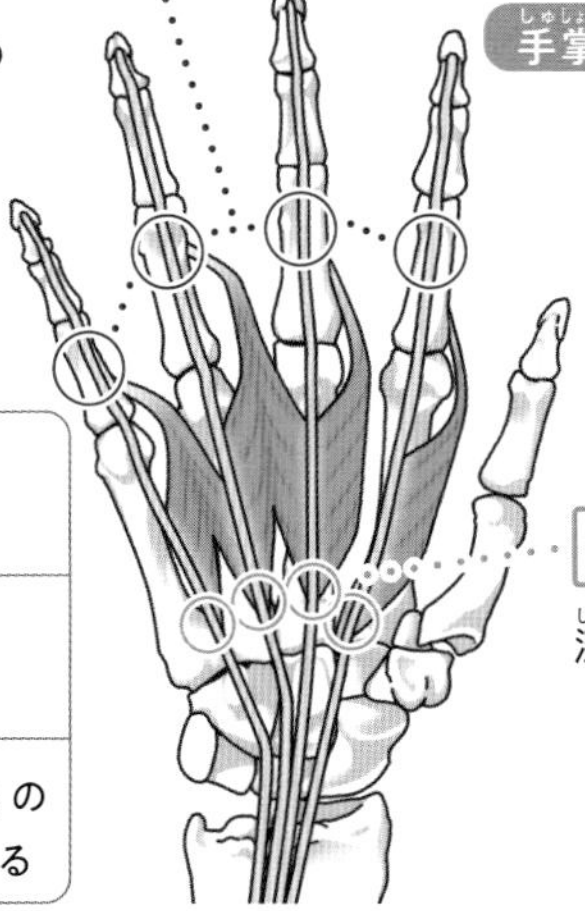

主な働き	第2–5指の中手指節関節の屈曲、指節間関節の伸展
支配神経	正中神経《せいちゅうしんけい》（C8–T1）、尺骨神経《しゃっこつしんけい》（C8–T1）
動　作	鉄棒を強くつかむ、指先でものをつまむ、手でキツネをつくる

Palmar interossei

パルマ インターロスィアイ

掌側骨間筋《しょうそくこっかんきん》

4本の指をぴったりそろえる

手掌《しゅしょう》

手のひら側のいちばん骨に近いところにある筋肉です。中手骨《ちゅうしゅこつ》の間の隙間に埋まるようについています。**人さし指、薬指、小指を中指に寄せる**働きがあります。3本の中手指節関節を曲げるのも助けます。

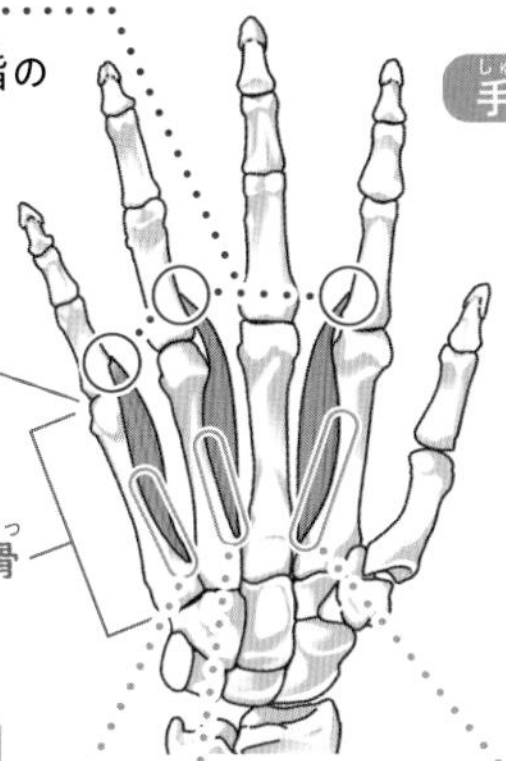

主な働き	第2、4、5指を第3指に近づける
支配神経	尺骨神経《しゃっこつしんけい》（C8–T1）
動作	母指以外の指をぴったり指をそろえる、敬礼をする

Dorsal interossei

ドーサル インターロスィアイ

背側骨間筋《はいそくこっかんきん》

手の指をパッと広げる

手掌《しゅしょう》

手の甲側のいちばん骨に近いところにある筋肉です。各中手骨の間に埋まるようについています。腱は人さし指と中指、薬指についているので、**親指と小指を直接動かす働きはありません。**

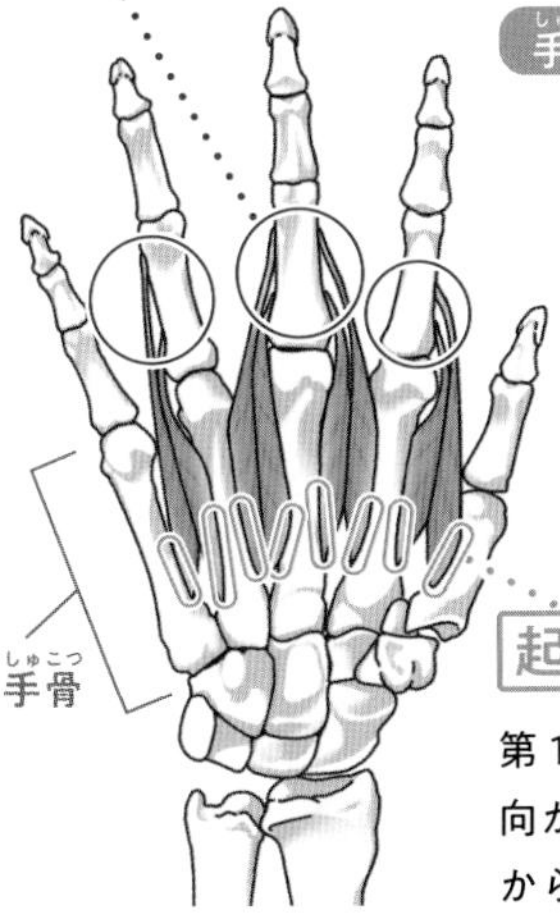

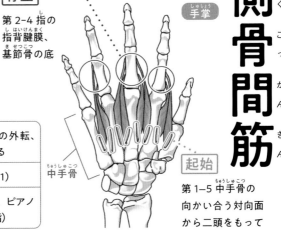

主な働き	人さし指と薬指の外転、中指を左右に振る
支配神経	尺骨神経《しゃっこつしんけい》（C8–T1）
動作	手で「5」を示す、ピアノを弾く（第2–4指）

母《ぼ》指《し》球《きゅう》筋《きん》群《ぐん》

握力に関わる
親指の筋群

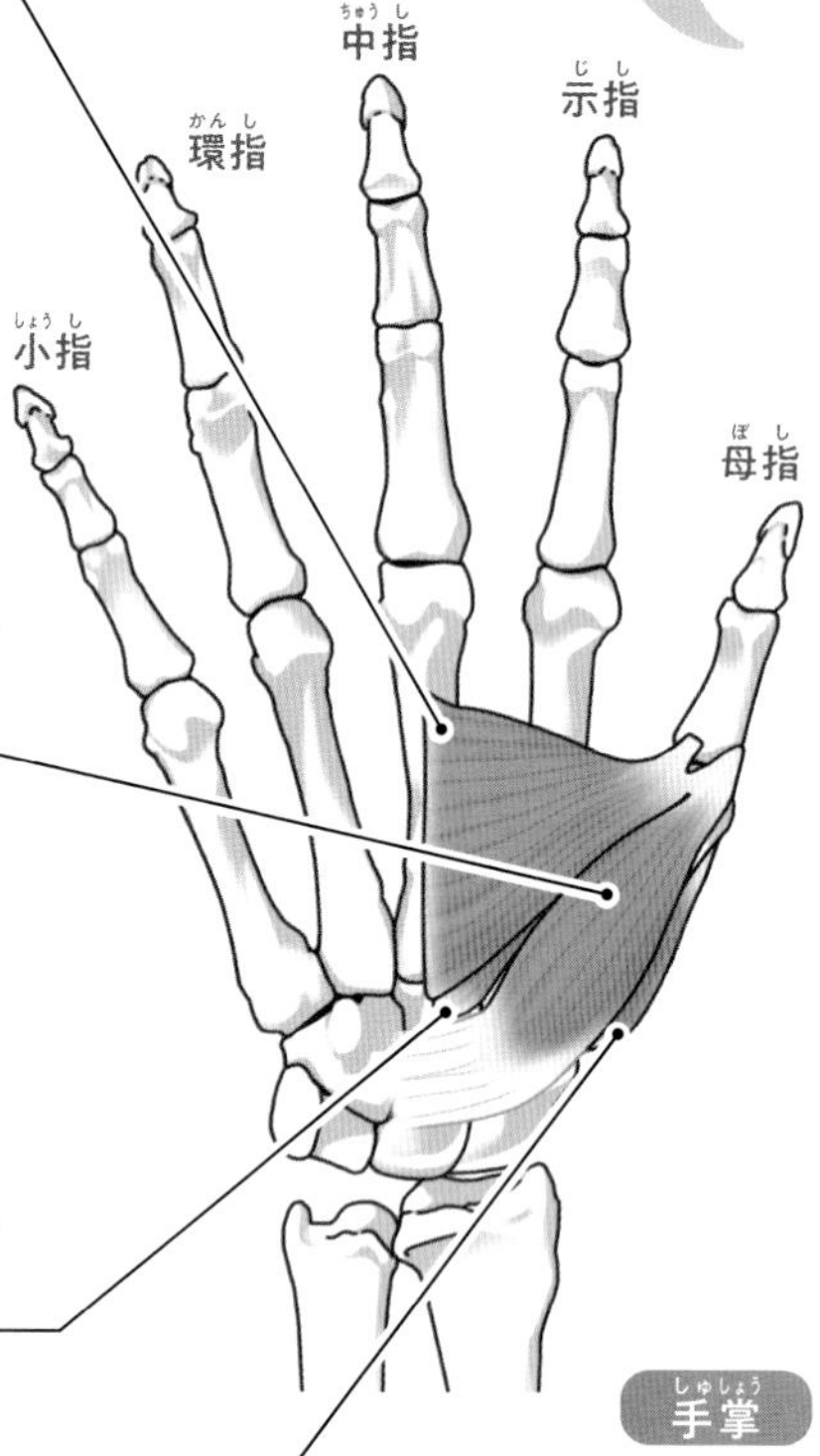

母《ぼ》指《し》内《ない》転《てん》筋《きん》

アダクター ポリシス
adductor pollicis

母《ぼ》指《し》球《きゅう》の深いところにあり、親指を手の中央に引く働きがある。

起始　横頭：第３中《ちゅう》手《しゅ》骨《こつ》、掌《しょう》側《そく》面《めん》
　　　斜頭：有《ゆう》頭《とう》骨《こつ》、第2–3中《ちゅう》手《しゅ》骨《こつ》の底

停止　第１基《き》節《せつ》骨《こつ》の底

短《たん》母《ぼ》指《し》外《がい》転《てん》筋《きん》

アブダクタ ポリシス ブレヴィス
abductor pollicis brevis

母《ぼ》指《し》球《きゅう》のいちばん表面にある筋肉で、親指を外に開く働きがある。

起始　舟《しゅう》状《じょう》骨《こつ》、屈《くっ》筋《きん》支《し》帯《たい》

停止　第１基《き》節《せつ》骨《こつ》の底

短《たん》母《ぼ》指《し》屈《くっ》筋《きん》

フレクサ ポリシス ブレヴィス
flexor pollicis brevis

親指を内側に折り曲げる筋肉。

起始　浅頭：屈《くっ》筋《きん》支《し》帯《たい》
　　　深頭：有《ゆう》頭《とう》骨《こつ》・大《だい》菱《りょう》形《けい》骨《こつ》

停止　第１基《き》節《せつ》骨《こつ》の底

母《ぼ》指《し》対《たい》立《りつ》筋《きん》

オポネンス ポリシス
opponens pollicis

親指をほかの指と向かい合わせになるように動かす筋肉。

起始　大《だい》菱《りょう》形《けい》骨《こつ》

停止　第１中《ちゅう》手《しゅ》骨《こつ》の橈《とう》側《そく》縁《えん》

手のひらの**親指のつけ根にある膨らみを母《ぼ》指《し》球《きゅう》**といいます。この膨らみはいくつもの筋肉が重なってできたもので、それらの筋肉を母《ぼ》指《し》球《きゅう》筋《きん》群《ぐん》といいます。

　母《ぼ》指《し》球《きゅう》筋《きん》群《ぐん》には、**母《ぼ》指《し》を曲げる**筋肉や、**ほかの指から離すように動かす（外転する）**筋肉があります。また親指をほかの指と向かい合わせて「〇」をつくる動きを「対立」といい、この動作を行う筋肉もあります。

小指球筋群《しょうしきゅうきんぐん》

バットのグリップをグッと保持する

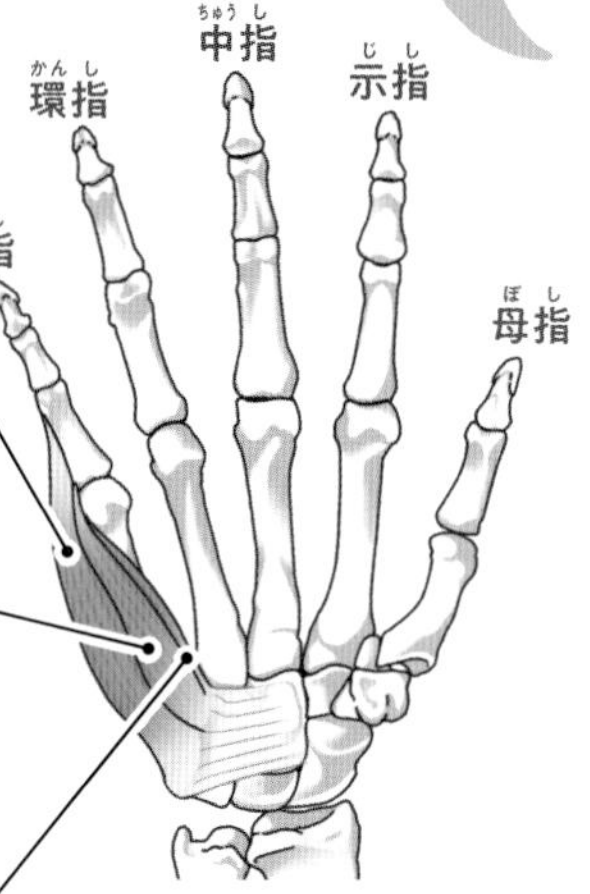

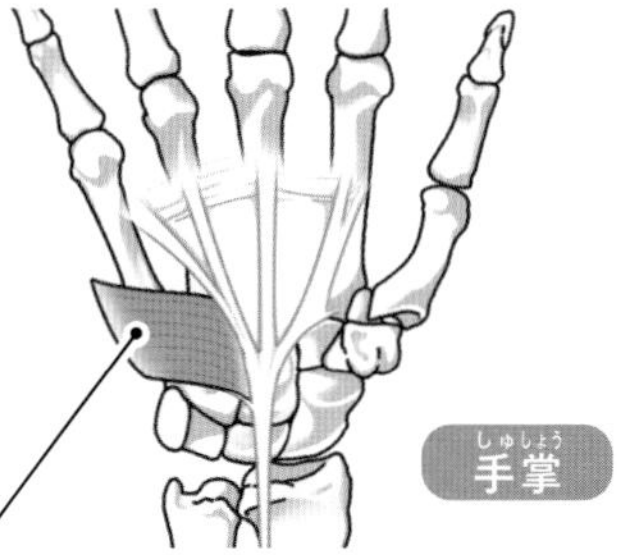

手のひらの**小指《しょうし》のつけ根にある膨らみを小指球《しょうしきゅう》**といい、その膨らみをつくり、小指《しょうし》の動きに関わる筋群を小指球筋群《しょうしきゅうきんぐん》といいます。

小指《しょうし》は母指《ぼし》ほどの複雑な動きはせず、強い力も必要としないため、小指球《しょうしきゅう》は母指球《ぼしきゅう》ほど発達していません。とはいえ、バットを握る、荷物を持つなどの際は、**手のひらにくぼみをつくり、しっかり保持する**ために重要な役割を果たします。

小指外転筋《しょうしがいてんきん》

アブダクタ ディジタイ ミニマイ
abductor digiti minimi

小指を薬指から離す方向に動かす（外転）働きがある。

起始　豆状骨《とうじょうこつ》
停止　第５基節骨《きせつこつ》の底の尺側縁《しゃくそくえん》、指背腱膜《しはいけんまく》

短小指屈筋《たんしょうしくっきん》

フレクサ ディジタイ ミニマイ ブレヴィス
flexor digiti minimi brevis

小指の根もとにある、中手骨と基節骨の間の関節だけを曲げる。

起始　有鉤骨鉤《ゆうこうこつこう》、屈筋支帯《くっきんしたい》
停止　第５基節骨《きせつこつ》の底

小指対立筋《しょうしたいりつきん》

オポネンス ディジタイ ミニマイ
opponens digiti minimi

第5中手骨を手の中心に寄せて、手のひらのくぼみを深くする。

起始　有鉤骨鉤《ゆうこうこつこう》
停止　第５中手骨《ちゅうしゅこつ》、尺側縁《しゃくそくえん》

短掌筋《たんしょうきん》

パルメイリス ブレヴィス
palmaris brevis

手のひらのくぼみを深くするこの筋は、皮膚についているのが特徴。

起始　手掌腱膜《しゅしょうけんまく》の尺側縁《しゃくそくえん》
停止　小指球《しょうしきゅう》の皮膚

筋肉の作用と特徴
▼母指球筋群《ぼしきゅうきんぐん》
▼小指球筋群《しょうしきゅうきんぐん》

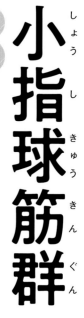

歩く・走る・跳ぶ筋肉

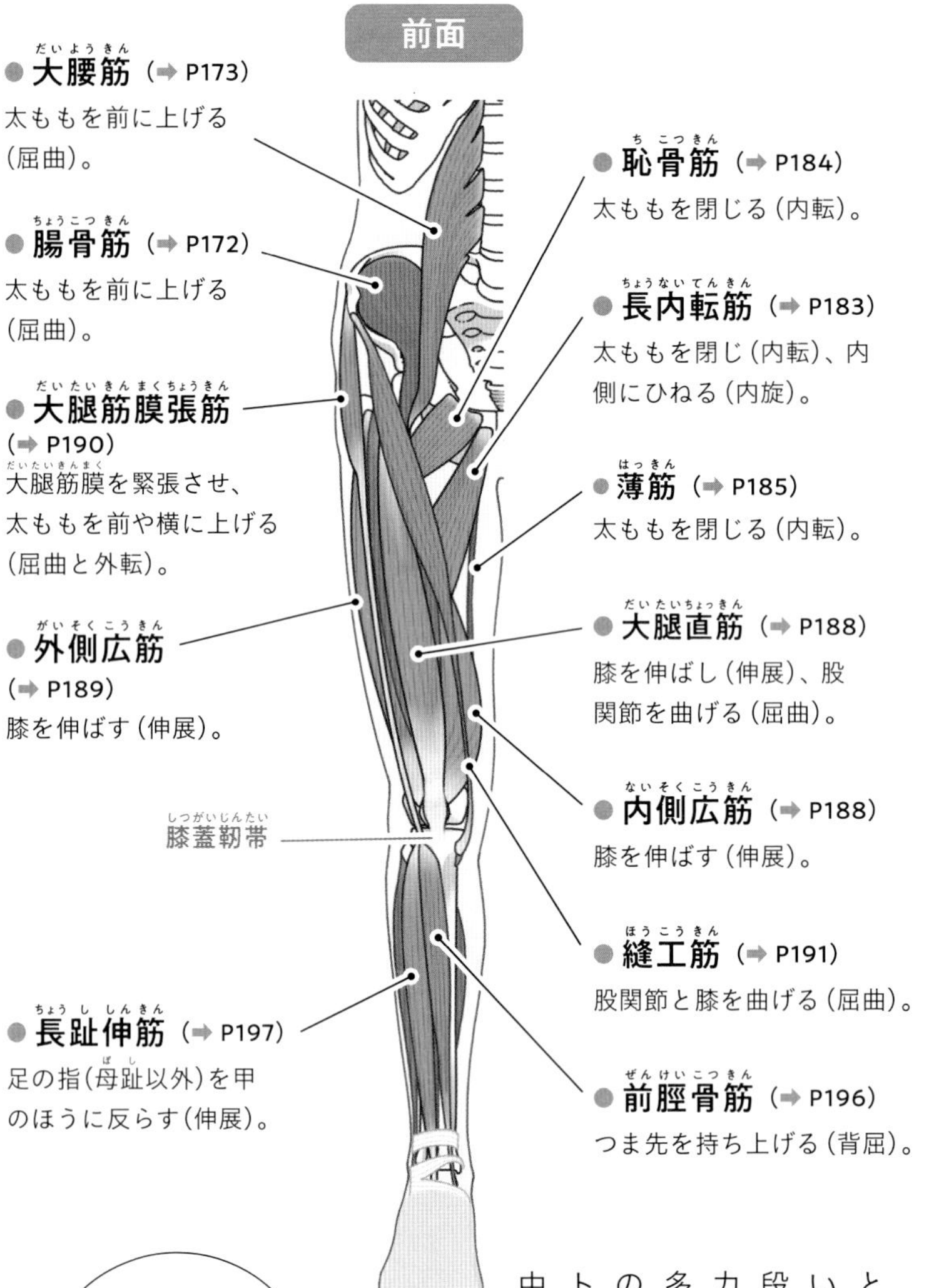

太ももを前に上げる（屈曲）。

太ももを前に上げる（屈曲）。

大腿筋膜《だいたいきんまく》を緊張させ、太ももを前や横に上げる（屈曲と外転）。

膝を伸ばす（伸展）。

足の指（母趾《ぼし》以外）を甲のほうに反らす（伸展）。

太ももを閉じる（内転）。

太ももを閉じ（内転）、内側にひねる（内旋）。
薄筋《はっきん》（➡ P185）
太ももを閉じる（内転）。

膝を伸ばし（伸展）、股関節を曲げる（屈曲）。

膝を伸ばす（伸展）。

股関節から下の足の部分を「下肢」といいます。下肢は、歩く、走るといった人間にとって基本的な移動手段を行います。体の全体重を動かす力が必要な下肢には、大きな筋肉が多いのが特徴です。とくに太もも前の大腿四頭筋《だいたいしとうきん》や、太もも裏のハムストリング、おしりの大殿筋《だいでんきん》、骨盤の中の腸腰筋《ちょうようきん》などは大きく強力です。

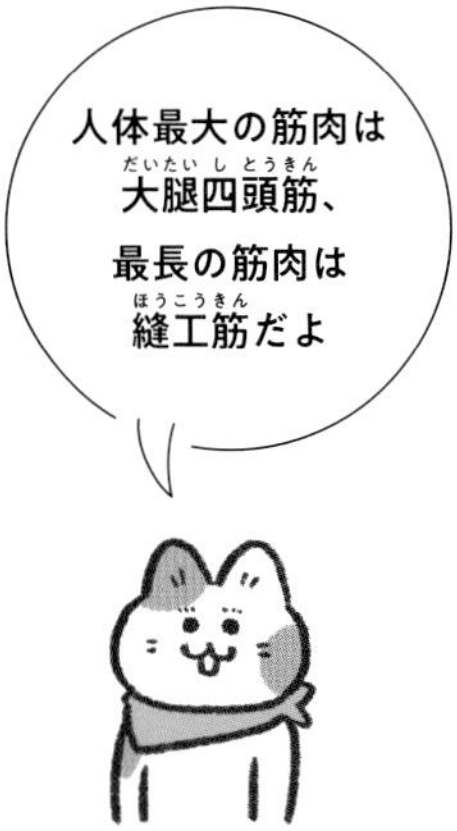
人体最大の筋肉は
大腿四頭筋《だいたいしとうきん》、
最長の筋肉は
縫工筋《ほうこうきん》だよ

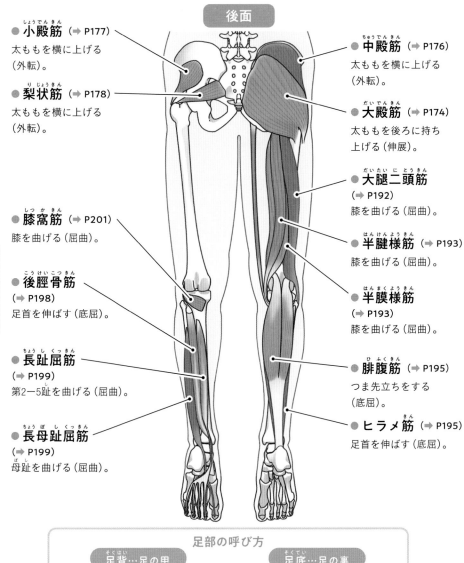

後面

● **小殿筋《しょうでんきん》**（➡ P177）
太ももを横に上げる（外転）。

● **梨状筋《りじょうきん》**（➡ P178）
太ももを横に上げる（外転）。

● **膝窩筋《しつかきん》**（➡ P201）
膝を曲げる（屈曲）。

● **後脛骨筋《こうけいこつきん》**（➡ P198）
足首を伸ばす（底屈）。

● **長趾屈筋《ちょうしくっきん》**（➡ P199）
第2―5趾《し》を曲げる（屈曲）。

● **長母趾屈筋《ちょうぼしくっきん》**（➡ P199）
母趾《ぼし》を曲げる（屈曲）。

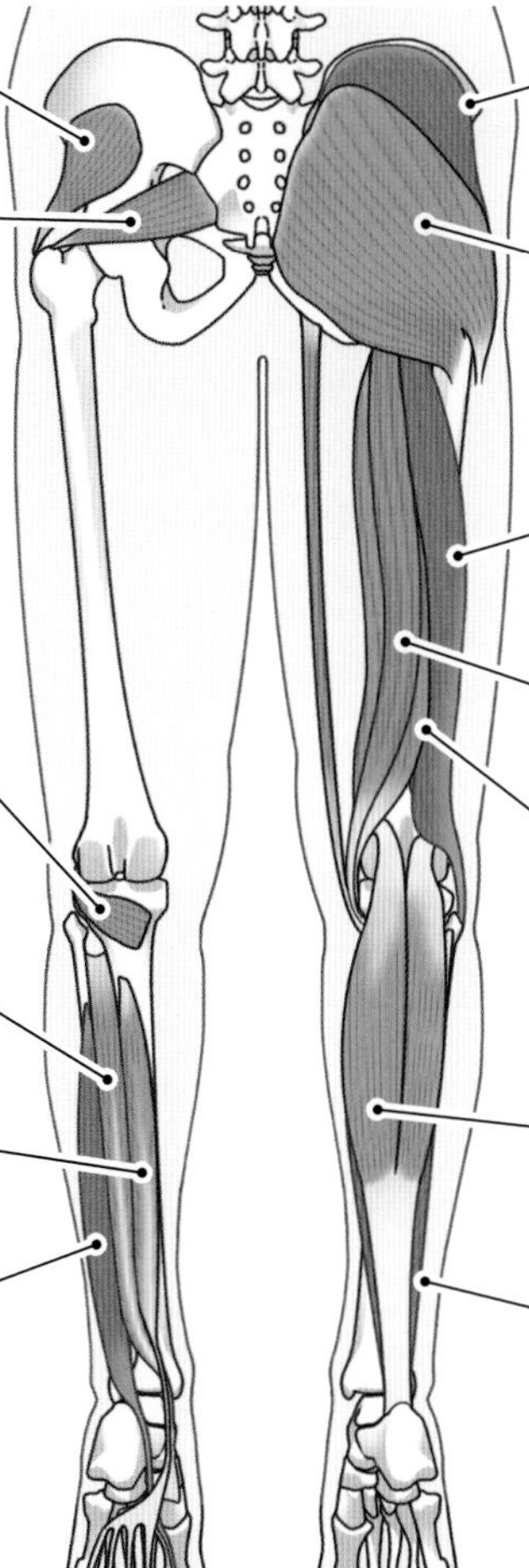

● **中殿筋《ちゅうでんきん》**（➡ P176）
太ももを横に上げる（外転）。

● **大殿筋《だいでんきん》**（➡ P174）
太ももを後ろに持ち上げる（伸展）。

● **大腿二頭筋《だいたいにとうきん》**（➡ P192）
膝を曲げる（屈曲）。

● **半腱様筋《はんけんようきん》**（➡ P193）
膝を曲げる（屈曲）。

● **半膜様筋《はんまくようきん》**（➡ P193）
膝を曲げる（屈曲）。

● **腓腹筋《ひふくきん》**（➡ P195）
つま先立ちをする（底屈）。

● **ヒラメ筋《きん》**（➡ P195）
足首を伸ばす（底屈）。

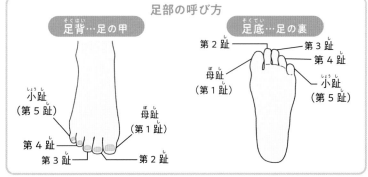

足部の呼び方

足背《そくはい》…足の甲

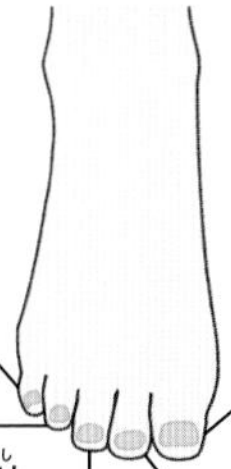

足底《そくてい》…足の裏

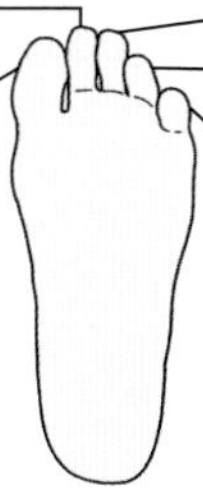

腸骨筋《ちょうこつきん》

足を踏み出すときに働く

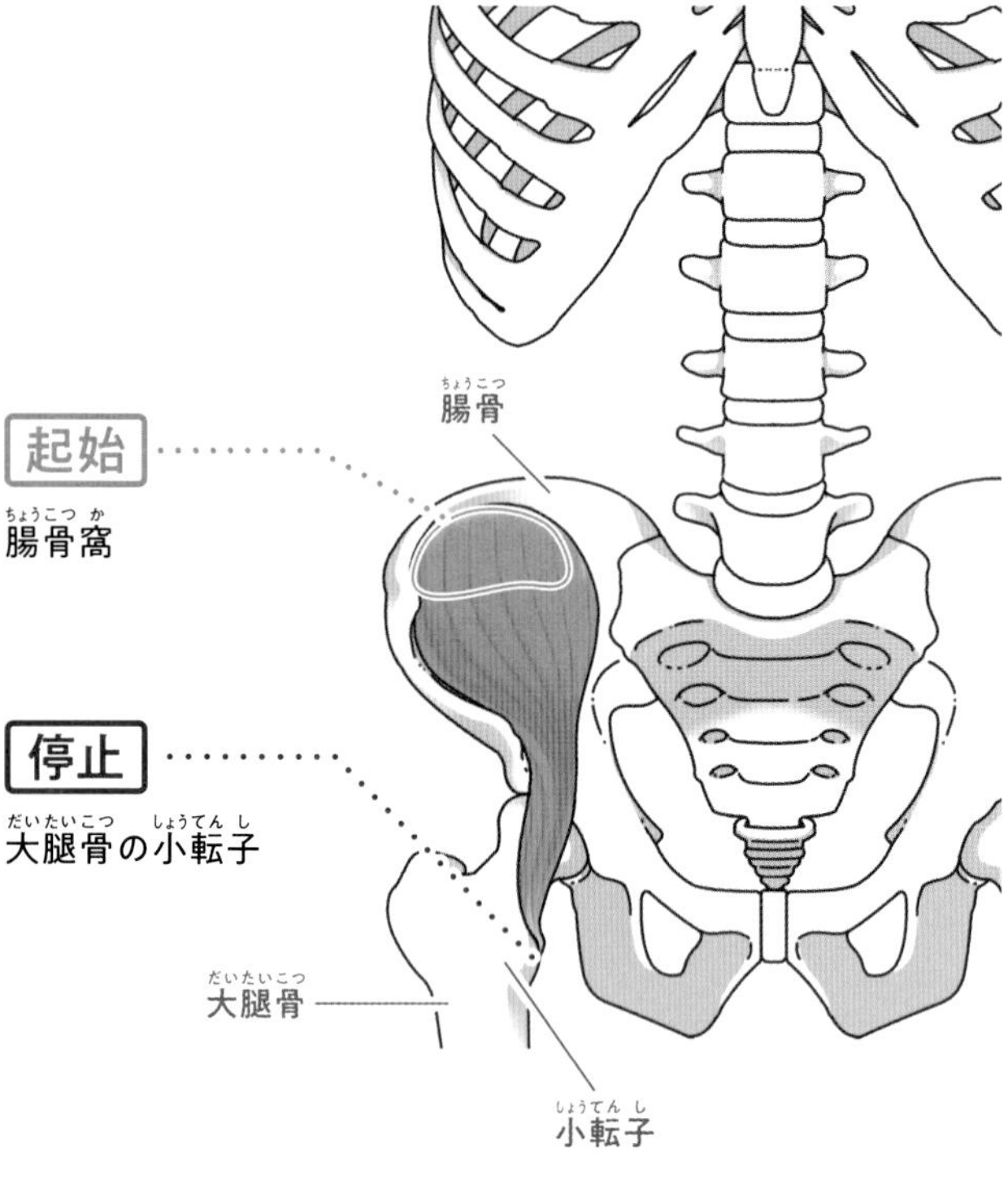

体幹部前面

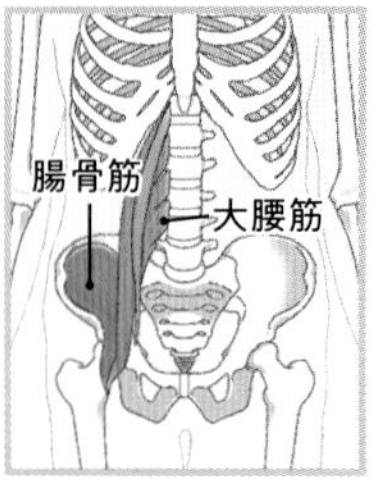

腸骨筋《ちょうこつきん》と大腰筋《だいようきん》を合わせて「腸腰《ちょうよう》筋《きん》」といい、途中で一体化します。腸骨筋《ちょうこつきん》は、骨盤の左右に張り出している腸骨《ちょうこつ》の内側から出て、下方向に走って大腿骨《だいたいこつ》の内側の小転子につく筋肉です。

主な働きは〝もも上げ〟。歩くときや走るとき、**太ももを持ち上げる**のに欠かせません。また**着地した足の股関節を支え、安定させる**のも重要な役割です。

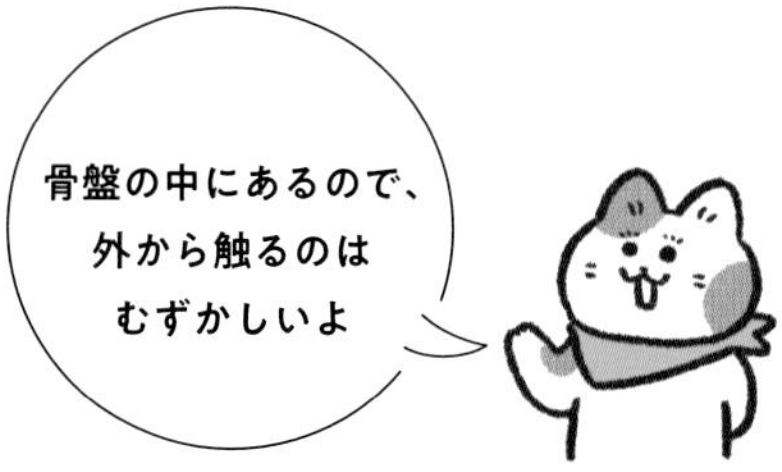
骨盤の中にあるので、
外から触るのは
むずかしいよ

主な働き	大腿の屈曲と外旋、股関節の安定
支配神経	大腿神経《だいたいしんけい》（L2–L4）
動　作	大股で歩く、速く走る

Psoas major
ソウアス メイジャ

腸腰筋

大腰筋《だいようきん》

足が速い人は発達している！

背骨の両側から出て斜め外側に下り、大腿骨《だいたいこつ》の小転子についている筋肉です。腸腰《ちょうよう》筋《きん》の一部になっています。**歩く**、**走る**といった動作のために欠かせない、**強く大きな筋肉**です。

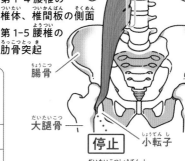

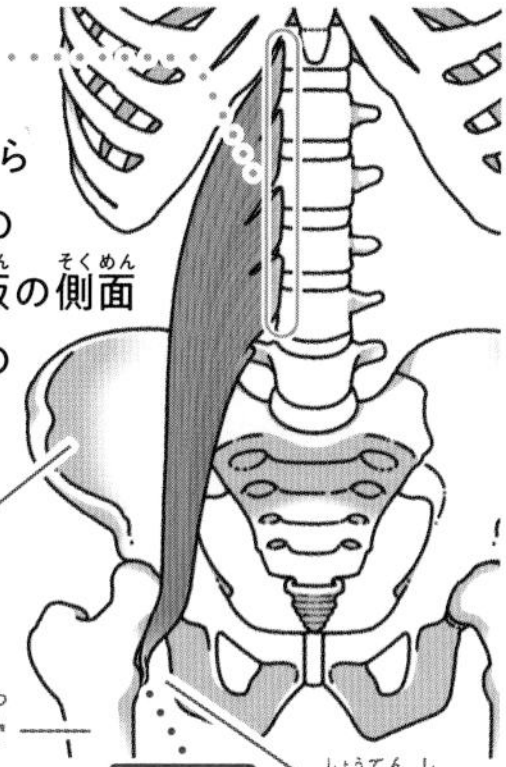

主な働き	大腿の屈曲と外旋、股関節の安定、腰椎《ようつい》の側屈（片側）
支配神経	腰神経叢《ようしんけいそう》の枝（L1-L3）
動　作	大股で歩く、速く走る

Psoas minor
ソウアス マイナ

小腰筋《しょうようきん》

もも上げを助ける

大腰筋《だいようきん》の前を走る小さな筋肉です。股関節までは届いていないので、もも上げの動作に対しては、それを助ける程度です。じつは、**半数くらいの人は、この筋肉をもっていません**。

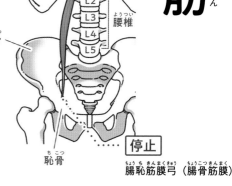

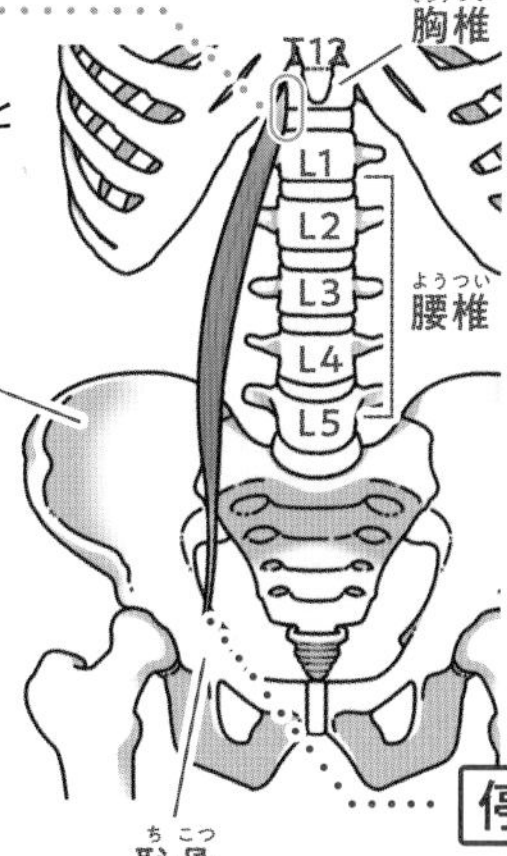

主な働き	大腿の屈曲、腰椎《ようつい》の側屈
支配神経	腰神経叢《ようしんけいそう》（L1）
動　作	足を前に踏み出す（補助）、体を横に曲げる（補助）

大《だい》殿《でん》筋《きん》

きたえると美尻になれる！

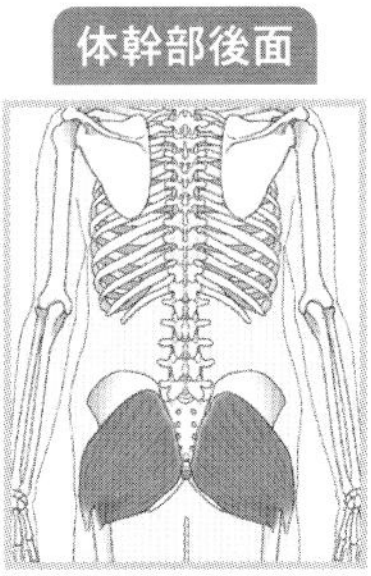

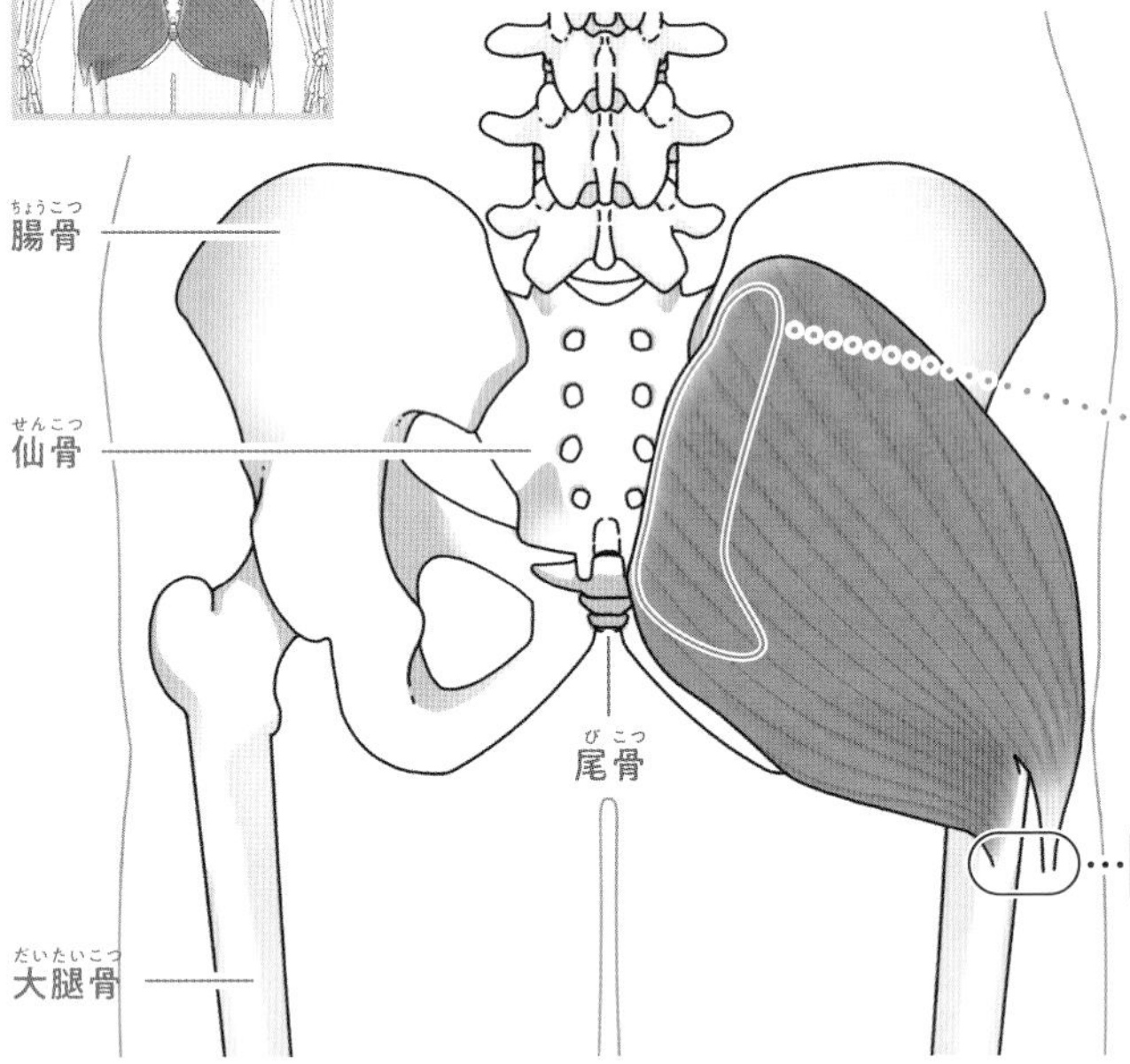

起始

仙骨後面《せんこつこうめん》の側方、
腸骨《ちょうこつ》の殿筋面《でんきんめん》
（後殿筋線《こうでんきんせん》の後方）、
胸腰筋膜《きょうようきんまく》と仙結節靭帯《せんけっせつじんたい》

停止

上部線維《じょうぶせんい》：腸脛靭帯《ちょうけいじんたい》
下部線維《かぶせんい》：大腿骨《だいたいこつ》の殿筋粗面《でんきんそめん》

おしりの部分をおおっている筋肉で、骨盤の腸骨《ちょうこつ》と仙骨《せんこつ》、尾骨《びこつ》から出て、1つに集まって腱になり、腸脛靭帯《ちょうけいじんたい》と大腿骨《だいたいこつ》についています。腸脛靭帯《ちょうけいじんたい》とは大腿筋膜《だいたいきんまく》の一部で、腸骨《ちょうこつ》と脛骨《けいこつ》の（膝下にある骨）上端をつなぎ、腰と太ももの横をまっすぐ走るスジ状の組織です。

人体で2番目に大きい筋で、**太ももを後ろに持ち上げたり**、走るとき**に足を後方に蹴り出したりする**働きがあり、その力は強大です。

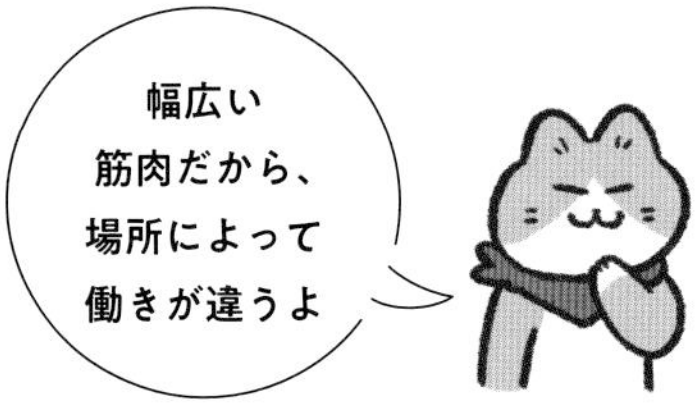
幅広い
筋肉だから、
場所によって
働きが違うよ

主な働き	大腿の伸展、外旋、上部は外転、下部は内転
支配神経	下殿神経《かでんしんけい》（L5–S2）
動　作	椅子から立ち上がる、高くジャンプする

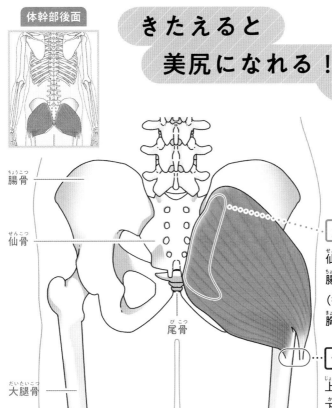

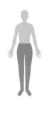

Q 筋力が落ちるとどうなる？

A 動くのがおっくうで活動範囲が狭くなる

大殿筋《だいでんきん》は、椅子から立ち上がるときや階段を上るときなどによく使います。一方で、ただ立っているときやブラブラ歩くときなどにはあまり使いません。そのため、普段から**ずっと座りっぱなしで、階段も上がらないような生活をしていると、大殿《だいでん》筋《きん》が弱くなってしまいます**。すると、坂道や階段がしんどいので外出しなくなり、**引きこもりがちになる**可能性も。毎日を元気で活発に過ごすためには、大殿筋《だいでんきん》を日頃から使うことが大切です。

Q 簡単にきたえる方法は？

A 寝たままできる腰の上げ下げ運動

スクワットや腹ばいになっての足上げ運動などのトレーニング方法がありますが、簡単にできるのは、**仰向けで腰を上げ下げする運動**。膝を立て、腰を持ち上げてキープし、ゆっくり戻します。この方法なら、太もも裏の筋肉は使わず、ほぼ大殿筋《だいでんきん》だけで股関節を伸ばせます。

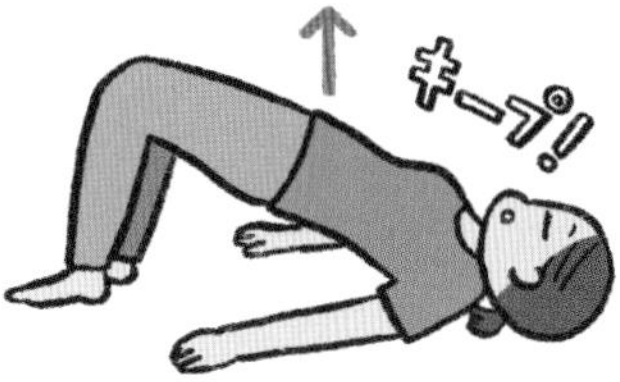

知りたい!

内股で歩いているとおしりが垂れる

大殿筋《だいでんきん》には膝が外を向くように、太ももをひねる働きがあります。つまりその逆の内股歩きでは、大殿筋《だいでんきん》はゆるんでいるのです。おしりが垂れないようにするには、つま先や膝をやや外向きにし、一歩ずつグッと後ろに蹴り出すように、大股で歩くのが効果的です。

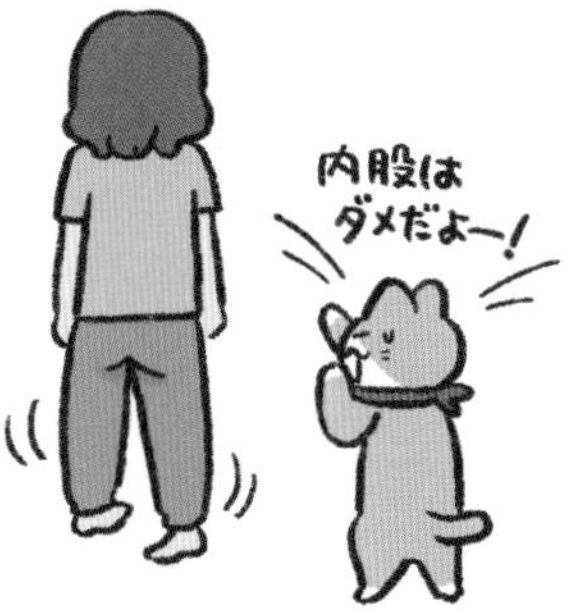

Gluteus medius

グルーティアス ミーディアス

反復横跳びで活躍する

中殿筋《ちゅうでんきん》

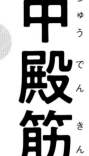

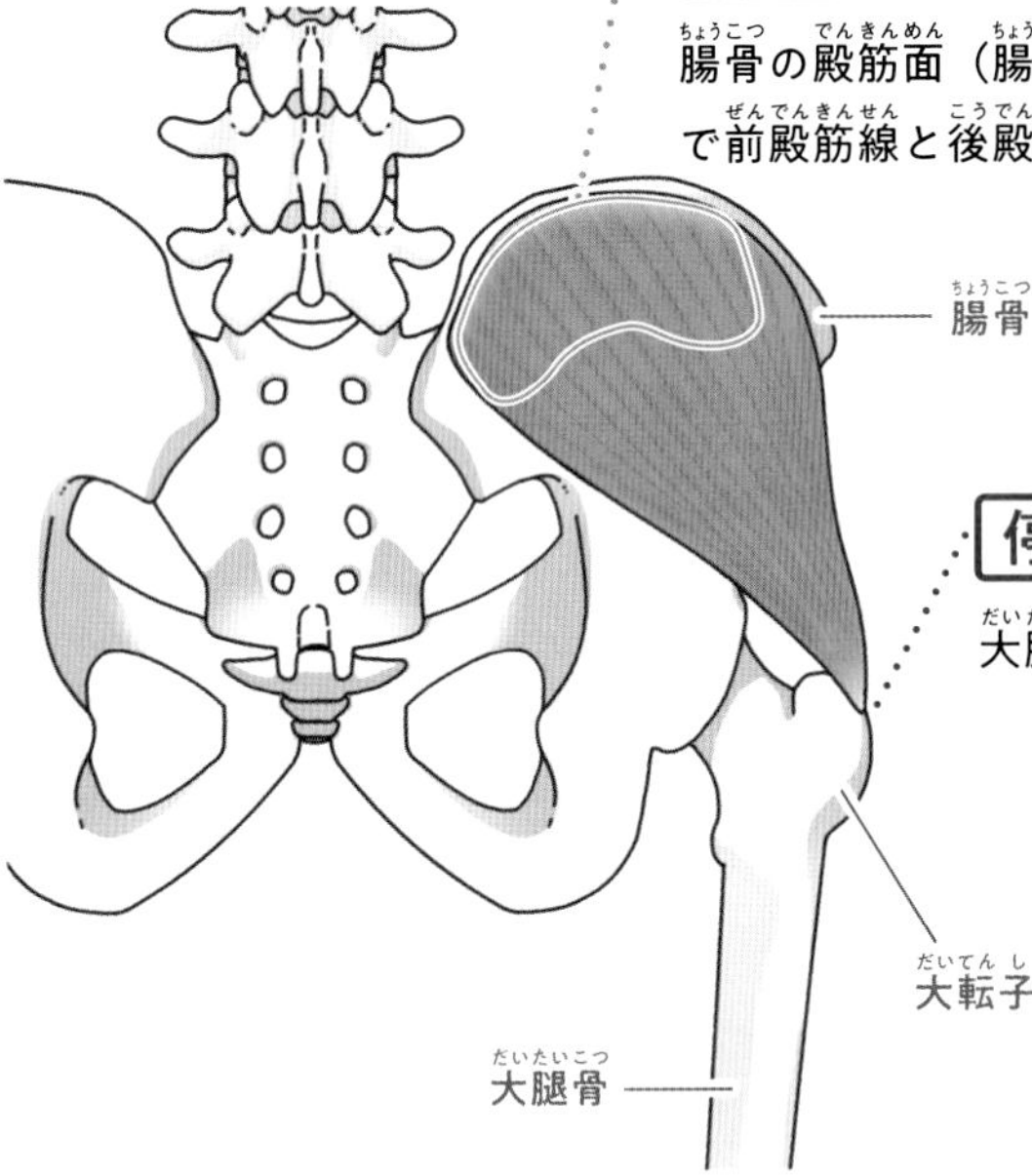

体幹部後面

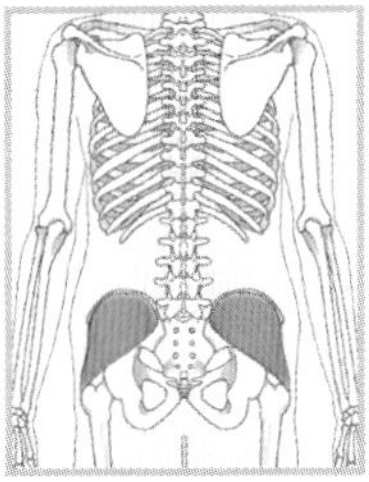

腸骨《ちょうこつ》の外側から出て、大腿骨《だいたいこつ》の大転子につく筋肉で、骨盤の真横からやや後ろに位置しています。**足を真横に上げる**働きがあり、**横方向に跳ぶ**、スケートで**横方向に蹴り出す**などの運動に関わります。

また**骨盤を支える働き**も重要です。片足立ちをするときは、足を浮かせたほうの骨盤が足の重みで下がりますが、反対側の中殿筋《ちゅうでんきん》が働いて骨盤を水平に保ちます。

筋肉の前のほうが働くと足を内旋、後ろのほうが働くと外旋するよ

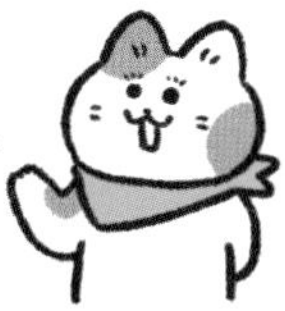

主な働き	大腿の外転、内旋、外旋
支配神経	上殿神経《じょうでんしんけい》（L4-S1）
動　作	横方向にジャンプする、片足立ちで骨盤を水平に保つ

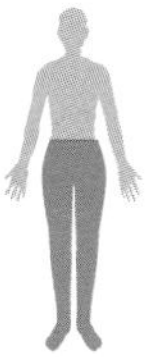

Gluteus minimus
グルーティアス ミニマス

小殿筋《しょうでんきん》

麻痺するとうまく歩けなくなる

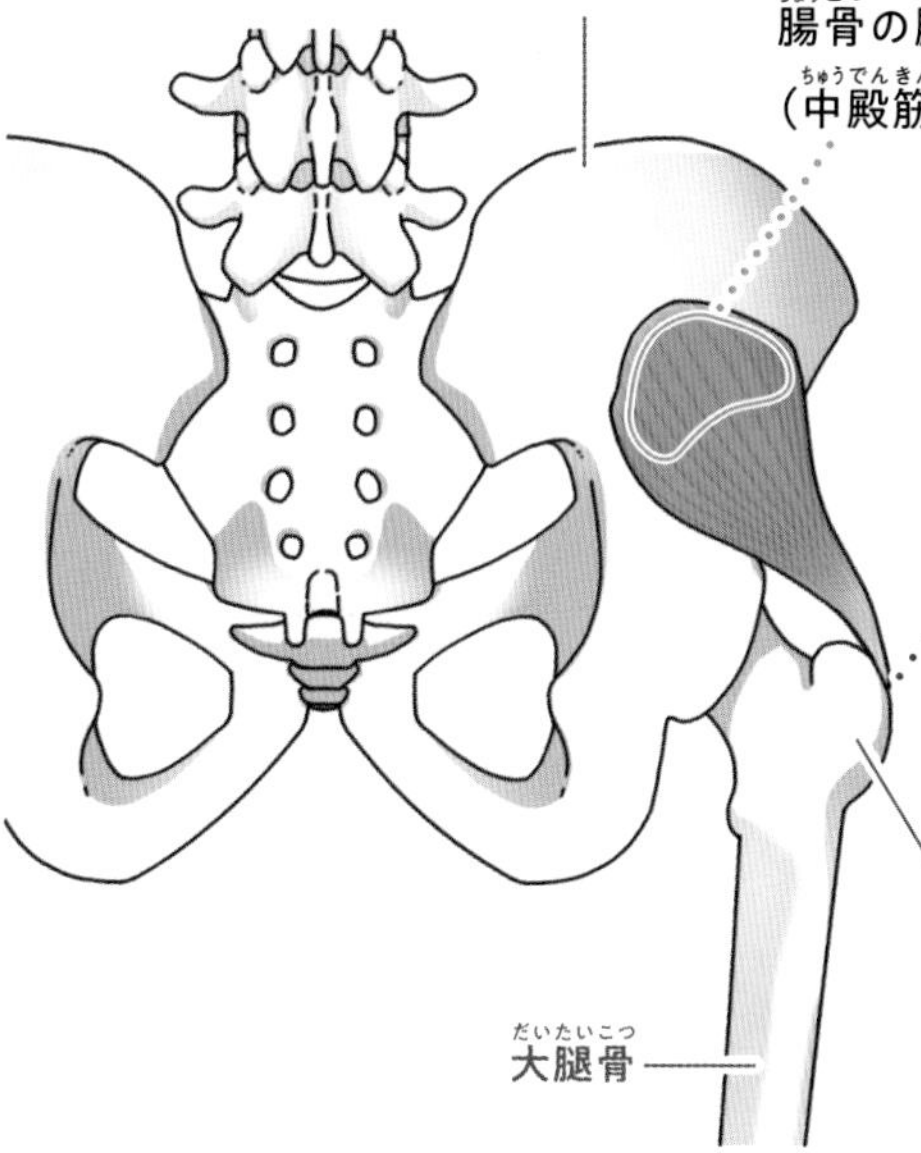

体幹部後面

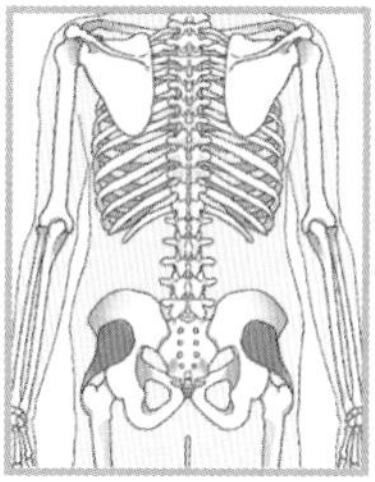

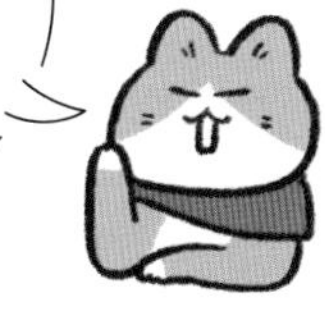

中殿筋《ちゅうでんきん》の下に隠れるように位置する筋肉で、腸骨《ちょうこつ》の中央あたりから出て、大腿骨《だいたいこつ》の大転子《だいてんし》についています。**足を横に上げる**などの働きは、中殿筋《ちゅうでんきん》とほぼ同じです。

中殿筋《ちゅうでんきん》と協力して、歩くときには軸足側の小殿筋《しょうでんきん》が働き、浮いている足のほうの**骨盤が下がらないように**します。そのため、筋肉がまひすると、浮かせた足のほうの骨盤が下がり、歩くのが難しくなります。

主な働き	大腿の外転、内旋、外旋
支配神経	上殿神経《じょうでんしんけい》（L4–S1）
動　作	足を横に上げる、片足立ちで骨盤を支える

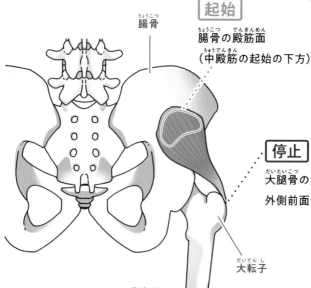

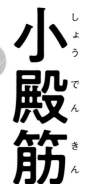

Piriformis
ピリフォーミス

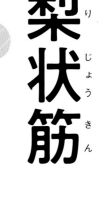

梨《り》状《じょう》筋《きん》

つま先を外に開き“アンデオール”をつくる

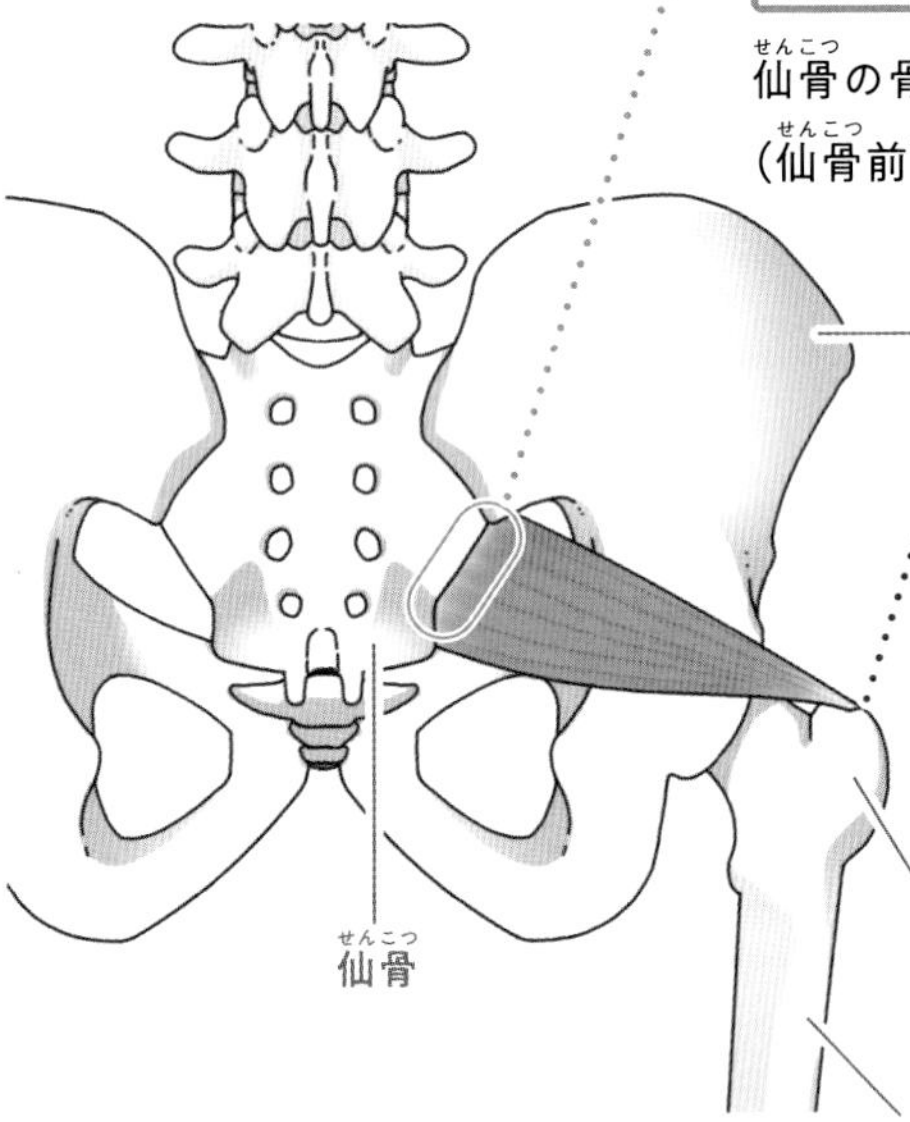

体幹部後面

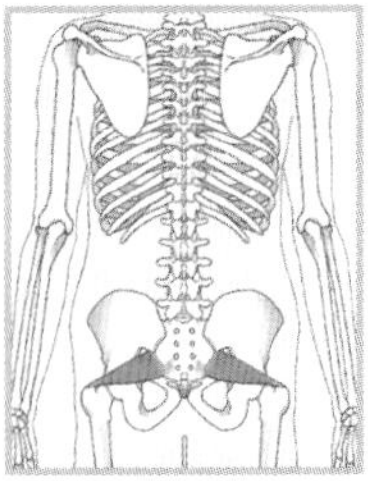

仙骨《せんこつ》の前面、つまり骨盤の中から出て、外に向かって走り、大腿骨《だいたいこつ》大転子のてっぺんについています。**つま先が外に向くように足をひねる**働きがあり、バレエダンサーが足を180度に開いて立つ〝アンデオール〟の姿勢をつくります。

骨盤を後ろに倒す（後傾）働きもあります。骨盤が前に倒れている反り腰の人は、この筋肉がつねに引っ張られた状態になっています。

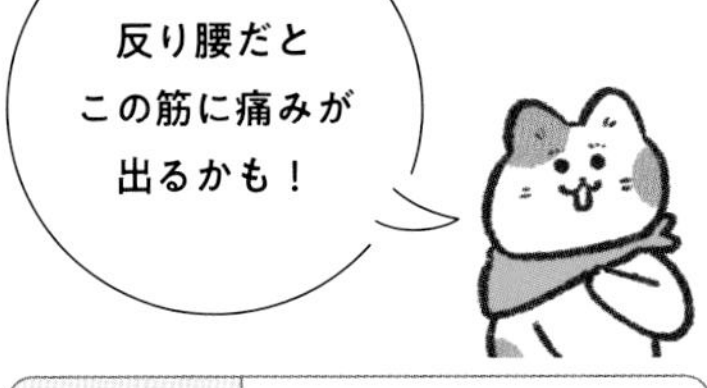

主な働き	大腿の外転、外旋
支配神経	仙骨神経叢《せんこつしんけいそう》（L5-S2）から直接の筋枝
動作	歩行時に右に曲がるために、右足のつま先を右に向ける

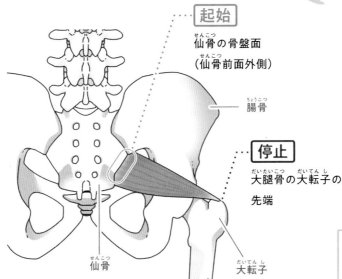

Gemellus superior
ジェメラス スーピアリア

上《じょう》双《そう》子《し》筋《きん》

きれいな立ち姿をつくる

座ったときに座面に当たる坐骨《ざこつ》のやや上の部分から出て、大腿骨大転子《だいたいこつだいてんし》につく筋肉です。大腿骨《だいたいこつ》の後面を中央のほうに引くので、**つま先を外向きにしたきれいな立ち姿をつくります。**

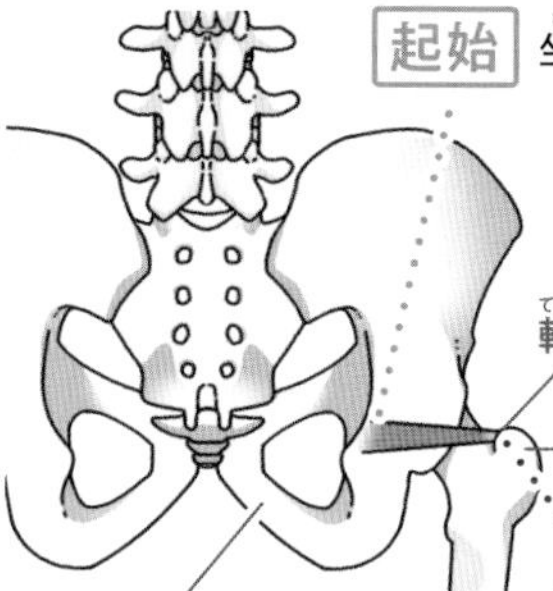

主な働き	大腿の外旋
支配神経	仙骨神経叢《せんこつしんけいそう》（L5-S2）からの直接の筋枝
動作	「気をつけ」の姿勢でつま先を外に向ける

Gemellus inferior
ジェメラス インフィアリア

下《か》双《そう》子《し》筋《きん》

上双子筋《じょうそうしきん》と双子のきょうだい筋

内閉鎖筋《ないへいさきん》（↓P180）をはさんで上双子筋《じょうそうしきん》と向かい合わせに位置していて、大腿を外旋する働きも同じです。これらの**骨盤から大腿骨《だいたいこつ》につく筋肉は、股関節を支える重要な**働きも担っています。

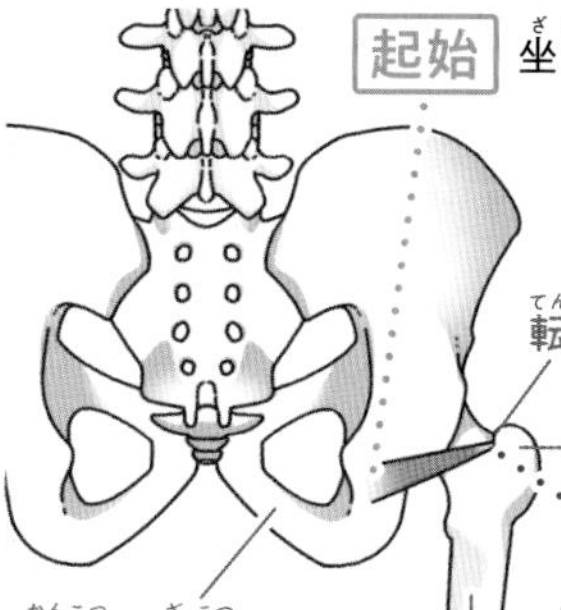

主な働き	大腿の外旋
支配神経	仙骨神経叢《せんこつしんけいそう》（L5-S2）からの直接の筋枝
動作	「気をつけ」の姿勢でつま先を外に向ける

Obturator internus
オブテュレイタ インターナス

内《な》閉《い》鎖《へ》筋《い》

上下の双子筋《そうしきん》の間に割り込んでいる

坐骨《ざこつ》と恥骨《ちこつ》でできた**閉鎖孔《へいさこう》の内側から出る筋肉**です。まっすぐ外に向かっているように見えますが、じつはまず後方に走り、坐骨《ざこつ》の縁に沿って直角に曲がり、前方に向きを変えて大腿骨《だいたいこつ》についています。

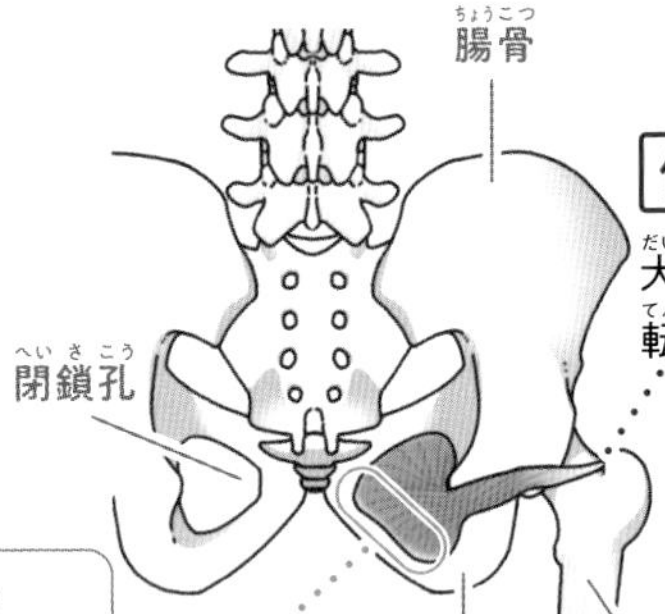

停止

大腿骨《だいたいこつ》の転子窩《てんしか》

起始

閉鎖膜《へいさまく》と閉鎖孔《へいさこう》外周の内側面

主な働き	大腿《だいたい》の外旋、内転
支配神経	仙骨神経叢《せんこつしんけいそう》（L5–S1）からの直接の筋枝
動　作	「気をつけ」の姿勢でつま先を外に向ける

Obturator externus
オブテュレイタ イクスターナス

外《がい》閉《へい》鎖《さ》筋《きん》

太ももの内転筋《ないてんきん》の仲間でもある

閉鎖孔《へいさこう》の外側面から出て、まっすぐ外方向に走り、大腿《だいたい》骨《こつ》の後ろを通って転子窩《てんしか》についています。内閉鎖筋《ないへいさきん》（上記）などとともに、**姿勢を保ち、股関節を安定**させます。

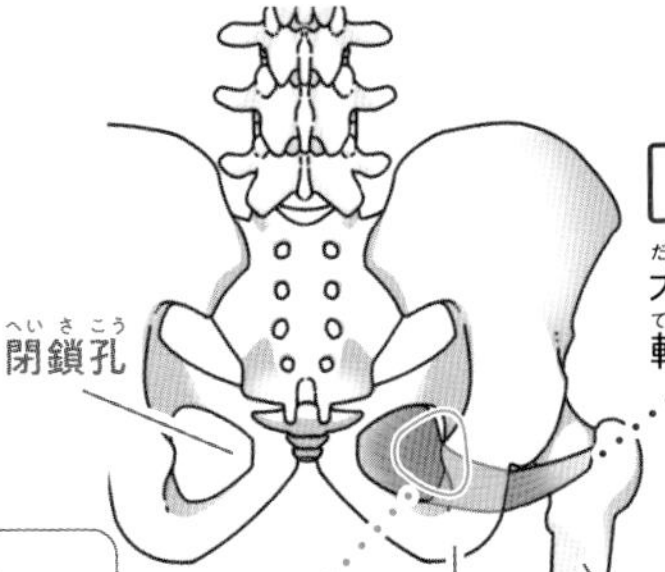

停止

大腿骨《だいたいこつ》の転子窩《てんしか》

起始

閉鎖膜《へいさまく》と閉鎖孔《へいさこう》外周の外側面

主な働き	大腿の外旋、内転
支配神経	閉鎖神経《へいさしんけい》（L3–L4）
動　作	「気をつけ」の姿勢で両足をぴったりつけてつま先を外に向ける

Quadratus femoris
クアドラタス フェモリス

大腿方形筋《だいたいほうけいきん》

両足をそろえて きれいに立つときに働く

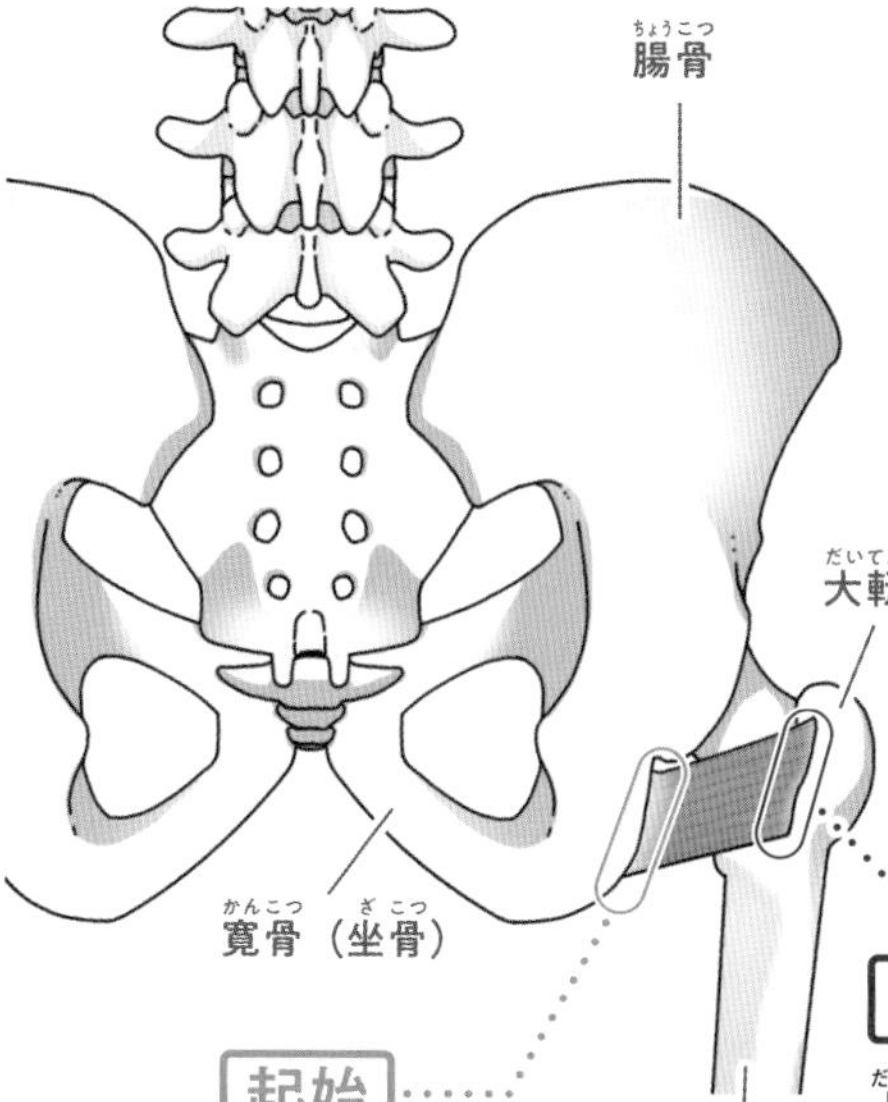

体幹部後面

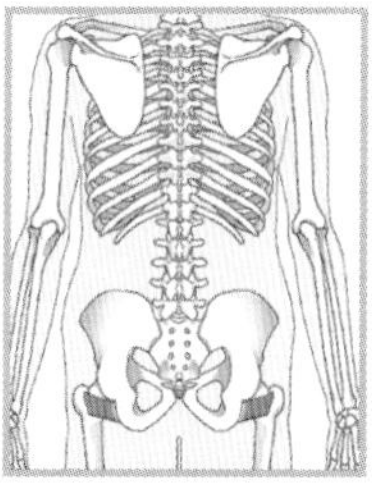

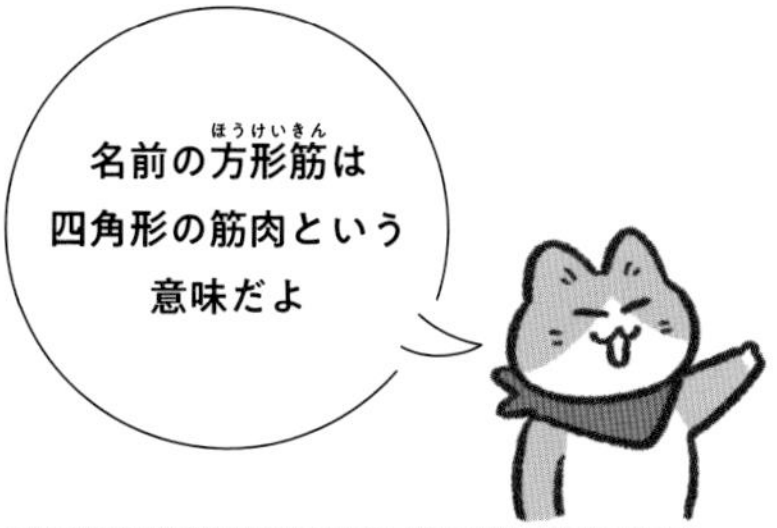

主な働き	大腿の外旋、内転
支配神経	仙骨神経叢《せんこつしんけいそう》（L5-S1）からの直接の筋枝
動　作	「気をつけ」の姿勢で両足をぴったりつけてつま先を外に向ける

坐骨《ざこつ》の外側の縁から出て、外側にほぼ水平に走り、大腿骨《だいたいこつ》の背面につく、**四角形の平べったい筋肉**です。太ももをやや外にひねりつつ、骨盤のほうにグッと引き寄せる働きで、両足をぴったりつけたまま、つま先を少し開いた姿勢をつくります。大きい筋肉ではありませんが、そこそこ強い力をもっています。

太ももを固定すると、**骨盤を後ろに倒す（後傾）**ように働きます。

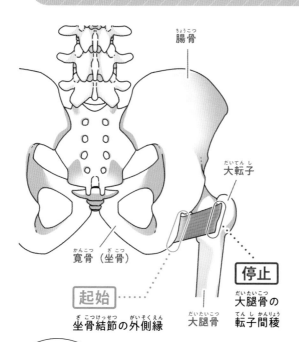

Adductor magnus
アダクター マグナス

内転筋群

大内転筋《だいないてんきん》

内転筋群《ないてんきんぐん》でもっとも強い！
両足でがっちりはさむ筋肉

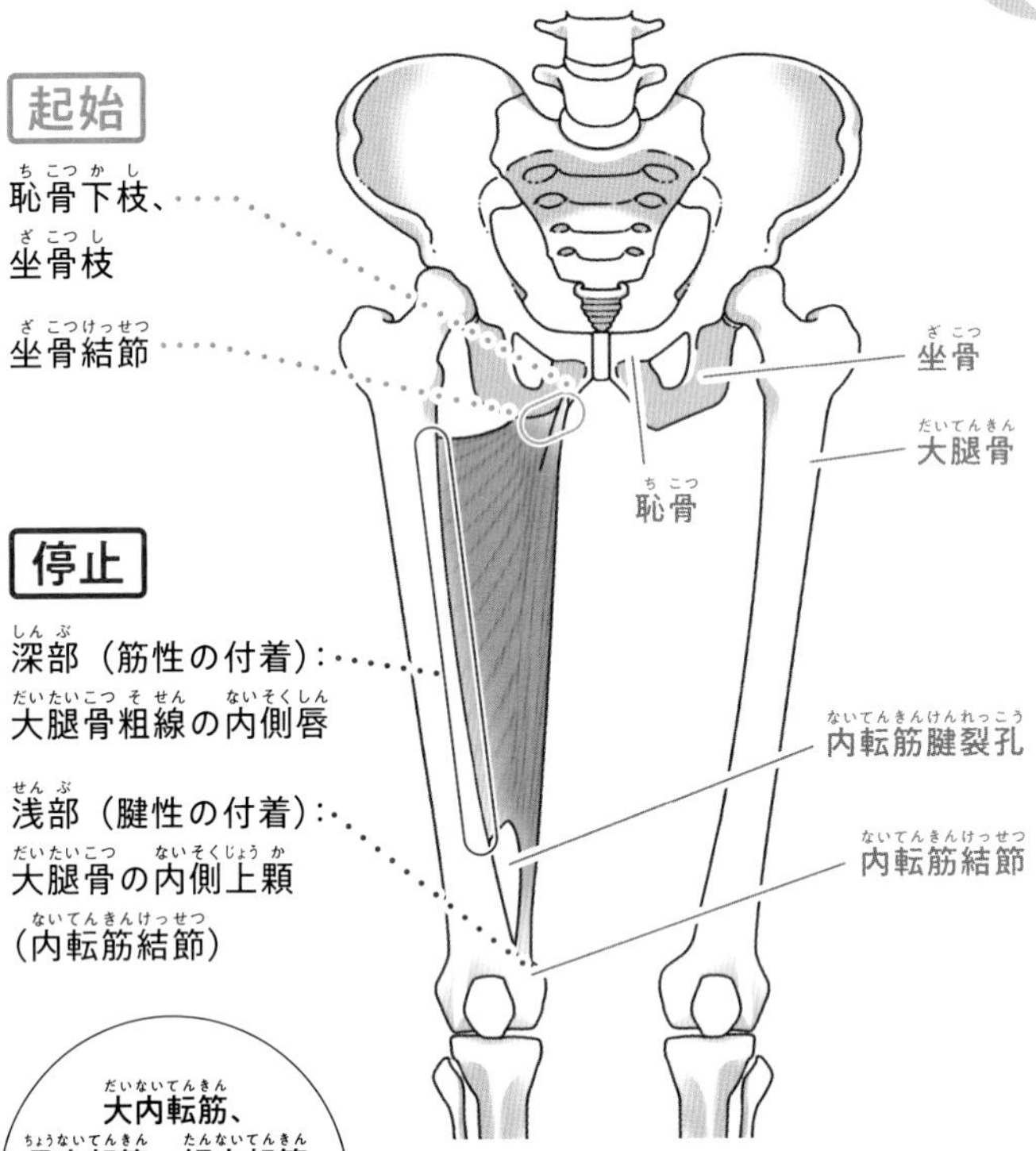

下肢前面

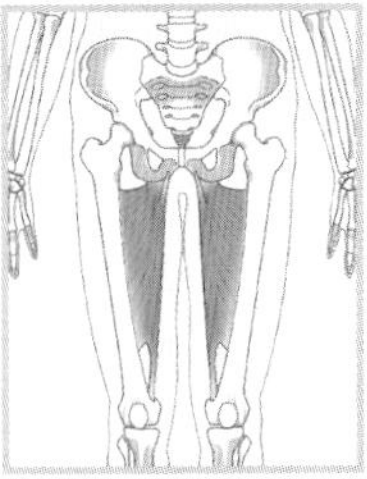

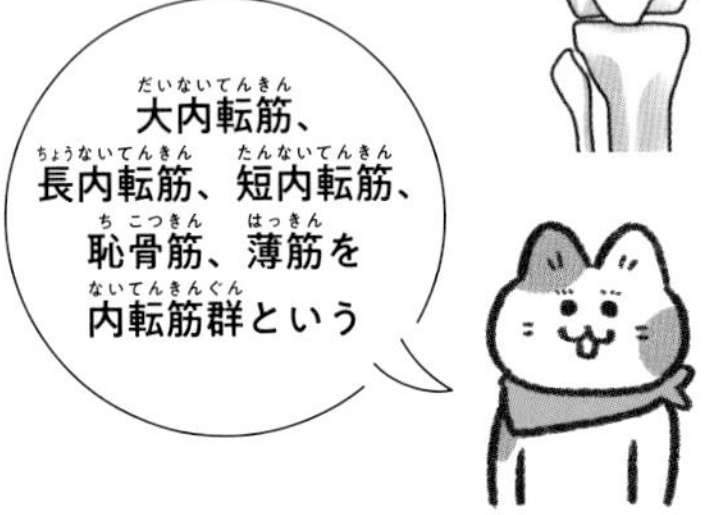

主な働き	大腿の内転、外旋、伸展
支配神経	深部《しんぶ》：閉鎖神経《へいさしんけい》（L2-L4）、 浅部《せんぶ》：坐骨神経《ざこつしんけい》の脛骨神経《けいこつしんけい》 （L4）
動　作	両足でものをはさむ、両足を同時にすばやく閉じる

太ももをぴったりつけるように**内側に引く働きをする、内転筋群《ないてんきんぐん》のなかでもっとも強大な筋肉**です。大腿《だいたい》骨《こつ》背面の一帯に広がり、幅広で平べったい形をしています。

坐骨《ざこつ》から少しねじれるように走り、さらに腱の一部が全体から離れ、大《だい》腿骨《たいこつ》の下端につきます。この筋肉と大腿骨《だいたいこつ》との間にできた穴を「内転筋《ないてんきん》腱裂孔《けんれっこう》」といい、ここには太い動脈や神経が通っています。

Adductor longus

アダクター ロンガス

内転筋群

長内転筋《ちょうないてんきん》

短内転筋《たんないてんきん》より長いから長内転筋《ちょうないてんきん》

左右の恥骨《ちこつ》が合わさる恥骨《ちこつ》結合《けつごう》付近から出て、外方向、斜め下に走って大腿骨《だいたいこつ》の背面につく筋肉です。**恥骨筋《ちこつきん》（→P184）を少し下にずらした**ような形の筋肉で、**働きもほぼ同じ**です。

起始

恥骨上枝《ちこつじょうし》と恥骨結合《ちこつけつごう》の前面

停止

大腿骨粗線《だいたいこつそせん》：粗線中央 1/3 の内側唇

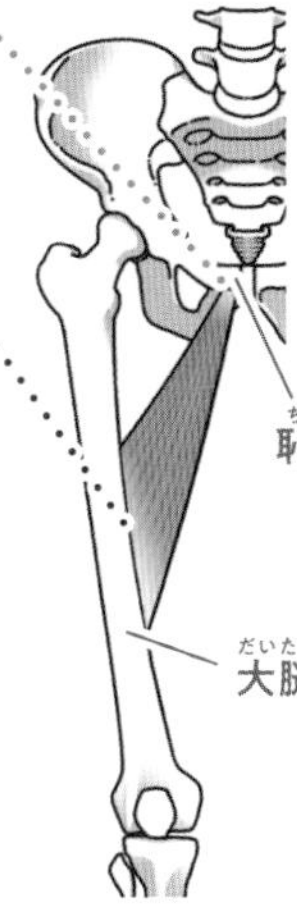

主な働き	大腿の内転、屈曲
支配神経	閉鎖神経《へいさしんけい》（L2–L4）
動作	サッカーのインサイドキック、椅子に座り膝をぴったり閉じる

Adductor brevis

アダクター ブレヴィス

内転筋群

短内転筋《たんないてんきん》

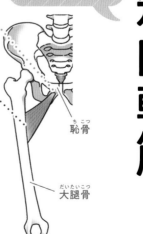

長内転筋《ちょうないてんきん》の下に隠れている

恥骨結合《ちこつけつごう》の近くから出て、外方向、斜め下に走って大腿《だいたい》骨《こつ》についています。**長内転《ちょうないてん》筋《きん》よりは少し短い**ものの、ついている場所も、**大腿の内転や屈曲**という働きもほぼ同じです。

起始

恥骨下枝《ちこつかし》

停止

大腿骨粗線《だいたいこつそせん》：粗線上部 1/3 の内側唇

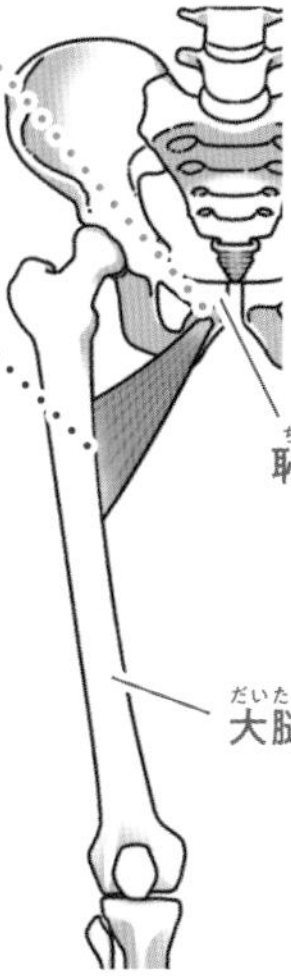

主な働き	大腿の内転、屈曲
支配神経	閉鎖神経《へいさしんけい》（L2–L3）
動作	サッカーのインサイドキック、椅子に座り膝をぴったり閉じる

Pectineus

ペクティニーアス

内転筋群

恥骨筋《ちこつきん》

内転筋群《ないてんきんぐん》でいちばん表層にある筋肉

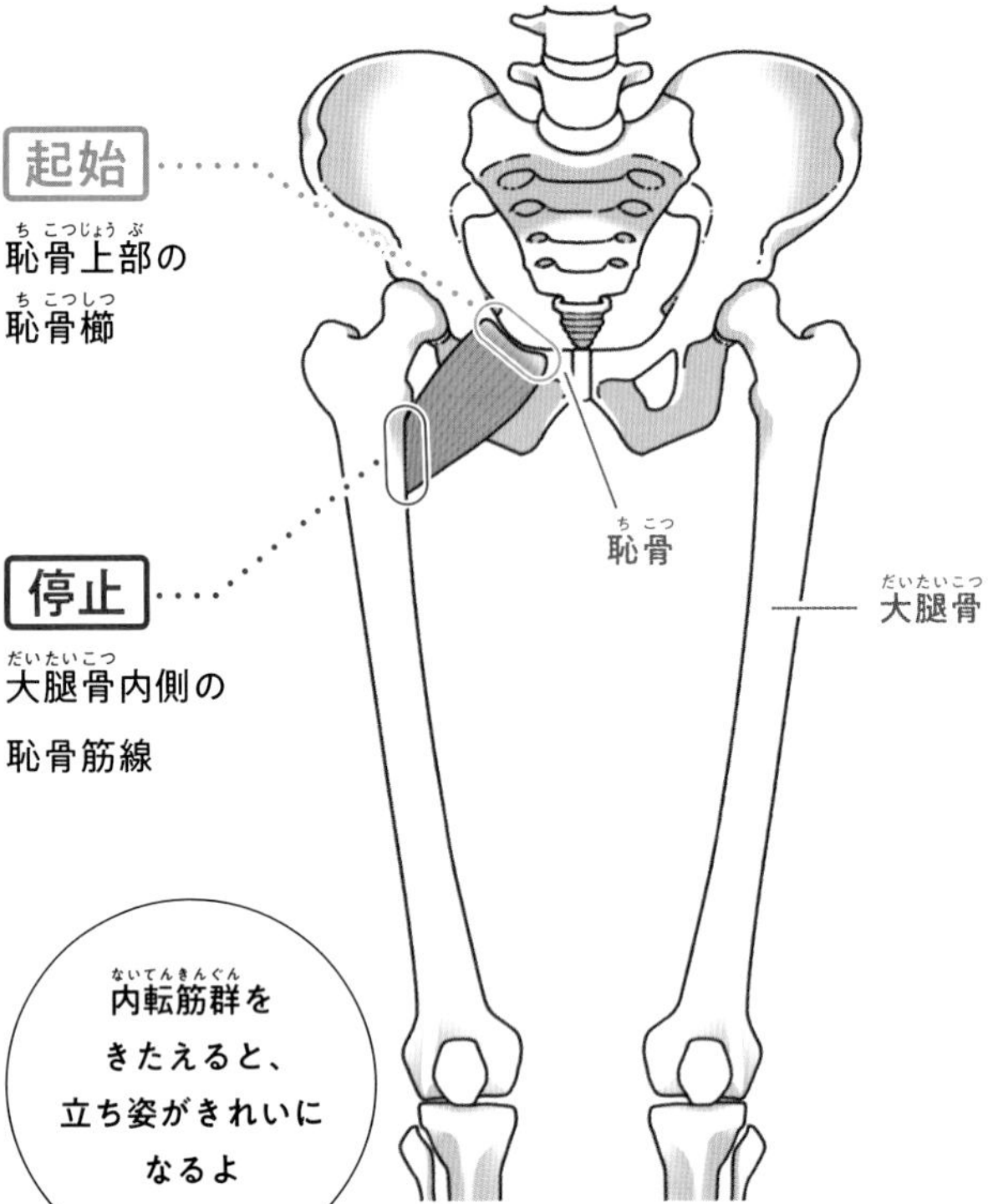

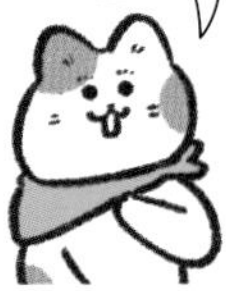

内転筋群《ないてんきんぐん》をきたえると、立ち姿がきれいになるよ

主な働き	大腿の内転、屈曲
支配神経	大腿神経《だいたいしんけい》（L2–L3）、閉鎖神経《へいさしんけい》（L3）
動　作	椅子に座り膝をぴったり閉じる、サッカーのインサイドキック

恥骨《ちこつ》の上の縁から出て、外方向、斜め下に走り、大腿骨内側《だいたいこつないそく》のやや背側につく筋肉です。内転筋群《ないてんきんぐん》のなかではいちばん表層に位置しています。

ほかの内転筋群《ないてんきんぐん》と協力して、**太ももを体の中心の方向に動かしますが（内転）、太ももを前に動かす（屈曲）**作用もあります。足を内転しつつ屈曲する動きには、サッカーで行う、土踏まずでボールを蹴るインサイドキックなどがあります。

Gracilis

グラスィリス

内転筋群

薄筋《はっきん》

“薄い”というより“細い”筋肉

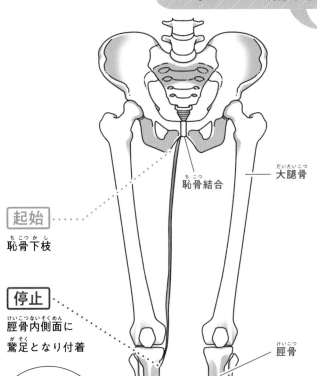

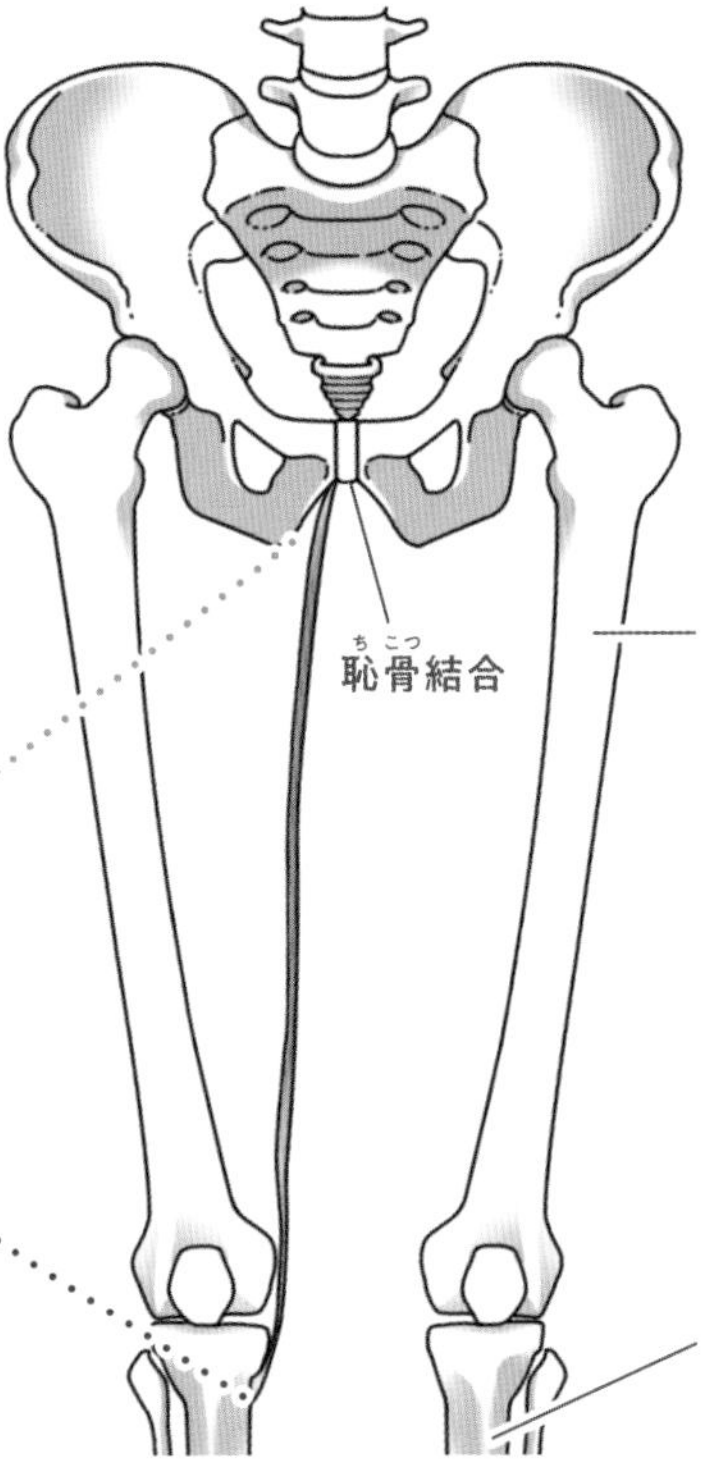

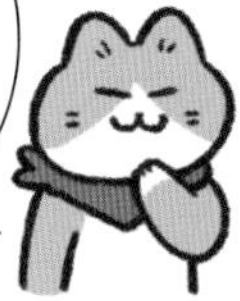
スポーツなどで
膝の内側に痛みが
生じた場合は
「鵞足炎《がそくえん》」かも
しれないよ

主な働き	大腿の内転と屈曲、下腿の屈曲と内旋
支配神経	閉鎖神経《へいさしんけい》（L2-L4）
動作	内股で歩く、両足をぴったりつける

恥骨《ちこつ》の下から出て、太ももの内側をほぼまっすぐ下り、脛骨《けいこつ》の内側につく筋肉です。「薄い筋」という名前ですが、**薄いというよりは細い筋肉で、力もそれほど強くありません。**脛骨《けいこつ》につく腱は、縫工筋《ほうこうきん》（→P191）と半腱様筋《はんけんようきん》（→P193）の腱と合流し、先が広がってガチョウの足のような形をしているため、この部分を「鵞《が》足《そく》」といいます。股関節だけでなく膝関節もまたぐので、膝を曲げる働きもあります。

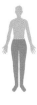

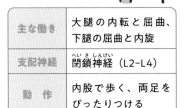

Quadriceps femoris
クアドリセプス フェモリス

太ももの前にある
人体最大の筋肉！

大腿四頭筋《だいたいしとうきん》

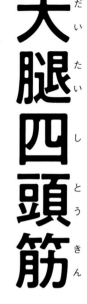

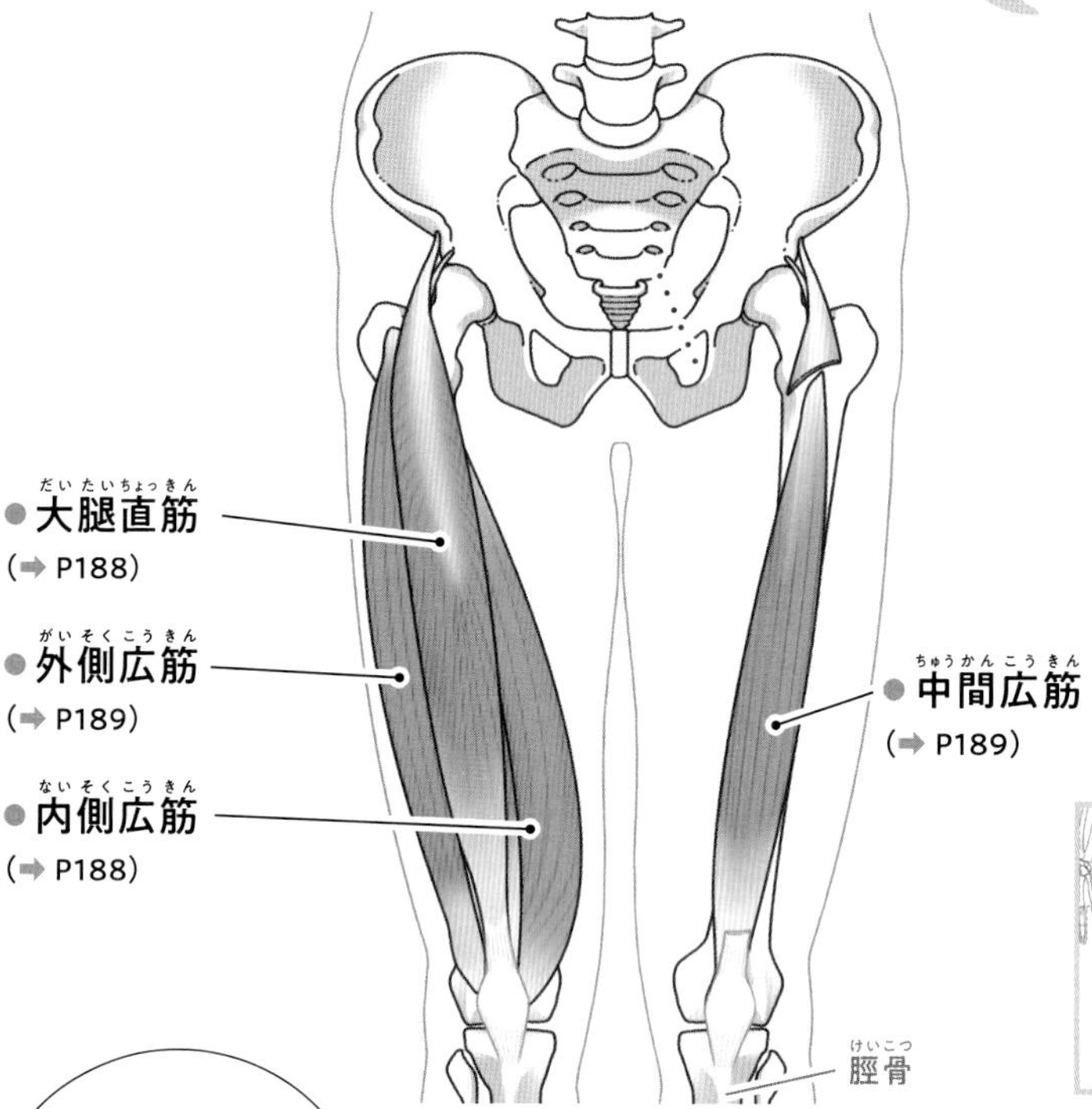

下肢前面

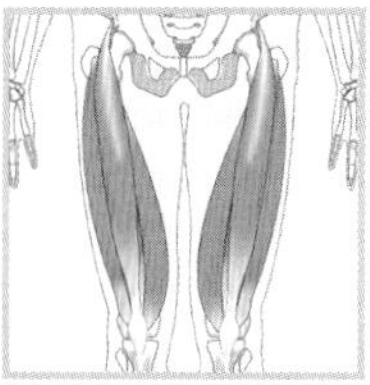

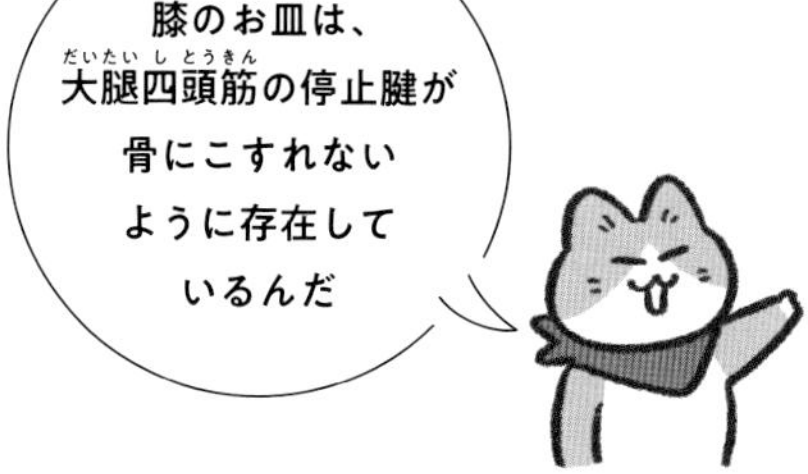

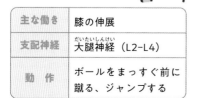

主な働き	膝の伸展
支配神経	大腿神経《だいたいしんけい》（L2–L4）
動　作	ボールをまっすぐ前に蹴る、ジャンプする

太ももの前面を占める大腿四頭筋《だいたいしとうきん》は、**人体最大の筋肉**で、4つの筋頭にはそれぞれ**大腿直筋**《だいたいちょっきん》、**内側広筋**《ないそくこうきん》、**外側広筋**《がいそくこうきん》、**中間広筋**《ちゅうかんこうきん》という独立した名前がついています（→P188・189）。

4つの筋肉が集まった停止腱は膝小僧の膝蓋骨《しつがいこつ》を包み込み、「膝蓋靭帯《しつがいじんたい》」と名前を変えて脛骨《けいこつ》についています。

筋肉全体で膝を伸ばす働きがあり、この筋肉が弱くなると、階段や坂道を上るのが辛くなります。

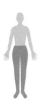

Q 歩くときはどう働いている？

A 着いた足を支える以外あまり働いていない

歩くとき、大腿四頭筋《だいたいしとうきん》は**着地しているほうの膝を伸ばして安定させる**働きをしています。一方、後ろの足を蹴り出して前に出し、膝を伸ばして前方に着地するという動作に関しては、**それほどこの筋肉は使われていない**のです。

歩くときは、膝から下がその重さで振り子のように動くので、強い力は必要ありません。人間にとって、もっとも基本的な動作である「歩行」は、徹底的に省エネでできる動きなのです。

Q どんなときに傷めやすい？

A 足を前に強く出すとき

大腿四頭筋《だいたいしとうきん》は肉離れ（筋肉の断裂）を起こしやすい筋肉のひとつです。肉離れは、筋肉を急に収縮させたり、過度に引き伸ばそうとしたりするときに起こります。とくに、走る動作で、後ろに引かれた足の膝が曲がり、大腿四頭筋《だいたいしとうきん》が伸びている状態から**足を強く前に振り出そうとするタイミング**でよく起こります。

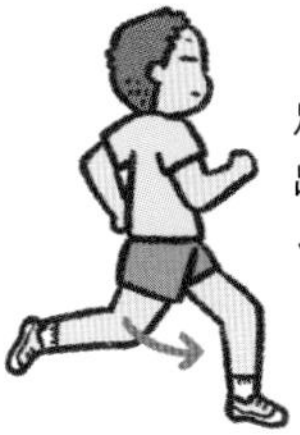
足を前に強く出すときに起こりやすい！

知りたい！

高齢になって膝が曲がると大腿四頭筋《だいたいしとうきん》がひどく疲れる

膝をまっすぐ伸ばして立っている状態だと骨格が安定するので、大腿四頭筋《だいたいしとうきん》の力はほとんど必要ありません。しかし加齢により膝が曲がってくると、膝がそれ以上曲がらないように大腿四頭筋《だいたいしとうきん》がつねに緊張していなければなりません。だから、高齢になると立っているだけで疲れてしまうのです。

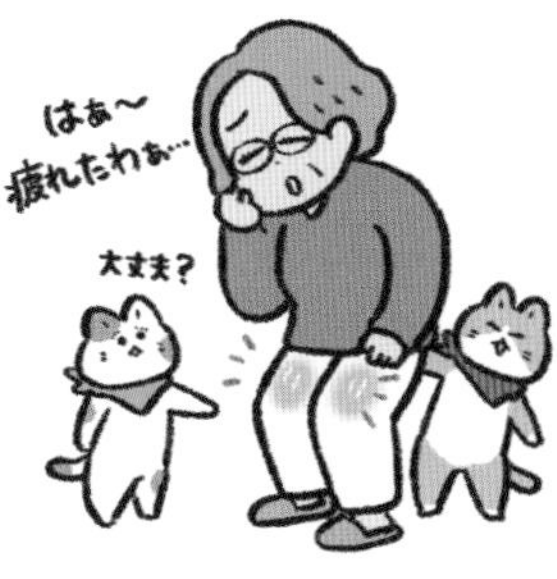
はぁ〜
疲れたわぁ…
大丈夫？

Rectus femoris

レクタス フェモリス

大腿四頭筋

股関節をまたいでいちばん表層にある

大腿直筋《だいたいちょっきん》

大腿四頭筋《だいたいしとうきん》のうちいちばん表層にある筋肉です。この筋だけが、股関節より上の腸骨《ちょうこつ》から出ていて、**膝を伸ばす**働きだけでなく、**股関節で太ももを前に曲げる**動きにも関わっています。

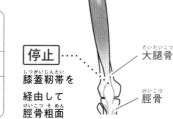

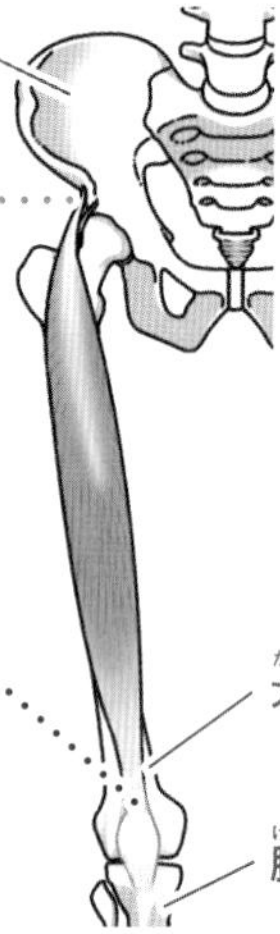

腸骨《ちょうこつ》
起始
下前腸骨棘《かぜんちょうこつきょく》、
寛骨臼上縁《かんこつきゅうじょうえん》
停止
膝蓋靭帯《しつがいじんたい》を
経由して
脛骨粗面《けいこつそめん》
大腿骨《だいたいこつ》
脛骨《けいこつ》

主な働き	膝の伸展、股関節の屈曲
支配神経	大腿神経《だいたいしんけい》（L2–L4）
動　作	ボールをまっすぐ前に蹴る、ジャンプする

Vastus medialis

ヴァスタス ミーディアリス

大腿四頭筋

太もも前の内側を覆うようにつく

内側広筋《ないそくこうきん》

大腿骨《だいたいこつ》内側の、やや後ろ側から出て、大腿四頭筋《だいたいしとうきん》のほかの筋肉と合流して脛骨《けいこつ》につきます。太ももの内側に位置するので、**膝を曲げた状態で下腿を内側にひねる**働きもあります。

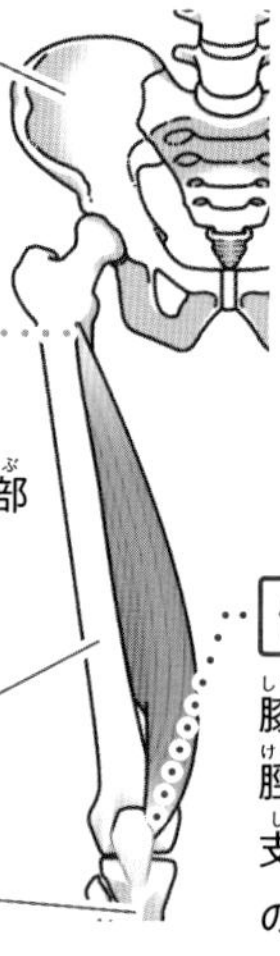

腸骨《ちょうこつ》
起始
粗線《そせん》の内側唇《ないそくしん》、
転子間線《てんしかんせん》の遠位部《えんいぶ》
停止
膝蓋靭帯《しつがいじんたい》を経由して
脛骨粗面《けいこつそめん》、内側膝蓋《ないそくしつがい》
支帯《したい》を経由して脛骨《けいこつ》
の内側顆
大腿骨《だいたいこつ》
脛骨《けいこつ》

主な働き	膝の伸展
支配神経	大腿神経《だいたいしんけい》（L2–L4）
動　作	ボールをまっすぐ前に蹴る、ジャンプする

Vastus lateralis
ヴァスタス ラテラリス

大腿四頭筋

太もも前の外側を覆うようにつく

外側広筋《がいそくこうきん》

大腿骨《だいたいこつ》外側の、やや後ろ側の一帯から出て、太ももの前に回り込み、膝の上で大腿《だいたい》四《し》頭筋《とうきん》のほかの筋肉と合流します。わずかながら、**膝を曲げた状態で下腿を外にひねる**作用もあります。

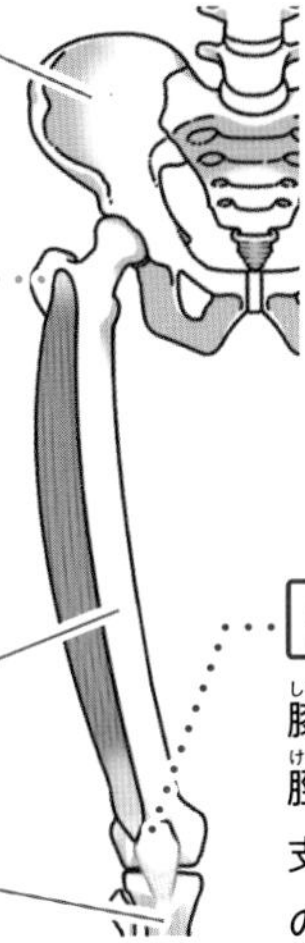

主な働き	膝の伸展
支配神経	大腿神経《だいたいしんけい》（L2-L4）
動　作	ボールをまっすぐ前に蹴る、ジャンプする

Vastus intermedius
ヴァスタス インターミーディアス

大腿四頭筋

大腿直筋《だいたいちょっきん》の真後ろに隠れている

中間広筋《ちゅうかんこうきん》

大腿骨《だいたいこつ》の上2／3の一帯から出て、太ももの前をまっすぐ走り、膝の上で膝蓋靭帯《しつがいじんたい》（→P170）に合流します。大《だい》腿《たい》四《し》頭筋《とうきん》のうち**いちばん深いところ**にあり、大腿直筋《だいたいちょっきん》の裏に隠れています。

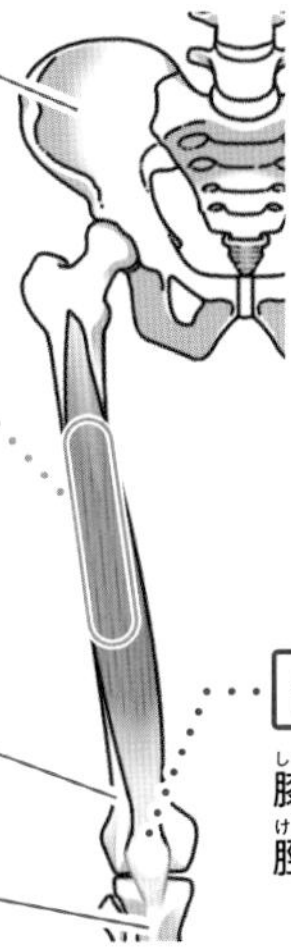
腸骨《ちょうこつ》
起始
大腿骨《だいたいこつ》前面
大腿骨《だいたいこつ》
停止
膝蓋靭帯《しつがいじんたい》を経由して
脛骨粗面《けいこつそめん》
脛骨《けいこつ》

主な働き	膝の伸展
支配神経	大腿神経《だいたいしんけい》（L2-L4）
動　作	ボールをまっすぐ前に蹴る、ジャンプする

Tensor fasciae latae
テンサー ファシィ ラティ

大《だい》腿《たい》筋《きん》膜《まく》張《ちょう》筋《きん》

歩くときに足をまっすぐ前に出す

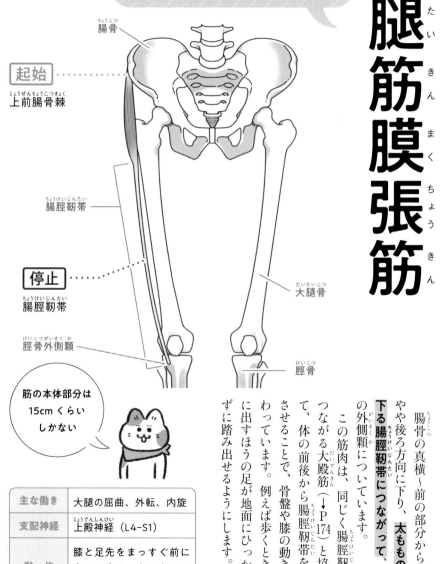

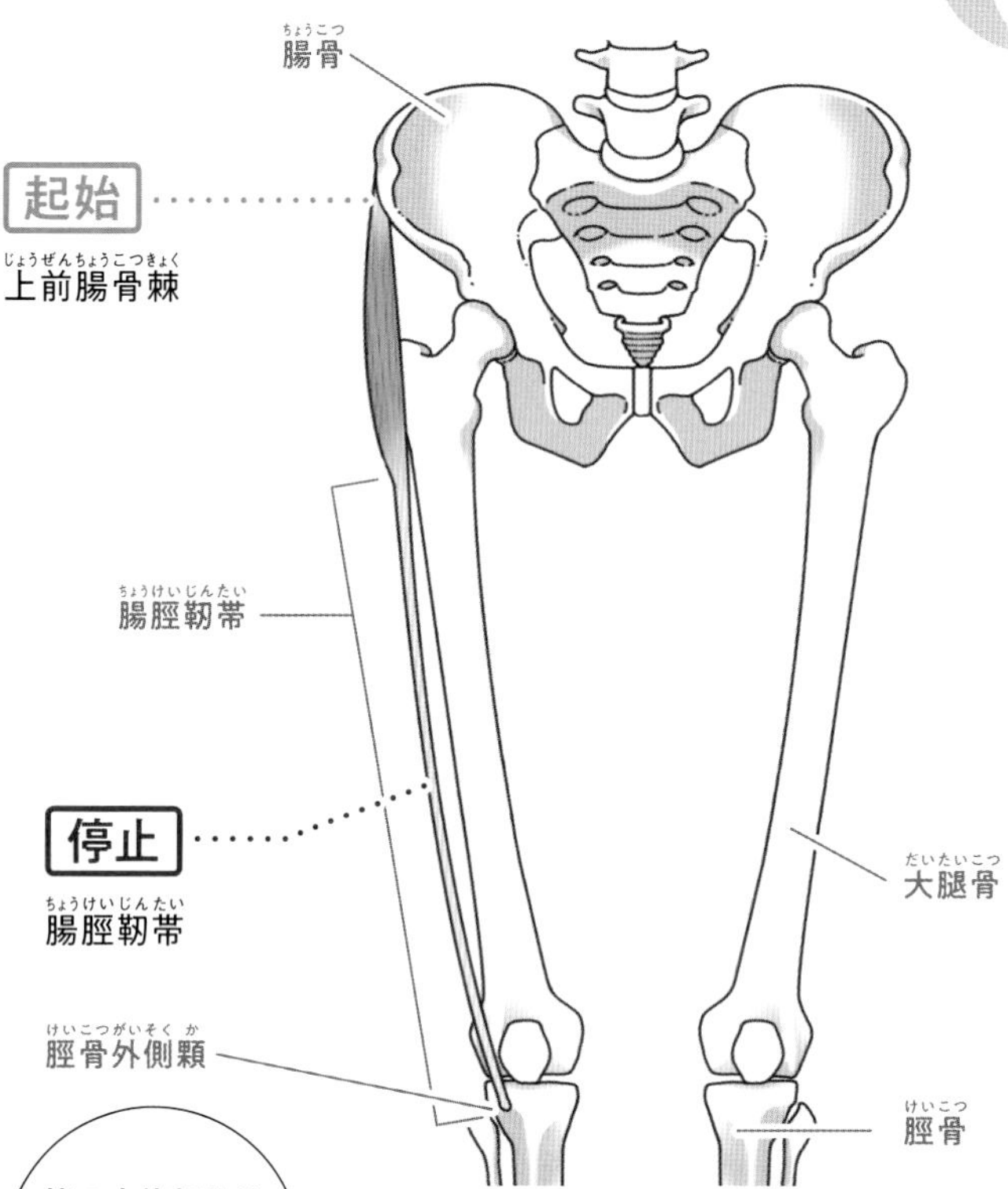

腸骨《ちょうこつ》の真横～前の部分から出て、やや後ろ方向に下り、**太ももの横を下る腸脛靭帯《ちょうけいじんたい》につながって、**脛骨《けいこつ》の外側顆《がいそくか》についています。

この筋肉は、同じく腸脛靭帯《ちょうけいじんたい》につながる大殿筋《だいでんきん》（↓P174）と協力して、体の前後から腸脛靭帯《ちょうけいじんたい》を緊張させることで、骨盤や膝の動きに関わっています。例えば歩くとき、前に出すほうの足が地面にひっかからずに踏み出せるようにします。

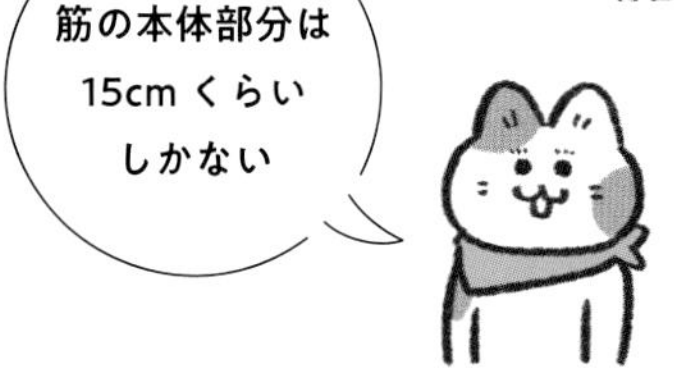

主な働き	大腿の屈曲、外転、内旋
支配神経	上殿神経《じょうでんしんけい》（L4–S1）
動作	膝と足先をまっすぐ前に向けて歩く、ケンケンで安定して跳ぶ

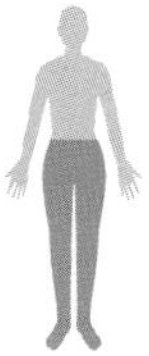

Sartorius
サトウリアス

縫工筋《ほうこうきん》

人体で最長の筋肉！

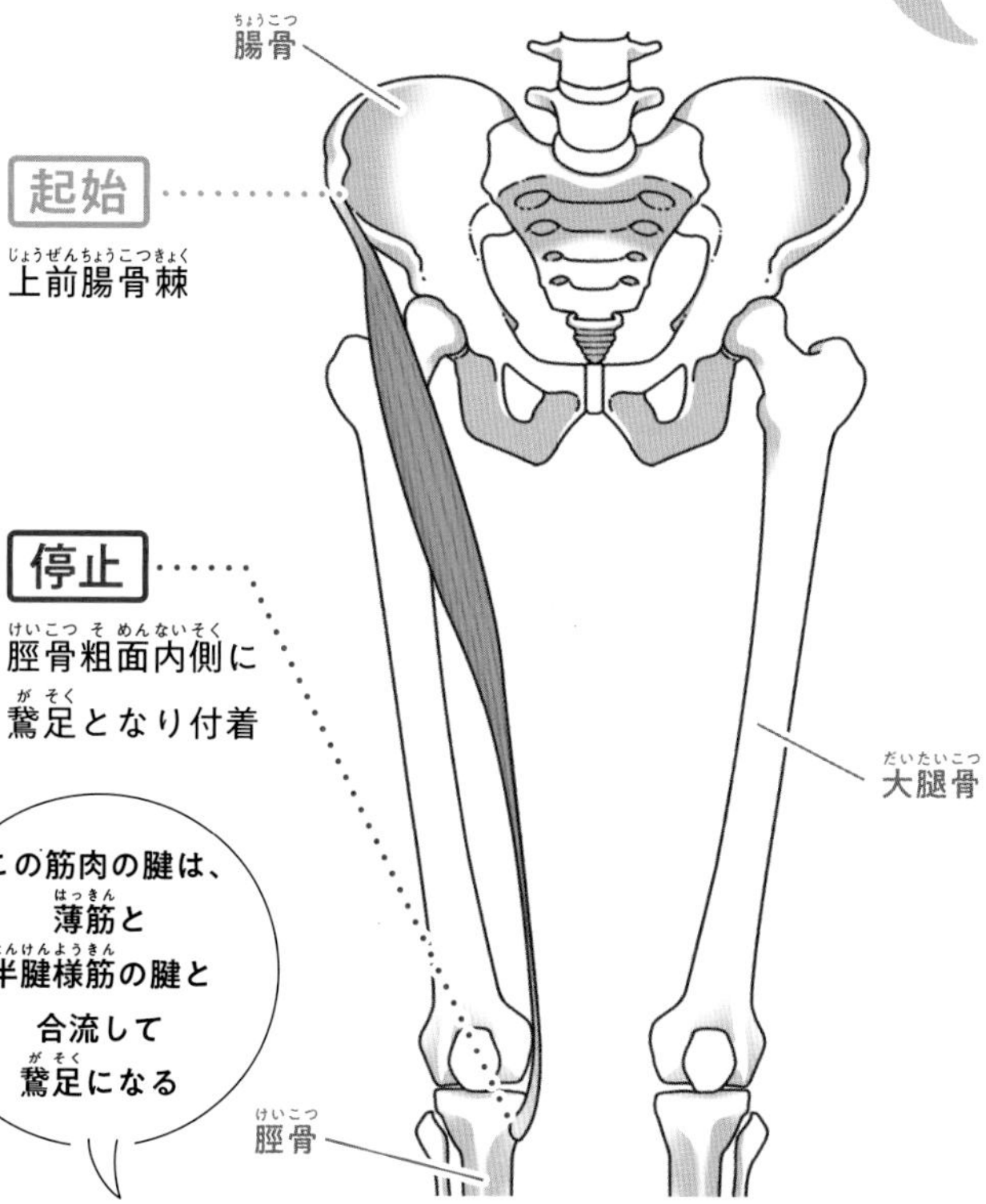

下肢前面

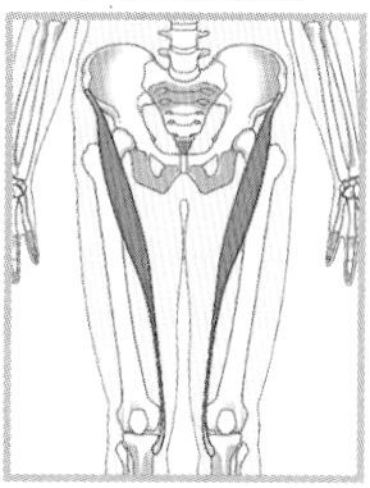

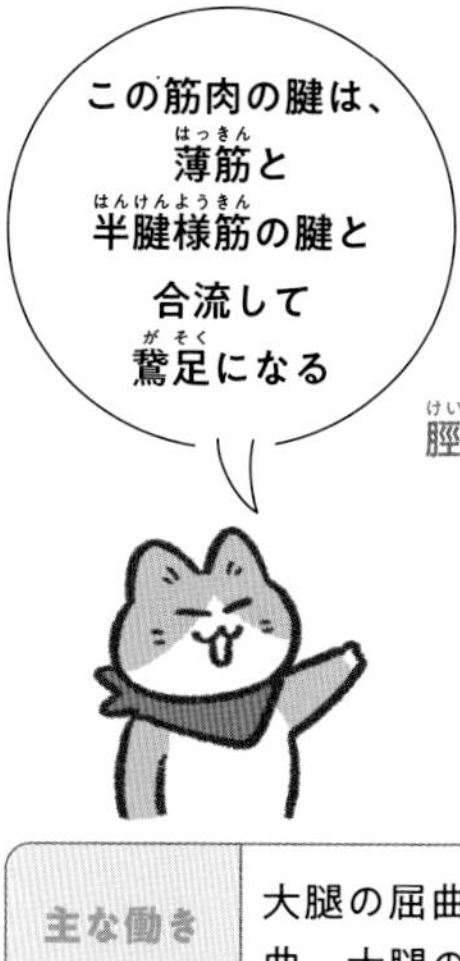

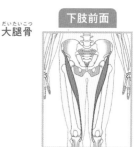

腸骨《ちょうこつ》の前の出っ張りから出て、太ももの前を斜めに横切り、膝関節を超えて脛骨《けいこつ》の内側につきます。人体でもっとも長い筋肉です。

股関節と膝関節の２つの関節をまたいでいて、両方の関節を曲げる働きがあります。また**太ももを外にひねる外旋**や、下腿を**内側にひねる内旋**の働きもあります。さらに左右両方の筋肉が働くと**骨盤を前に倒す**など、骨盤の向きの調整にも関わっています。

主な働き	大腿の屈曲、膝関節の屈曲、大腿の外転、外旋
支配神経	大腿神経《だいたいしんけい》（L2–L3）
動　作	走るときに後方で蹴った足を前に運ぶ、膝蹴りをする

Biceps femoris
バイセプス フェモリス

ハムストリング

速く走るのに必要な 太もも裏の筋肉

大腿二頭筋《だいたいにとうきん》

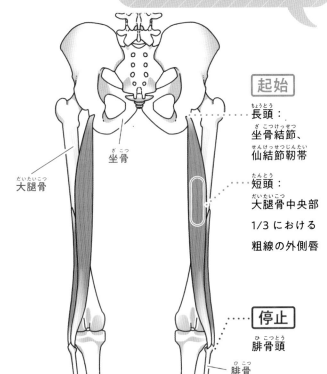

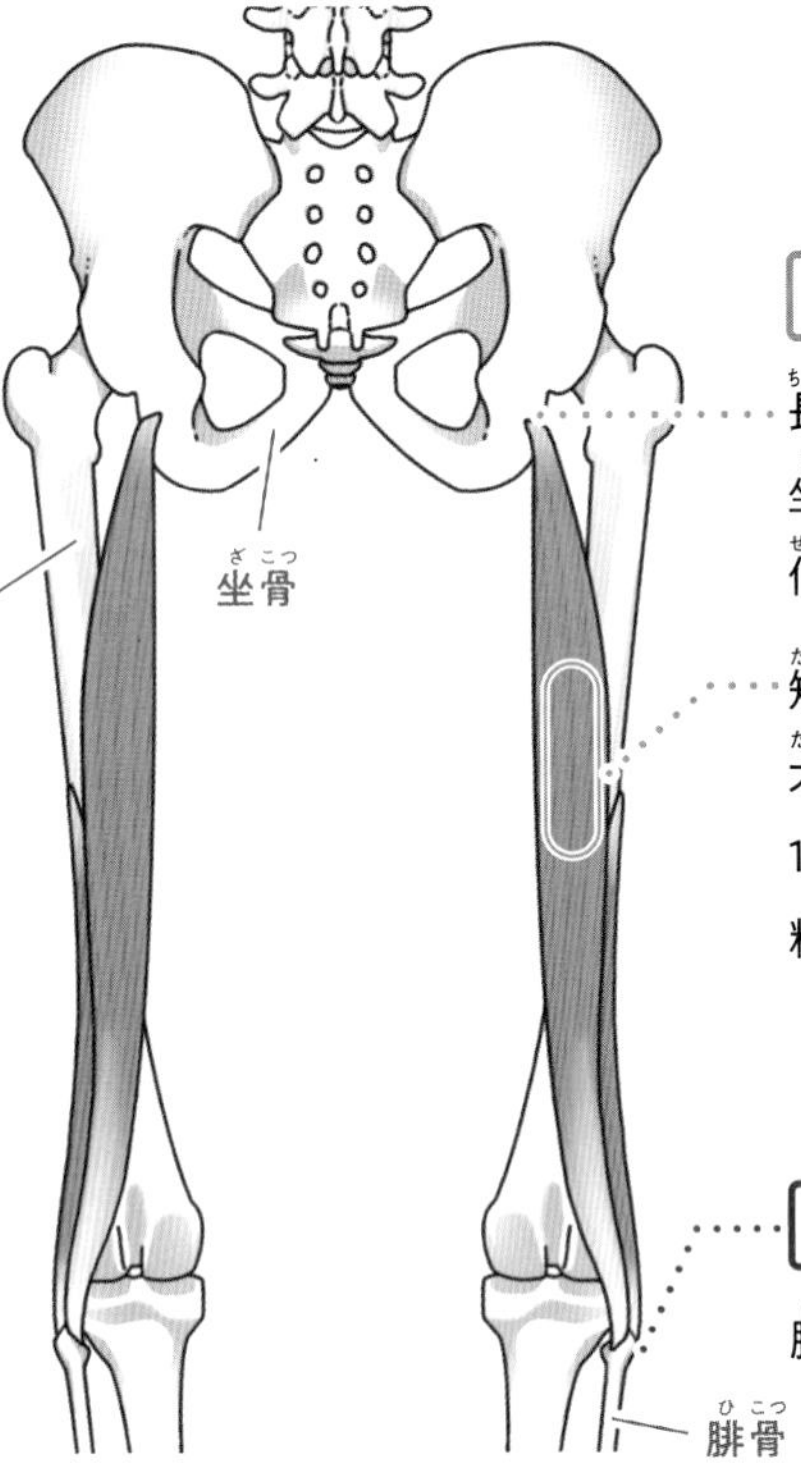

起始

長頭《ちょうとう》：坐骨結節《ざこつけっせつ》、仙結節靭帯《せんけっせつじんたい》

短頭《たんとう》：大腿骨《だいたいこつ》中央部1/3における粗線の外側唇

停止

腓骨頭《ひこつとう》

下肢後面

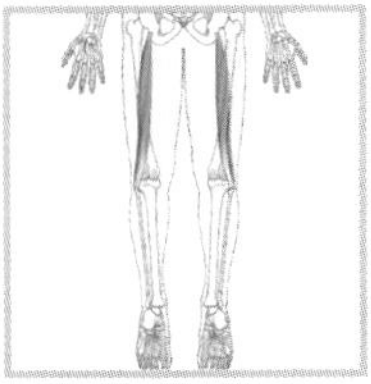

2つある筋頭のうち、長いほう（長頭）は坐骨《ざこつ》、短いほう（短頭）は大腿骨《だいたいこつ》の背面一帯から出て、それぞれ太ももの外側を下り、1つに合わさって腓骨《ひこつ》についています。

主な働きは**膝を曲げる**ことですが、長頭が骨盤から出ているので、**足を後方に振る**働きももっています。後方に強く蹴る動作を行うので、**速く走ったり、遠くにジャンプ**したりするのに重要な筋肉です。

大腿二頭筋《だいたいにとうきん》、半腱様筋《はんけんようきん》、半膜様筋《はんまくようきん》を「ハムストリング」と呼ぶ

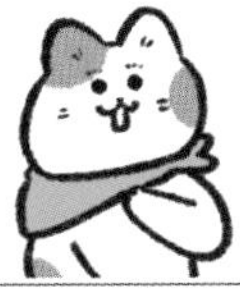

主な働き	膝関節の屈曲、大腿の伸展
支配神経	長頭《ちょうとう》：脛骨神経《けいこつしんけい》（L5-S2）、 短頭《たんとう》：総腓骨神経《そうひこつしんけい》（L5-S2）
動　作	走るときに足を後ろに振り出す

Semitendinosus

セミテンディノウサス

ハムストリング

半腱様筋《はんけんようきん》

大腿二頭筋《だいたいにとうきん》の内側に並ぶ筋肉

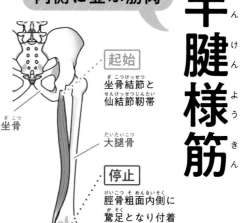

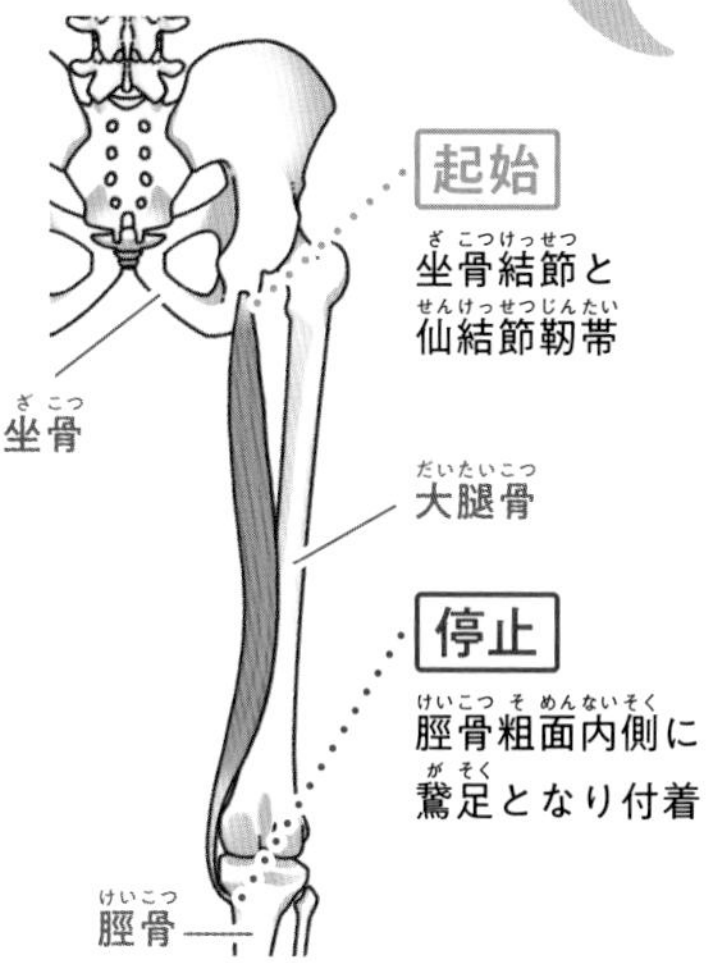

太もも裏のやや内側の表層にある筋肉です。坐骨《ざこつ》から出て太ももを下り、脛骨《けいこつ》につきます。**大腿二頭筋《だいたいにとうきん》、半膜様筋《はんまくようきん》とともに、後方の足で地面を強く蹴る**のに必要な筋肉です。

主な働き	大腿の伸展、膝関節の屈曲と内旋
支配神経	脛骨神経《けいこつしんけい》（L5–S2）
動　作	走るときに足を後ろに振り出す

Semimembranosus

セミメンブラノウサス

ハムストリング

半膜様筋《はんまくようきん》

少し平べったいので「膜」という名前

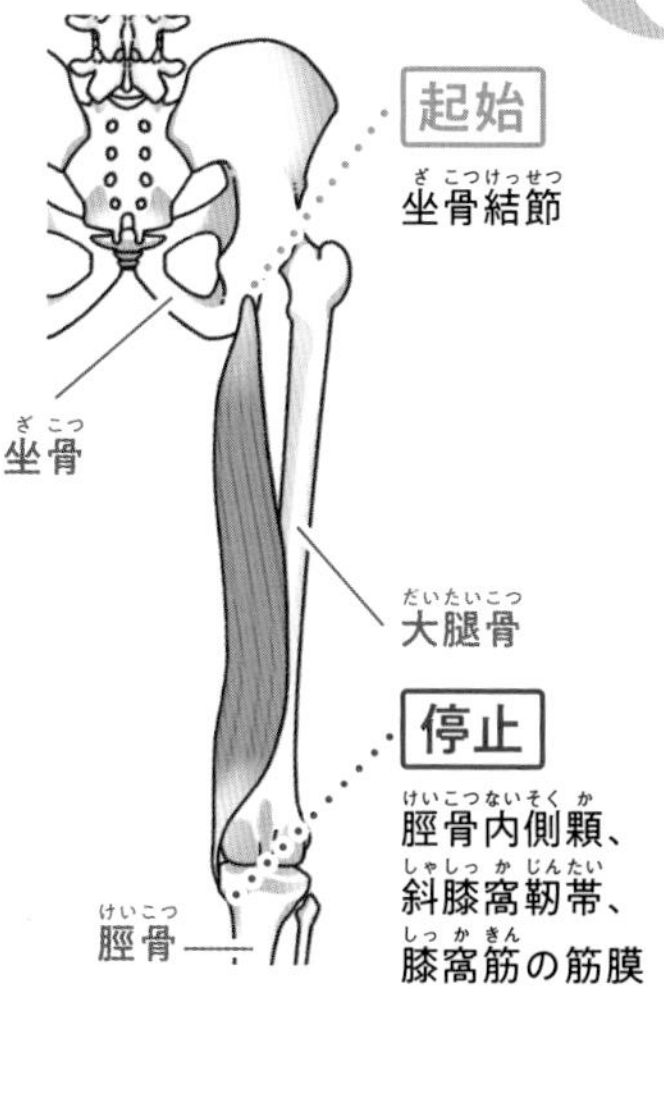

半腱様筋《はんまくようきん》の下層にある、やや幅広の形の筋肉です。坐骨《ざこつ》から出て太ももを下り、脛骨《けいこつ》につきます。**大腿二頭筋《だいたいにとうきん》、半《はん》腱様筋《けんようきん》とともに、後方の足で地面を強く蹴り出す**ときに働きます。

主な働き	大腿の伸展、膝関節の屈曲
支配神経	脛骨神経《けいこつしんけい》（L5–S2）
動　作	走るときに足を後ろに振り出す

下腿三頭筋《かたいさんとうきん》

腓腹筋《ひふくきん》とヒラメ筋《きん》からなる ふくらはぎの筋肉

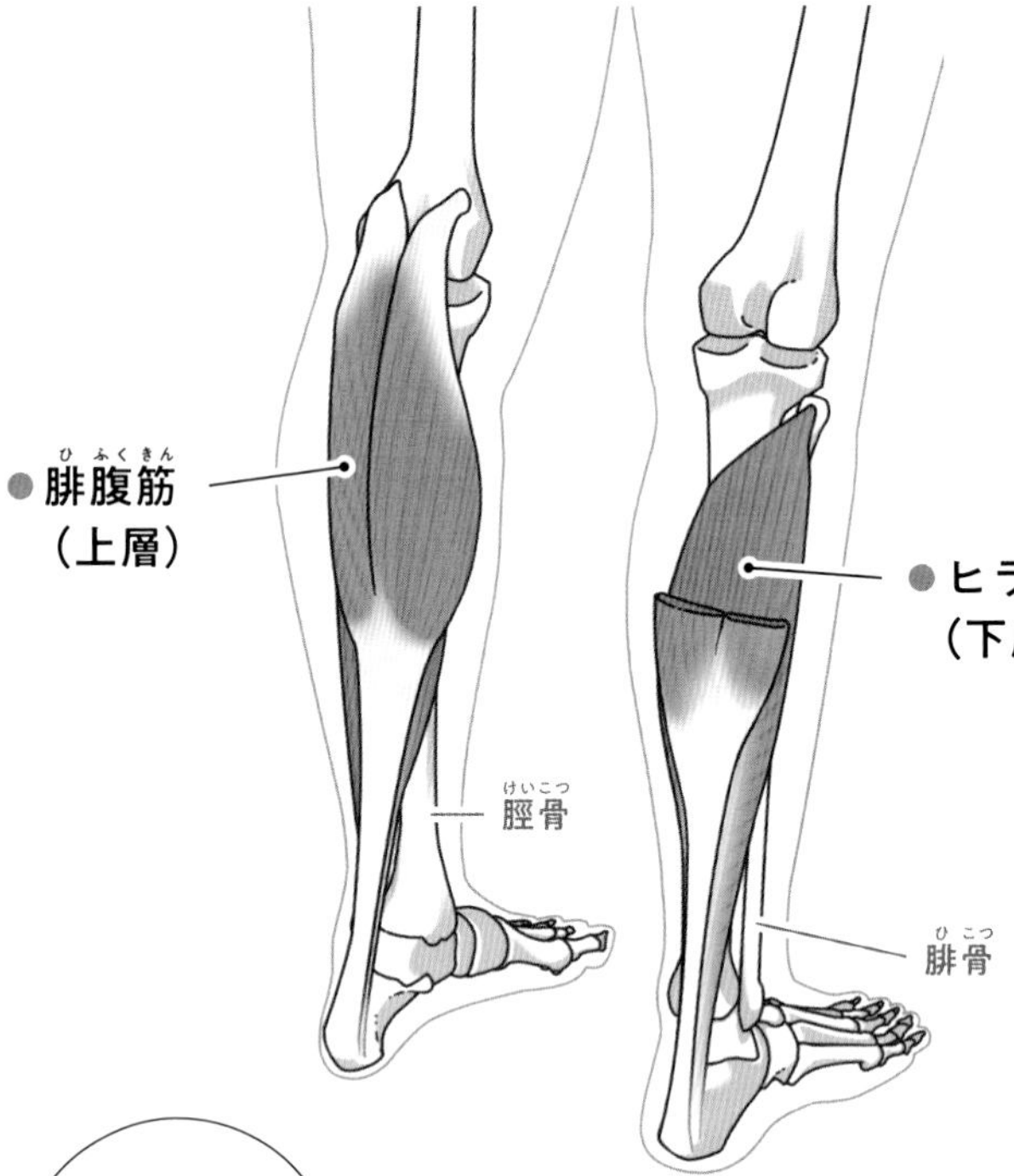

ふくらはぎを作る筋肉で、3つある筋頭は表層にある2頭の**腓腹筋**《ひふくきん》と下層の**ヒラメ筋**《きん》に分けられます。**足首を伸ばす筋肉**ですが、膝を曲げると腓腹筋《ひふくきん》がゆるんでしまい、十分な力が出せなくなります。

足から心臓に戻る血液は重力に逆らって流れるため大きな力が必要ですが、このとき重要な役割を果たしているのが下腿三頭筋《かたいさんとうきん》。ゆえに「**第二の心臓**」と呼ばれているのです。

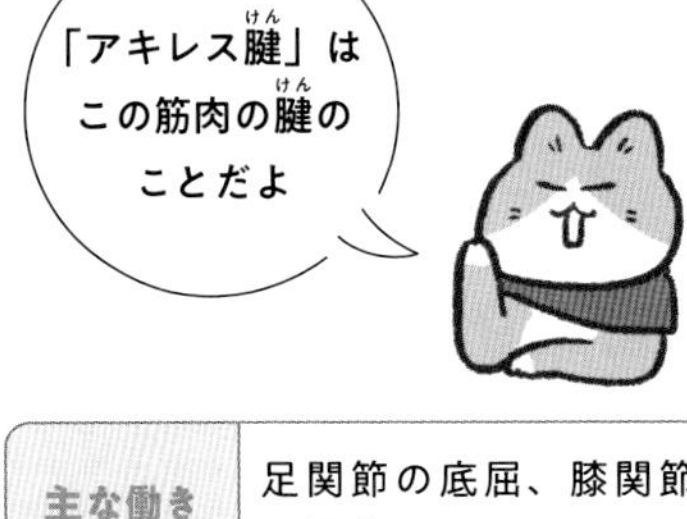

主な働き	足関節の底屈、膝関節の屈曲
支配神経	脛骨神経《けいこつしんけい》（S1–S2）
動　作	つま先立ちをする、歩行や走行で地面を後ろに強く蹴る

Gastrocnemius

ガストロクニーミアス

下腿三頭筋

瞬発力の決め手となる！

腓腹筋《ひふくきん》

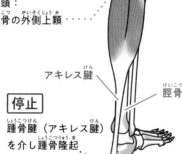

2つの筋頭（内側頭・外側頭）は大腿骨《だいたいこつ》の下端から出て、ふくらはぎを形成します。膝を伸ばすとこの筋肉が緊張し、より強い力を発揮します。**白筋線維（→P36）が多く、瞬発力に長けた筋肉**です。

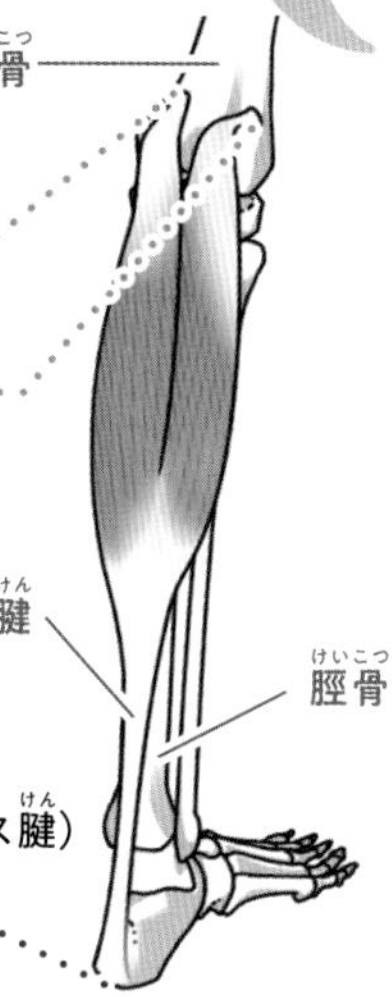

主な働き	足関節の底屈、膝関節の屈曲
支配神経	脛骨神経《けいこつしんけい》（S1–S2）
動　作	陸上のスターティングブロックを後方に強く蹴る

Soleus

ソウリアス

下腿三頭筋

持久力のカギを握る！

ヒラメ筋《きん》

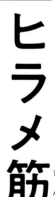

腓腹筋《ひふくきん》の下層にある幅広でシタビラメの形をした筋肉です。腓骨頭《ひこっとう》や脛骨のヒラメ筋線から出てアキレス腱《けん》につながります。足首を伸ばす働きがあり、**赤筋線維（→P36）が多く、持久力に長けています**。

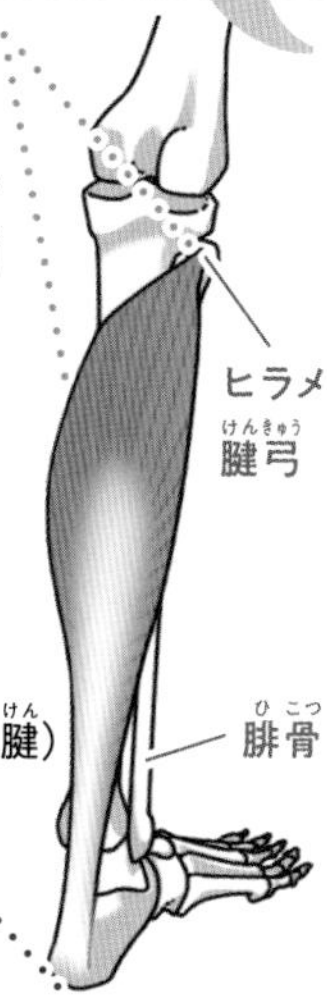

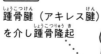

主な働き	足関節の底屈
支配神経	脛骨神経《けいこつしんけい》（S1–S2）
動　作	足で地面を後方に蹴りつつ歩き続ける

Tibialis anterior
ティビアリス アンティリア

前《ぜん》脛《けい》骨《こつ》筋《きん》

この筋が弱ると段差につまずく……

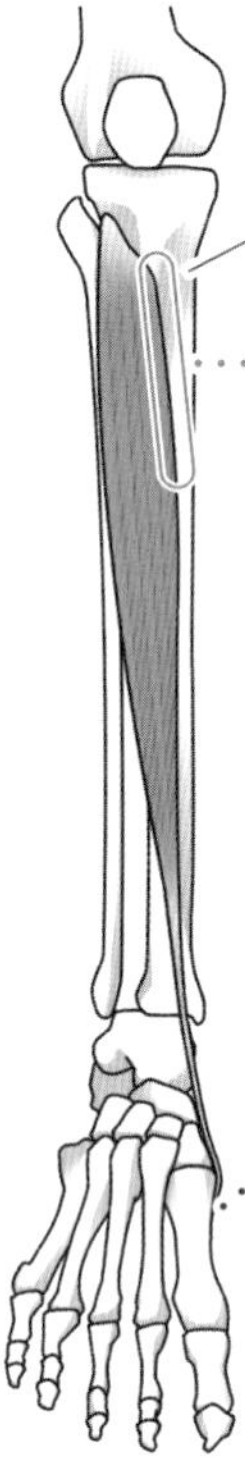

脛骨《けいこつ》

起始

脛骨《けいこつ》の外側面

上部 2/3、
下腿骨間膜《かたいこつかんまく》、
下腿筋膜《かたいきんまく》の最上部

停止

内側楔状骨《ないそくけつじょうこつ》の
内側面《ないそくめん》と足底面《そくていめん》、
第 1 中足骨底内側面《ちゅうそくこつてい》

下肢前面

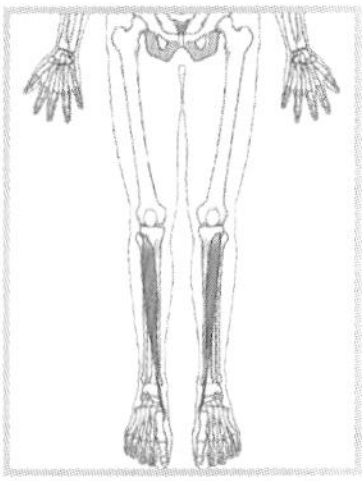

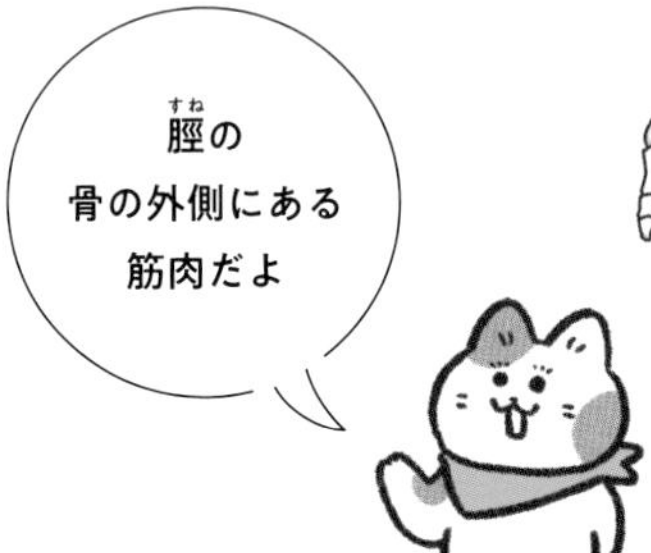

脛《すね》の
骨の外側にある
筋肉だよ

脛骨《けいこつ》の前面から出て脛《すね》を下り、足首のあたりから内側に向かい、土踏まずの底につく筋肉です。**つま先を持ち上げる**働きがあるので、この筋が衰えると、歩くときにつま先が上がらず、小さい段差にもつまずくようになります。

また、**足を内側に返す（内反）**働きも。でこぼこの道を歩くときなどには、足の向きを微調整する必要があるので、この筋肉が働きます。

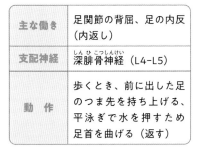

主な働き	足関節の背屈、足の内反（内返し）
支配神経	深腓骨神経《しんひこつしんけい》（L4-L5）
動　作	歩くとき、前に出した足のつま先を持ち上げる、平泳ぎで水を押すため足首を曲げる（返す）

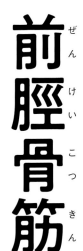

Extensor hallucis longus

エクステンサー ハリュスィーズ ロンガス

長《ちょう》母《ぼ》趾《し》伸《しん》筋《きん》

親指をグッと持ち上げる

腓骨《ひこつ》と骨間膜の一帯から出て足首を通り、母趾《ぼし》（親指）の先端の骨につく、細長い筋肉です。**親指だけをグッと持ち上げます**。力を入れると、足首のほぼ真ん中にこの筋肉の腱が盛り上がります。

起始
腓骨内側面《ひこつないそくめん》の中央1/3、
下腿骨間膜《かたいこつかんまく》

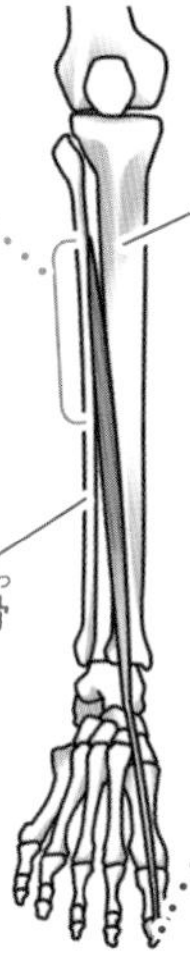

停止
母趾《ぼし》の趾背腱膜《しはいけんまく》、
末節骨底《まっせつこつてい》

主な働き	母趾《ぼし》の伸展、足関節の背屈を助ける
支配神経	深腓骨神経《しんひこつしんけい》（L4-S1）
動　作	足の指にものをひっかけて拾う、足指じゃんけんのチョキ

Extensor digitorum longus

エクステンサー ディジトラム ロンガス

長《ちょう》趾《し》伸《しん》筋《きん》

つま先をグッと反らす

脛骨《けいこつ》の上端と腓骨前部の一帯などから出て、足首のあたりで腱となって4つに分かれ、親指以外の指の先端の骨につきます。4本の指を持ち上げると、足の甲に腱が浮き出るのがわかります。

起始
脛骨外側顆《けいこつがいそくか》、
腓骨頭《ひこつとう》、腓骨前縁《ひこつぜんえん》、
下腿骨間膜《かたいこつかんまく》

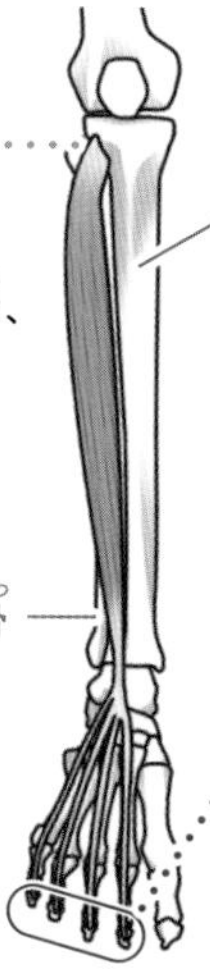

停止
第2-5趾《し》の趾背腱膜《しはいけんまく》、
第2-5趾《し》の末節骨底《まっせつこつてい》

主な働き	第2-5趾《し》の伸展
支配神経	深腓骨神経《しんひこつしんけい》（L5-S1）
動　作	足の指を持ち上げて歩く

Tibialis posterior
ティビアリス ポスティリア

後《こう》脛《けい》骨《こつ》筋《きん》

脛《すね》のいちばん深いところにある筋肉

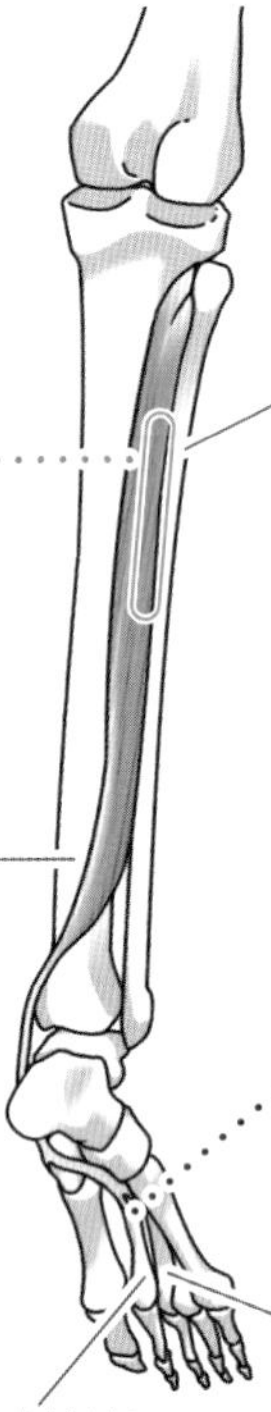

起始

下腿骨間膜《かたいこつかんまく》、
脛骨《けいこつ》と腓骨《ひこつ》の隣接面

停止

舟状骨粗面《しゅうじょうこつ》、
内側《ないそく》・中間・外側楔状骨《がいそくけつじょうこつ》、
第 2–4 中足骨底《ちゅうそくこってい》

この筋肉が衰えると
扁平足になって
疲れやすくなるよ

主な働き	足関節の底屈、内反（内返し）
支配神経	脛骨神経《けいこつしんけい》（L4、L5）
動　作	つま先立ちをする、土踏まずをつくる

脛骨《けいこつ》と腓骨《ひこつ》の間にある膜や背面から出て、2つの骨の間に埋まるようについています。脛《すね》をまっすぐ下り、足首の少し上のあたりで腱になると、足の内側から足の裏に潜り込み、いくつにも分かれて足根骨《そくこんこつ》や中足骨につきます。

つま先立ちをしたり、**足を内側に返したりする**働きがありますが、**足裏の縦のアーチを保つ**ことも重要な役割になっています。

Flexor digitorum longus
フレクサ ディジトラム ロンガス

長《ちょう》趾《し》屈《くっ》筋《きん》

4本の指の第1関節を曲げる

脛骨《けいこつ》の背面から出る筋肉です。腱は土踏まずのほうに潜り込み、4本に分かれて親指以外の指の先端の骨まで届いています。**4本の指の第1関節を曲げる**のはこの筋肉だけです。

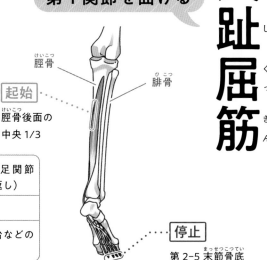

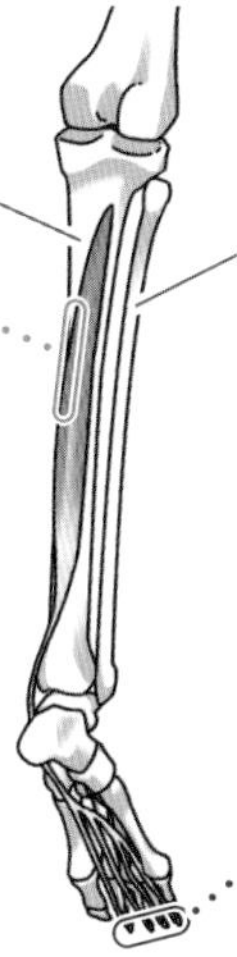

主な働き	第 2-5 趾《し》の屈曲、足関節の底屈と内反（内返し）
支配神経	脛骨神経《けいこつしんけい》（L5–S2）
動　作	足の指を曲げる、台などの縁にかける

Flexor hallucis longus
フレクサ ハリュシィス ロンガス

長《ちょう》母《ぼ》趾《し》屈《くっ》筋《きん》

親指でグッとふんばるときに働く

腓骨《ひこつ》の背面などから出て、足首付近で腱になり、かかとの内側から足の裏を走って母《ぼ》趾《し》（親指）の先端の骨につきます。**足で地面をつかむ**ようにふんばるとき、この筋肉の働きが必要です。

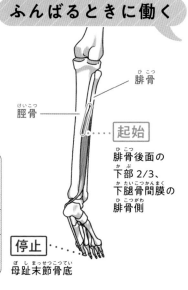

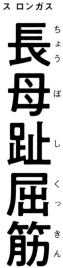

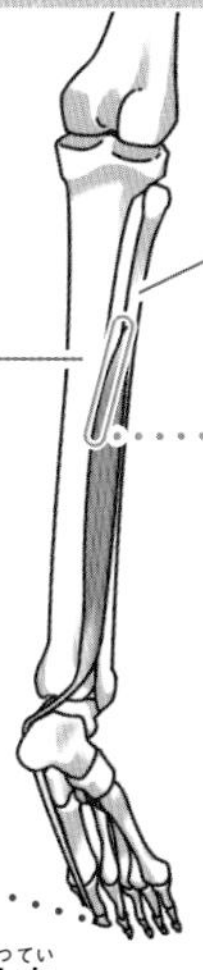

主な働き	母趾《ぼし》の屈曲、足関節の底屈と内反（内返し）を助ける
支配神経	脛骨神経《けいこつしんけい》（L5–S2）
動　作	足の親指でふんばる、踏みとどまろうとする

Peroneus longus

ペロウニアス ロンガス

長《ちょう》腓《ひ》骨《こつ》筋《きん》

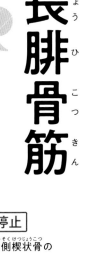

足裏の横のアーチを保つのに重要

腓骨《ひこつ》の上のほうから出て、脛《すね》の外側を下って外くるぶしの後ろから、足の裏に潜り込みます。**土踏まずの横のアーチを保つ**ほか、足を外返しする働きで、歩行時に**足を水平に調節**します。

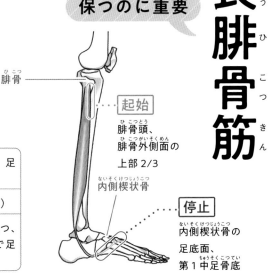

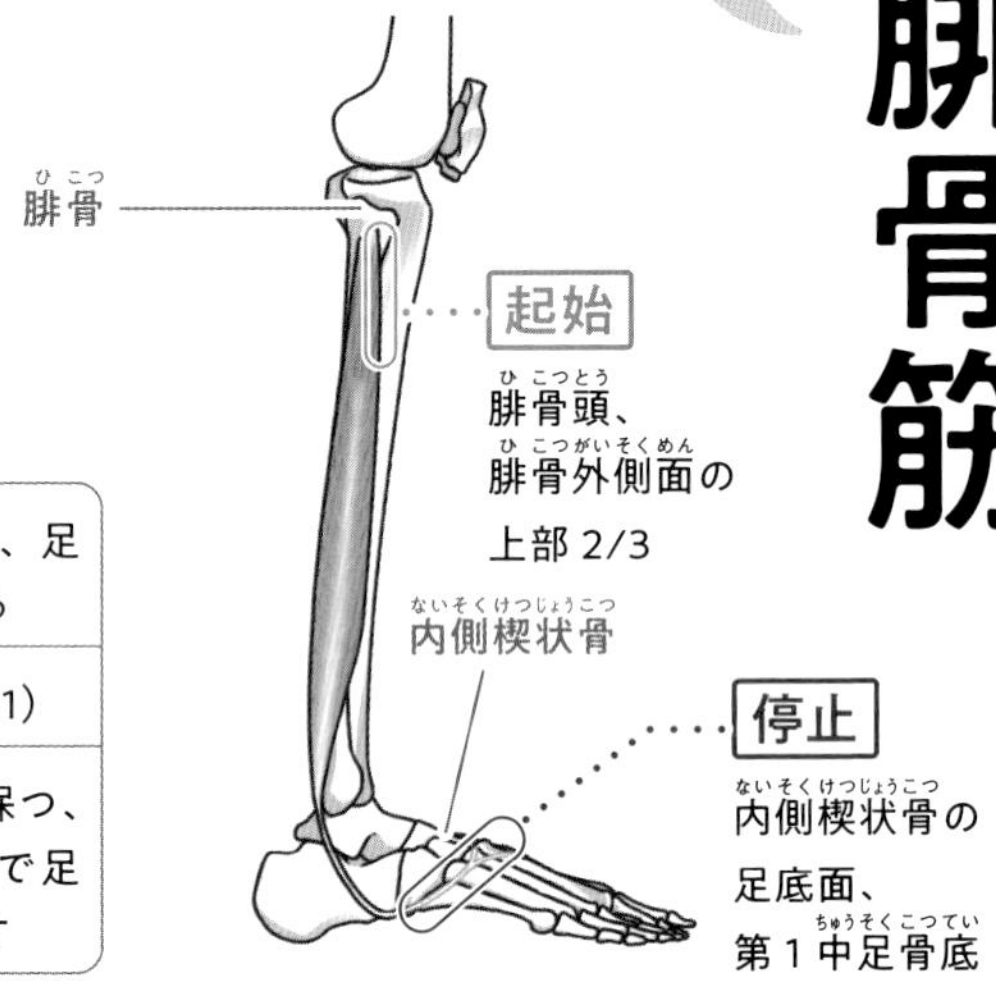

主な働き	足の外反（外返し）、足関節の底屈を助ける
支配神経	浅腓骨神経《せんひこつしんけい》（L5、S1）
動 作	足の向きを水平に保つ、スキーやスケートで足を外方向に蹴り出す

Peroneus brevis

ペロウニアス ブレヴィス

短《たん》腓《ひ》骨《こつ》筋《きん》

足の向きを調整して水平に保つ

腓骨《ひこつ》の半分より下の部分から出て、外くるぶしの後ろを通って小指（第5趾《し》）の中足骨につきます。急に足首が内反したとき、この筋肉が足を反対方向に引いて、**足首が捻挫しないようにします**。

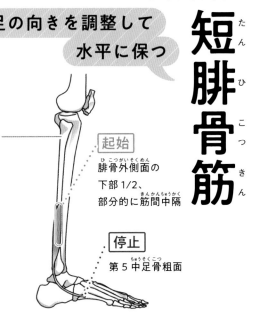

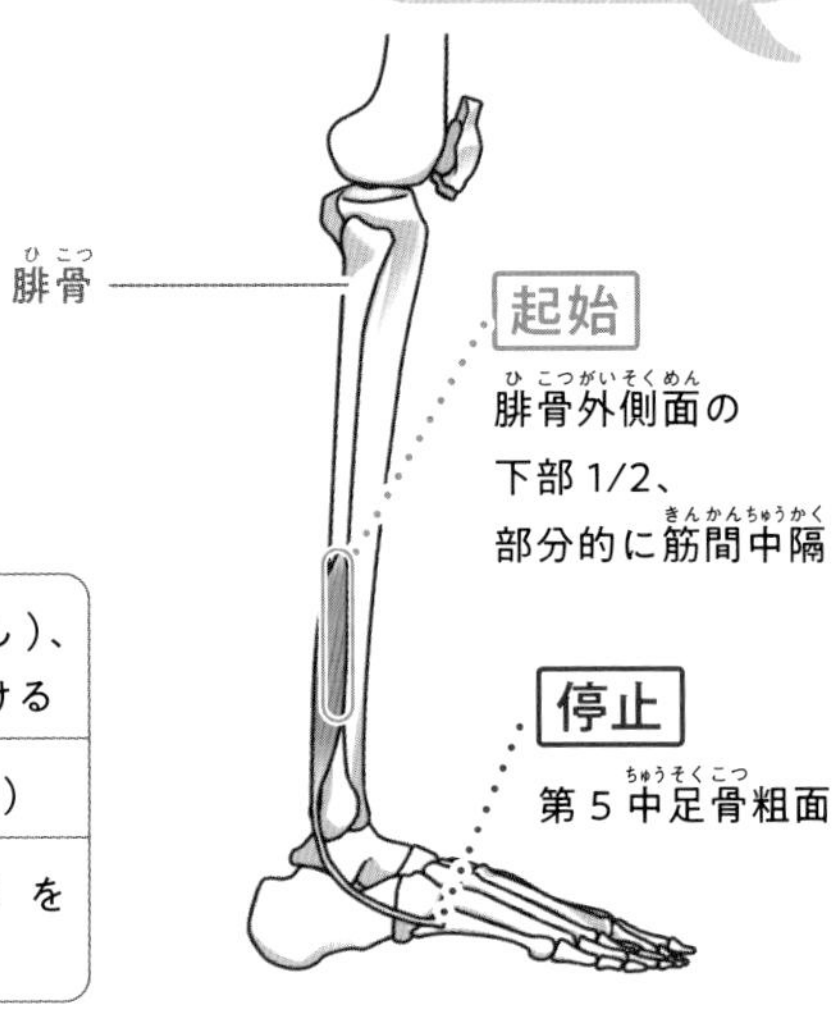

主な働き	足の外反（外返し）、足関節の底屈を助ける
支配神経	浅腓骨神経《せんひこつしんけい》（L5–S1）
動 作	足の向き（内・外）を調整する

Popliteus
ポプリティアス

膝窩筋《しっかきん》

伸びた膝のロックを外す

大腿骨外側《だいたいこつがいそく》のぐりぐりから出て、斜め内側に向かって脛骨の背面につく三角形の筋肉です。膝はまっすぐ伸ばすとロックされます。**歩き始めに膝のロックを解く**のがこの筋肉です。

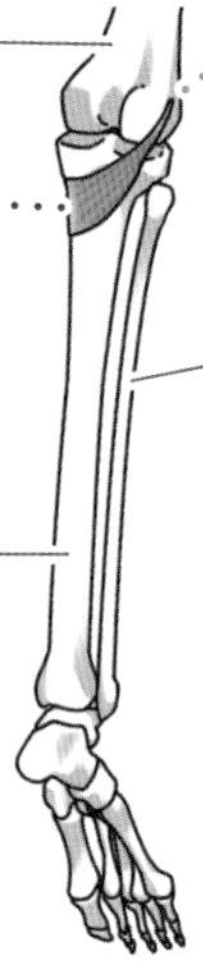

主な働き	膝関節の屈曲、下腿の内旋
支配神経	脛骨神経《けいこつしんけい》(L4-S1)
動　作	立位から歩き始める

筋肉の作用と特徴

▼長腓骨筋《ちょうひこつきん》
▼短腓骨筋《たんひこつきん》
▼膝窩筋《しっかきん》
▼足底筋《そくていきん》

Plantaris
プランタリス

足底筋《そくていきん》

名前は「足底」だけど膝の裏にある

大腿骨外側《だいたいこつがいそく》のぐりぐりのやや上から出て、膝の裏を通って下腿内側を下り、アキレス腱とかかとの骨につきます。**下腿三頭筋《かたいさんとうきん》(→P194)を助けます**が、とても細く、力も強くありません。

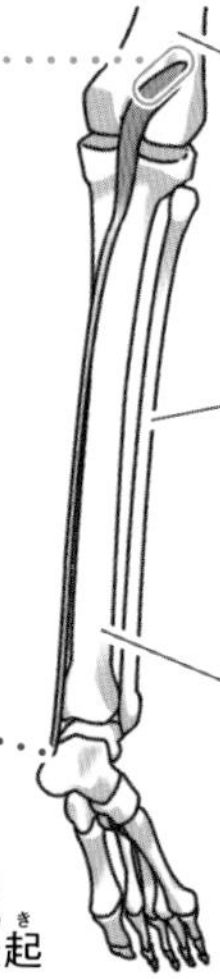
起始
大腿骨《だいたいこつ》における腓腹筋《ひふくきん》の外側頭起始の上部
大腿骨《だいたいこつ》
腓骨《ひこつ》
脛骨《けいこつ》
停止
踵骨腱《しょうこつけん》(アキレス腱《けん》)を介し踵骨隆起《しょうこつりゅうき》

主な働き	下腿三頭筋の働きを助ける
支配神経	脛骨神経《けいこつしんけい》(S1-S2)
動　作	つま先立ちをする、歩行時に地面を後方に蹴る

Extensor hallucis brevis
イクスエテンサ ハリュシィス ブレヴィス

短《たん》母《ぼ》趾《し》伸《しん》筋《きん》

親指を伸展させる筋肉

足の親指（母趾《ぼし》）を伸展させる足背面の筋肉です。踵骨《しょうこつ》から出て、足の甲を横切り、母趾《ぼし》の基節骨《きせつこつ》につきます。手と足の筋肉の構成は似ていますが、この筋肉のつき方と働きは、手の筋肉とは異なります。

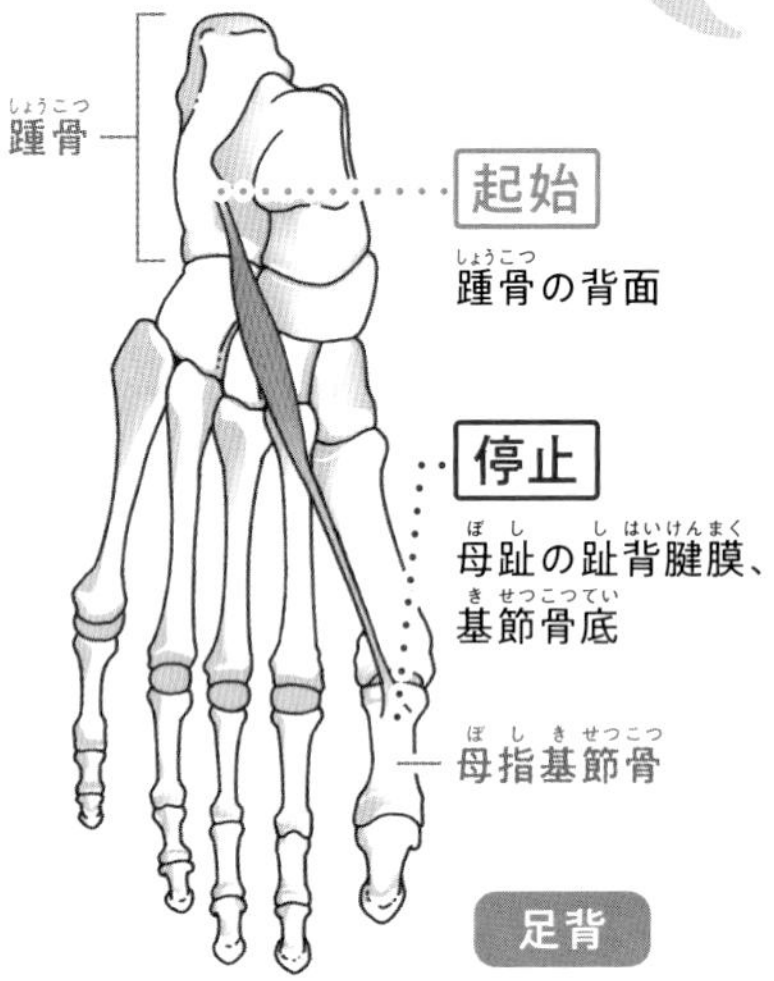

主な働き	母趾《ぼし》の伸展、背屈
支配神経	深腓骨神経《しんひこつしんけい》 (L5-S1)
動作	足の指でものをひっかけて拾う

Extensor digitorum brevis
イクステンサ ディジトラム ブレヴィス

短《たん》趾《し》伸《しん》筋《きん》

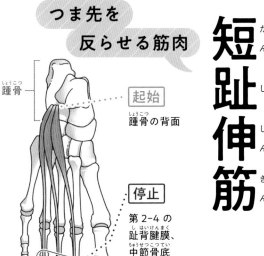

つま先を反らせる筋肉

足背面の筋肉です。踵骨《しょうこつ》から出て、3つに分かれ、第2〜4趾《し》の中節骨《ちゅうせつこつ》につきます。**腱の先は、腓骨《ひこつ》から出る長趾伸筋《ちょうししんきん》の腱と合流**しているので、互いに協力して、つま先を反らします。

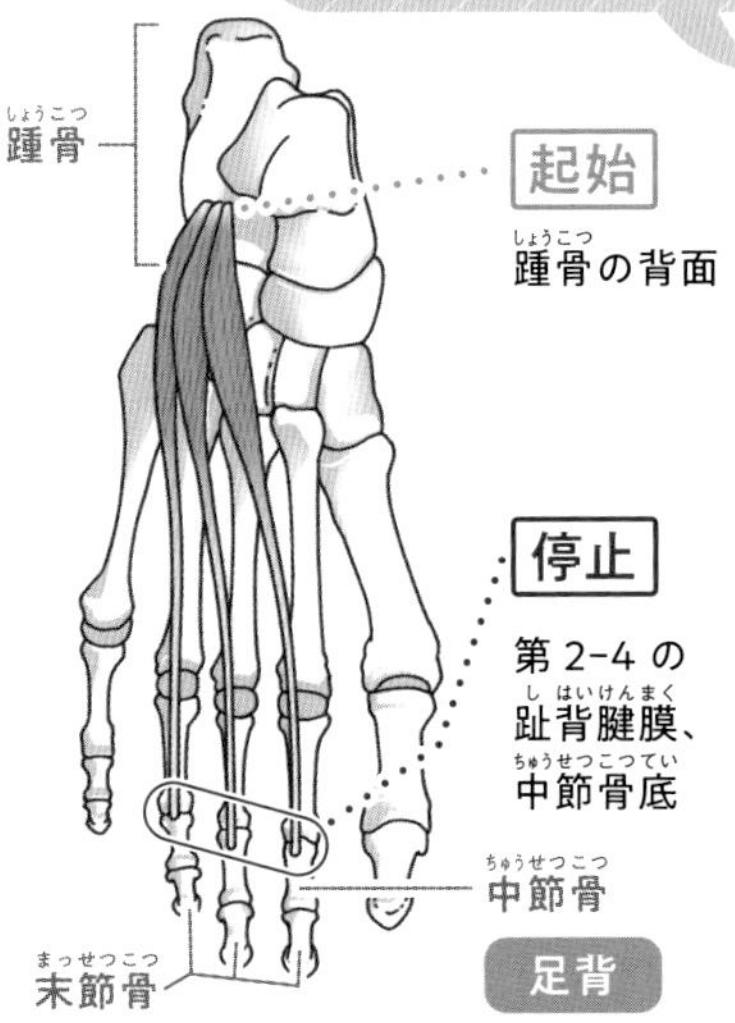

主な働き	第2-4趾《し》の伸展
支配神経	深腓骨神経《しんひこつしんけい》 (L5-S1)
動作	足の指を持ち上げて歩く

▼短母趾伸筋《たんぼししんきん》
▼短趾伸筋《たんししんきん》
▼短母趾屈筋《たんぼしくっきん》
▼母趾内転筋《ぼしないてんきん》

Flexor hallucis brevis
フレクサ ハリュシィス ブレヴィス

短母趾屈筋《たんぼしくっきん》

親指を曲げて土踏まずを高くする

足根骨《そくこんこつ》から出て2つに分かれ、2つの種子骨《しゅしこつ》を経由して母趾《ぼし》の基節骨《きせつこつ》につきます。主な働きは**親指（母《ぼ》趾《し》）を曲げる**こと。**足の縦のアーチを保つ**働きもあります。

主な働き	母趾《ぼし》の屈曲、外転
支配神経	内側頭：内側足底《ないそくそくてい》神経《しんけい》（S1–S2）、外側頭：外側足底《がいそくそくてい》神経《しんけい》（S1–S2）
動作	地面をつかむようふんばる

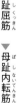

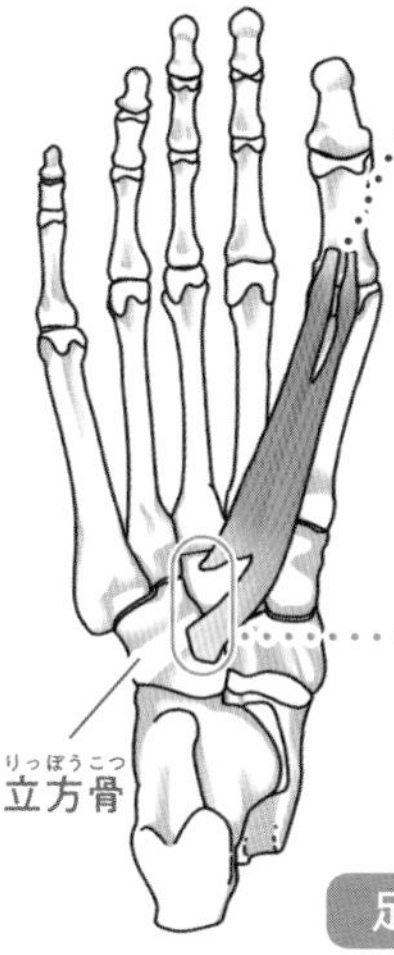

Adductor hallucis
アダクター ハリュシィス

母趾内転筋《ぼしないてんきん》

外反母趾の要因になる……

筋頭が2つに分かれています。横頭は第3～5趾《し》から、斜頭は足根骨《そっこんこつ》と中足骨《ちゅうそくこつ》から出て、母趾《ぼし》の基節骨《きせつこつ》につきます。この筋が過度に緊張していると、**外反母趾になる可能性**があります。

主な働き	母趾《ぼし》の内転、屈曲
支配神経	外側足底神経《がいそくそくていしんけい》（S2–S3）
動作	草履の鼻緒を足の指でしっかりつかむ

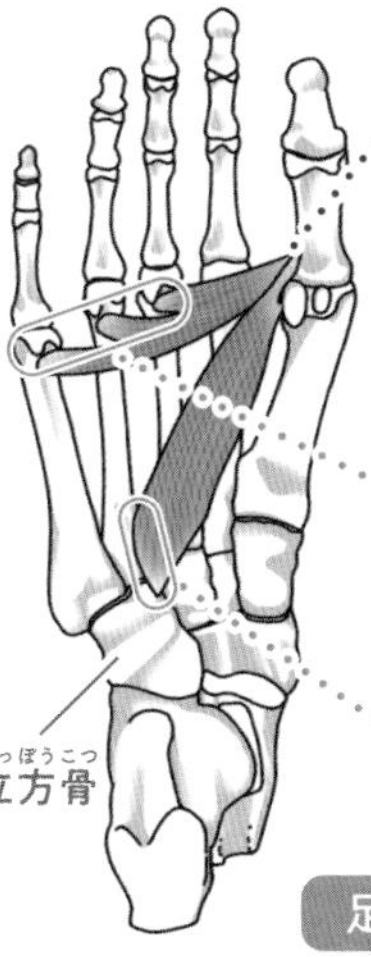

Abductor hallucis
アブダクタ ハリュシィズ

足指じゃんけんでパーを出す筋肉

母《ぼ》趾《し》外《がい》転《てん》筋《きん》

かかとの踵骨《しょうこつ》の底の内側から出て、足の内側を通り、母趾《ぼし》の基節骨《きせつこつ》の根もとにつく筋肉で、**母趾《ぼし》を開く**働きがあります。また、外反母趾にならないように、**母趾《ぼし》を正しい位置に保ちます**。

主な働き	母趾《ぼし》の外転、屈曲、足の内側の縦のアーチを保つ
支配神経	内側足底神経《ないそくそくていしんけい》（S1-S2）
動作	足の指を広げる。足の指で地面をグッとつかんでふんばる

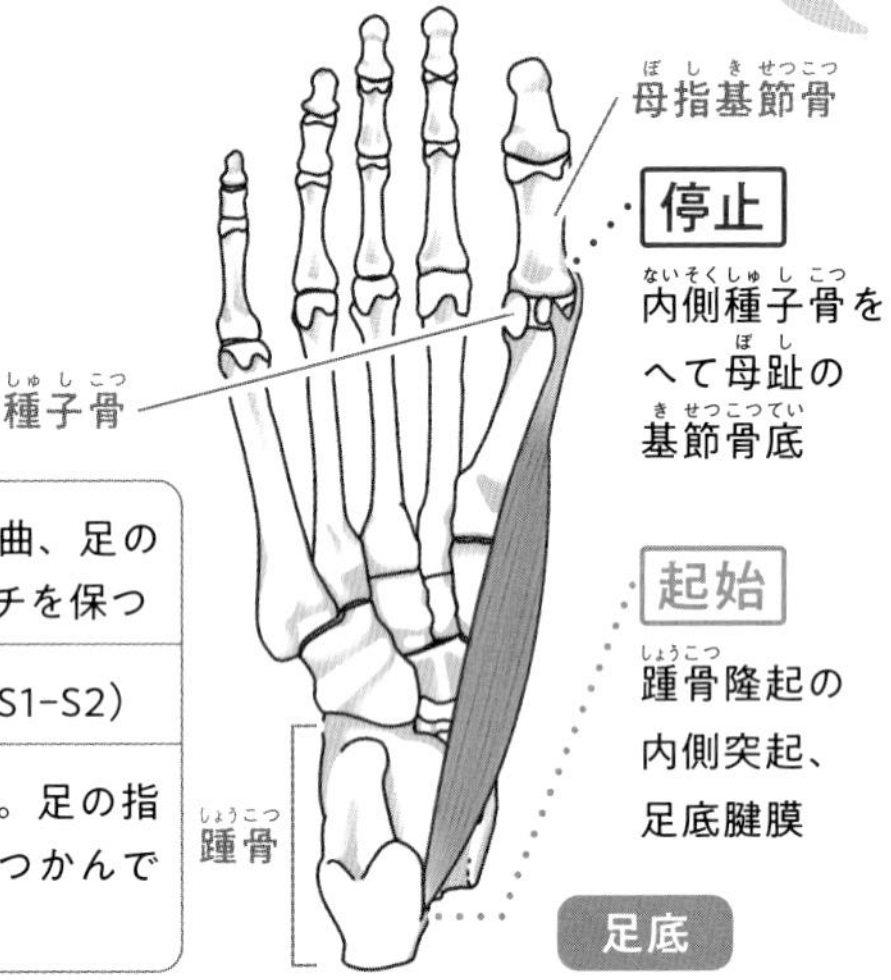

Flexor digitorum brevis
フレクサ ディジトラム ブレヴィス

足指じゃんけんでグーを出す筋肉

短《たん》趾《し》屈《くっ》筋《きん》

足の指先を曲げるときに働く筋肉です。踵骨《しょうこつ》の底から出て4つに分かれ、さらにその腱の先が二股に分かれ、第2〜5趾《し》の中節骨《ちゅうせつこつ》の両側につきます。それぞれの腱の間を長趾屈筋《ちょうしくっきん》の腱が通ります。

主な働き	第2-5趾《し》の中節骨《ちゅうせつこつ》の屈曲、足の内側の縦のアーチを保つ
支配神経	内側足底神経《ないそくそくていしんけい》（S1-S2）
動作	水泳のスタートで、飛び込み台の縁を足の指でつかむ

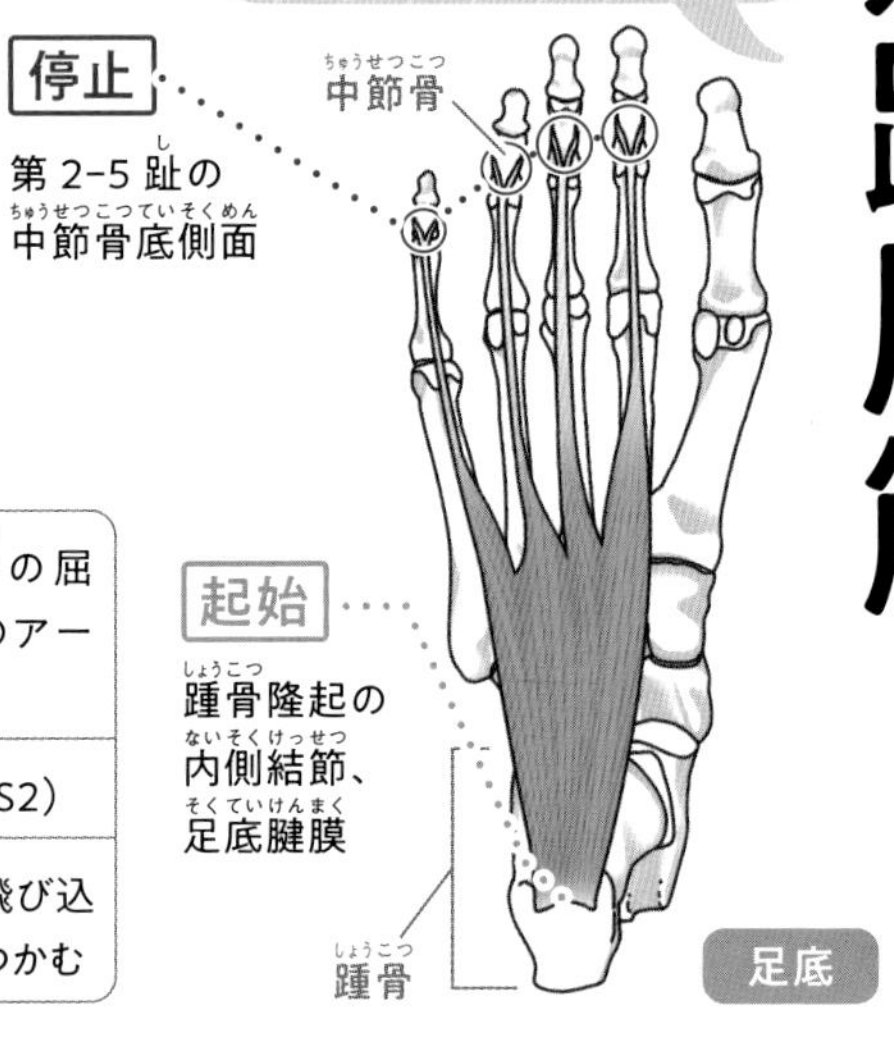

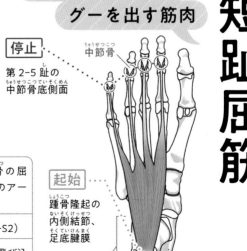

短小趾屈筋《たんしょうしくっきん》

Flexor digiti minimi brevis
フレクサ ディジタイ ミニマイ ブレヴィス

小指だけを曲げる小さい筋肉

足の外側の第5中足骨《ちゅうそくこつ》の根もとから出て、小趾《しょうし》の基節骨《きせっこつ》の根もとにつく筋肉です。**小趾《しょうし》の中足骨《ちゅうそくこつ》と基節骨《きせっこつ》の関節を曲げる**働きがあり、短趾屈筋《たんしくっきん》などが小趾《しょうし》を曲げるのを助けます。

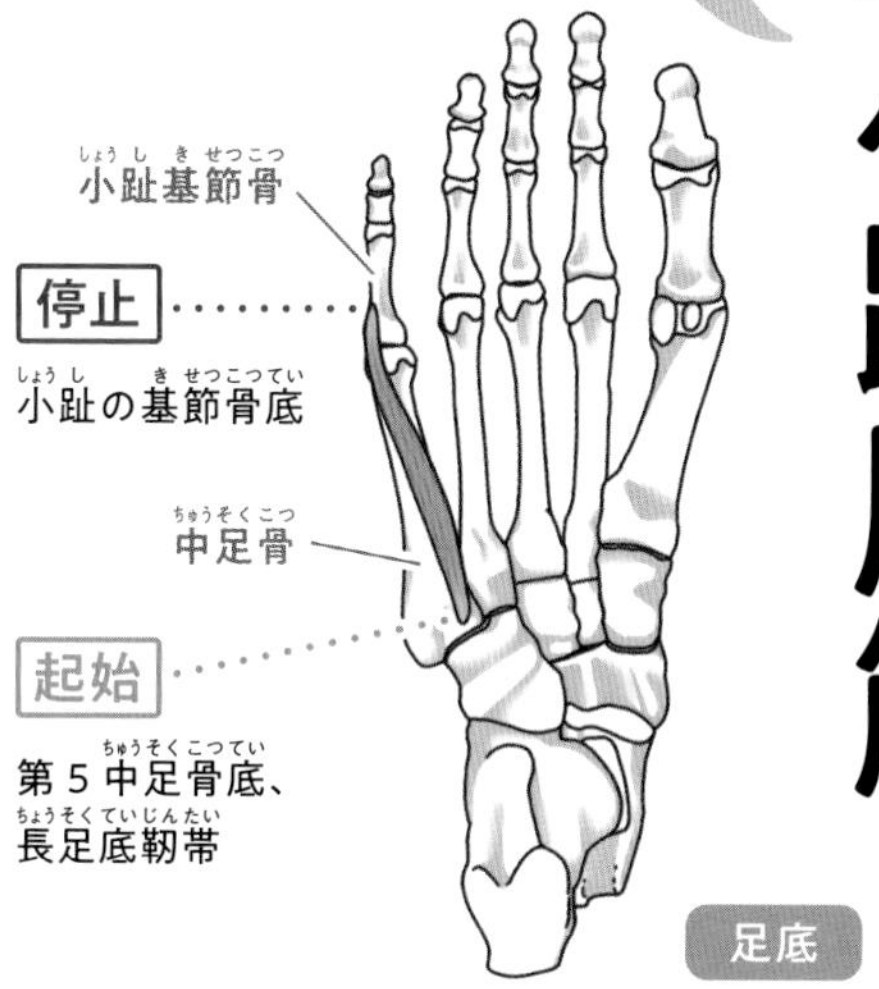

主な働き	小趾《しょうし》の屈曲
支配神経	外側足底神経《がいそくそくていしんけい》(S1-S2)
動　作	足の指で地面をグッとつかんでふんばる

小趾外転筋《しょうしがいてんきん》

Abductor digiti minimi
アブダクタ ディジタイ ミニマイ

足の外側のアーチを保つ筋肉

かかとの踵骨《しょうこつ》の底から出て、足の外側を走り、小趾《しょうし》の基節骨《きせっこつ》の根もとについています。足に体重がかかった状態だと、**引き伸ばされてしまい、強い力を発揮することができません**。

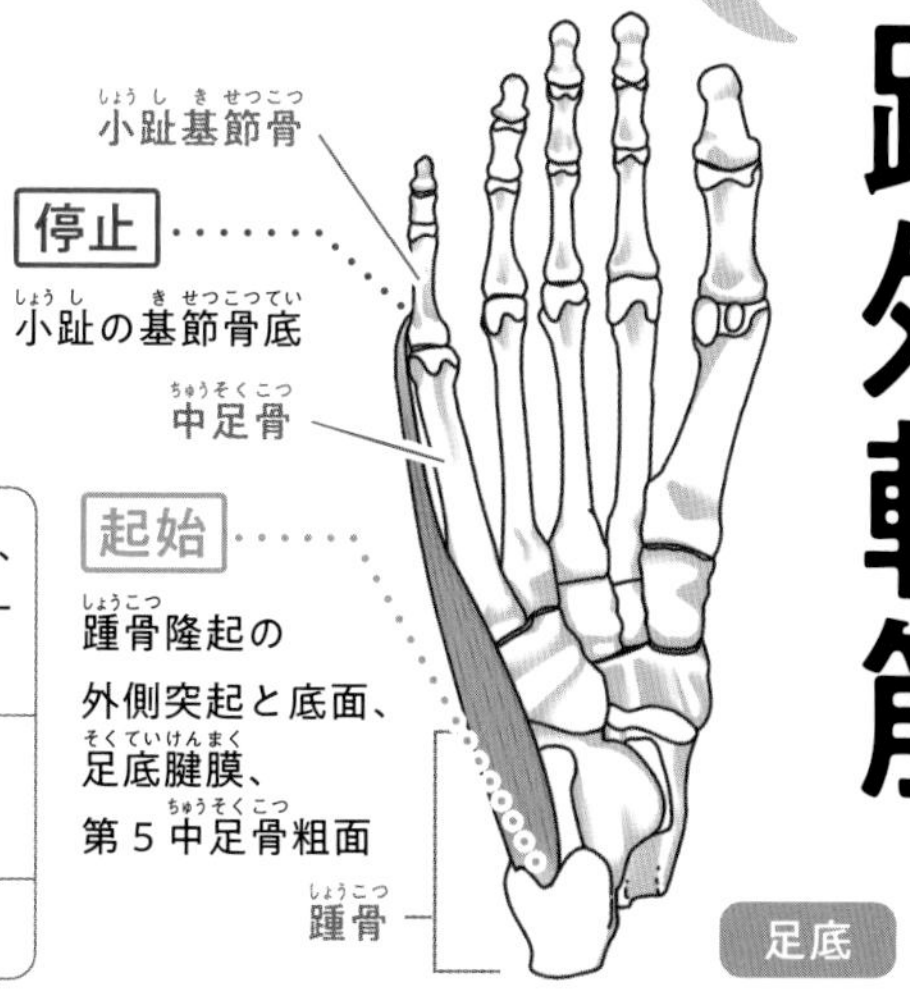

主な働き	小趾《しょうし》の外転、屈曲、足の外側の縦のアーチを保つ
支配神経	外側足底神経《がいそくそくていしんけい》(S1-S3)
動　作	足の指を大きく開く

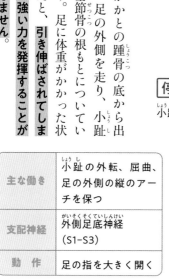

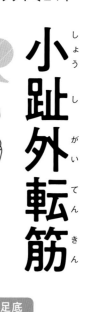

Lumbricals
ランブリカル

足の指をピシッとそろえる筋肉

虫様筋《ちゅうようきん》

長趾屈筋《ちょうしくっきん》の腱が4つに分かれた間を埋めるようにつく4つの筋肉で、それぞれ第2〜5趾《し》の基節骨《きせつこつ》の内側につきます。**親指（母趾《ぼし》）以外を屈曲するほか、第2〜5趾《し》を母《ぼ》趾《し》のほうに寄せます。**

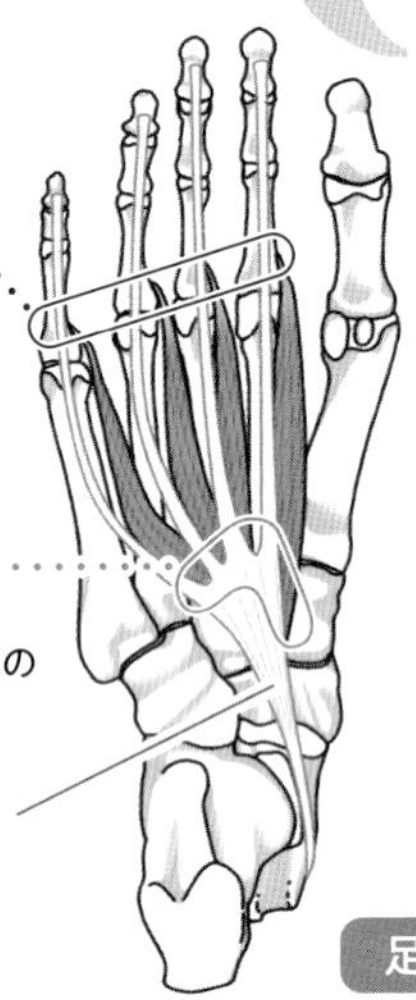

主な働き	第2-5趾《し》の基節骨の屈曲、内転
支配神経	内側足底神経《ないそくそくていしんけい》（S2-S3）、外側足底神経《がいそくそくていしんけい》（S2-S3）
動　作	足の指をくっつけてつま先をそろえる

Quadratus plantae
クアドラタス プランティ

足の裏にある四角い筋肉

足底方形筋《そくていほうけいきん》

かかとの踵骨《しょうこつ》の内側と外側の2か所から出て、長趾《ちょうし》屈筋《くっきん》の腱の外側につく筋肉です。足の内側から足先に斜めに走る**長趾屈筋《ちょうしくっきん》が足の指を曲げるのを助け、その力の方向を補正します。**

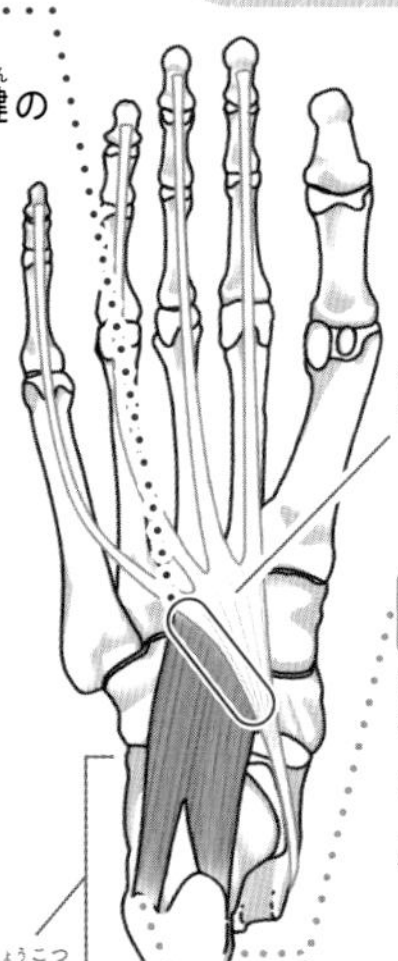

主な働き	第2-5趾《し》の屈曲の方向を補正する
支配神経	外側足底神経《がいそくそくていしんけい》（S1-S3）
動　作	足の指じゃんけんでグーを出す、足の指で地面をつかむようにふんばる

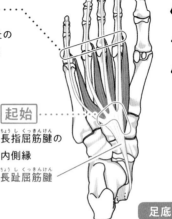

4章 骨と関節の機能

主な骨・関節の名前と働きを部位ごとに学びましょう。

頭蓋骨《とうがいこつ》

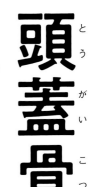

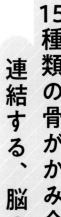

15種類の骨がかみ合って連結する、脳の容れもの

前面

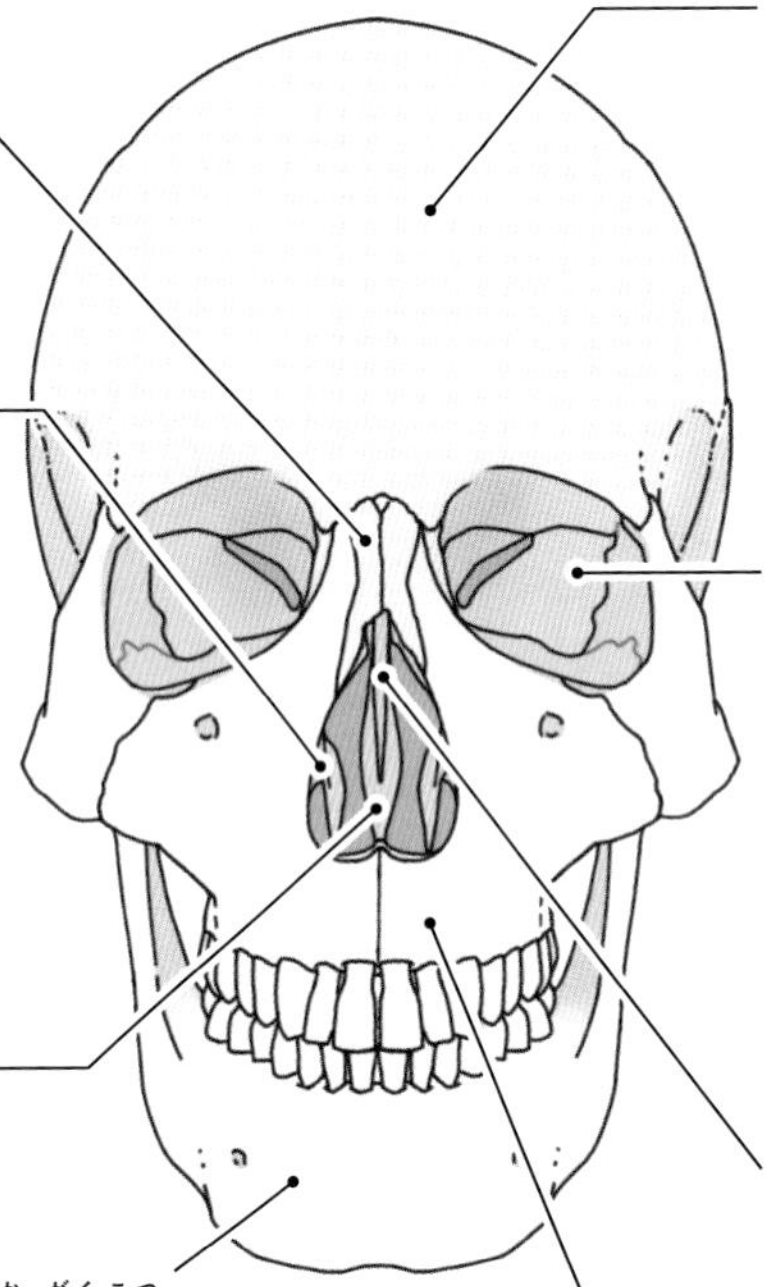

頭部には15種類23個の骨がある

頭蓋骨《とうがいこつ》は、**脳・感覚器の容れものになる脳頭蓋《のうとうがい》（神経頭蓋《しんけいとうがい》）**と、**呼吸器・消化器の初部を容れる顔面頭蓋《がんめんとうがい》（内臓頭蓋《ないぞうとうがい》）**に分けられます。

脳頭蓋《のうとうがい》は、前頭骨《ぜんとうこつ》、頭頂骨《とうちょうこつ》（2個）、後頭骨《こうとうこつ》、側頭骨《そくとうこつ》（2個）、蝶形骨《ちょうけいこつ》、篩骨《しこつ》、下鼻甲介《かびこうかい》（2個）、涙骨《るいこつ》（2個）、鼻骨《びこつ》（2個）、鋤骨《じょこつ》の10種15個の骨で構成されています。

顔面頭蓋《がんめんとうがい》は、頬骨《きょうこつ》（2個）、上顎骨《じょうがく》（2個）、口蓋骨《こうがいこつ》（2個）、下顎骨《かがくこつ》、舌骨《ぜっこつ》の5種8個の骨で構成されています。

※脳頭蓋《のうとうがい》と顔面頭蓋《がんめんとうがい》の両方の性質をもつ骨もあるため、分類のしかたはひと通りではありません。

側面

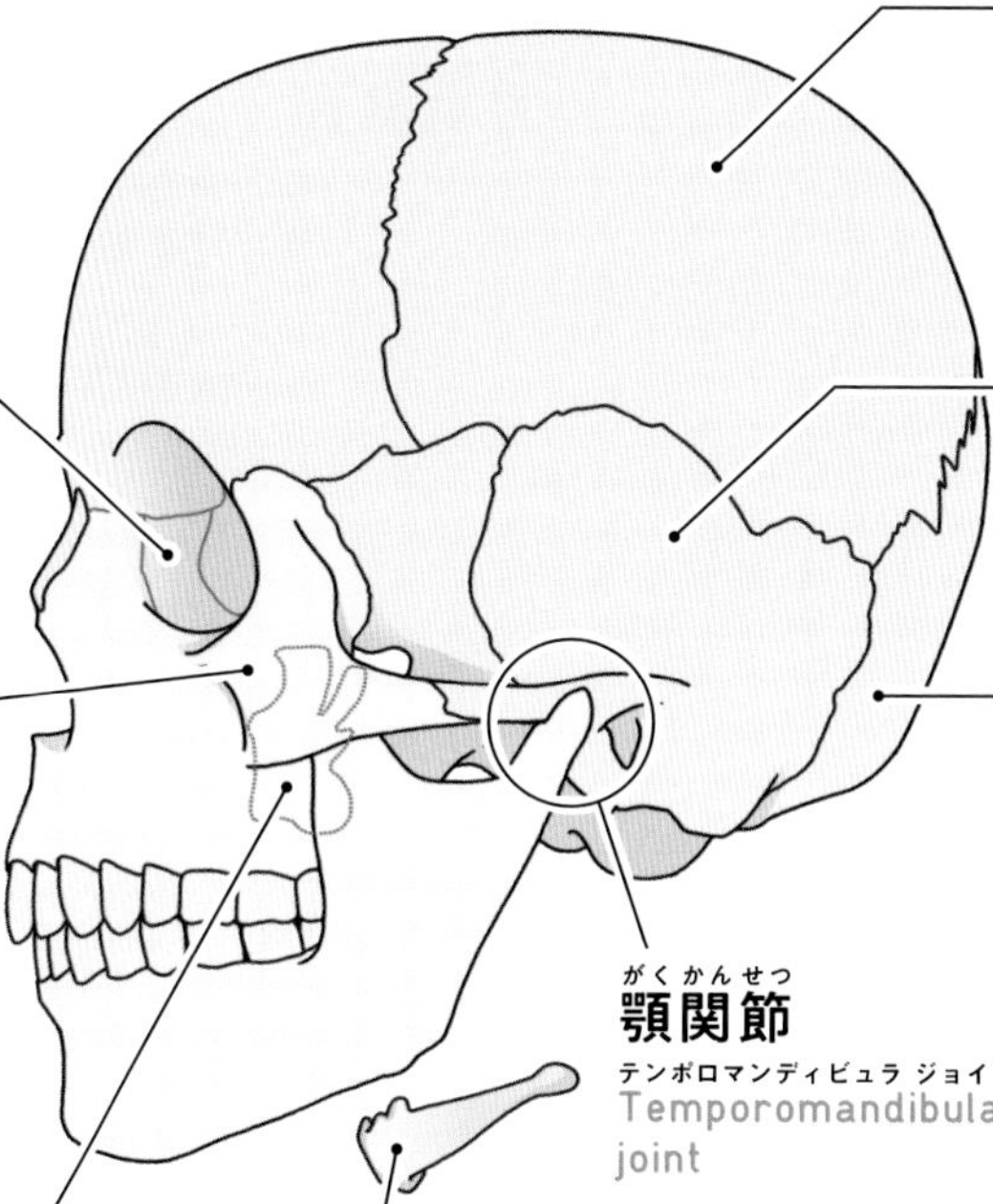

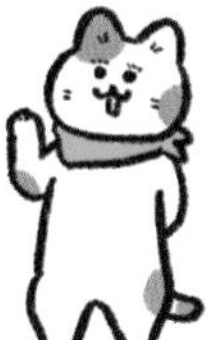
頭蓋骨《とうがいこつ》のうち
動く関節は
顎関節《がくかんせつ》だけ

脳《のう》頭《とう》蓋《がい》と顔《がん》面《めん》頭《とう》蓋《がい》の役割

脳頭蓋《のうとうがい》は硬いボールのような構造になっています。脳頭蓋《のうとうがい》の底には脳につながる脊髄《せきずい》や、ある程度の太さの神経や血管が通る穴がいくつか見えます。その一方で、衝撃から脳を守るてっぺんの部分には肉眼でわかる大きさの穴はほとんどありません。**顔面頭蓋《がんめんとうがい》は顔の〝下地〟**で、とくに頬やエラなどは、骨の形が顔の形によくあらわれます。

人間は、ほかのどの動物よりも脳が発達したため、脳頭蓋《のうとうがい》が頭蓋骨《とうがいこつ》に占める割合が大きくなっています。

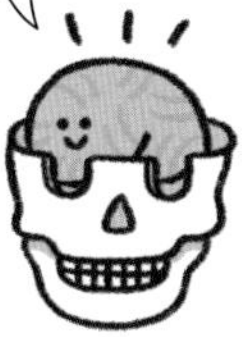
成人の脳の容積は
1,300ml くらい、
重さは 1.2 ～ 1.5kg
くらいだよ！

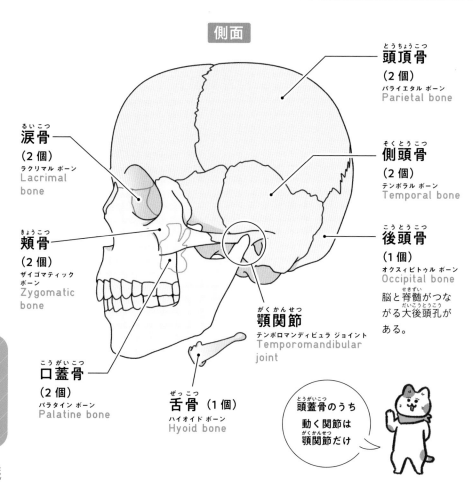

頭蓋骨《とうがいこつ》の縫合

矢状縫合《しじょうほうごう》

頭頂部を縦に走る縫合。矢状とは、正面から矢が刺さる方向のこと。

冠状縫合《かんじょうほうごう》

頭のてっぺんよりやや前方を横に走る縫合。カチューシャをつける場所とほぼ一致。

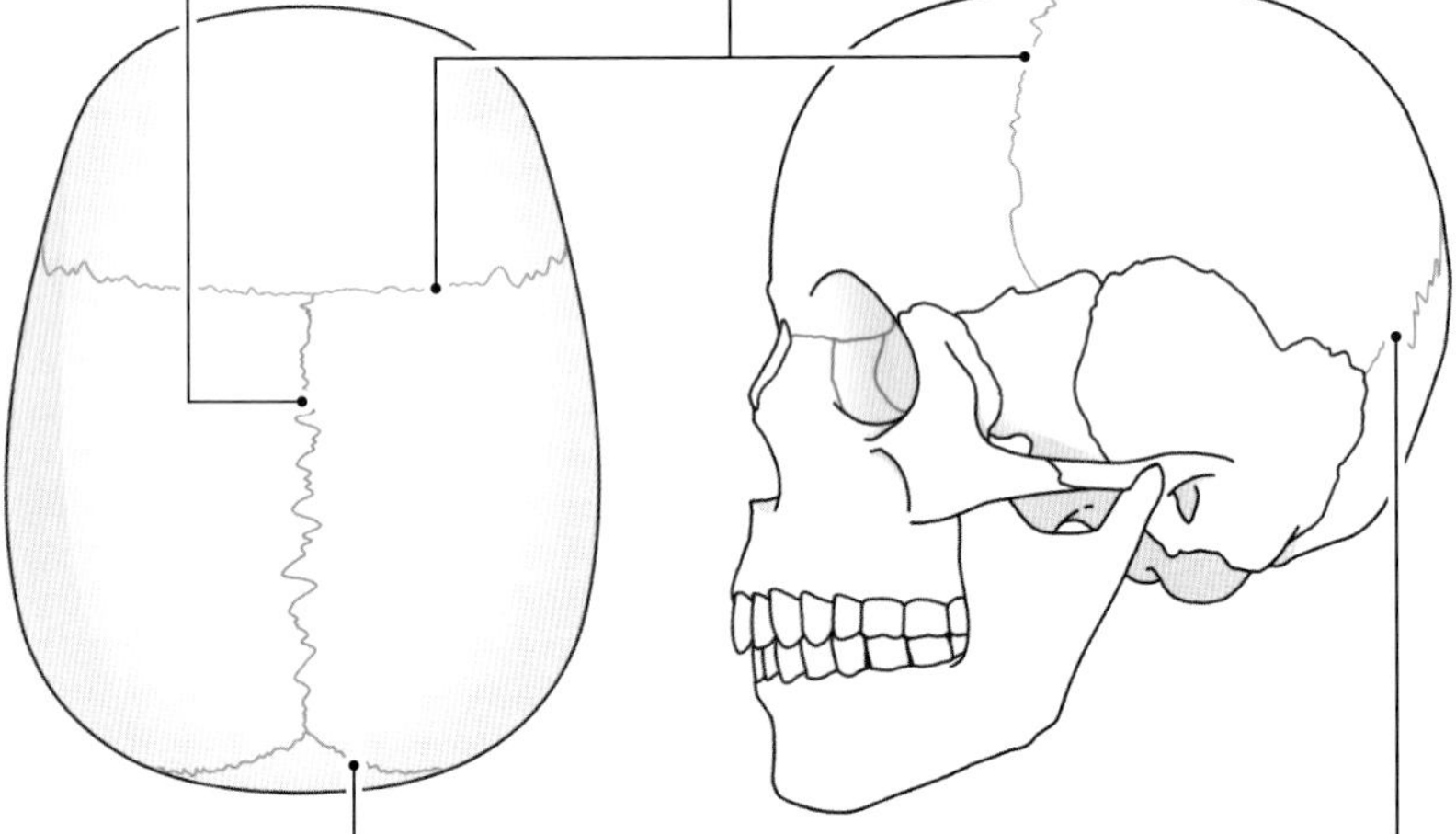

ラムダ縫合《ほうごう》

後頭部にある縫合。形が「ラムダ＝λ」の字に似ていることから。人字縫合《じんじほうごう》ともいう。

凹凸がかみ合って がっちり連結

頭蓋骨《とうがいこつ》の骨の多くは、縁がギザギザになっていて、隣の骨とはお互いの凹凸がかみ合うことで連結しています。この連結部を縫合といいます。縫合の部分では、骨どうしがはまっているだけでなく、双方を線維状の組織がつないでいるので、その連結は強固で、縫合が動くことはありません。

代表的な縫合には、前頭骨《ぜんとうこつ》と頭頂《とうちょう》骨《こつ》の冠状縫合《かんじょうほうごう》、左右の頭頂骨《とうちょうこつ》の矢状《しじょう》縫合《ほうごう》、頭頂骨《とうちょうこつ》と後頭骨《こうとうこつ》の**ラムダ縫合《ほうごう》**があります。

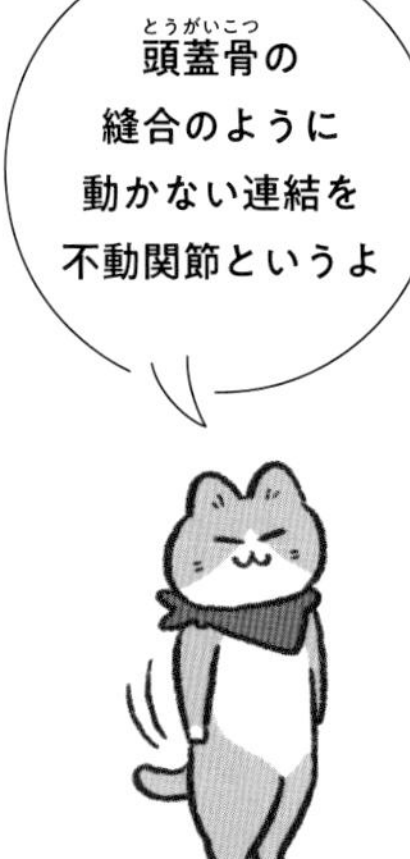
頭蓋骨《とうがいこつ》の縫合のように動かない連結を不動関節というよ

小児の頭蓋骨《とうがいこつ》

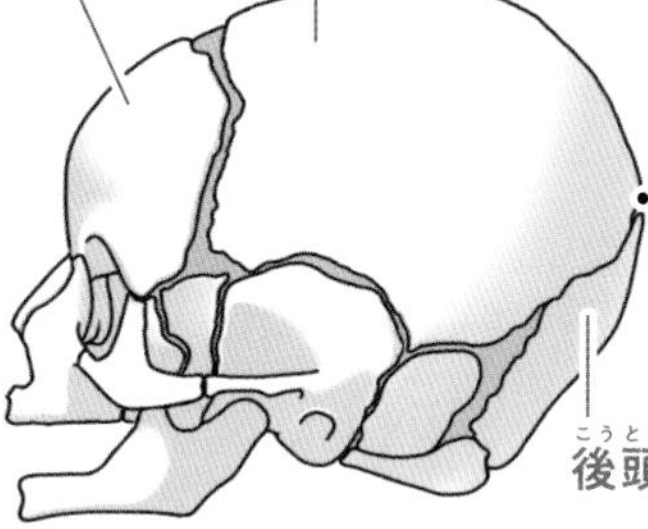

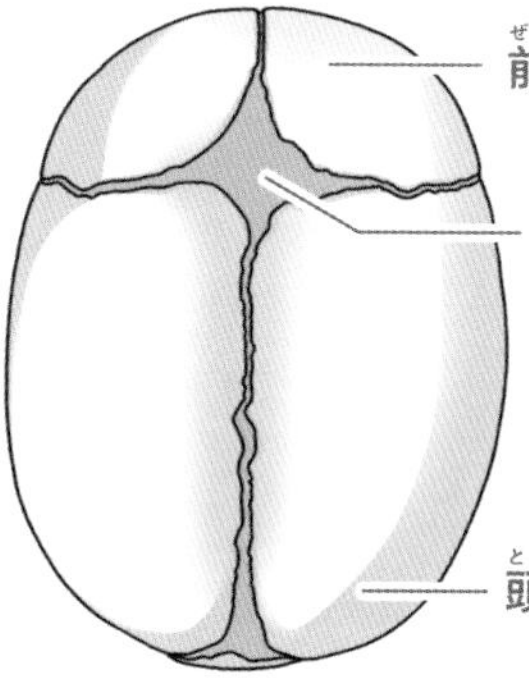

新生児の頭の骨はつながっていない

生まれたばかりの新生児の頭蓋骨《とうがいこつ》は、まだつながっていません。そのおかげで赤ちゃんは、頭の形を変形させ、狭い産道を通って生まれてくることができるのです。

新生児の頭には、**菱形の大泉門《だいせんもん》、三角形の小泉門《しょうせんもん》と呼ばれる隙間が**あります。その下は脳ですから、むやみに押してはいけません。大泉門《だいせんもん》、小泉門《しょうせんもん》は生後に閉じて骨化し、左右に分かれていた前頭骨《ぜんとうこつ》は2歳くらいまでにつながって1個の骨になります。

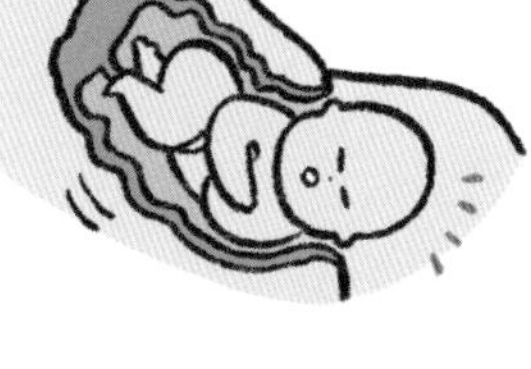

赤ちゃんの頭は産道で変形する。

知りたい!

独立した骨、舌骨《ぜっこつ》

舌骨《ぜっこつ》は顔面頭蓋《がんめんとうがい》の仲間ですが、顔面というよりのどにあります。舌骨《ぜっこつ》は、どの骨とも関節をつくらないめずらしい骨です。筋肉や靭帯で下顎骨《かがくこつ》や側頭骨《そくとうこつ》、肩甲骨《けんこうこつ》やのどの軟骨などとつながっていて、舌やのどの動きに関わっています。

例えばものを飲み込むときは、のど周辺の筋肉の作用で舌骨《ぜっこつ》が持ち上がり、引っ張られるように喉頭《こうとう》が持ち上がって喉頭蓋《こうとうがい》が倒れます。それによって気管に食べ物が入らないしくみになっています。

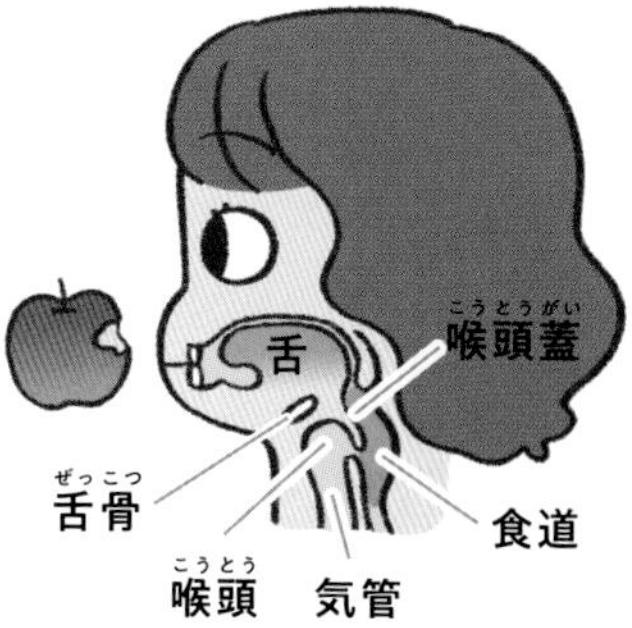

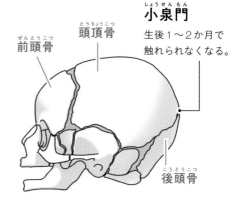

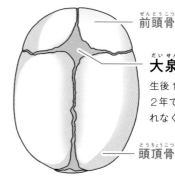

脊柱《せきちゅう》

体の支柱となり脊髄《せきずい》を収める

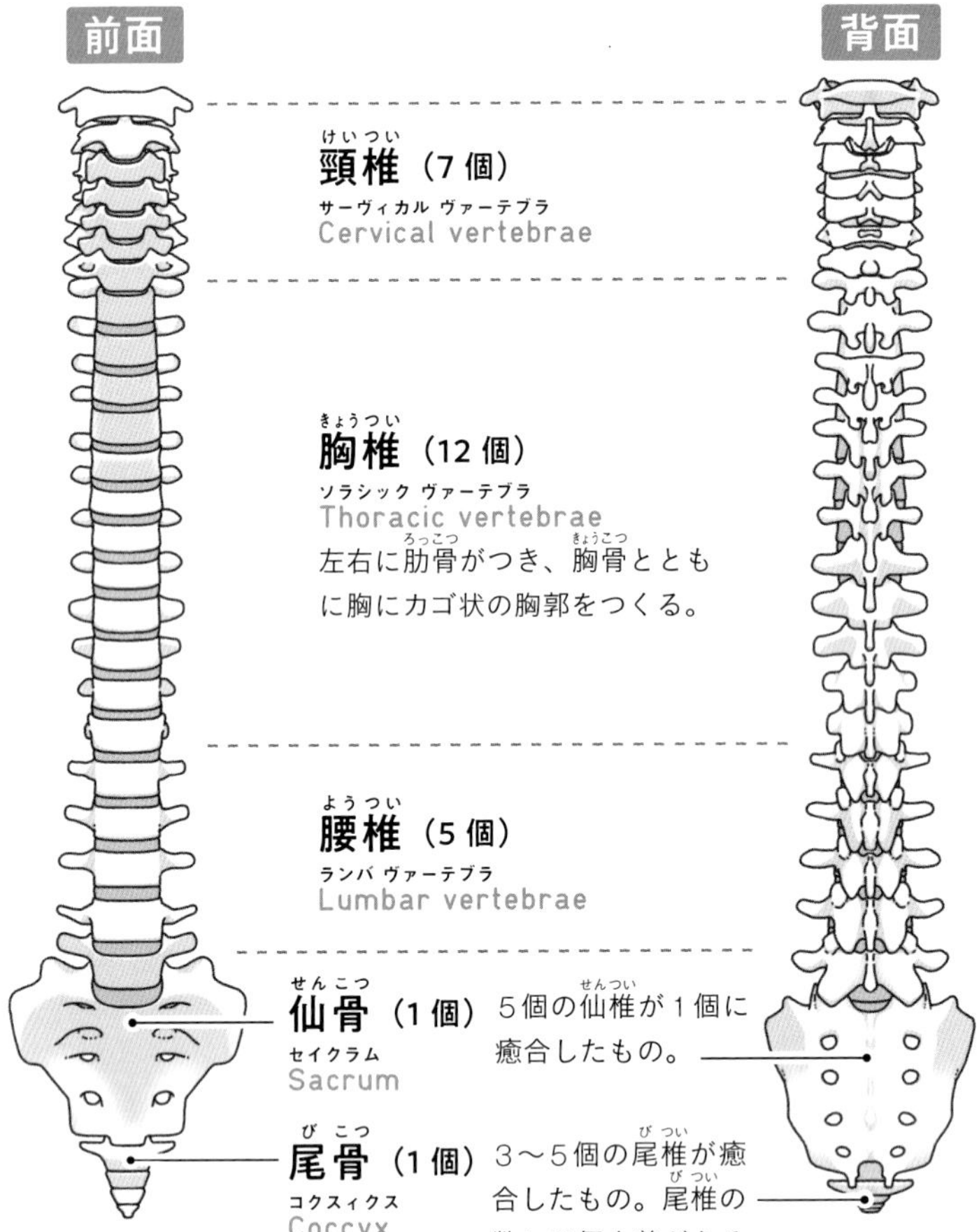
Coccyx
3～5個の尾椎《びつい》が癒合したもの。尾椎《びつい》の数には個人差がある。

26個の骨が重なった強くしなやかな柱

脊柱《せきちゅう》とは、背中の真ん中を走る背骨のことです。脊柱《せきちゅう》は、26個の骨がダルマ落としのように積み重なったもので、**7個の頸椎《けいつい》、12個の胸椎《きょうつい》、5個の腰椎《ようつい》、1個の仙骨《せんこつ》、1個の尾《び》骨《こつ》**でできています。頸椎《けいつい》、胸椎《きょうつい》、腰《よう》椎《つい》の1個ずつの骨を椎骨《ついこつ》といいます。仙骨《せんこつ》は5個の椎骨《ついこつ》（仙椎《せんつい》）が、尾骨《びこつ》は3~5個の椎骨《ついこつ》（尾椎《びつい》）が癒合して1個になったものです。

脊柱《せきちゅう》はその名のとおり体の柱で、体幹をしっかり支えていますが、たくさんの骨が重なっているため、全体として**曲げたりねじったりできる、しなやかな構造**になっています。

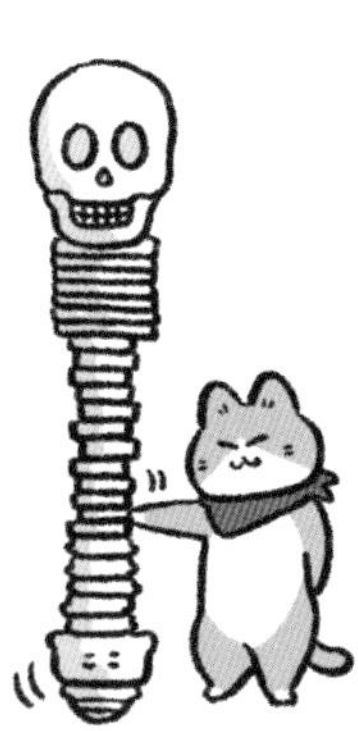

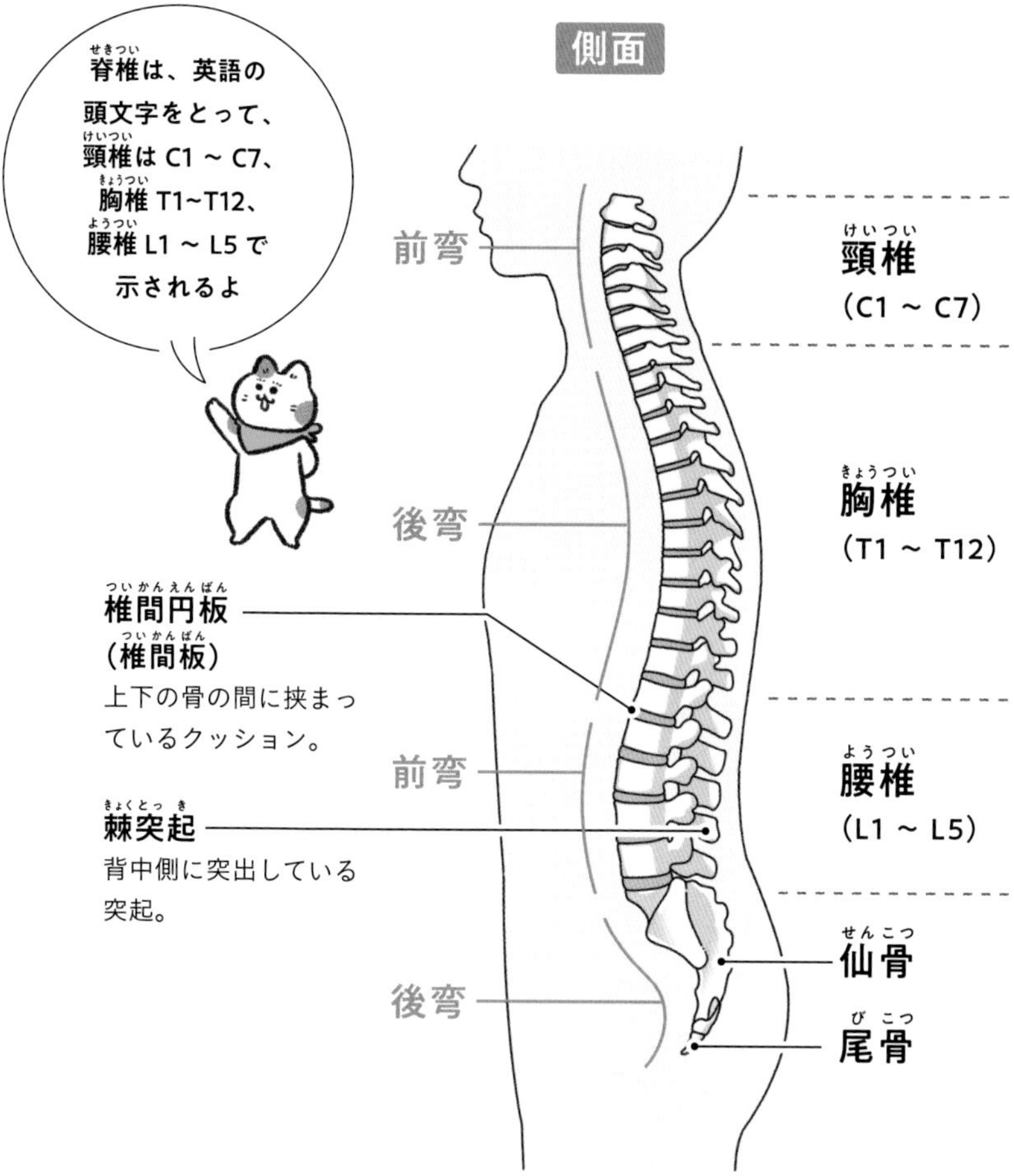

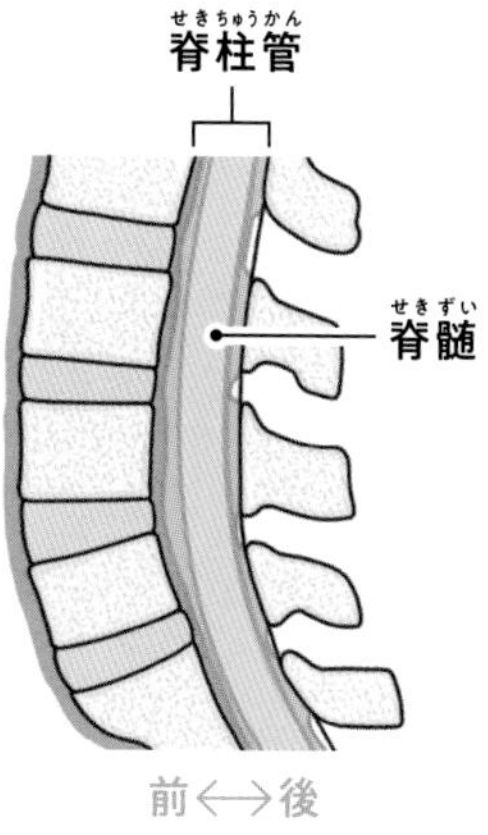

前後に湾曲することで頭の重さを分散する

脊柱《せきちゅう》は前後にカーブしています。前へのカーブを前弯、後ろへのカーブを後弯といい、頸椎《けいつい》と腰椎《ようつい》には前弯、胸椎《きょうつい》と仙骨《せんこつ》には後弯が見られます。**脊柱《せきちゅう》がカーブしているのは、頭の重さを分散させるため**です。

脊柱《せきちゅう》の後方には、個々の骨にある穴が縦に連なってできた脊柱管《せきちゅうかん》があり、ここに脊髄《せきずい》が収まっています。

知りたい!

第2頸椎《けいつい》は「のどぼとけ」

第2頸椎《けいつい》には、上方向に突き出る歯突起《しとっき》と呼ばれる突起があります。第2頸椎《けいつい》を下の図のように置くと、歯突起《しとっき》が頭、棘突起《きょくとっき》が足で、まるで人が座禅を組んでいるように見えます。このことから第2頸椎《けいつい》はのどにある仏様、のどぼとけ様と呼ばれ、火葬のあと、お骨を骨壷に入れる際、一番上に置く習慣があります。

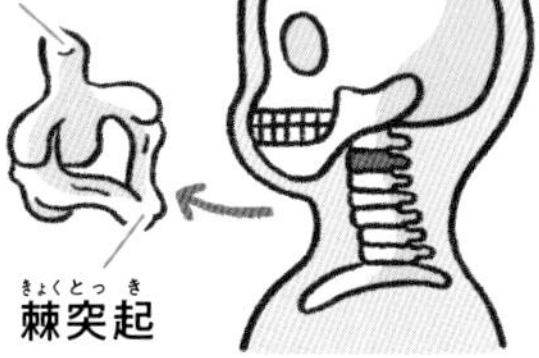

頸椎《けいつい》

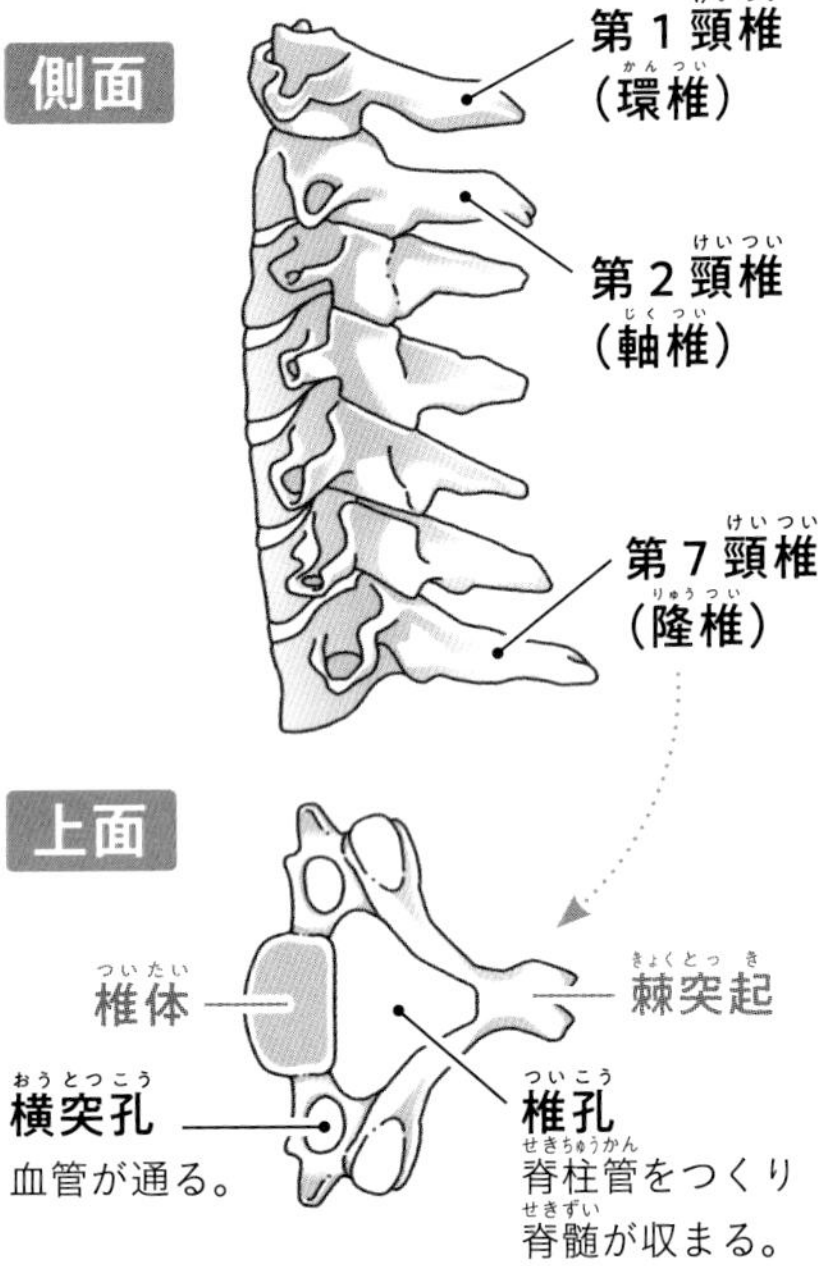

頸椎《けいつい》は椎体《ついたい》が小さく薄いため、ほかの脊《せき》柱《ちゅう》の部分に比べると前後によく曲がる。また、血管が通る横突孔《おうとつこう》があるのも特徴。

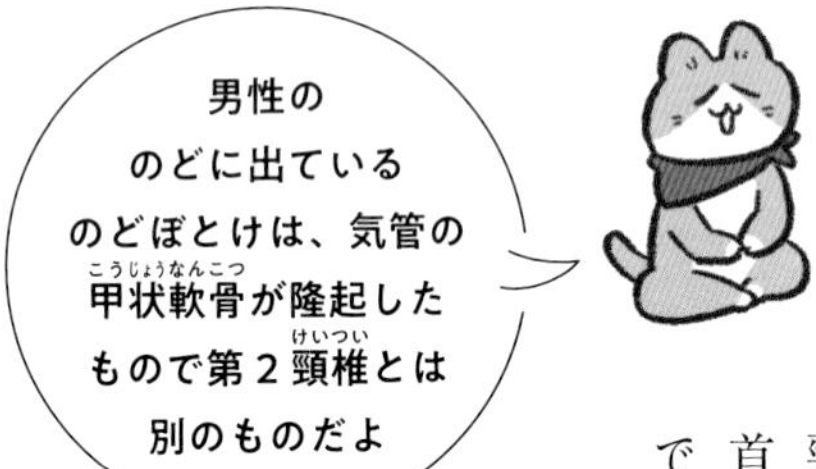

頭を動かせるのは頸椎《けいつい》のおかげ

7個ある頸椎《けいつい》のうち、第1・2・7頸椎《けいつい》には特別な名前がついています。第1頸椎《けいつい》は輪っかの形をしているので環椎《かんつい》、第2頸椎《けいつい》には突起があり、第1頸椎《けいつい》がその突起を軸に回転するので軸椎《じくつい》と呼ばれます。この**第1・2頸椎《けいつい》の構造のおかげで、顔を左右に向けることができます**。第7頸椎《けいつい》は棘突起《きょくとっき》が長いのが特徴で、首を前に曲げると背中に隆起するので隆椎《りゅうつい》と呼ばれます。

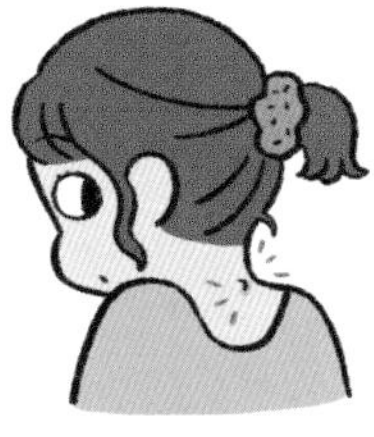

首を前に曲げたとき、背中に飛び出るのが第7頸椎《けいつい》。

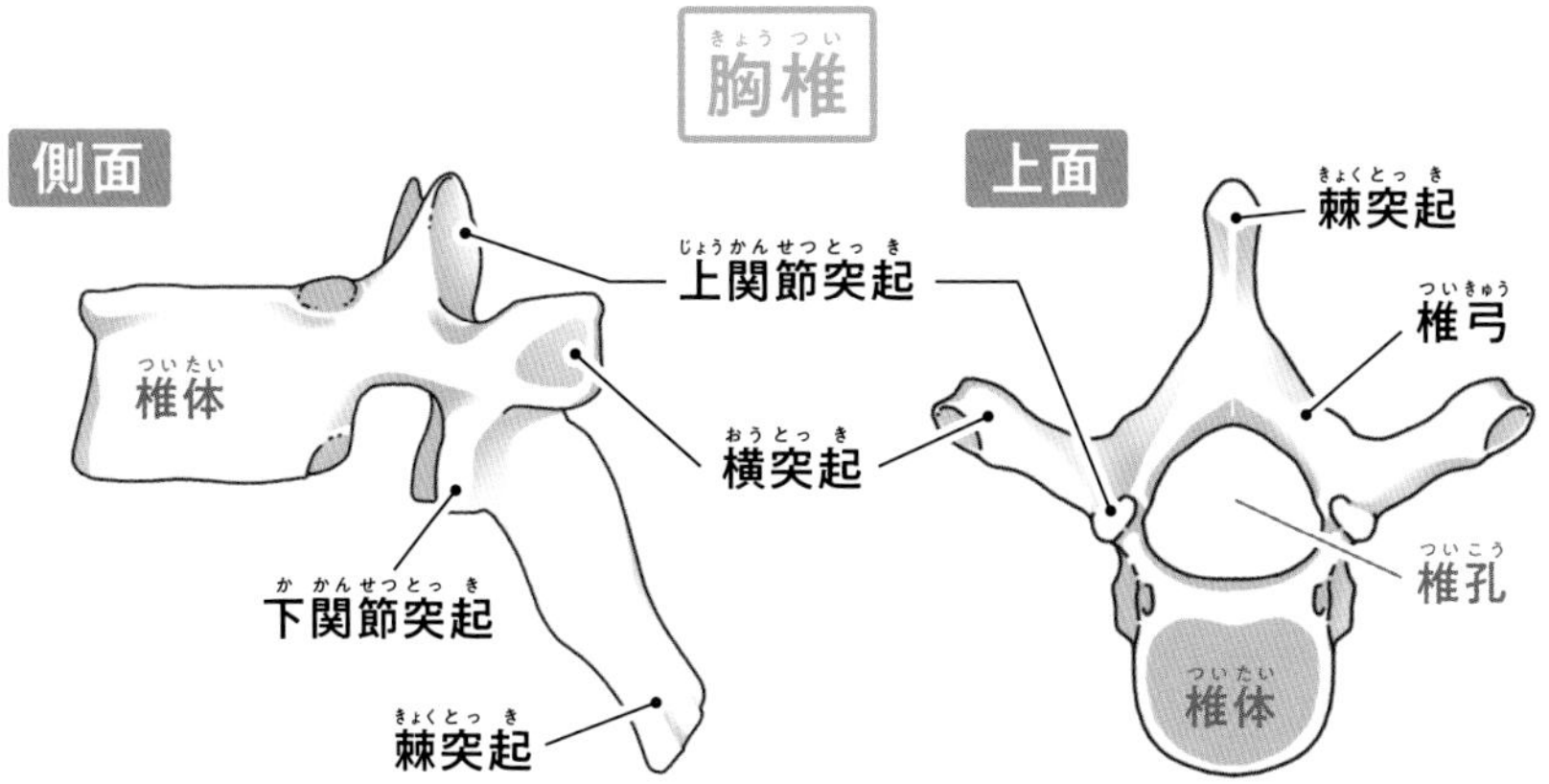

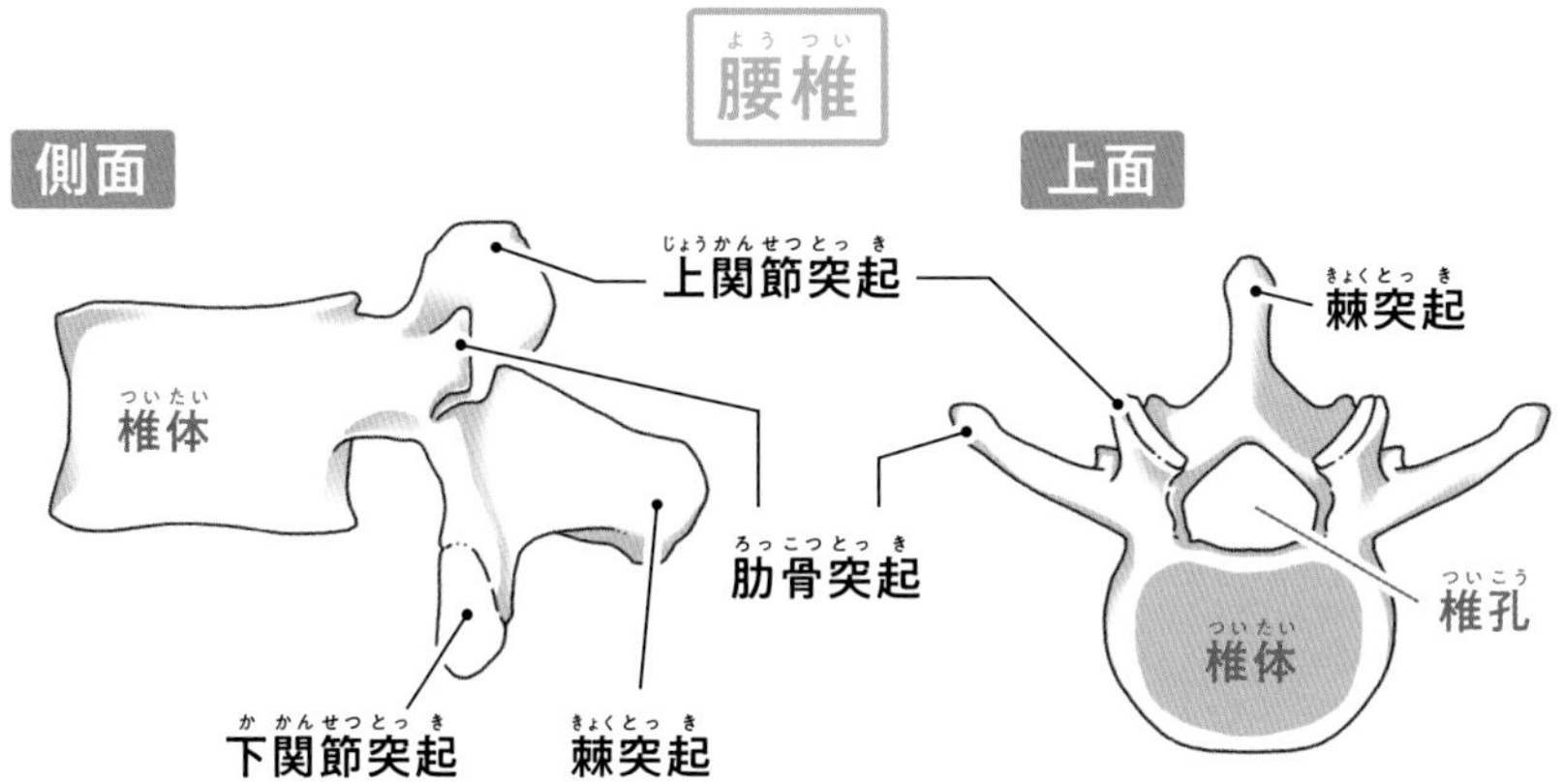

胸椎《きょうつい》はよくねじれ腰椎《ようつい》はよく曲がる

胸椎《きょうつい》と腰椎《ようつい》の椎体の形は似ているようで少し違っています。胸椎《きょうつい》は、椎体がやや小さめで、棘突起《きょくとっき》が長いのが特徴です。腰椎《ようつい》には肋骨突起《ろっこつとっき》と呼ばれる突起があり、椎体が大きく、棘突起《きょくとっき》が短いのが特徴です。

上下の椎骨《ついこつ》がつながる上関節突起《じょうかんせつとっき》と下関節突起《かかんせつとっき》の接続面は、胸椎《きょうつい》では横方向を、腰椎《ようつい》ではやや前後の方向向いています。このことから、**胸椎《きょうつい》はよくねじれるけれど前後の屈曲は少なく、反対に腰椎《ようつい》はねじれは少ないけれど前後にはよく曲がります。**

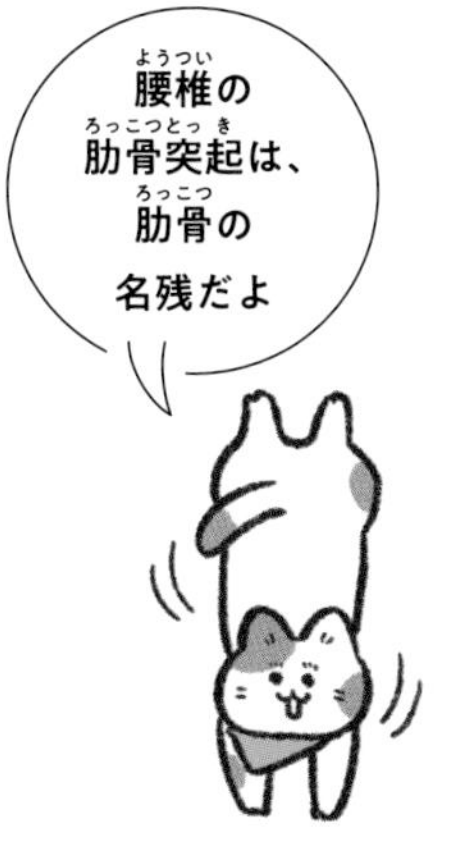

Bony Pelvis
ボニー ペルヴィス

骨盤《こつばん》

下腹部の内臓を守り 下肢の基礎になる

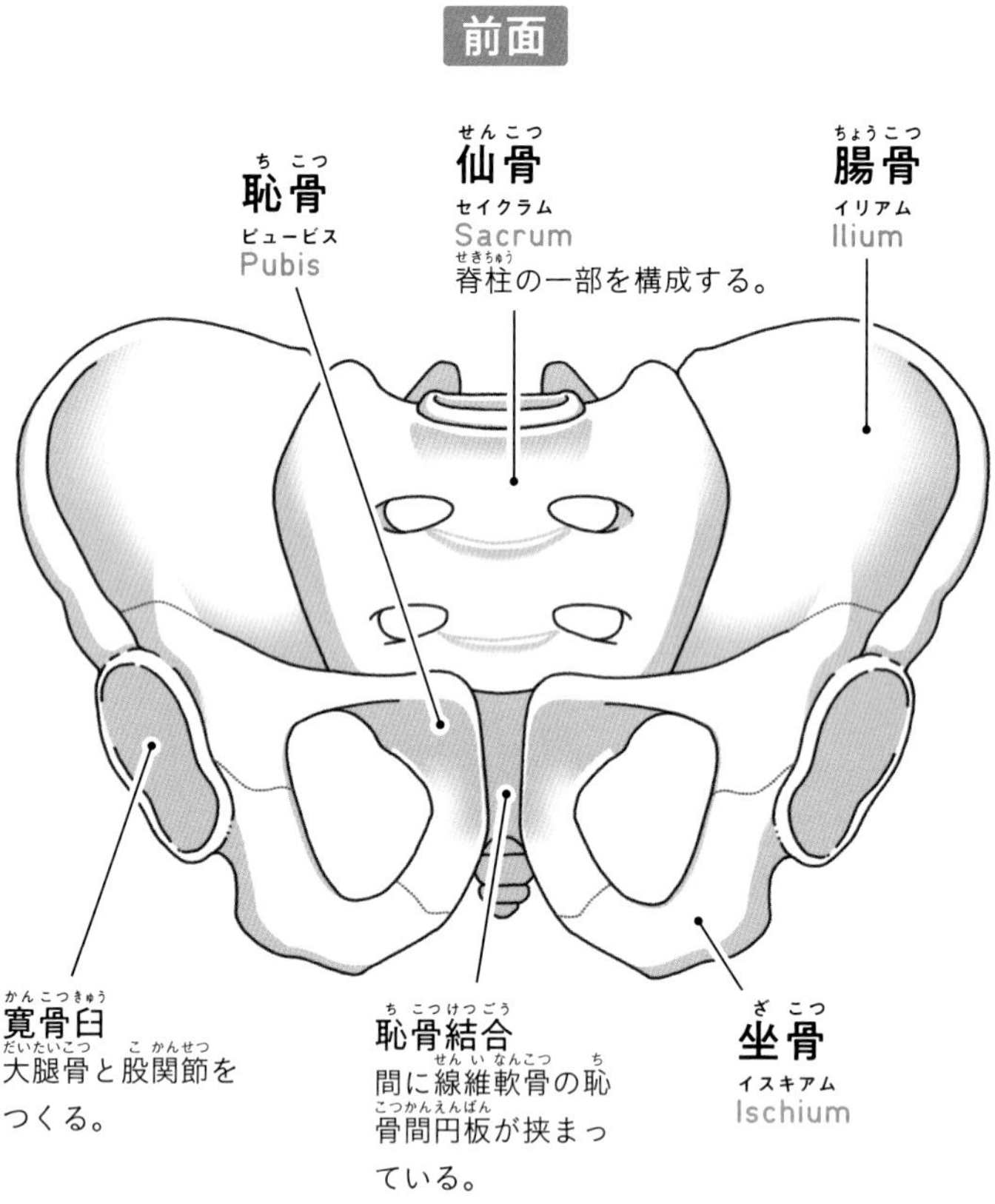

腸骨《ちょうこつ》・坐骨《ざこつ》・恥骨《ちこつ》と仙骨《せんこつ》でできている

骨盤《こつばん》は、下腹部にある底が抜けたボウルのような形の骨格で、**脊柱《せきちゅう》の一部である仙骨《せんこつ》**（尾骨《びこつ》を含むこともある）と、両側につく**腸骨《ちょうこつ》・坐骨《ざこつ》・恥骨《ちこつ》がひとつになった寛骨《かんこつ》**で構成されています。そして左右の寛骨《かんこつ》の恥骨《ちこつ》にあたる部分が体の前でつながっています。このつながっているところを恥骨結合《ちこつけつごう》といいます。

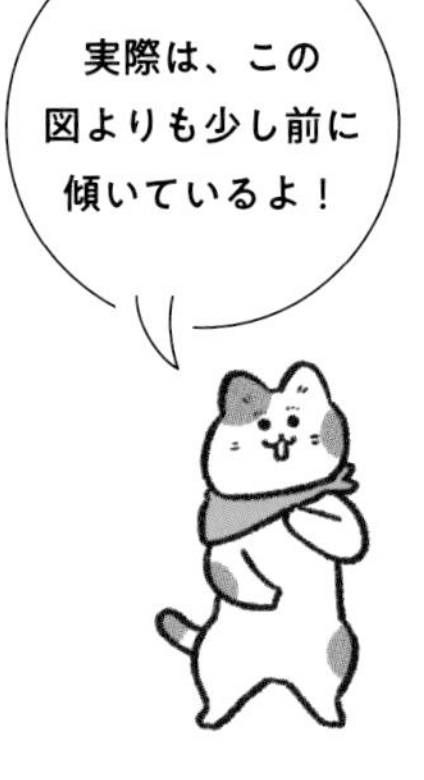

背面

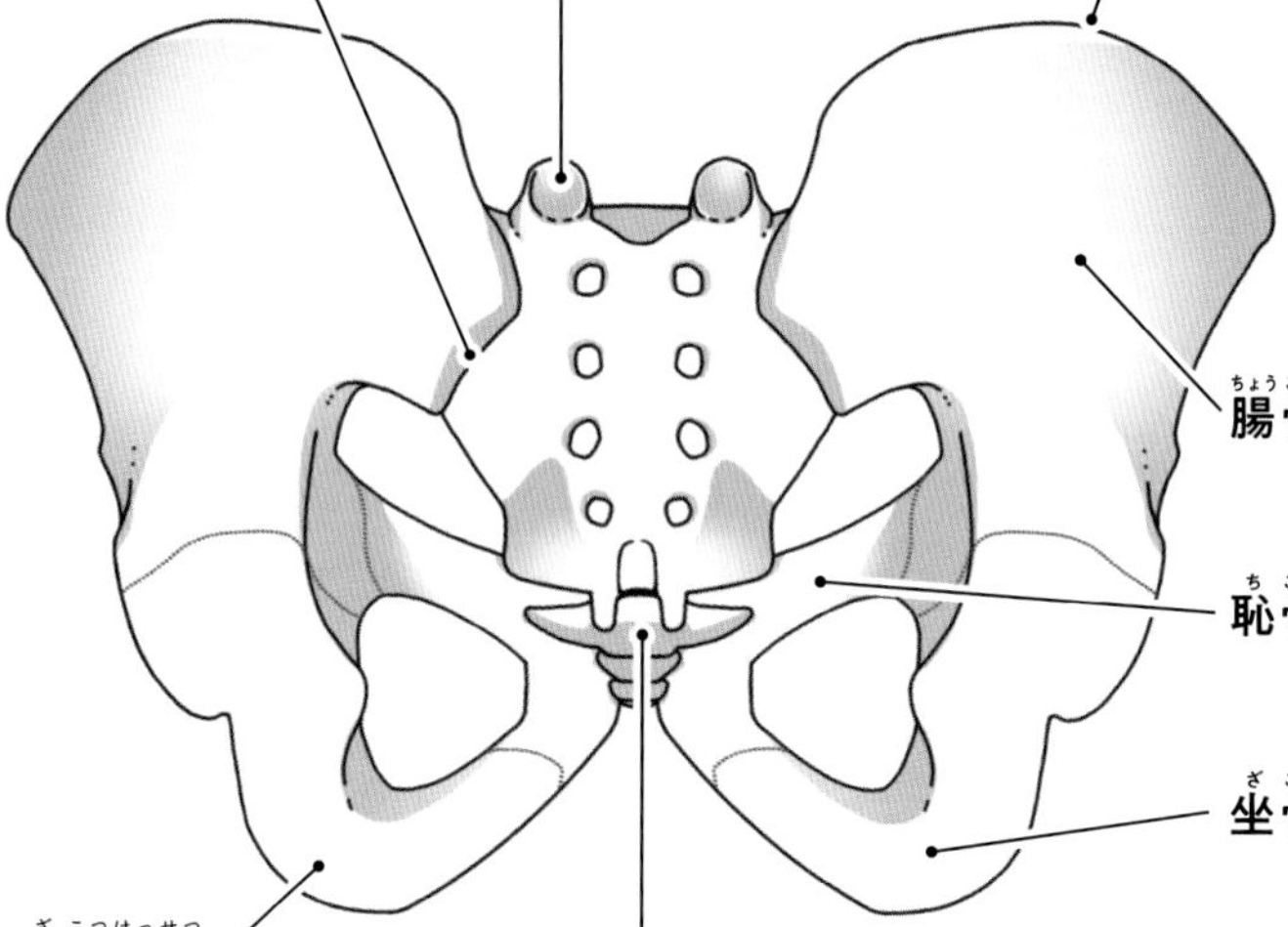

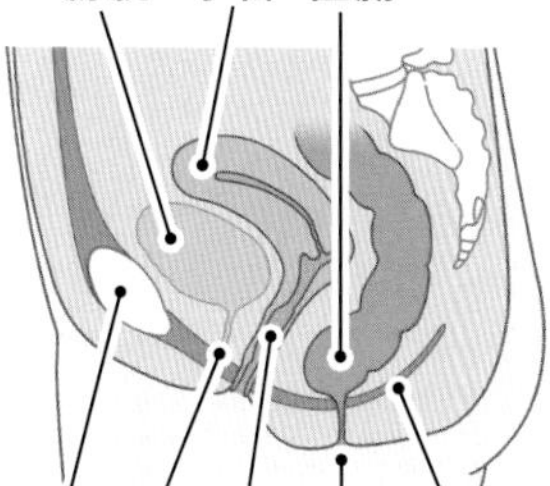

骨盤内の臓器（女性）

膀胱や子宮などの臓器を守る

骨盤の中には、膀胱《ぼうこう》や直腸のほか、女性は子宮、男性は前立腺が入っています。骨盤はこれらの**臓器や腹部を通る太い血管などを守っています**。しかし骨盤には底がないので、骨盤《こつばん》底筋群《ていきんぐん》（→P124）と呼ばれるいくつかの筋肉がハンモックのように骨盤の底をふさぎ、内臓を支えています。

また寛骨《かんこつ》には大腿骨《だいたいこつ》がつながり股《こ》関節《かんせつ》をつくります。骨盤は、**走る、跳ぶなどの運動の支点**にもなります。

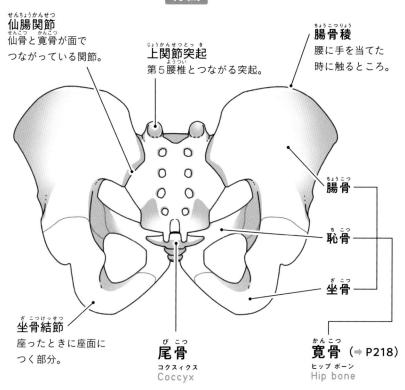

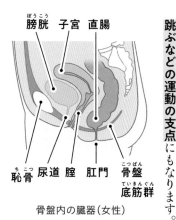

寛骨《かんこつ》（右）　※横から見た図

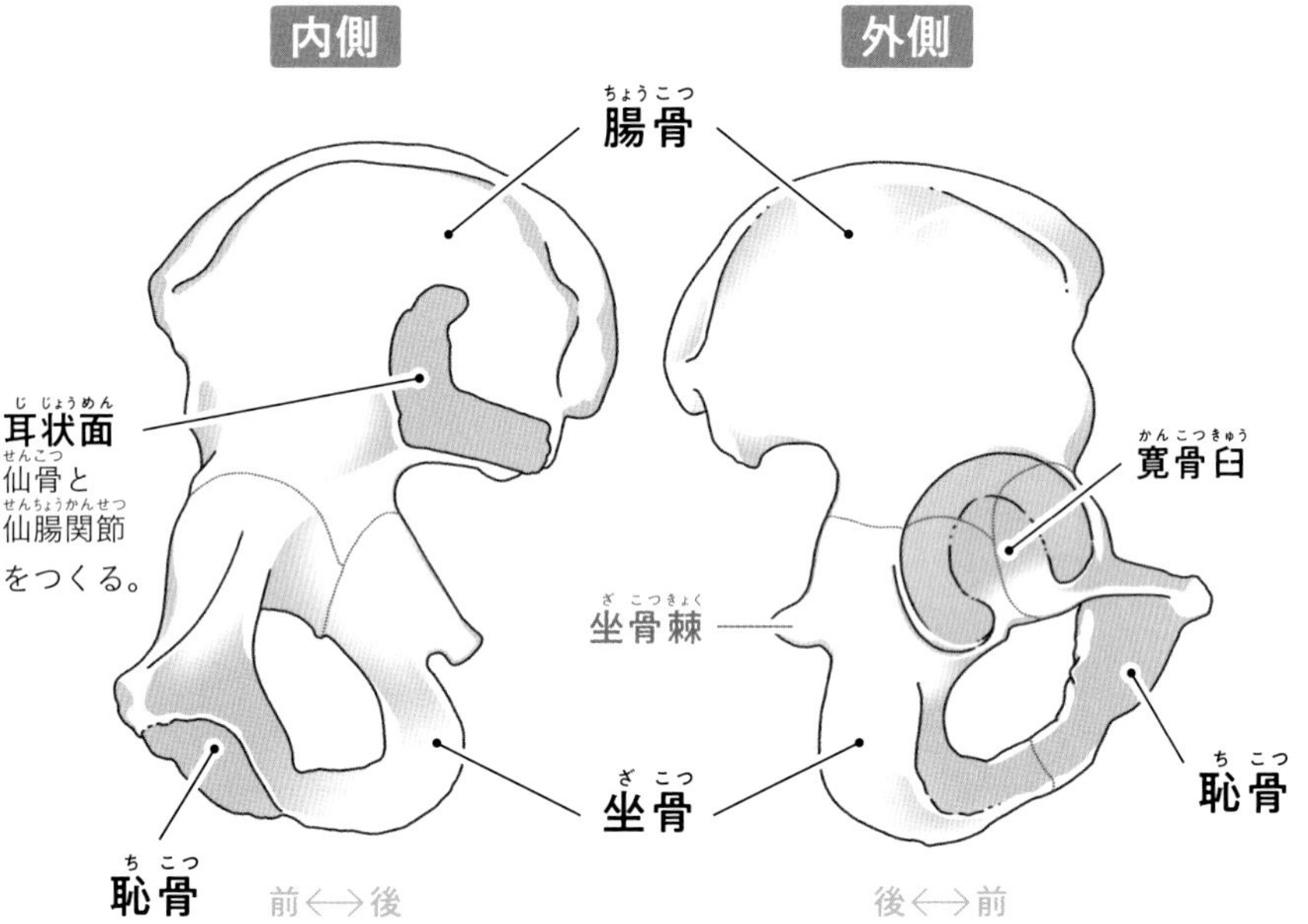

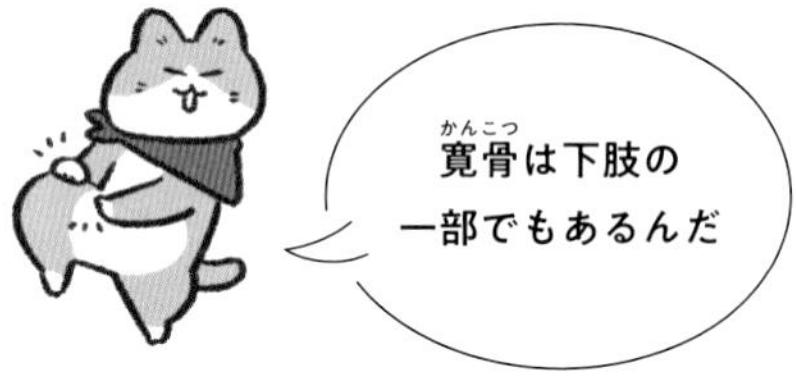

生まれたときの寛骨《かんこつ》はつながっていない

仙骨《せんこつ》の両側につながって骨盤を構成している骨が寛骨《かんこつ》です。**赤ちゃんのときは、腸骨《ちょうこつ》、坐骨《ざこつ》、恥骨《ちこつ》の3つが軟骨でつながった状態**になっていて、成長とともに軟骨が硬い骨に置き換わり、18～20歳頃までに完全に一体化します。

内側にある耳状面《じじょうめん》には、仙骨《せんこつ》がつながり、仙腸関節《せんちょうかんせつ》をつくります。外側の寛骨臼《かんこつきゅう》には大腿骨頭《だいたいこっとう》がはまり込み、股関節《こかんせつ》をつくります。寛骨《かんこつ》臼《きゅう》には深さがあるため、股関節《こかんせつ》は簡単には外れません。

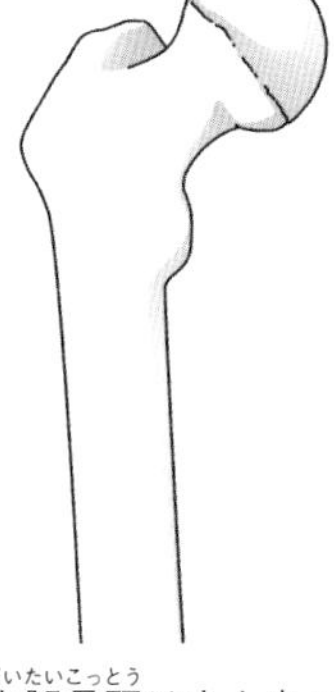

大腿骨頭《だいたいこっとう》はまん丸で、寛骨臼《かんこつきゅう》にすっぽり収まる。

骨盤の形は男女で大きく違う

骨盤の形には男女差があります。**女性の骨盤は、腸骨《ちょうこつ》が両側に開いたように幅広で、男性の骨盤は、腸骨《ちょうこつ》が立ち上がった形**をしています。

女性の骨盤の最大の特徴は、骨盤の中が丸く、広くなっていて、出産に向いた形になっていることです。

また恥骨《ちこつ》の下の縁の部分の角度を恥骨下角《ちこつかかく》といい、ここの角度は女性は90度以上、男性は90度以下で、明確に男女を区別できます。

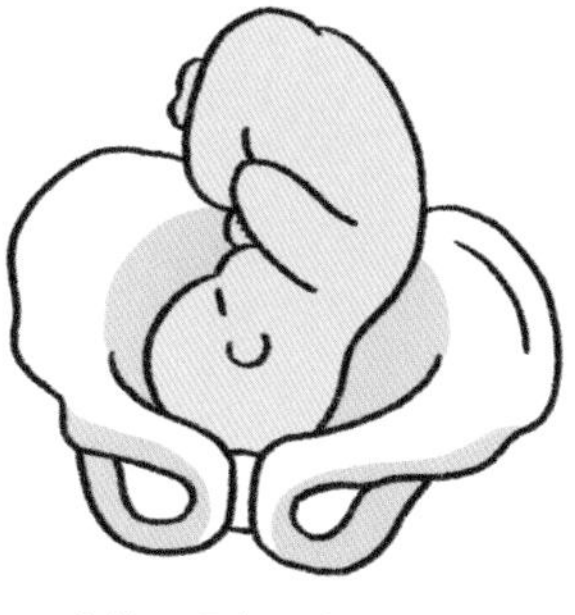

女性の骨盤は赤ちゃんが通れる形になっている。

骨盤の男女差

女性

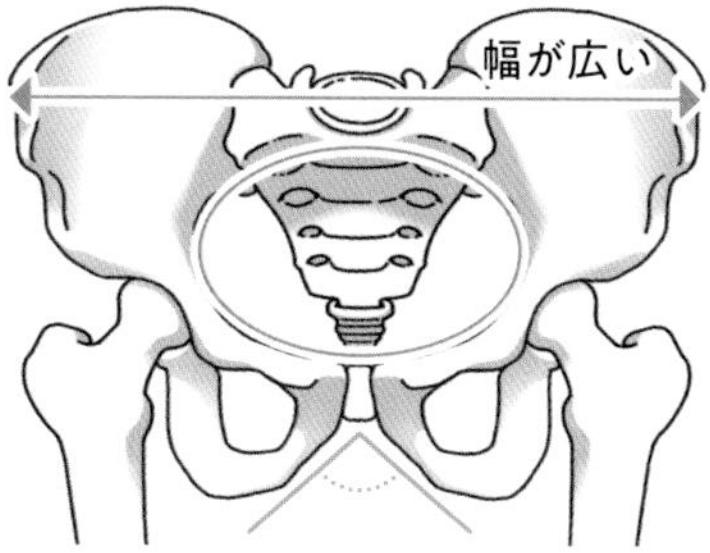

恥骨下角が 90 度以上

男性

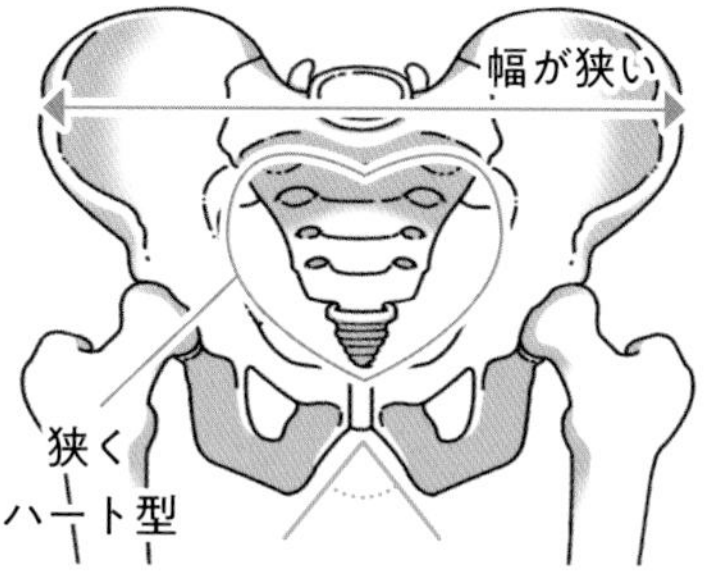

恥骨下角が 90 度以下

知りたい!

白骨遺体の性別判定に役立つ骨の形

骨盤の形の男女差は、白骨遺体の性別判定に役に立っています。古代遺跡などから発掘された人骨は、人種が違っていても、骨盤の形で性別を判定することができるのです。

骨盤以外にも形に男女差があり、性別判定に利用される骨があります。それは頭の骨です。女性の頭蓋骨《とうがいこつ》には、おでこがまっすぐ立ち上がる、眉にあたる部分が盛り上がっていない、乳様突起《にゅうようとっき》が小さい、あごの先端が華奢であるといった特徴があります。

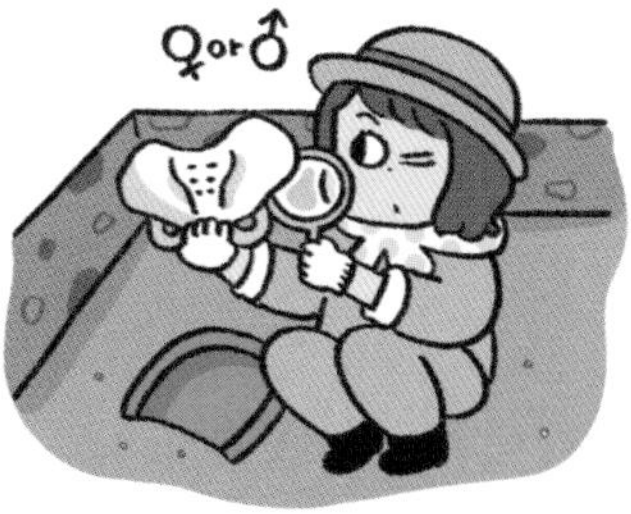

肋骨《ろっこつ》／胸骨《きょうこつ》

カゴ状の構造で肺や心臓を守る

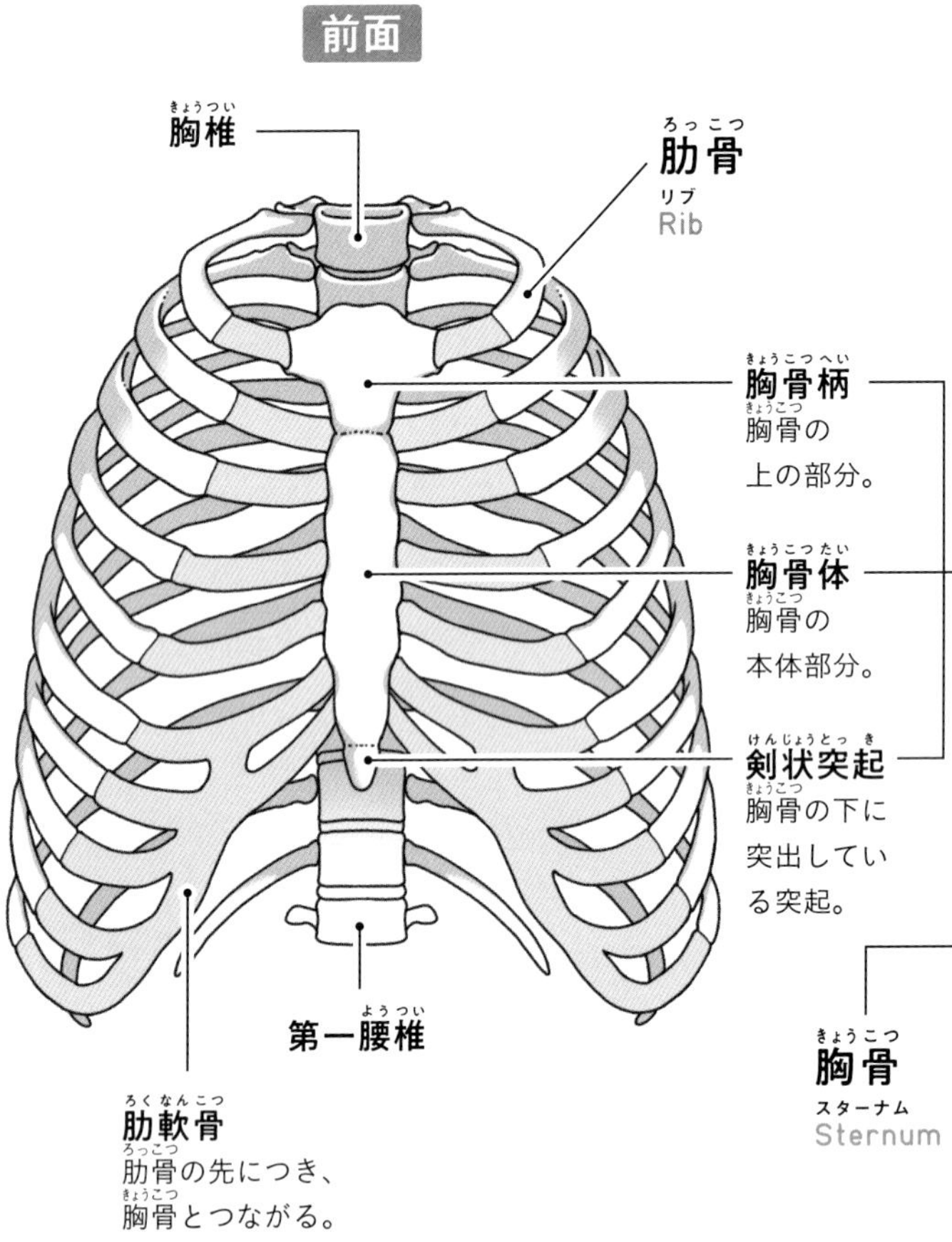

12対の肋骨《ろっこつ》、胸骨《きょうこつ》、胸椎《きょうつい》からなる胸郭《きょうかく》

肋骨《ろっこつ》は12対24本あります。胸骨《きょうこつ》は胸の中央の平らな骨です。肋骨《ろっこつ》は、背中側で胸椎《きょうつい》につながっていて、両脇から前に回り込み、途中で肋軟骨《ろくなんこつ》につながってから、胸骨《きょうこつ》につきます。**この肋骨《ろっこつ》と胸骨《きょうこつ》、胸椎《きょうつい》でできるカゴ状の構造を胸郭《きょうかく》**といい、肺や心臓を守り、呼吸を行うのに重要な役割を果たしています。

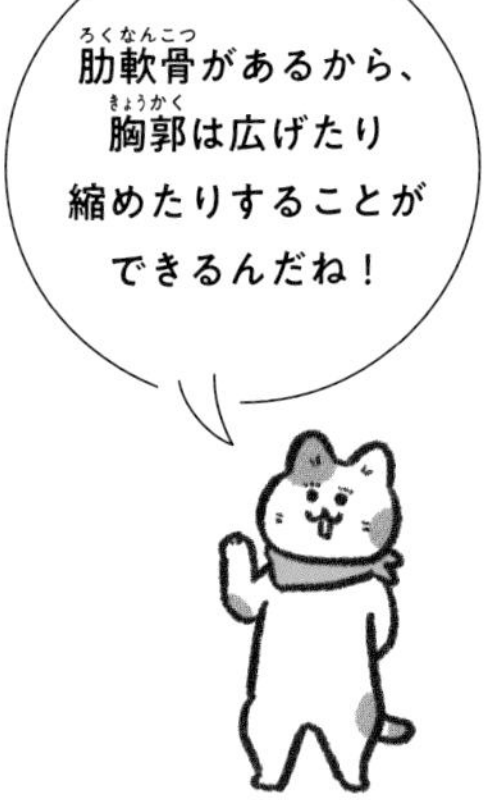
肋軟骨《ろくなんこつ》があるから、
胸郭《きょうかく》は広げたり
縮めたりすることが
できるんだね！

肋骨《ろっこつ》

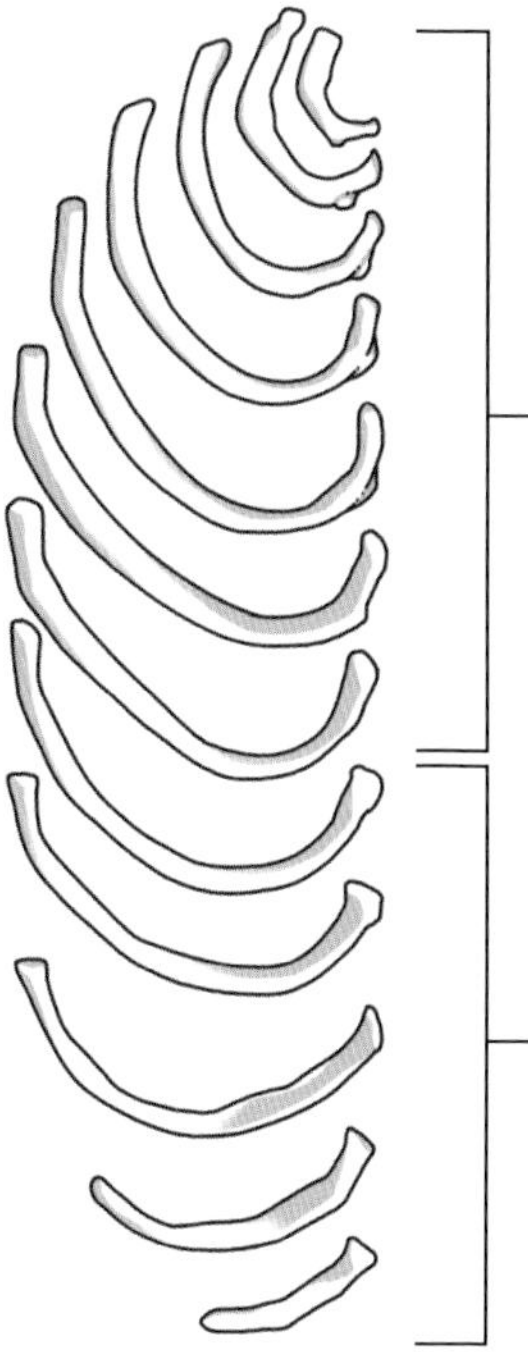

第１～第７肋骨《ろっこつ》
１本ずつ胸椎《きょうつい》から胸骨《きょうこつ》につく。

第８～12肋骨《ろっこつ》
第８～第10肋骨は肋軟骨《ろくなんこつ》が第７肋骨《ろっこつ》のものと合流し、第11・12肋骨《ろっこつ》は背中の途中で終わっている。

12対24本ある。上部と下部の肋骨《ろっこつ》は小さく、中央のものは長い。

胸骨《きょうこつ》

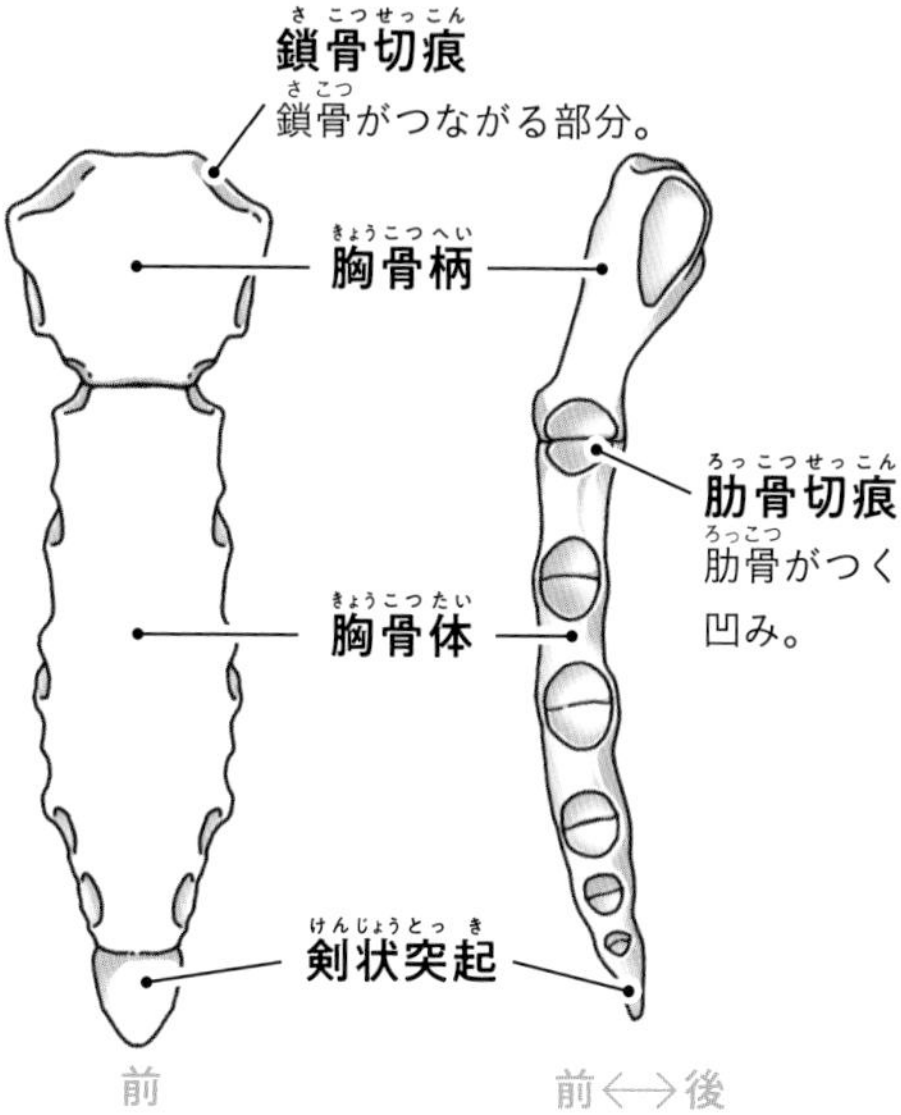

鎖骨《さこつ》がつき、上肢の動きの支点となる胸骨《きょうこつ》

胸骨柄《きょうこつへい》上部の鎖骨切痕《さこつせっこん》は、鎖骨《さこつ》がつながるところです。上肢の骨格と体幹の骨格は、ここだけでつながっています。つまり胸骨《きょうこつ》は、上肢の運動の支点になっているのです。

第1～第7肋骨《ろっこつ》は、1本ずつ肋軟《ろくなん》骨《こつ》を経て胸骨《きょうこつ》につきます。第8～第10肋骨《ろっこつ》は、肋軟骨《ろくなんこつ》とつながったのち第7肋骨《ろっこつ》のものと合流しています。また第11・第12肋骨《ろっこつ》は途中で途切れ、胸骨《きょうこつ》にはついていません。

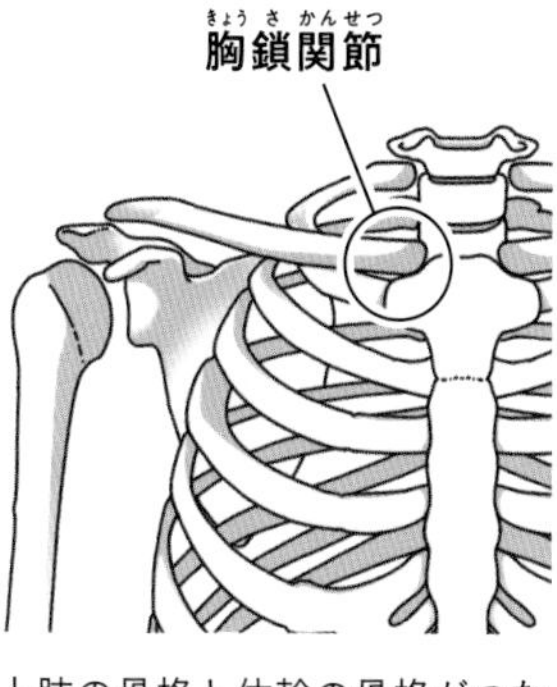

上肢の骨格と体幹の骨格がつながっているのは胸鎖関節《きょうさかんせつ》だけ。

骨と関節の機能
▼肋骨《ろっこつ》
▼胸骨《きょうこつ》

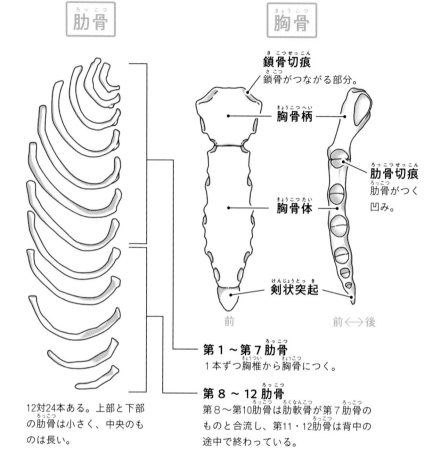

肋骨《ろっこつ》や胸骨《きょうこつ》が守る胸部の臓器

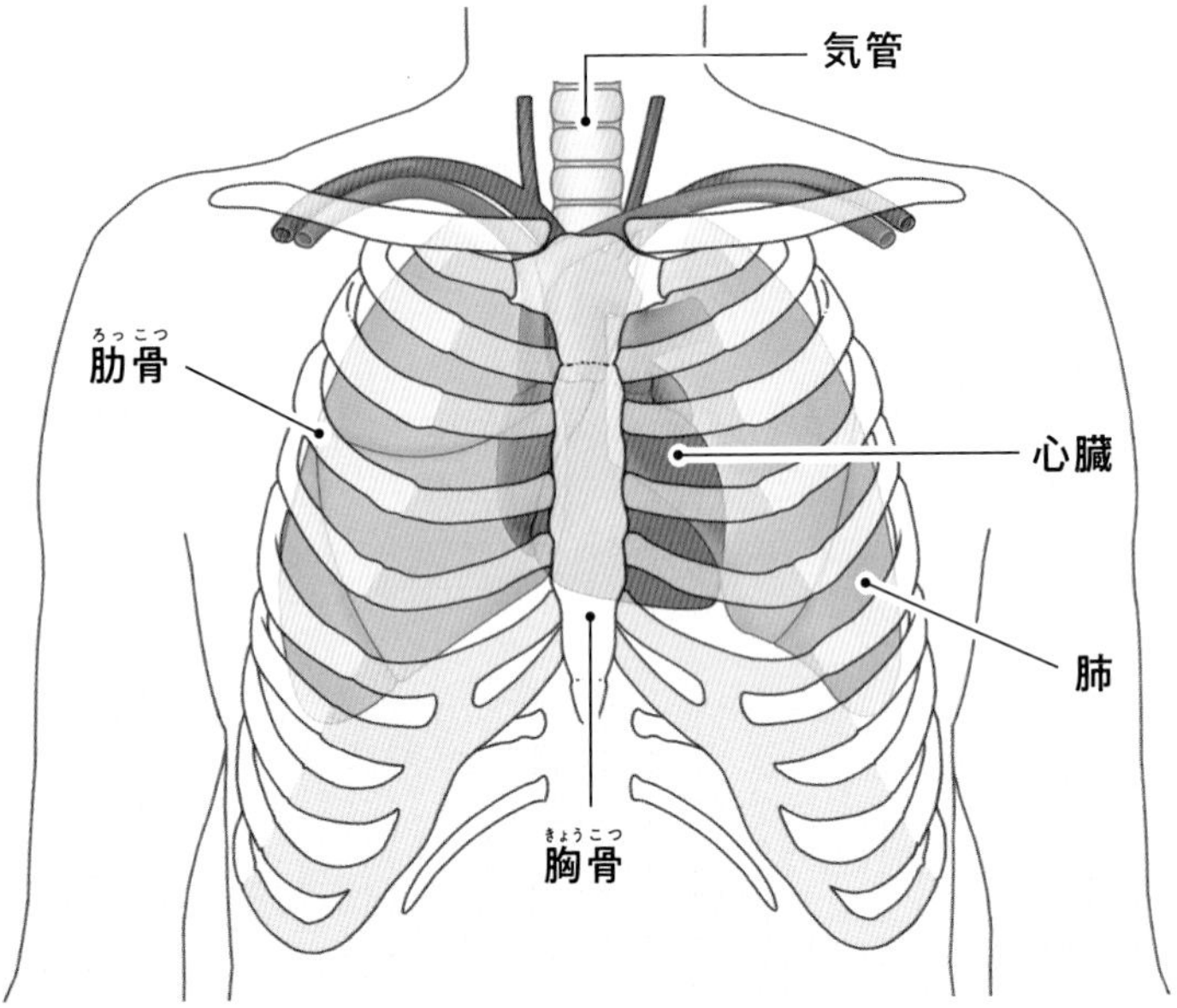

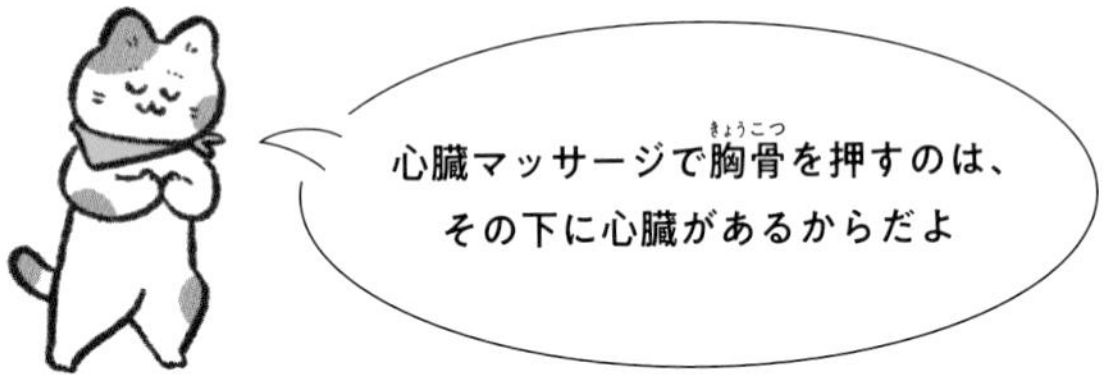

胸の臓器を守る肋骨《ろっこつ》と胸骨《きょうこつ》

肋骨《ろっこつ》と胸骨《きょうこつ》、胸椎《きょうつい》で構成される胸郭《きょうかく》は、**心臓や肺、気管・気管支、心臓に出入りする大きな血管、食道といった大切な臓器を守っています**。

肋骨《ろっこつ》は、呼吸をするのにも必要です。肺は、自力で広がることができません。肺は、肋骨《ろっこつ》や横隔膜《おうかくまく》を動かして胸郭《きょうかく》の容積を変えることで、受動的に広がって息を吸いこんでいるのです（→P72）。

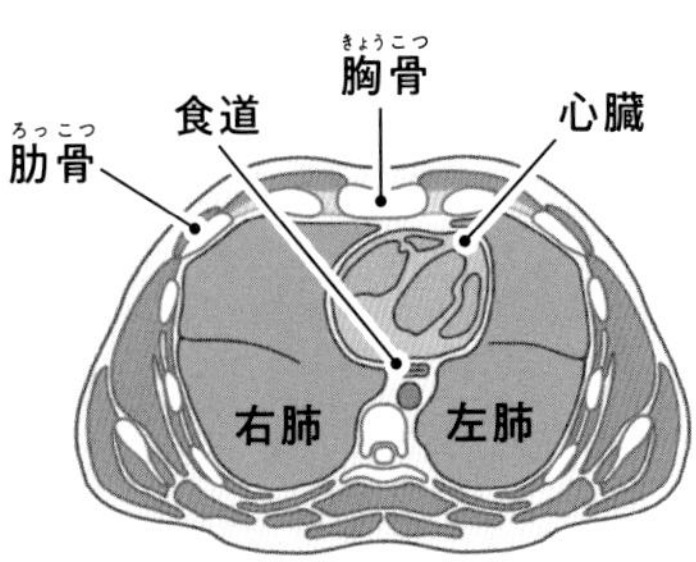

体を下から見た図。
胸郭《きょうかく》が臓器を取り囲んでいる。

知りたい！

人間以外の動物の肋骨《ろっこつ》は何本？

人間の肋骨《ろっこつ》は12対。類人猿の多くが人間と同じです。しかし哺乳類はみんな同じ、というわけではありません。犬は12〜14対、ゾウは19〜20対、ある種のクジラは９対、ナマケモノは24対もの肋骨《ろっこつ》をもっています。

哺乳類以外を見ると、鳥は７〜８対、ヘビは数百対もの肋骨《ろっこつ》をもっています。カエルには肋骨《ろっこつ》がなく、カメのこうらは肋骨《ろっこつ》が変化したものだといわれています。

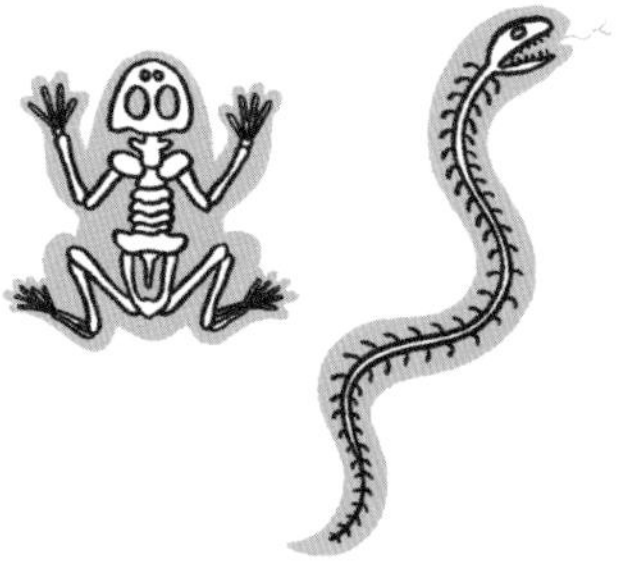

乳幼児の肋骨《ろっこつ》

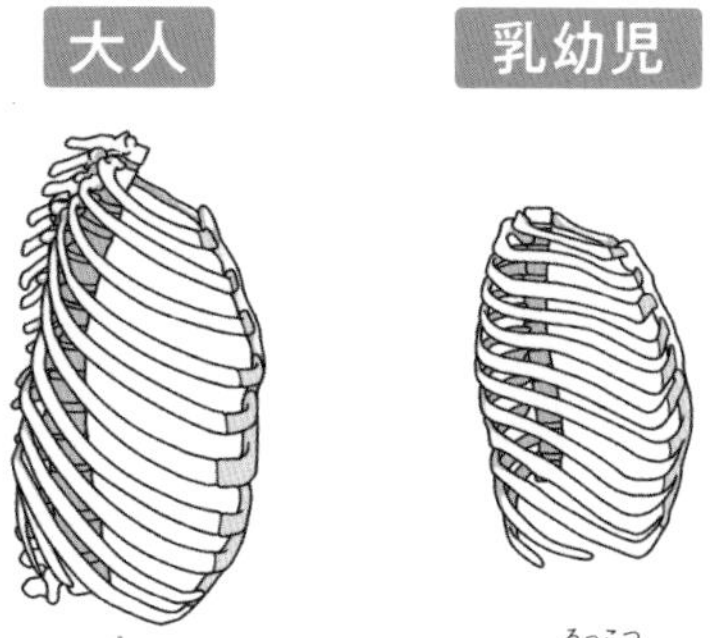

乳幼児の肋骨《ろっこつ》は水平。

大人の肋骨《ろっこつ》の呼吸時の動き

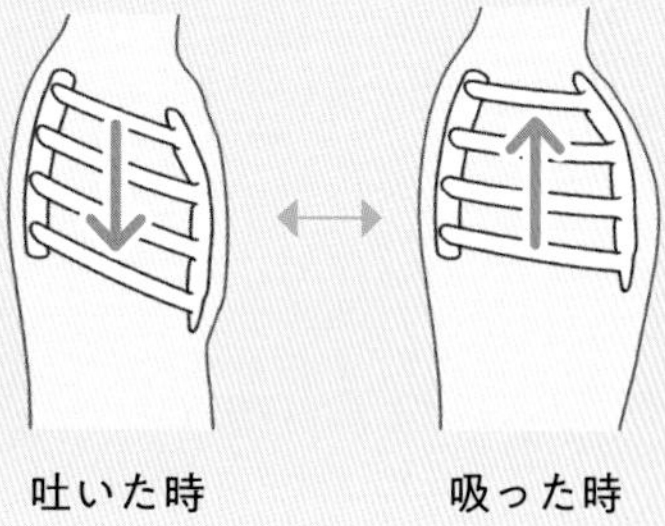

乳幼児は胸式呼吸が苦手

大人の肋骨《ろっこつ》は前方が下がっていて、これを引き上げることで胸の容積が広がり、息が吸いこまれます。それに対し乳幼児の肋骨《ろっこつ》はほぼ水平で、胸の容積を大きく広げることができません。

そのため乳幼児は、胸式呼吸は苦手で、主に腹式呼吸で呼吸をしています。おむつ替えや着替えをするときは、赤ちゃんのお腹をきつく締めすぎないようにしましょう。

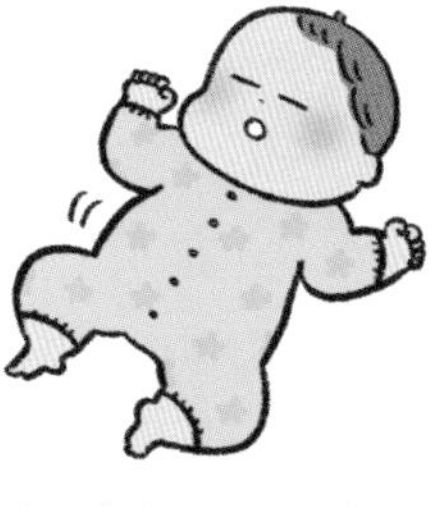

小さい赤ちゃんは、水平に寝たほうがお腹が圧迫されないので呼吸がらく。

上肢の骨

肩から動き可動域が大きい

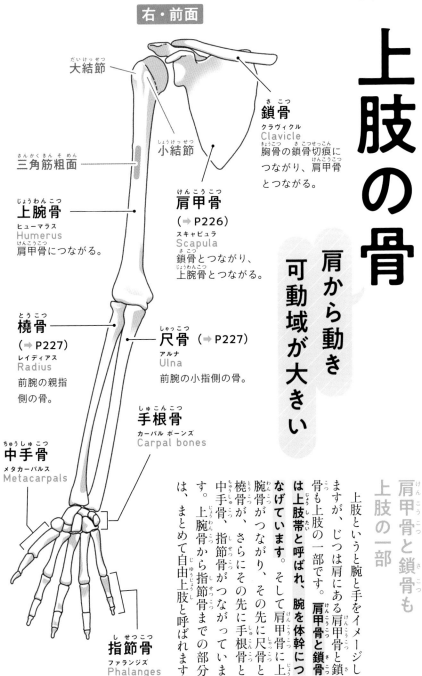

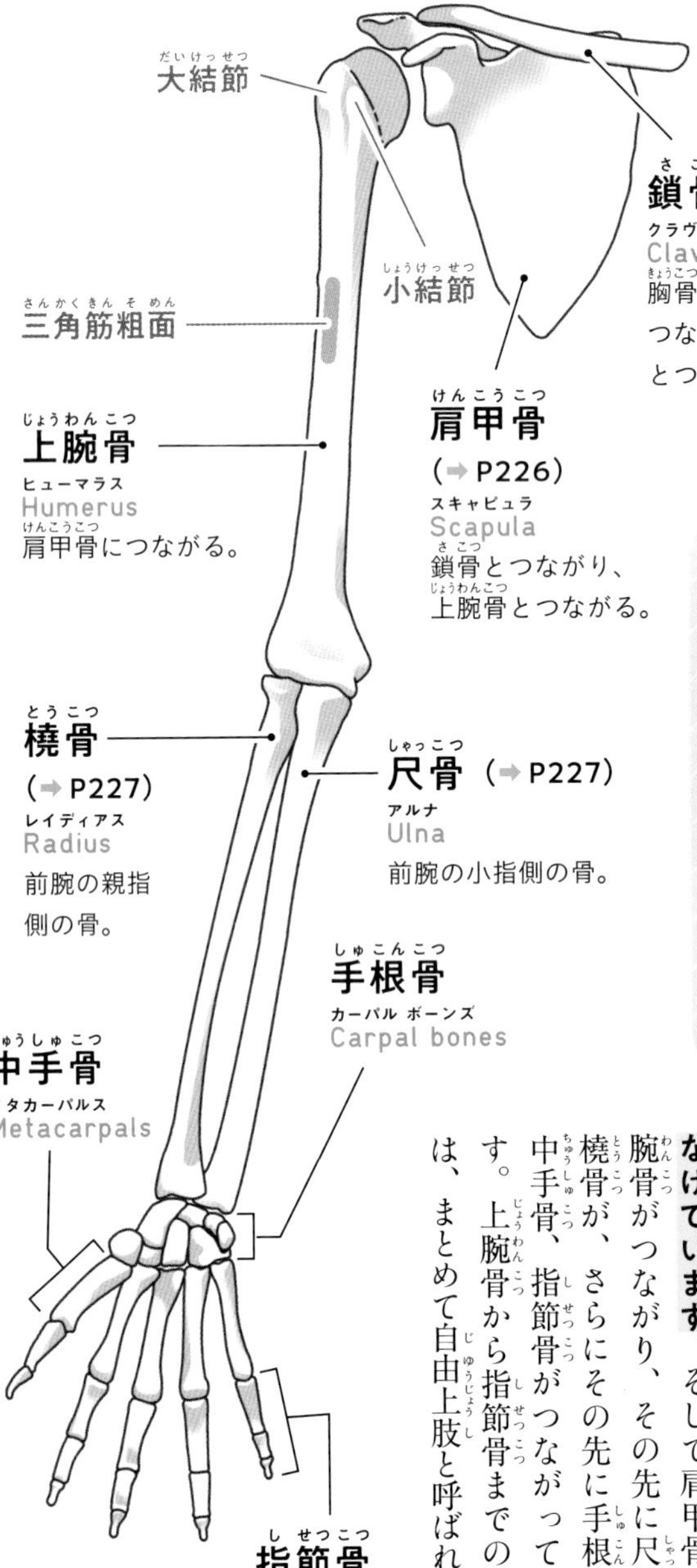

肩甲骨《けんこうこつ》と鎖骨《さこつ》も上肢の一部

上肢というと腕と手をイメージしますが、じつは肩にある肩甲骨《けんこうこつ》と鎖骨《さこつ》も上肢の一部です。**肩甲骨《けんこうこつ》と鎖骨《さこつ》は上肢帯《じょうしたい》と呼ばれ、腕を体幹につなげています。**そして肩甲骨《けんこうこつ》に上腕骨《じょうわんこつ》がつながり、その先に尺骨《しゃっこつ》と橈骨《とうこつ》が、さらにその先に手根骨《しゅこんこつ》と中手骨《ちゅうしゅこつ》、指節骨《しせつこつ》がつながっています。上腕骨《じょうわんこつ》から指節骨《しせつこつ》までの部分は、まとめて自由上肢《じゆうじょうし》と呼ばれます。

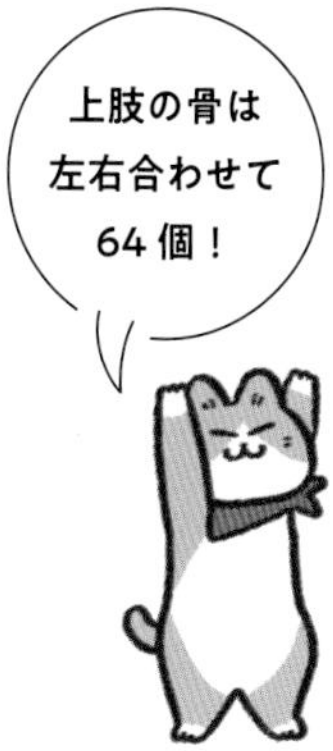

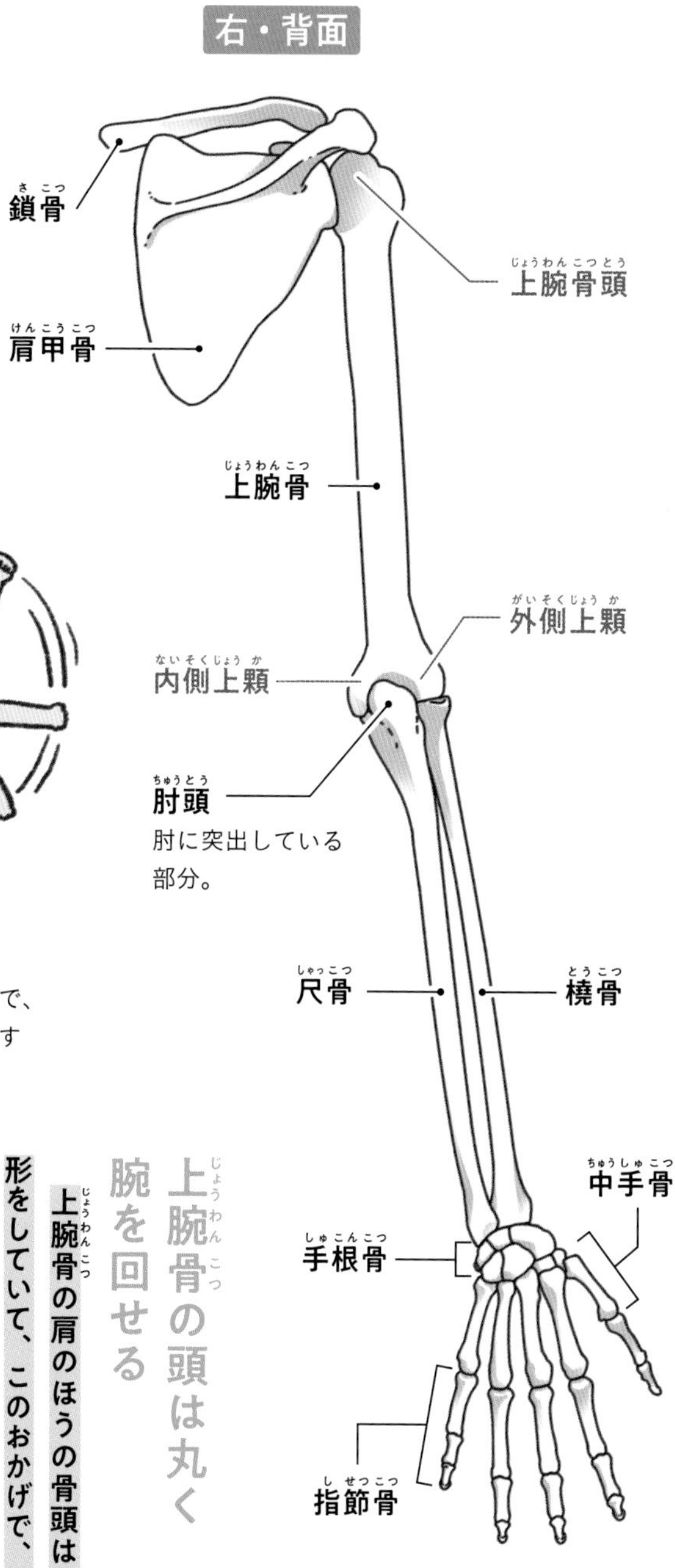

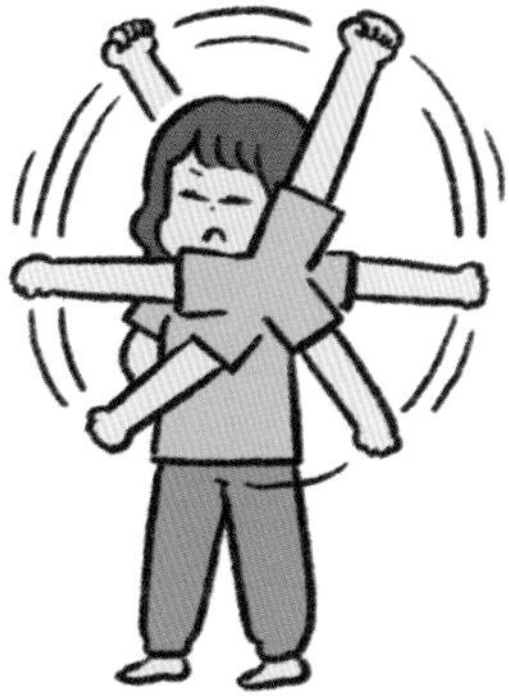

上腕骨頭《じょうわんこっとう》が丸いので、上肢はぐるぐる回すことができる。

上腕骨《じょうわんこつ》の頭は丸く腕を回せる

上腕骨《じょうわんこつ》の肩のほうの骨頭は半球形をしていて、このおかげで、腕はぐるぐる回すことができます。肘のほうの骨頭は太くなっており、先端部分は平坦で、尺骨とつながる部分には2つの隆起があり、この部分は滑車《かっしゃ》と呼ばれます。

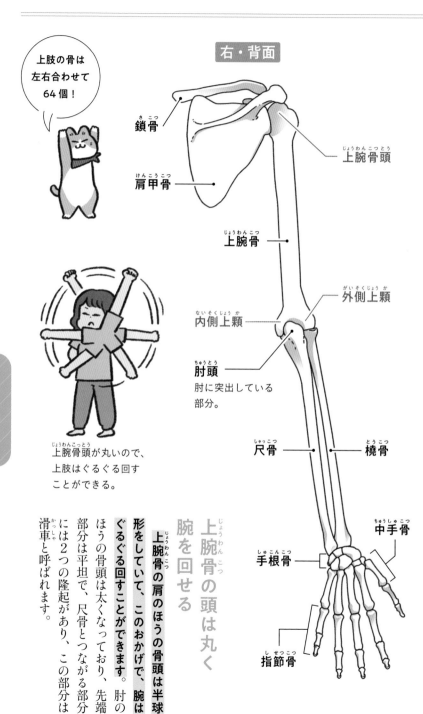

肩甲骨《けんこうこつ》

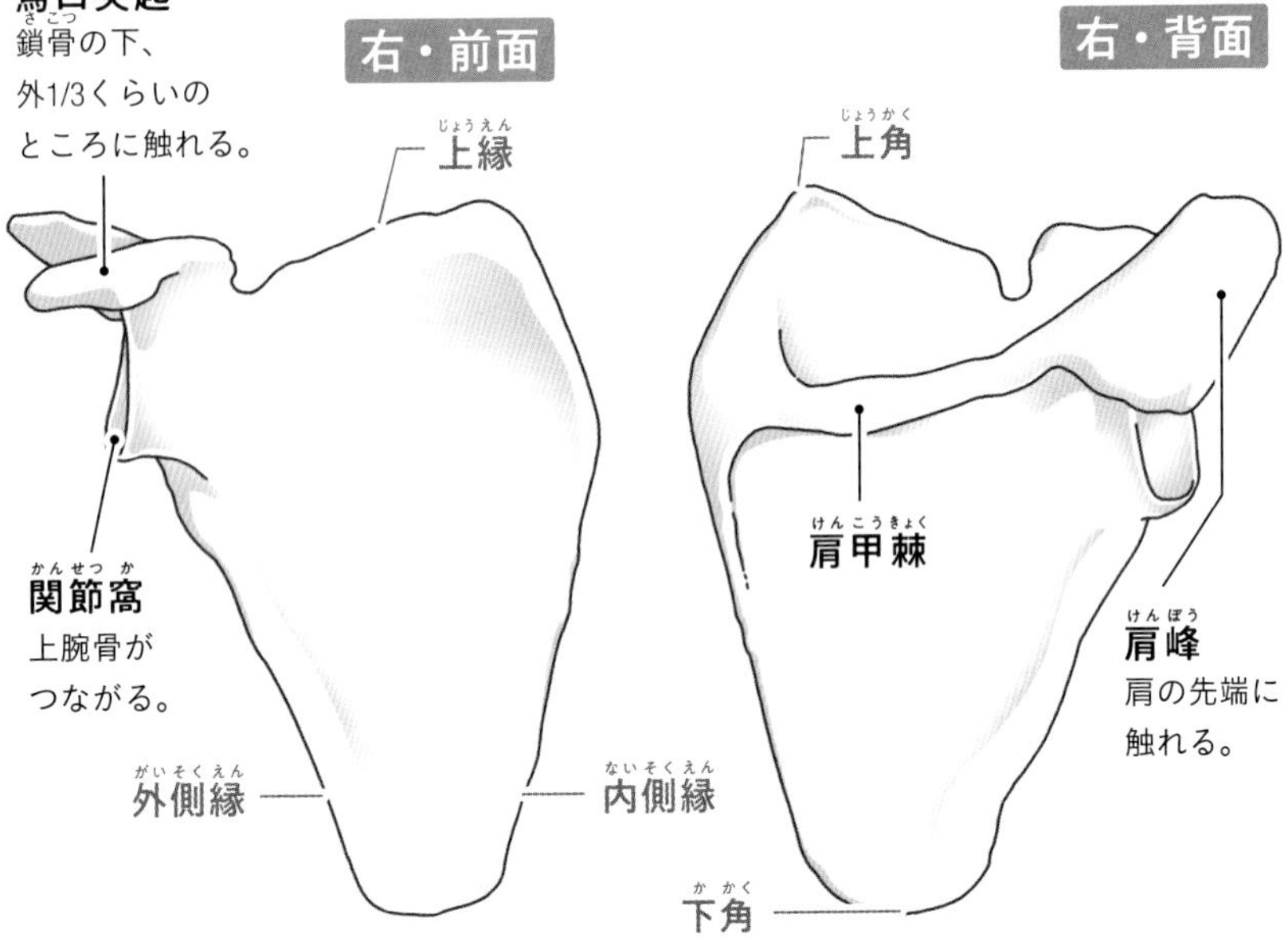

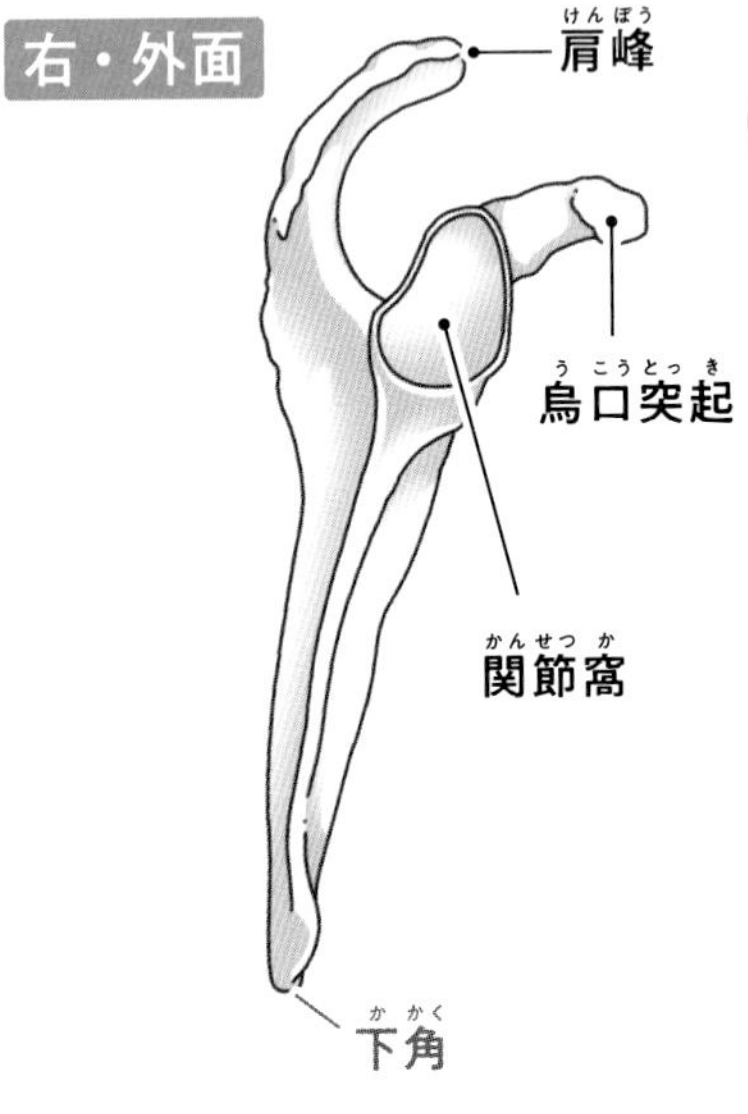

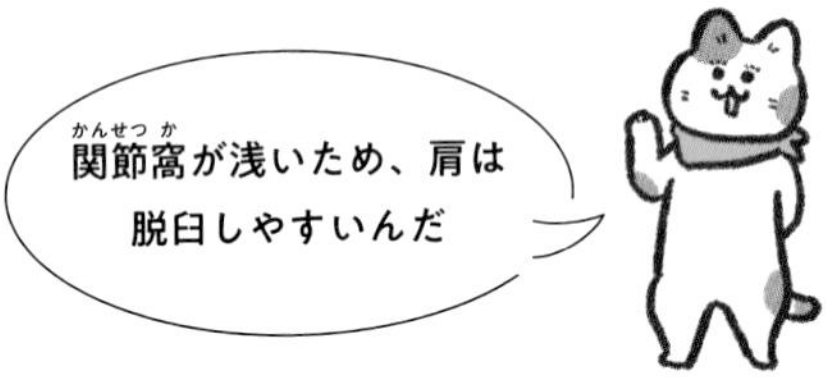

左右の肩の肩甲骨《けんこうこつ》に上腕骨《じょうわんこつ》がつながる

肩甲骨《けんこうこつ》は複雑な形をしています。**三角形の平らな骨の背面に、肩甲《けんこう》棘《きょく》と呼ばれる土手のような出っ張りがあり、その先端に肩峰《けんぽう》が突出しています。**上部の前方に突出する烏《う》口突起《こうとっき》は、鎖骨の下を肩の方に向かって触っていくと見つけることができます。また外側には、上腕骨《じょうわんこつ》がつながる関節窩《かんせつか》があります。

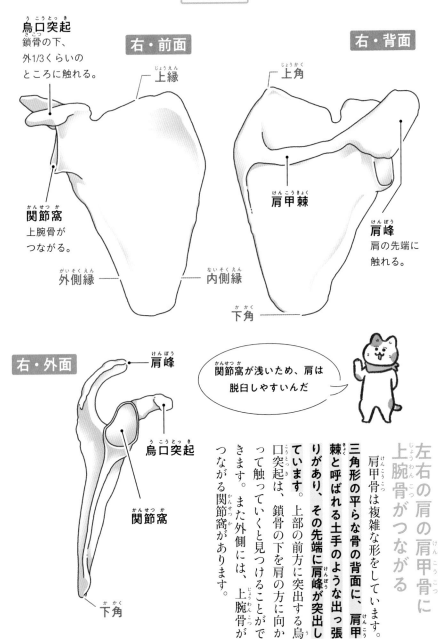

前腕の橈骨《とうこつ》と尺骨《しゃっこつ》

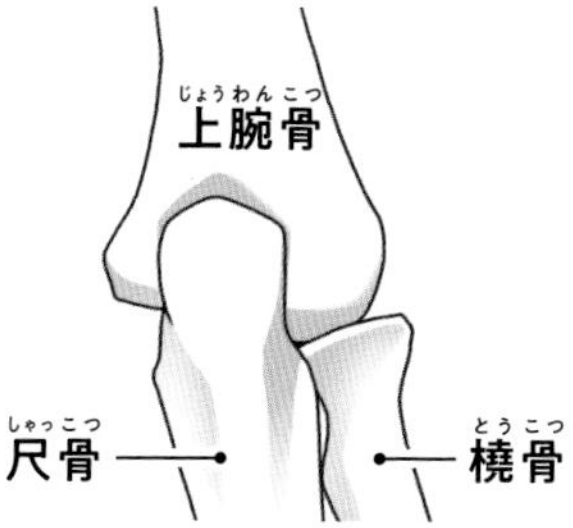

肘の関節は、上腕骨《じょうわんこつ》と尺骨《しゃっこつ》ががっちりと組み合い、尺骨《しゃっこつ》の横に橈骨《とうこつ》が添えられたような構造。

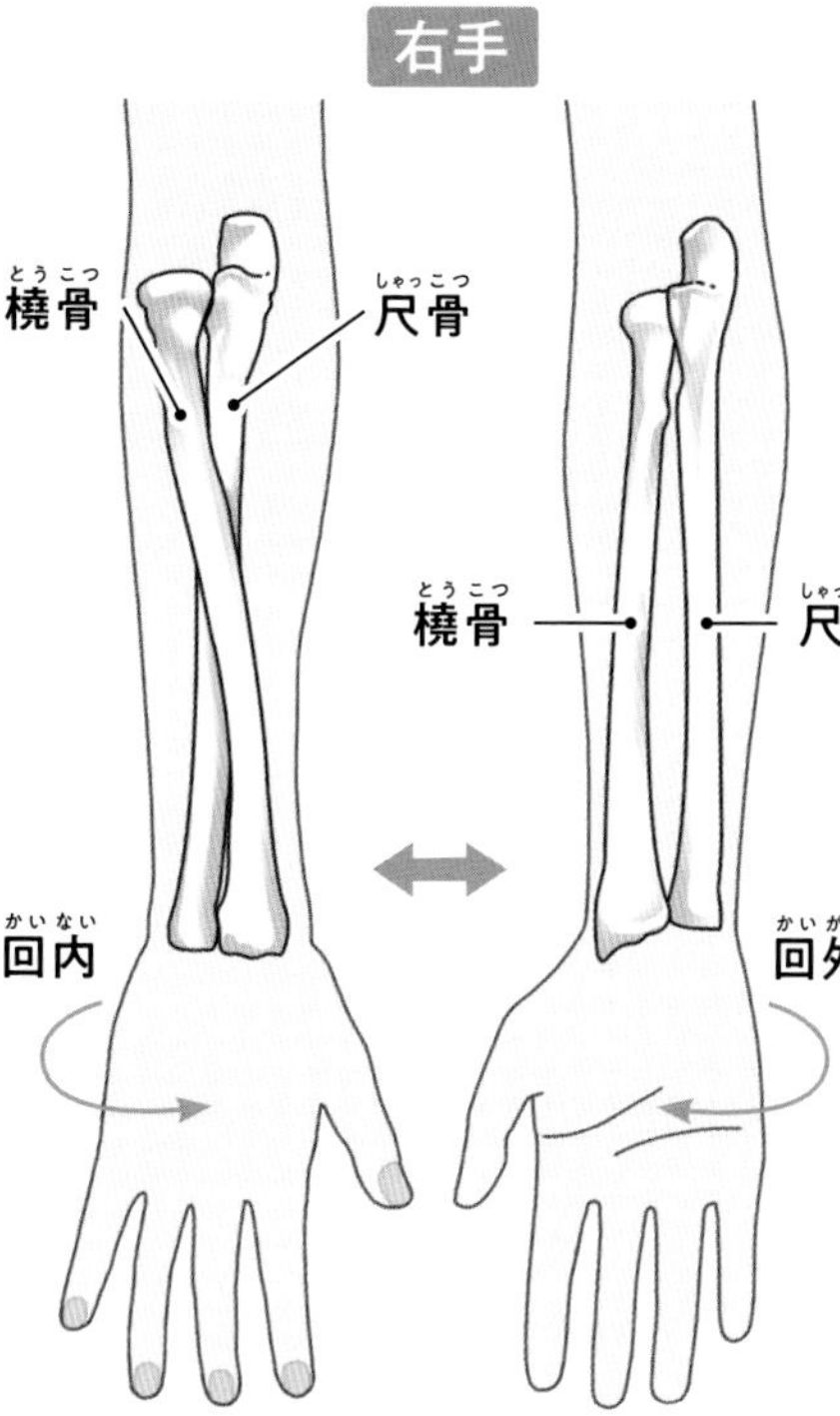

知りたい！

子どもの腕は強く引っ張らないで！

橈骨《とうこつ》の骨頭は野球用バットのグリップのような形をしていて、尺骨《しゃっこつ》についている輪状《りんじょう》靭帯《じんたい》の中に入っています。尺《しゃっ》骨《こつ》と上腕骨《じょうわんこつ》のようにがっちりと組み合っていないため、骨や関節が完成していない子どもの場合、腕を強く引っ張ると、橈骨《とうこつ》の頭が輪状靭帯《りんじょうじんたい》から抜けてしまうことがあります。

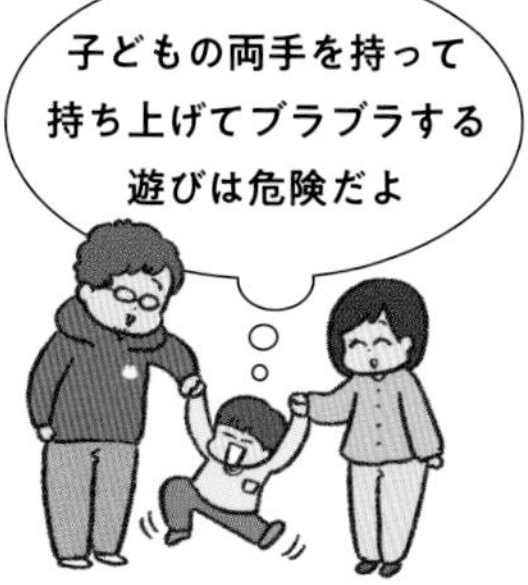
子どもの両手を持って
持ち上げてブラブラする
遊びは危険だよ

前腕が回内できるのは骨が2本あるから

前腕の**小指側には尺骨《しゃっこつ》、親指側には橈骨《とうこつ》**があります。尺骨《しゃっこつ》は、肘側のほうが太く、手首側で細くなっています。一方の橈骨《とうこつ》は、肘側で細く、手首側で太くなっています。

この**2本の骨があるおかげで、前腕は回内《かいない》・回外《かいがい》することができます。**骨が1本だったら、関節を外さない限りひねることはできません。

Hand
ハンド

手の骨

多くの小さい骨が繊細な動きをつくる

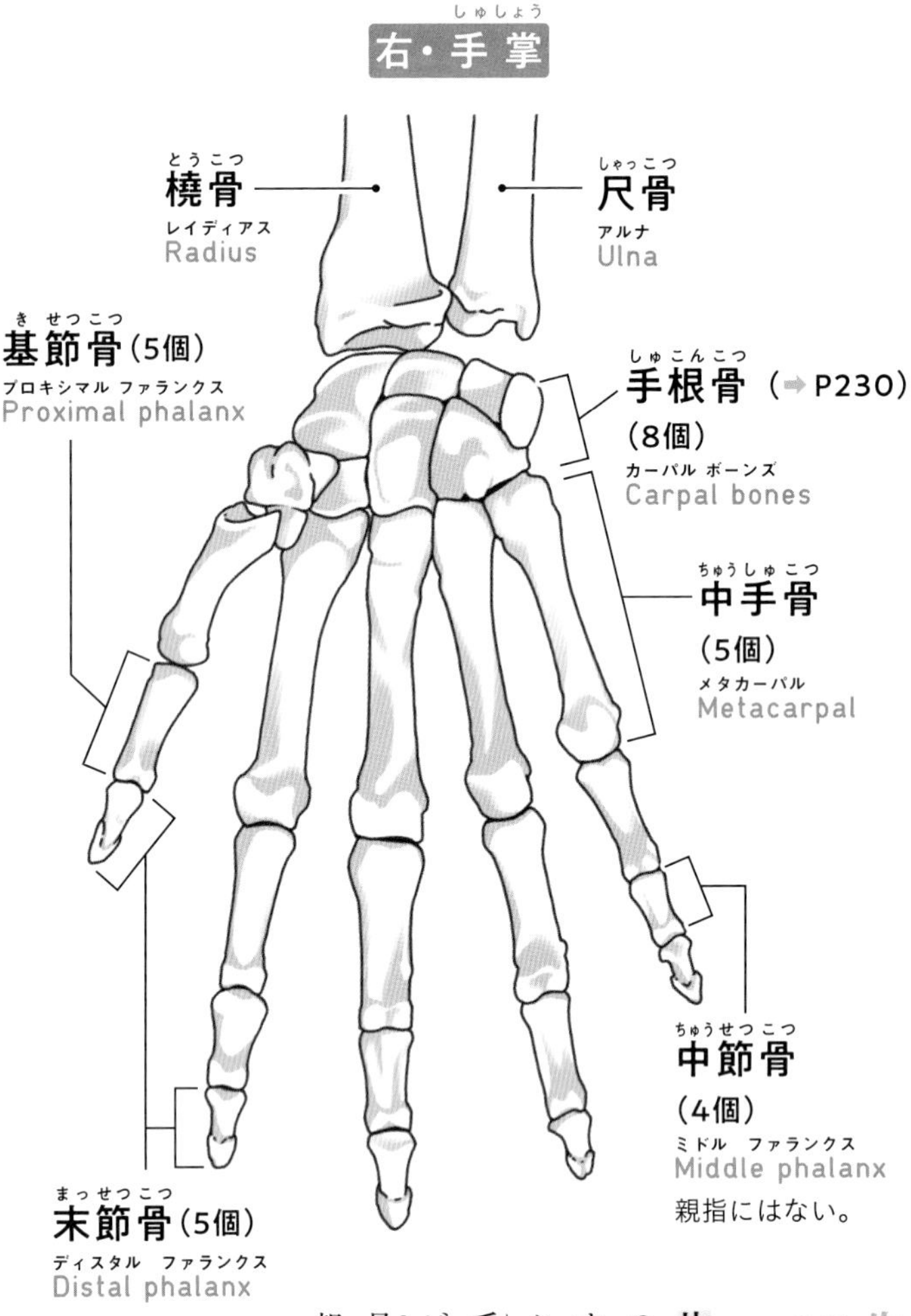

先に行くほど小さい27個の骨

手首より先の「手」の部分には、片手で27個の骨があります。まず手の付け根には8個の手根骨《しゅこんこつ》があります。手根骨《しゅこんこつ》はさまざまな形のブロック状の骨です。その先には5個の中手骨《ちゅうしゅこつ》があり、そのそれぞれに指の骨が続きます。指の骨はそれぞれ基節骨《きせつこつ》、中節骨《ちゅうせつこつ》、末節骨《まっせつこつ》の3つですが、親指だけは中節骨《ちゅうせつこつ》がありません。

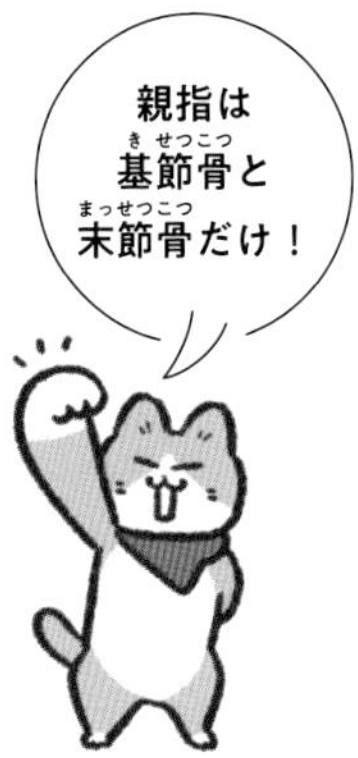

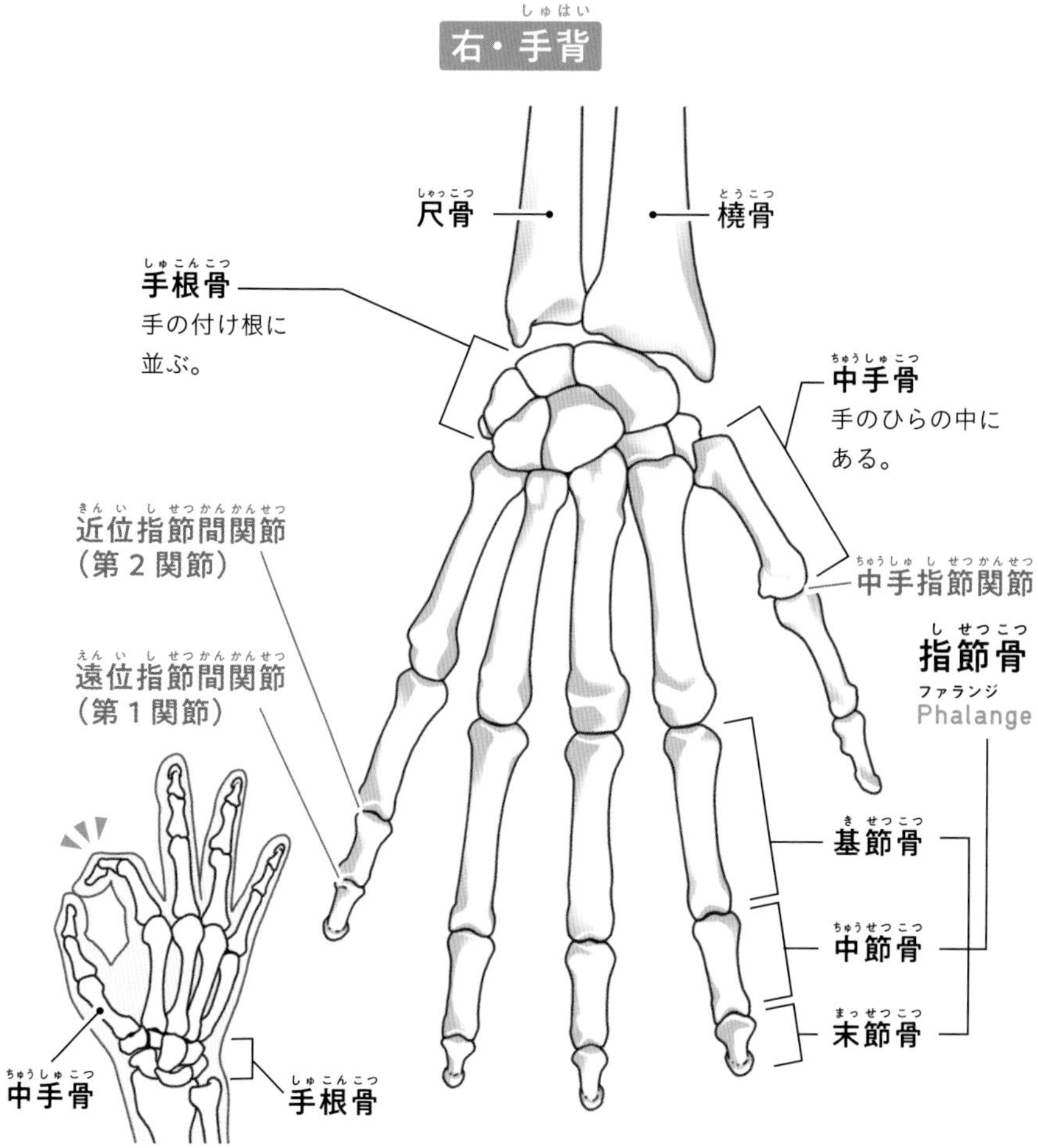

親指だけほかの指と対立する

人さし指から小指までは、手根骨《しゅこんこつ》と中手骨《ちゅうしゅこつ》との関節はわずかにずれる程度に動くだけ。その先の各関節は、中手骨《ちゅうしゅこつ》と基節骨《きせっこつ》の関節のみ少し左右に動きますが、それ以外は曲げ伸ばししかできません。

親指だけは、ほかの指と向かいあわせることができます。この動きを対立といいます。これは、親指の根元の中手骨《ちゅうしゅこつ》がほかの中手骨《ちゅうしゅこつ》とは離れていて、さらに手根骨《しゅこんこつ》との関節が前後と左右に動くからです。

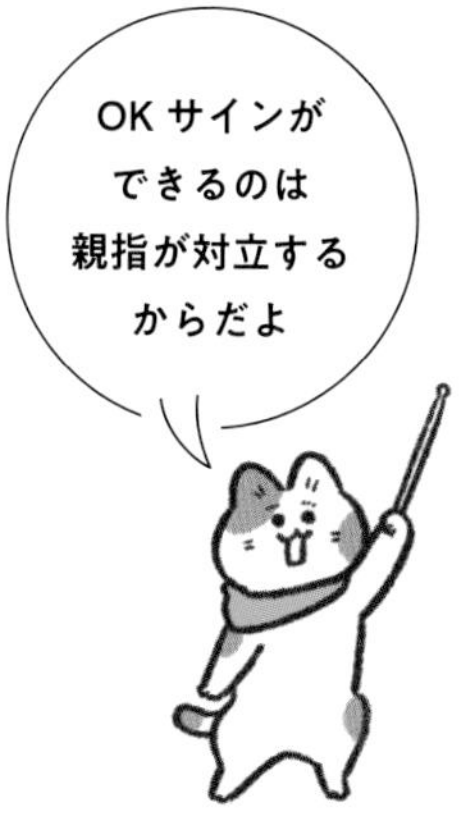
OK サインができるのは親指が対立するからだよ

手根骨《しゅこんこつ》

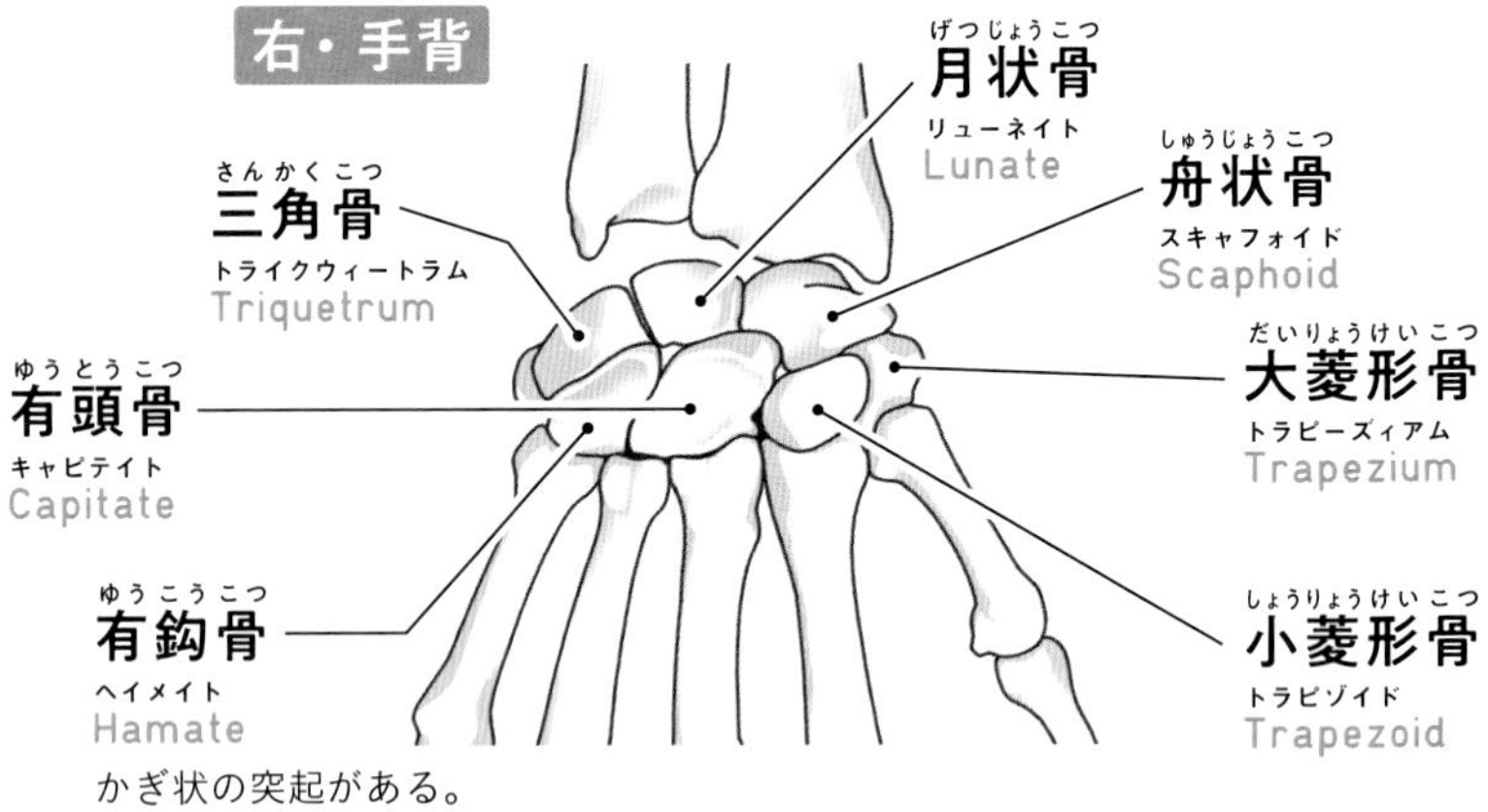

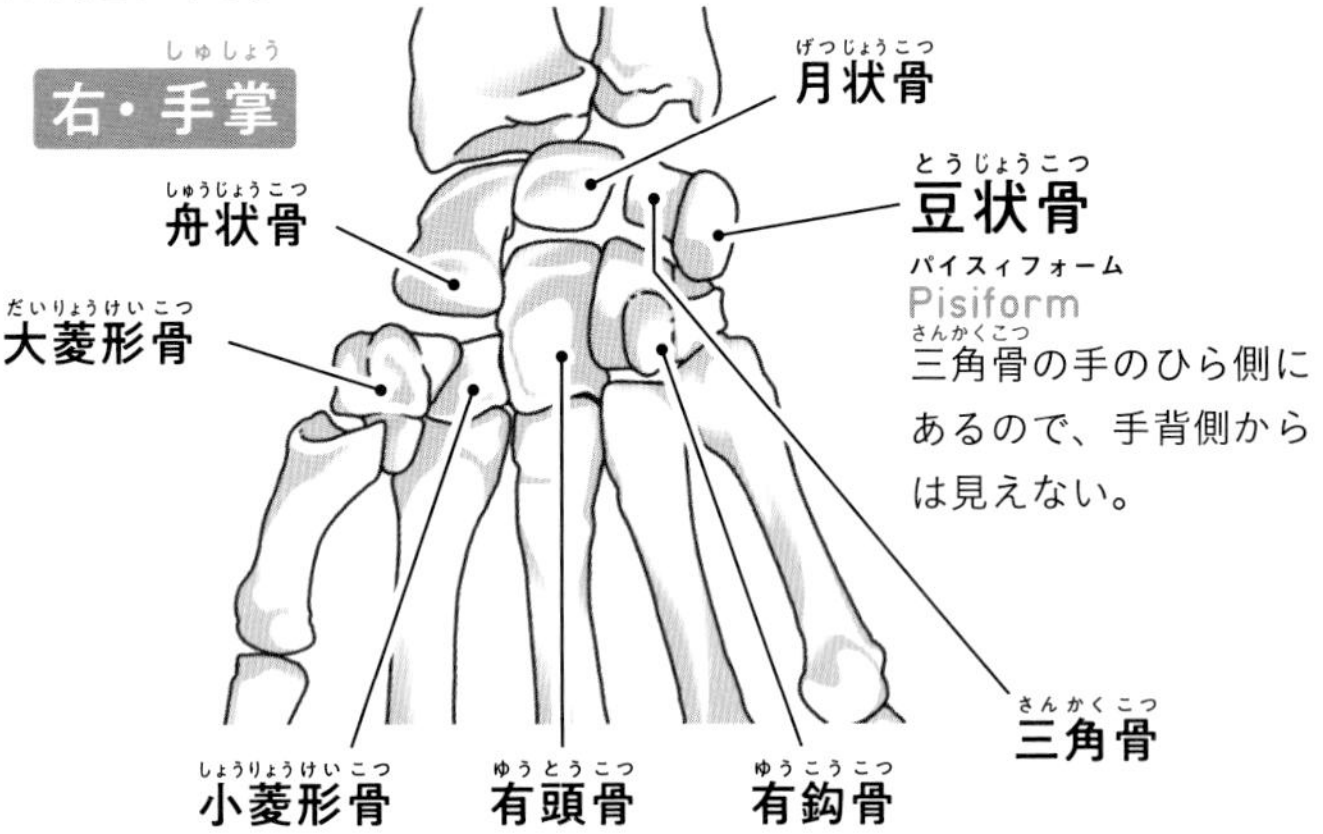

4個ずつ2列に並ぶ8個の手根骨《しゅこんこつ》

手根骨《しゅこんこつ》は手の付け根にあるブロック状の8個の骨です。手首に近いところにある**豆状骨《とうじょうこつ》、三角骨《さんかくこつ》、月状骨《げつじょうこつ》、舟状骨《しゅうじょうこつ》の4個を近位列**といい、その先にあり中手骨《ちゅうしゅこつ》につながる**大菱《だいりょう》形骨《けいこつ》、小菱形骨《しょうりょうけいこつ》、有頭骨《ゆうとうこつ》、有鈎骨《ゆうこうこつ》の4個を遠位列**といいます。

手根骨《しゅこんこつ》は石垣のように並んでいて、ぴったりくっついているように見えますが、近位列と遠位列の間の部分は、ずれる程度に動きます。

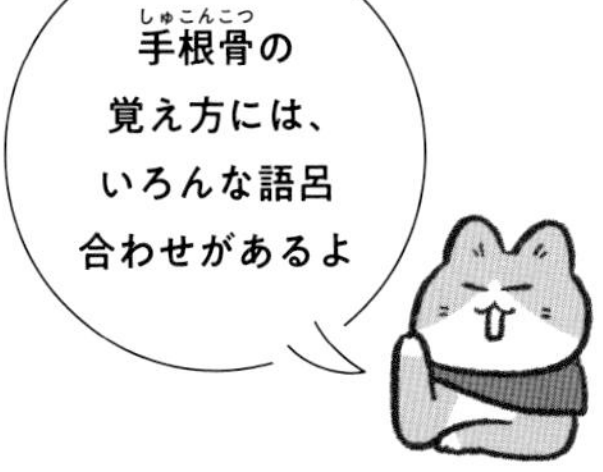

手根骨《しゅこんこつ》の覚え方には、いろんな語呂合わせがあるよ

「**とう・さん・げっ・しゅう・だい・しょう**（あるけど）、**ゆう・こう**（に使えよ）」
（父さん月収大小あるけど、有効に使えよ）

知りたい！

骨年齢測定で有望選手を発掘!?

子どもの手をX線で撮影し、平均値と比較して、骨の成長が何歳くらいに相当するかを評価する骨年齢測定という検査があります。もとは病気を診断するための検査ですが、子どものスポーツの現場で活用されることがあります。例えば、骨年齢から最終的な身長を推定し、将来有望な選手の発掘に役立てたり、運動能力を実年齢ではなく骨年齢で評価し、成長の度合いに合った練習をするよう調整したりするそうです。

赤ちゃんの手の骨

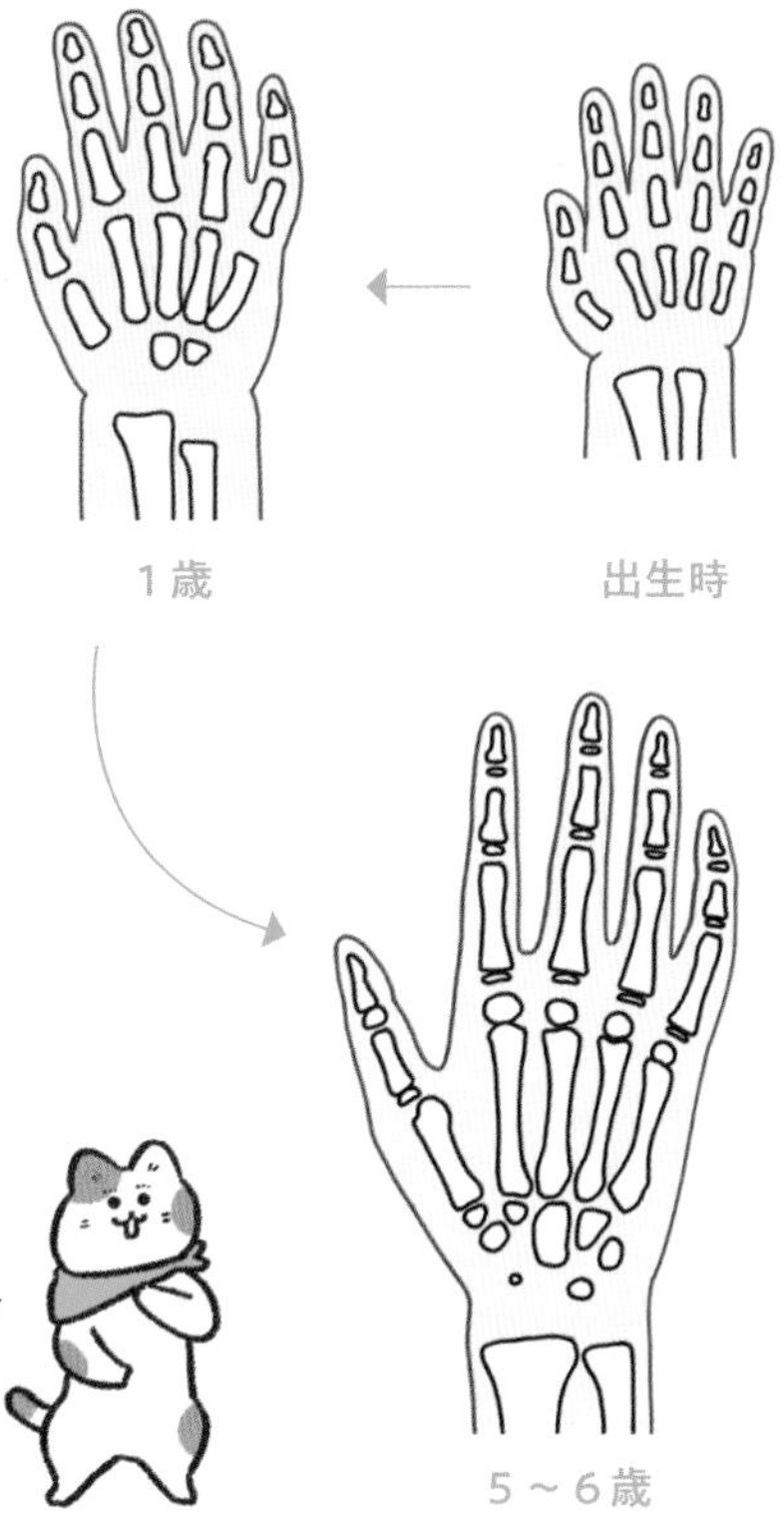

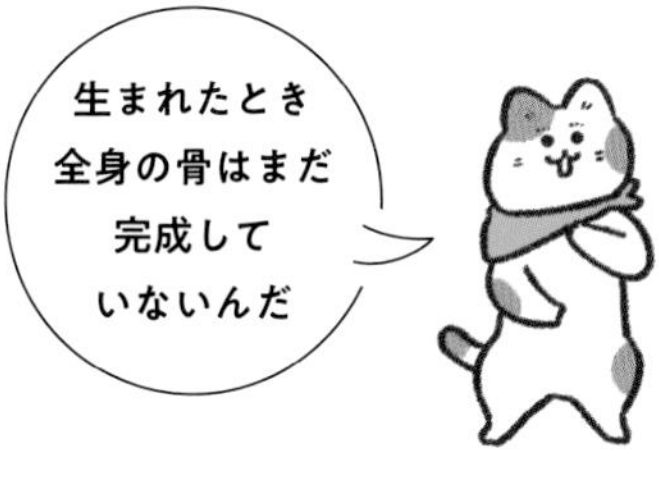
生まれたとき
全身の骨はまだ
完成して
いないんだ

赤ちゃんの手の骨は軟骨部分が伸びていく

赤ちゃんの手をX線で撮影すると、上図のように隙間がたくさんあります。この隙間の部分には軟骨があります。**骨は、骨端《こったん》にある成長板の軟骨が増殖し、その軟骨がかたい骨に置き換わることで成長していきます。**成長が止まり、成長板の軟骨が骨になると、X線では骨端線《こったんせん》と呼ばれる線が見えるようになります。

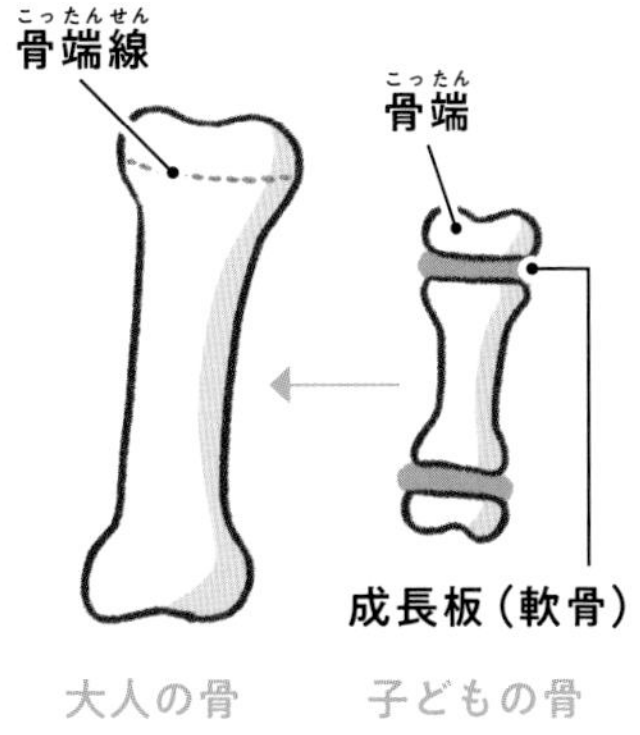

骨は成長板の部分が伸びる。

下肢の骨

大きく強い骨で 立つ、歩く、走る

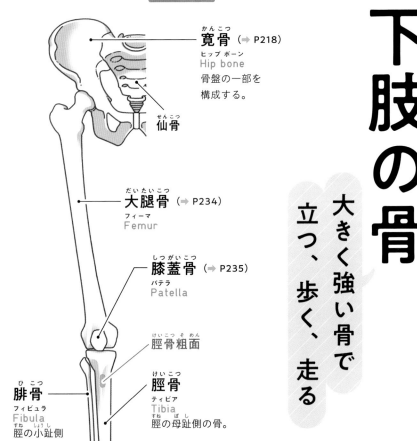

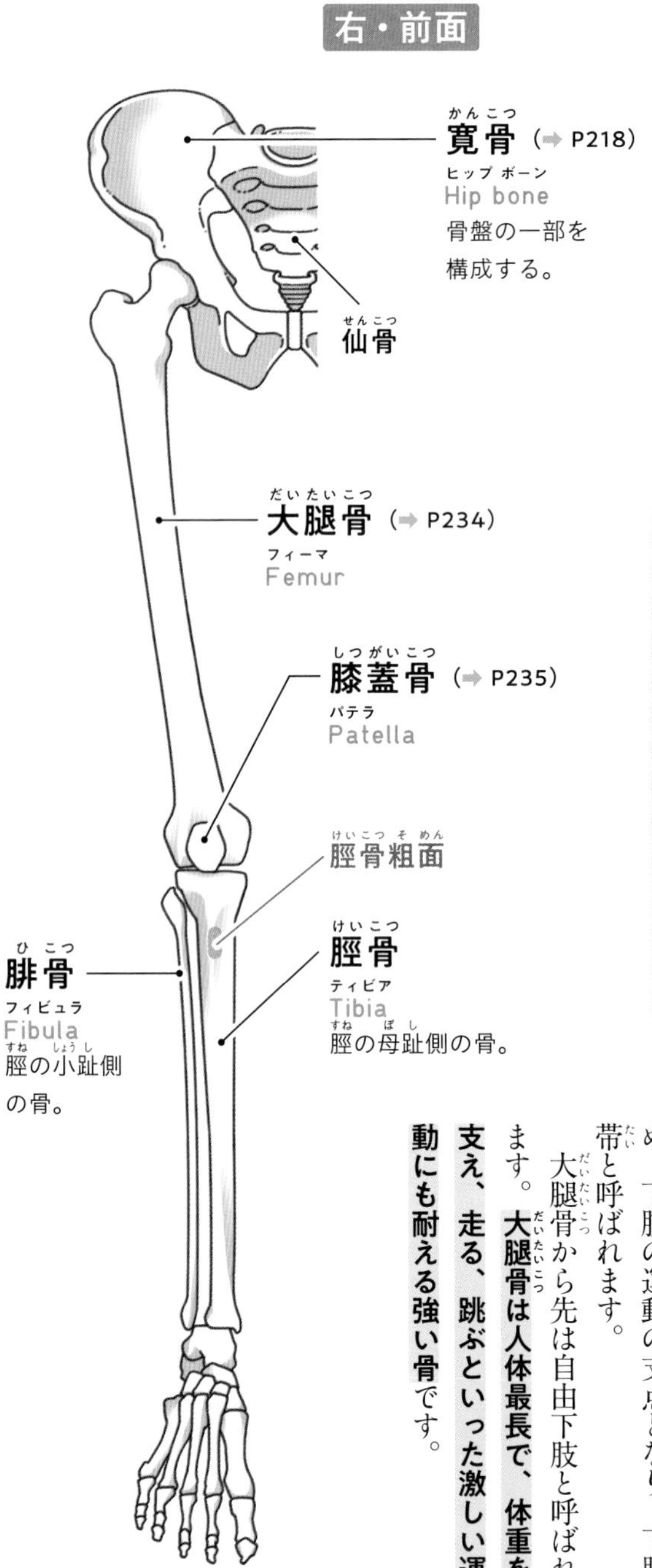

人体最長の骨、大腿骨《だいたいこつ》がある

太ももの部分の大腿《だいたい》と脛の部分の下腿《かたい》、足首から先の足部に、さらに骨盤の寛骨《かんこつ》を加えて下肢といいます。寛骨《かんこつ》は、大腿骨《だいたいこつ》をしっかりと受け止め、下肢の運動の支点となり、下肢帯《かしたい》と呼ばれます。

大腿骨《だいたいこつ》から先は自由下肢と呼ばれます。**大腿骨《だいたいこつ》は人体最長で、体重を支え、走る、跳ぶといった激しい運動にも耐える強い骨**です。

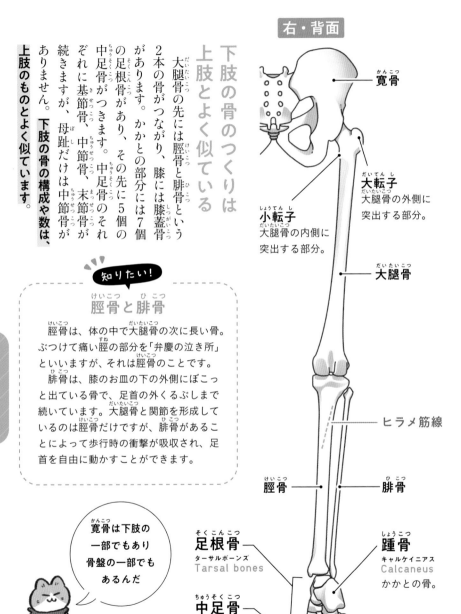

下肢の骨のつくりは上肢とよく似ている

大腿骨《だいたいこつ》の先には脛骨《けいこつ》と腓骨《ひこつ》という2本の骨がつながり、膝には膝蓋骨《しつがいこつ》があります。かかとの部分には7個の足根骨《そくこんこつ》があり、その先に5個の中足骨《ちゅうそくこつ》がつきます。中足骨《ちゅうそくこつ》のそれぞれに基節骨《きせつこつ》、中節骨《ちゅうせつこつ》、末節骨《まっせつこつ》が続きますが、母趾《ぼし》だけは中節骨《ちゅうせつこつ》がありません。**下肢の骨の構成や数は、上肢のものとよく似ています。**

知りたい！

脛骨《けいこつ》と腓骨《ひこつ》

脛骨《けいこつ》は、体の中で大腿骨《だいたいこつ》の次に長い骨。ぶつけて痛い脛《すね》の部分を「弁慶の泣き所」といいますが、それは脛骨《けいこつ》のことです。

腓骨《ひこつ》は、膝のお皿の下の外側にぼこっと出ている骨で、足首の外くるぶしまで続いています。大腿骨《だいたいこつ》と関節を形成しているのは脛骨《けいこつ》だけですが、腓骨《ひこつ》があることによって歩行時の衝撃が吸収され、足首を自由に動かすことができます。

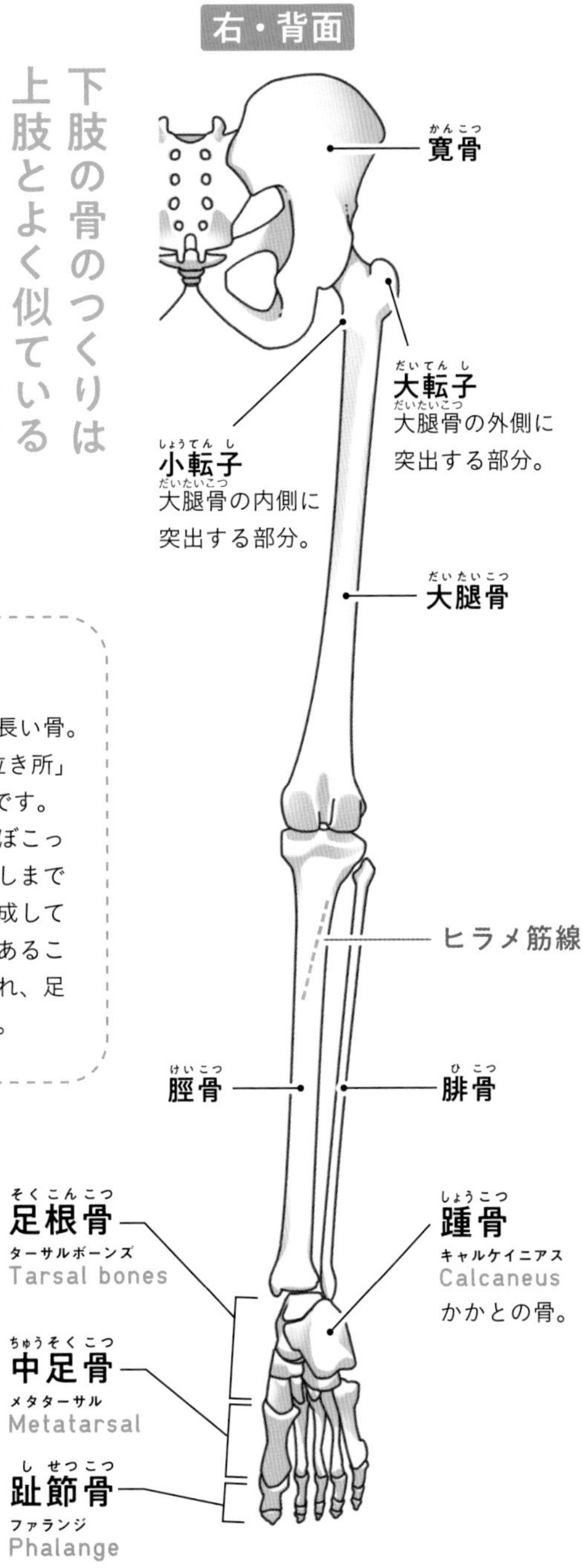

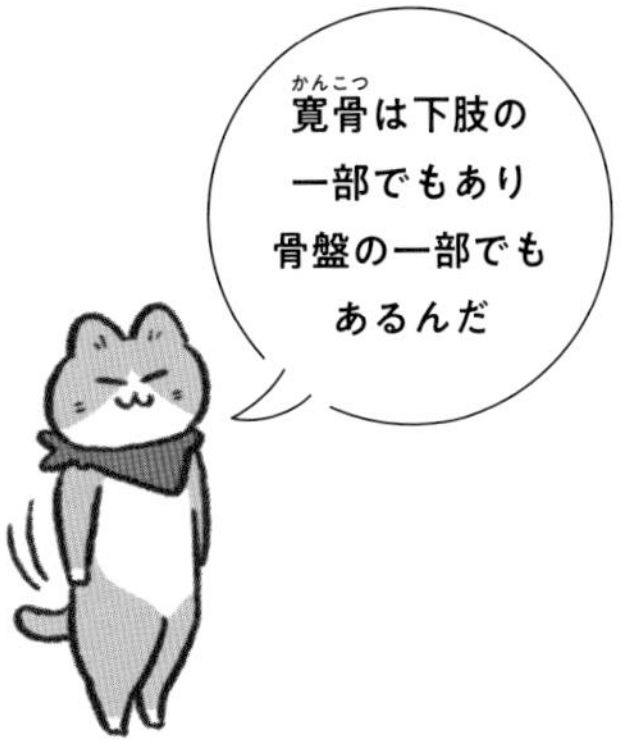
寛骨《かんこつ》は下肢の一部でもあり骨盤の一部でもあるんだ

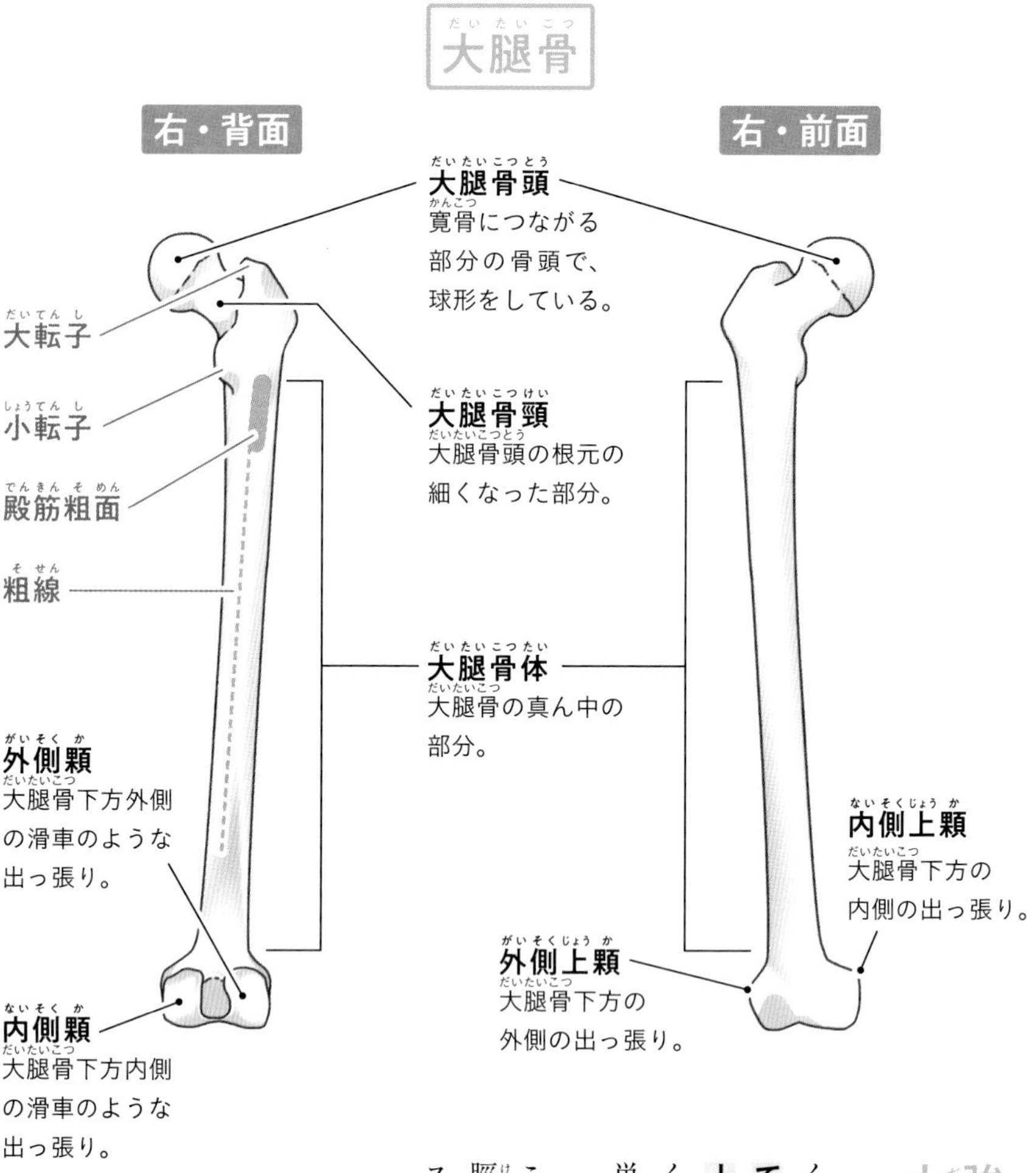

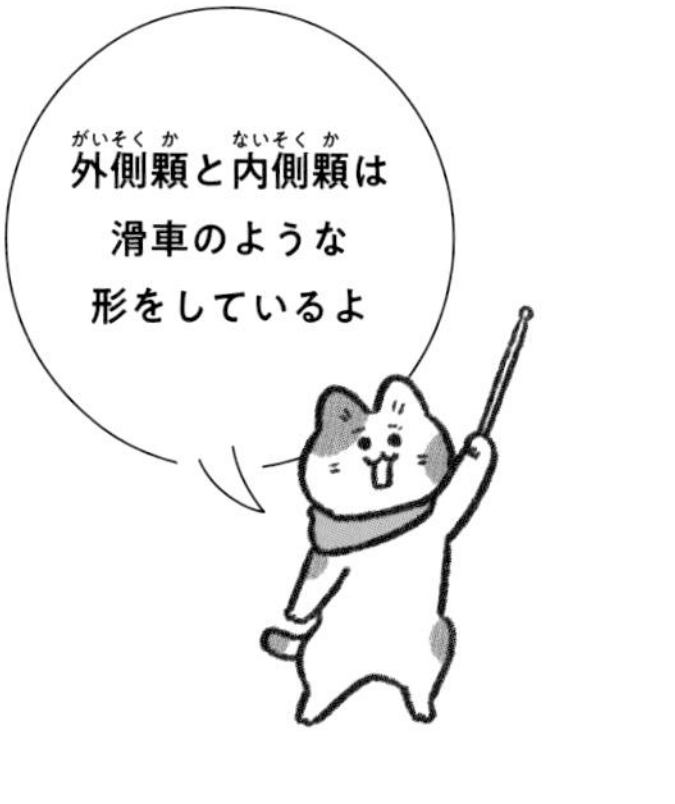

外側顆《がいそくか》と内側顆《ないそくか》は滑車のような形をしているよ

強靭な大腿骨《だいたいこつ》だけど大腿骨頸《だいたいこつけい》は細く弱い

大腿骨《だいたいこつ》は人体のなかでもっとも長く強靭な骨です。しかし**高齢になって骨が弱くなると、大腿骨頸《だいたいこつけい》がウィークポイント**になり、転倒して激しくしりもちをつくと、この部分が簡単に折れてしまいます。

大転子《だいてんし》は、腰の外側にあり触れることができます。外側顆《がいそくか》と内側顆《ないそくか》は脛骨《けいこつ》の上に乗り、膝の曲げ伸ばしをスムーズにしています。

知りたい!

種子骨《しゅしこつ》は膝蓋骨《しつがいこつ》だけではない

種子骨《しゅしこつ》とは、文字どおり植物の種子のような形の骨のことで、膝《しつ》蓋骨《がいこつ》以外では手と足の親指の根元につくものなどがあります。種子《しゅし》骨《こつ》は腱に包まれていて、腱と骨との摩擦を軽減します。

全身の骨の数を数えるとき、膝《しつ》蓋骨《がいこつ》以外の種子骨《しゅしこつ》は数に入れないのがふつうです。

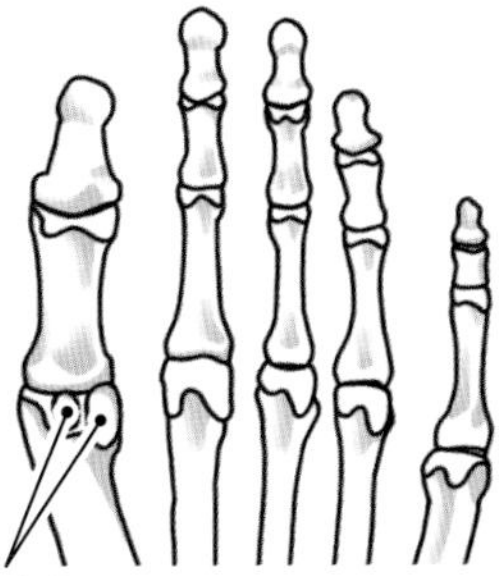

膝蓋骨《しつがいこつ》

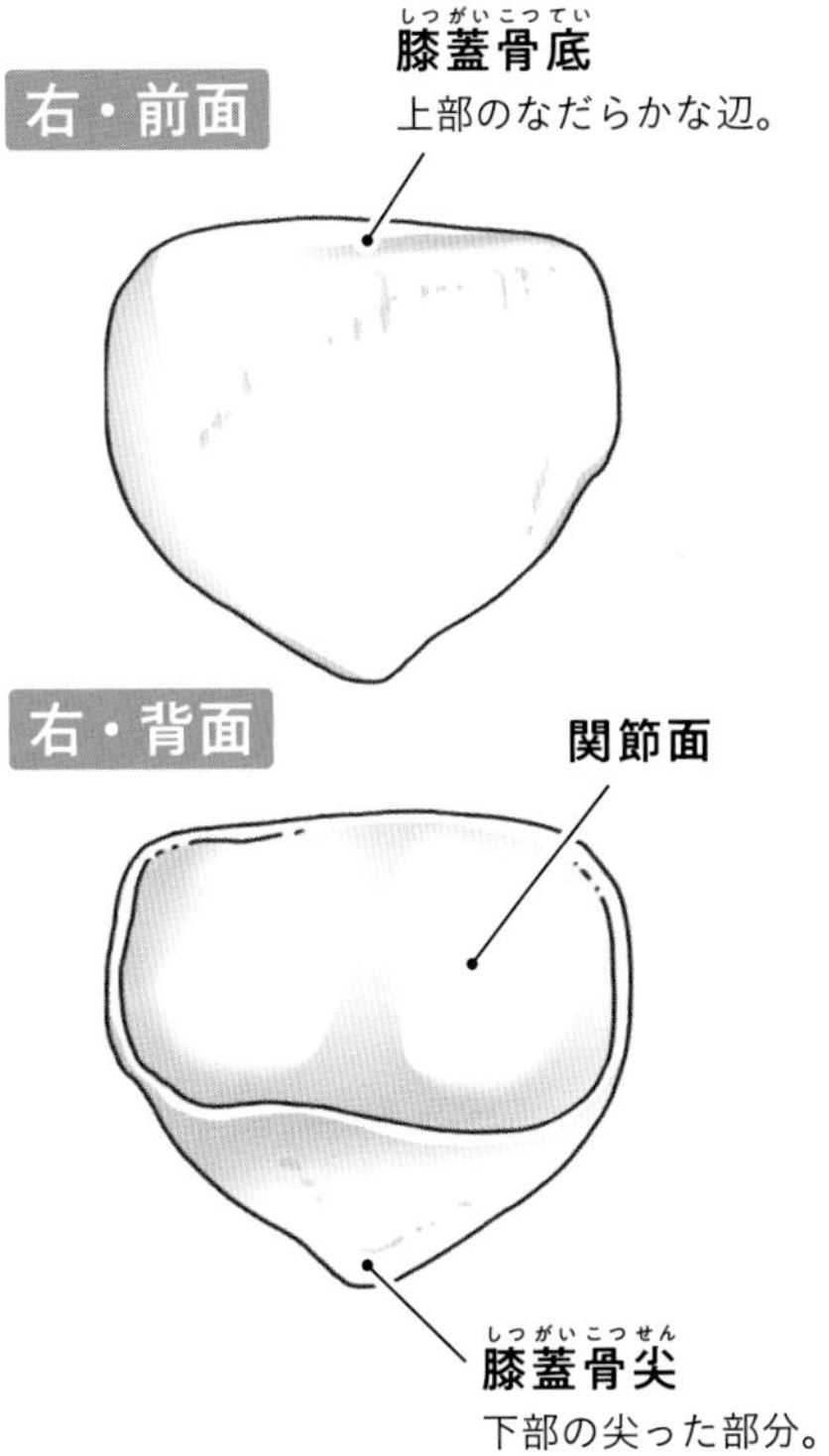

大腿四頭筋《だいたいしとうきん》の動きを助ける膝のお皿

膝蓋骨《しつがいこつ》は、膝関節《しつかんせつ》の前面にある丸くやや平べったい骨で、膝のお皿や膝小僧などと呼ばれます。このようなコロンとした骨を種子骨《しゅしこつ》といい、膝蓋骨《しつがいこつ》は最大の種子骨《しゅしこつ》です。

膝蓋骨《しつがいこつ》は、太ももの大腿四頭筋《だいたいしとうきん》の腱である膝蓋腱《しつがいけん》に包まれています。背面の関節面には軟骨がついていて、**膝関節《しつかんせつ》の上を滑り、大腿四頭筋《だいたいしとうきん》の腱が関節の部分ですれて傷つくのを防いでいます**。

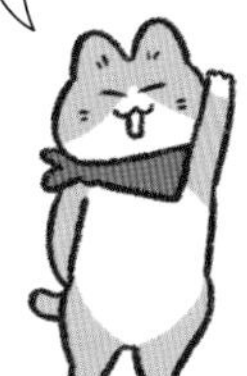
日光の仏像の膝にあるゾウの彫刻が「膝小僧」という呼び名の由来らしいよ

足の骨

全体重を支える 小さくも強固な52個の骨

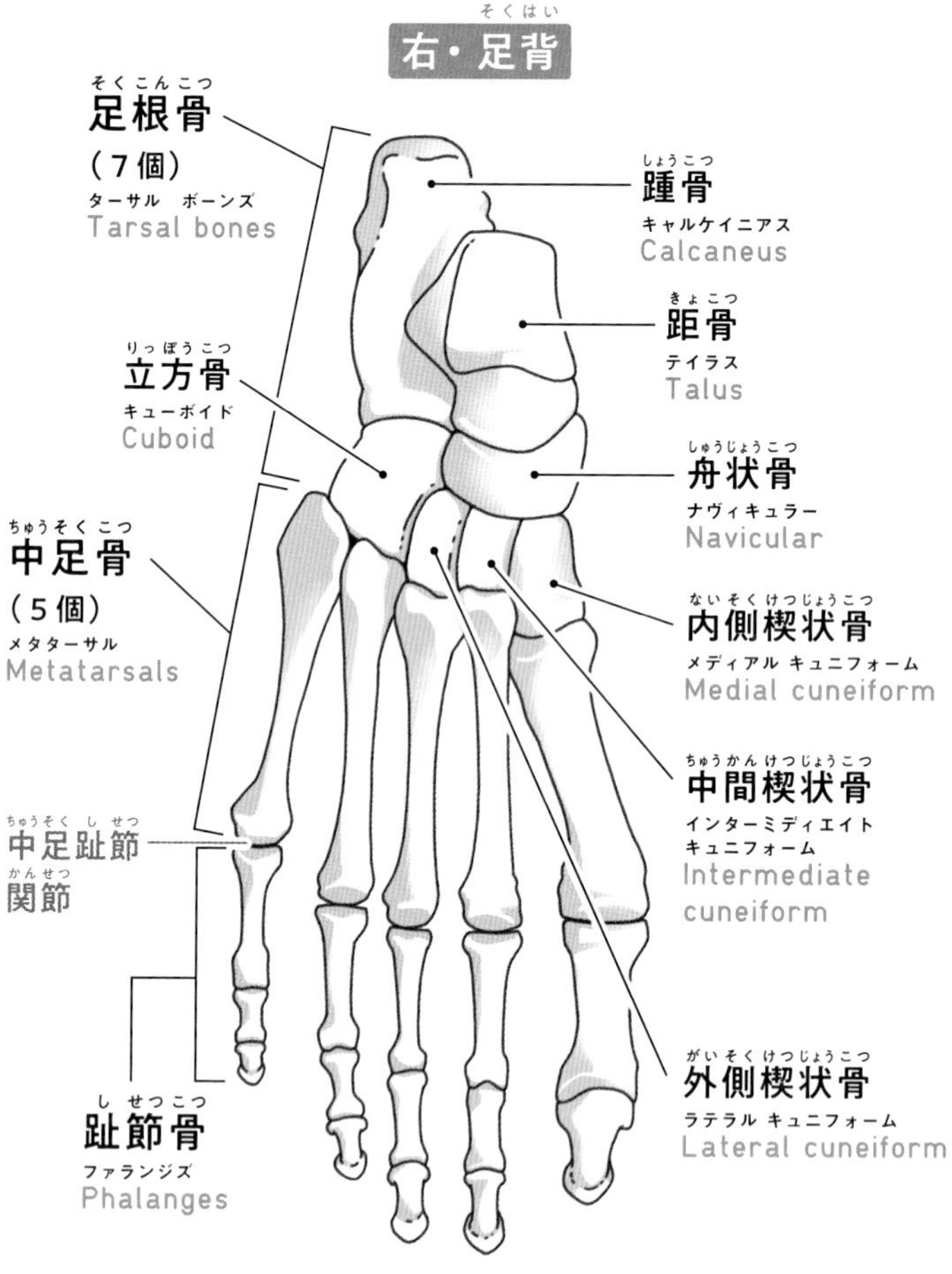

片足26個の小さな骨がある

足部には、**片足に7個の足根骨《そくこんこつ》と5個の中足骨《ちゅうそくこつ》、5個の基節骨《きせつこつ》、4個の中節骨《ちゅうせつこつ》、5個の末節骨《まっせつこつ》**があります。足根骨《そくこんこつ》には、下腿《かたい》が乗る距骨《きょこつ》と、その下の踵骨《しょうこつ》、その前方にある舟状骨《しゅうじょうこつ》と立方骨《りっぽうこつ》、外側・中間・内側の楔状骨《けつじょうこつ》があります。足根骨《そくこんこつ》の先には中足骨《ちゅうそくこつ》がつき、その先に趾《し》節骨《せつこつ》がつながります。

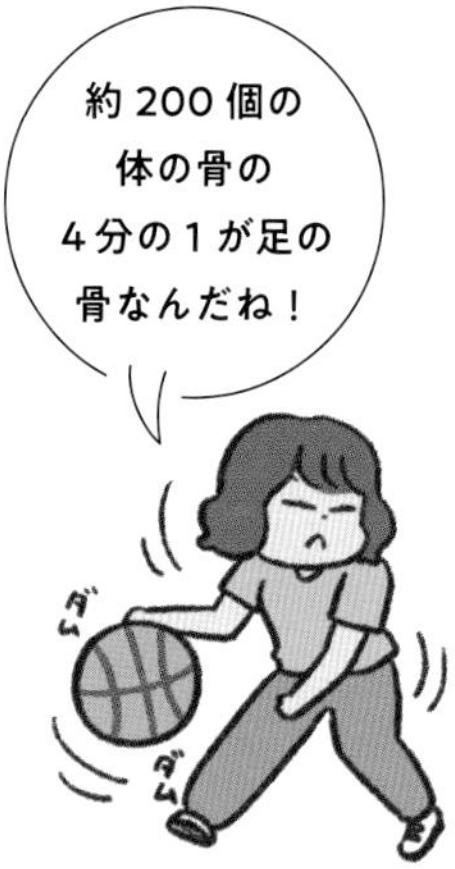
約200個の
体の骨の
4分の1が足の
骨なんだね！
ダム
ダム

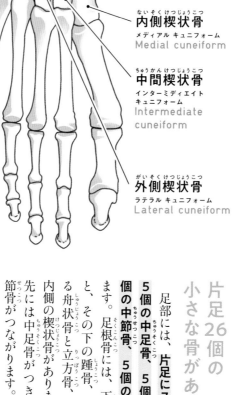

右・足底《そくてい》

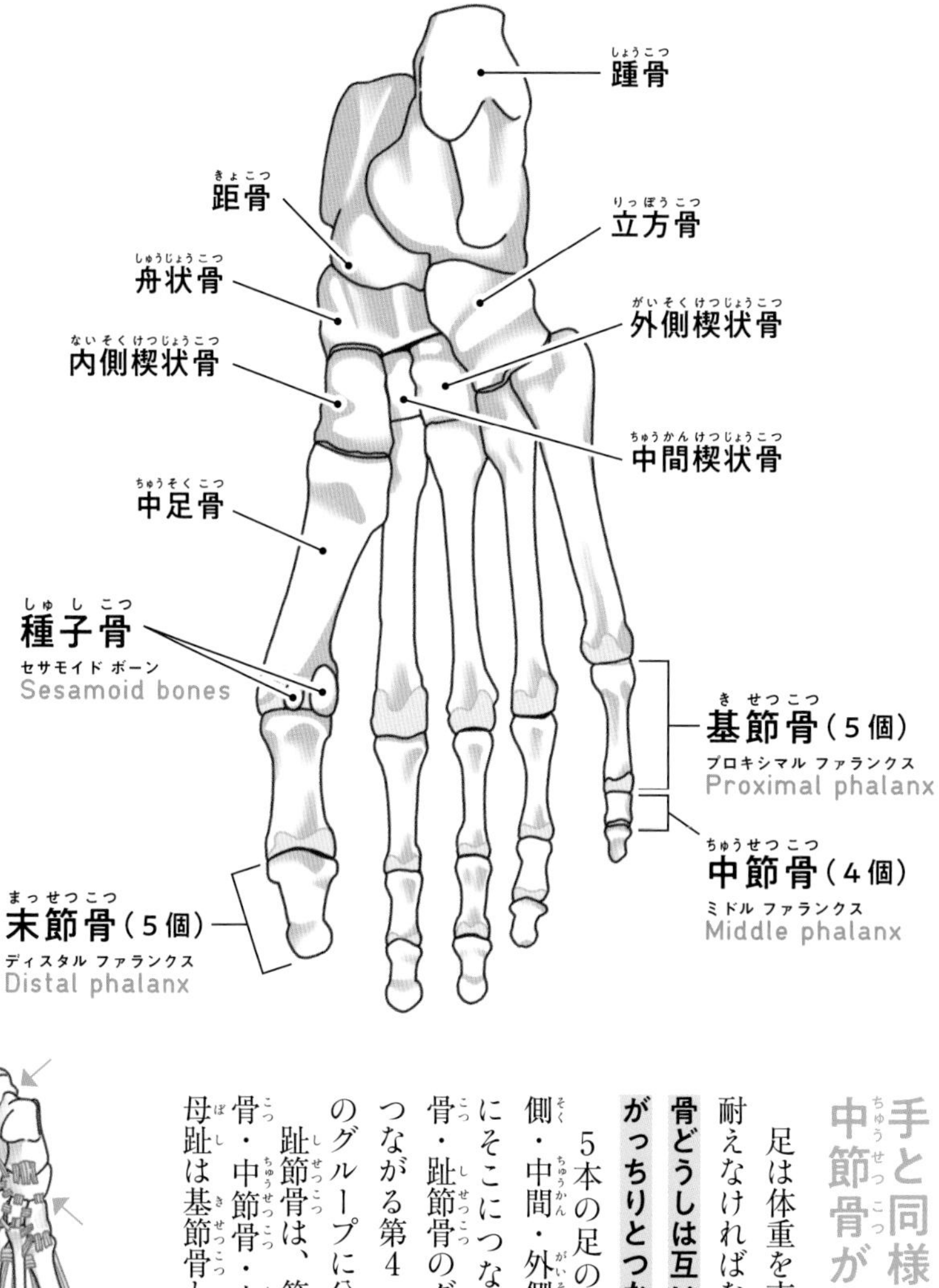

手と同様、親指だけ中節骨《ちゅうせつこつ》がない

足は体重を支え、激しい運動にも耐えなければならないので、**小さい骨どうしは互いにたくさんの靭帯でがっちりとつながれています**。

5本の足の指は、舟状骨《しゅうじょうこつ》から内《ない》側《そく》・中間《ちゅうかん》・外側楔状骨《がいそくけつじょうこつ》の3つ、さらにそこにつながる第1～第3中足《ちゅうそく》骨《こつ》・趾節骨《しせつこつ》のグループと、立方骨《りっぽうこつ》につながる第4・第5中足骨《ちゅうそくこつ》・趾節骨《しせつこつ》のグループに分けることができます。

趾節骨《しせつこつ》は、第2～第5趾には基節《きせつ》骨《こつ》・中節骨《ちゅうせつこつ》・末節骨《まっせつこつ》がありますが、母趾《ぼし》は基節骨《きせつこつ》と末節骨《まっせつこつ》のみです。

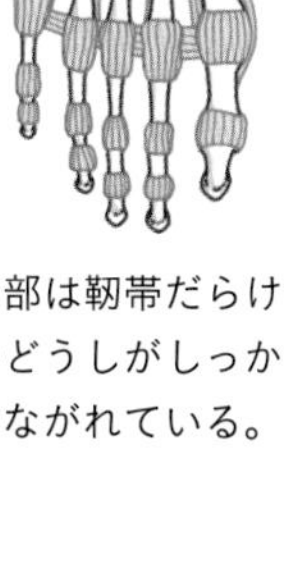

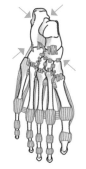

足部は靭帯だらけで、骨どうしがしっかりつながれている。

足のアーチ

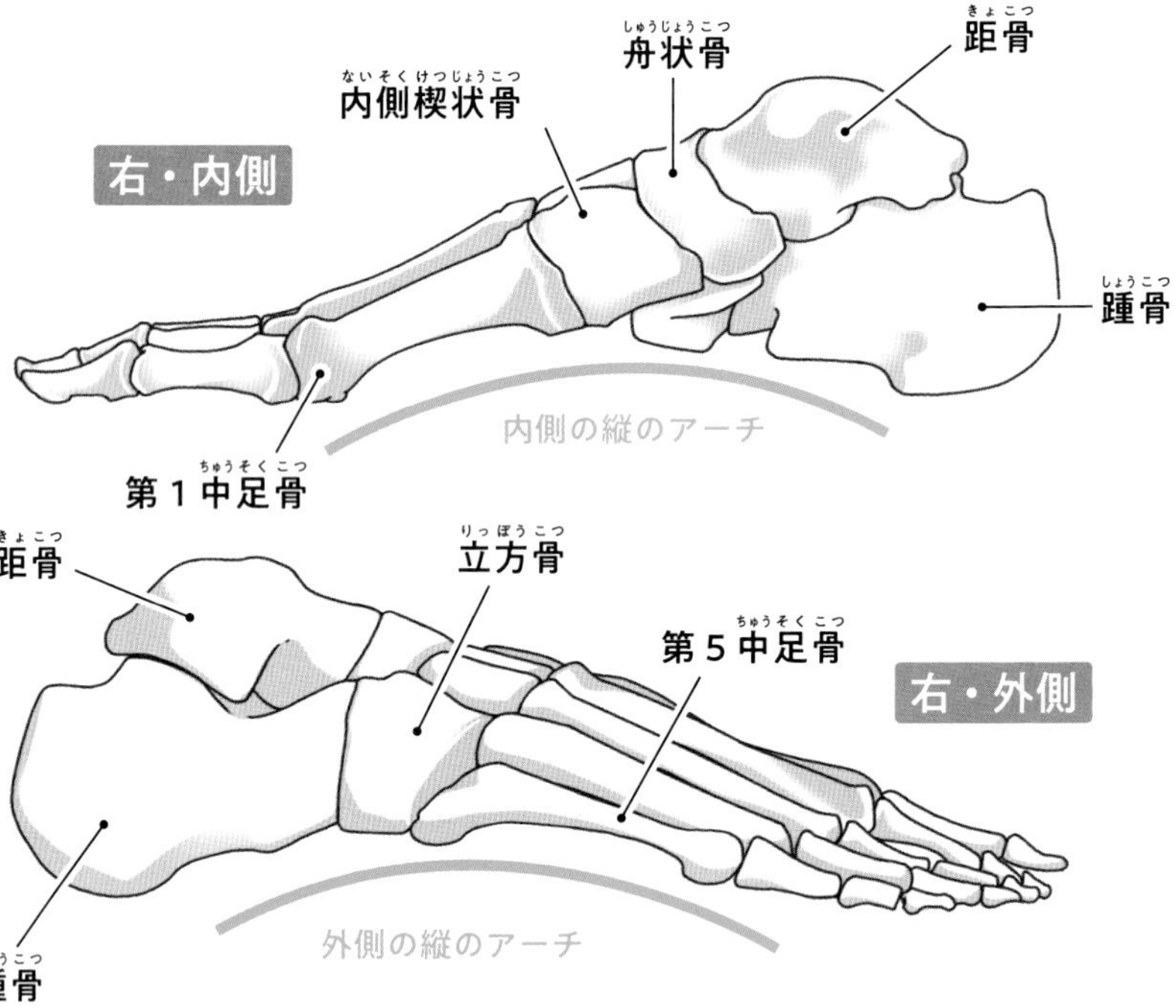

足のアーチはサスペンション

足には内側と外側に縦のアーチ（縦足弓《じゅうそくきゅう》）、足の前方に横のアーチ（横足弓《おうそくきゅう》）があります。**これらのアーチは、体の重さや歩行、ジャンプなどによる衝撃を吸収するサスペンションの役割**を担っています。アーチは足の骨どうしのつながりによって形づくられ、足底につく筋肉や腱によって保たれています。

足のアーチが低い扁平足《へんぺいそく》だと、長く歩くと疲れやすくなります。

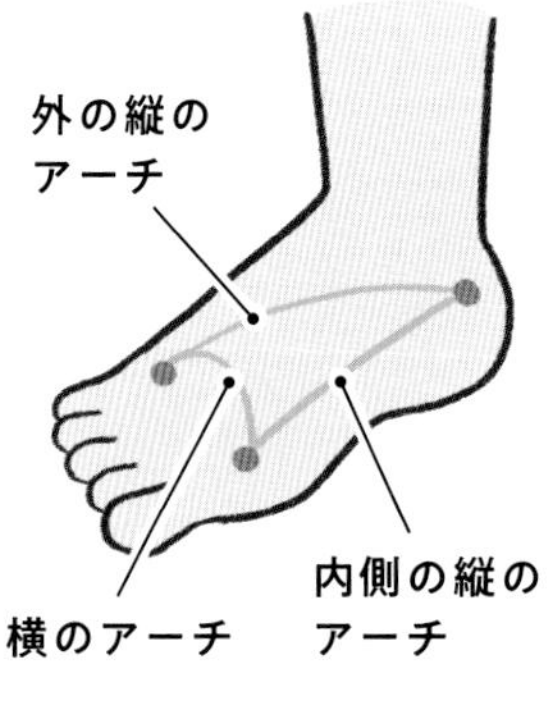

知りたい！

体の中心から外に曲がるから「外反」

外反母趾《がいはんぼし》は、足の親指が第２趾のほうに強く曲がり、痛みをともなうものです。片足だけを見ると、親指が足の中央のほうに曲がるので「内反《ないはん》」のように思う人もいるかもしれませんが、体の中心を軸に考えると、親指が外に曲がるため「外反《がいはん》」というのです。

かかとが高くつま先が細い靴をはき続けると、外反母趾《がいはんぼし》になりやすくなります。

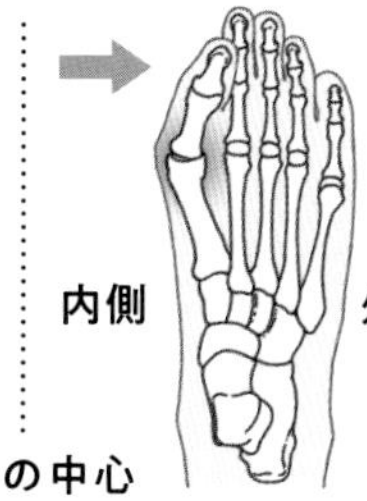

靴による骨の動き

運動靴

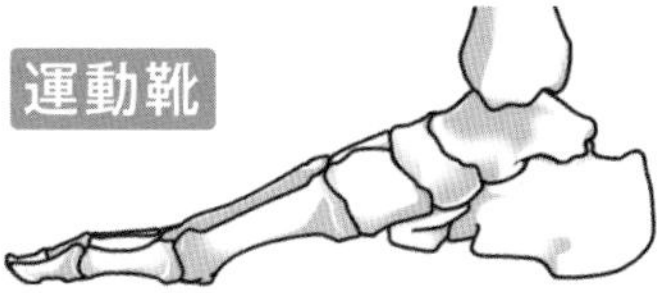

運動靴だと、足全体で体重を分散する。

ハイヒール

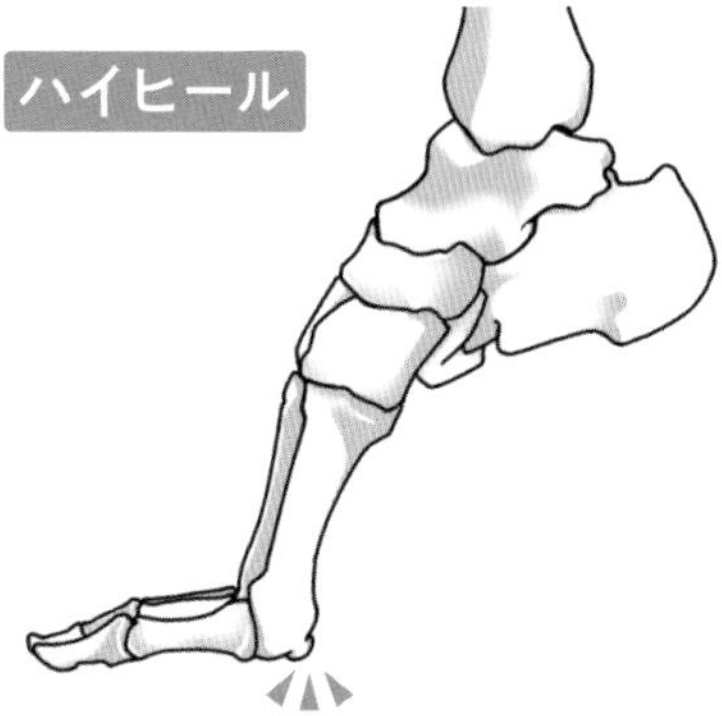

ハイヒールをはくと、中足骨《ちゅうそくこつ》と基節骨《きせつこつ》の関節に体重がかかる。

中足骨《ちゅうそくこつ》と基節骨《きせつこつ》の関節は強く反る

足部では、**中足骨《ちゅうそくこつ》と基節骨《きせつこつ》の間の関節（中足趾節関節《ちゅうそくしせつかんせつ》）がよく動きます**。中足骨《ちゅうそくこつ》の先端が丸く、それを受ける基節骨《きせつこつ》のくぼみも丸いため、大きく底屈・背屈することができます。構造的には左右へ動かす外転・内転や、ねじる回旋もできますが、骨が靭帯でしっかりつながっているため、これらの動きはわずかです。

つま先立ちをしたり、ハイヒールをはいたりすると、中足趾節関節《ちゅうそくしせつかんせつ》の部分とつま先に大きく体重がかかり、痛みが出ることがあります。

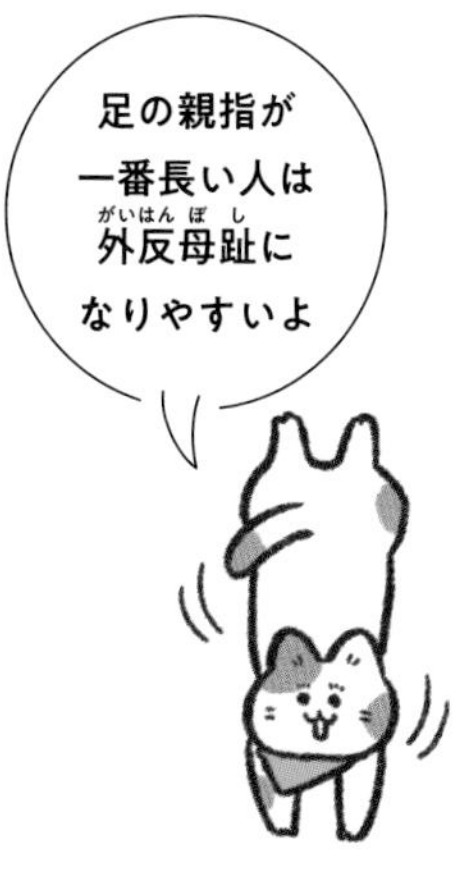
足の親指が
一番長い人は
外反母趾《がいはんぼし》に
なりやすいよ

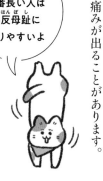

Atlantooccipital joint
アトラントオクスィピトゥル ジョイント

環椎後頭関節《かんついこうとうかんせつ》

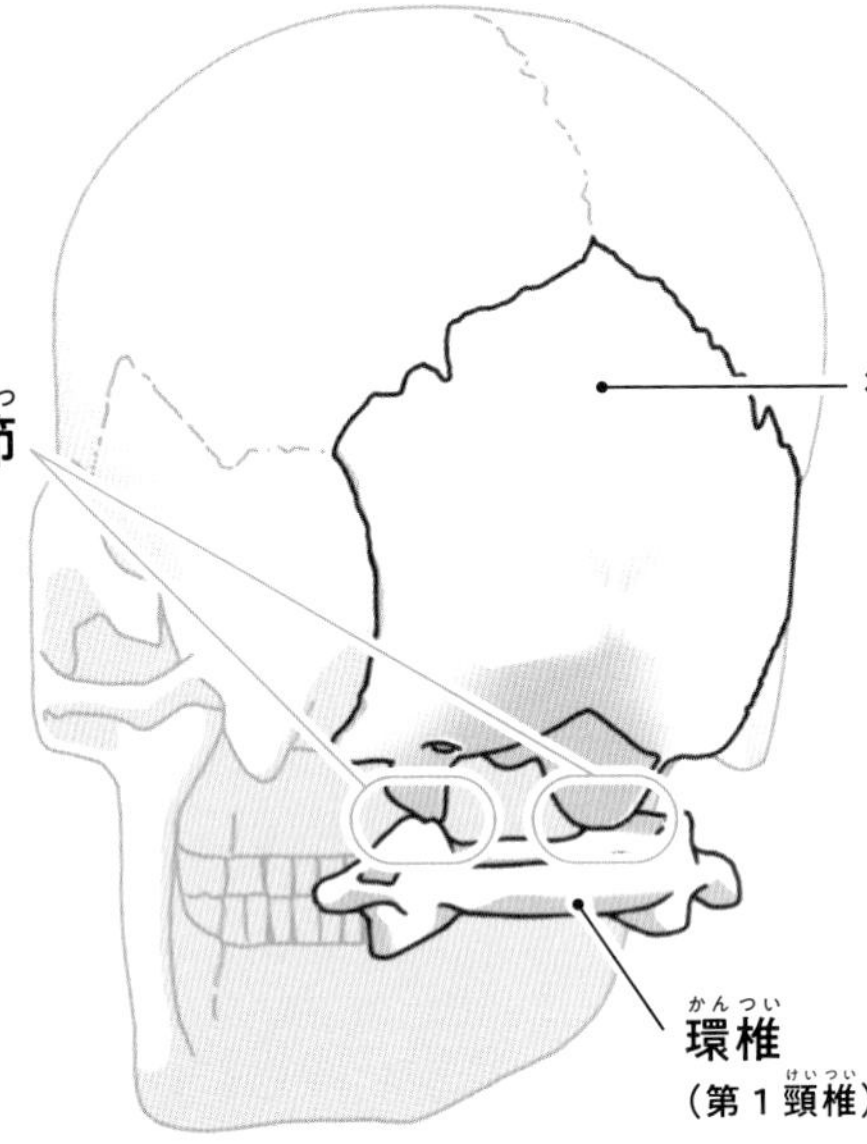

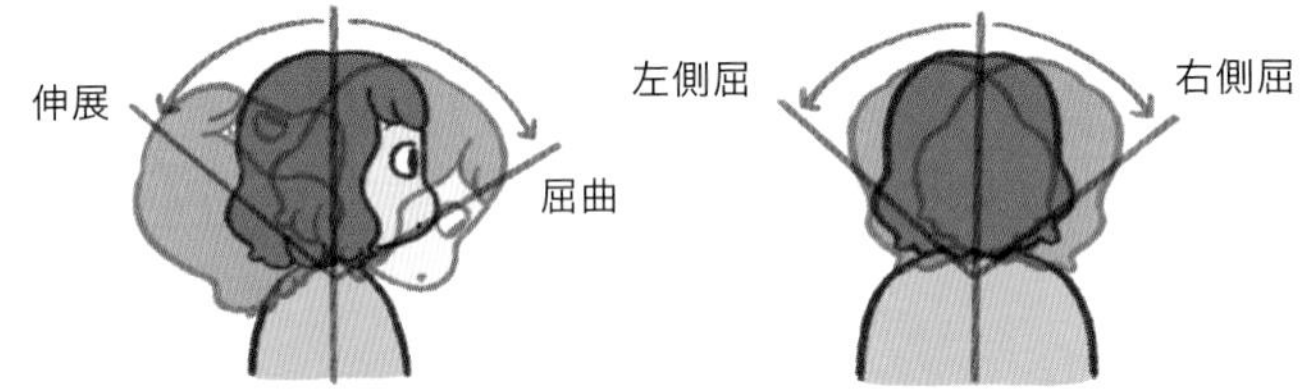

頭を前後左右に傾ける関節

環椎後頭関節《かんついこうとうかんせつ》は、**頭の後頭骨《こうとうこつ》と首の環椎《かんつい》をつなぐ関節**です。環椎《かんつい》とは第1頸椎《けいつい》のことで、輪の形をしていることからこう呼ばれています。

環椎《かんつい》の左右やや前方に2つの凹んだ部分があり、そこに後頭骨《こうとうこつ》の下面にある2つのでっぱりが乗っています。接続部分は2か所ですが、2か所が別々に動くことはなくつねに連動するので、環椎《かんつい》全体が凹面で、後《こう》頭骨《とうこつ》の下面全体が凸面となる1つの関節を構成しています。

環椎後頭関節《かんついこうとうかんせつ》は関節面が楕円形で、前後左右に動きます。この関節の動きだけに限ると、**首を曲げず、頭だけを前後・左右に傾ける動作**になります。

正中環軸関節《せいちゅうかんじくかんせつ》

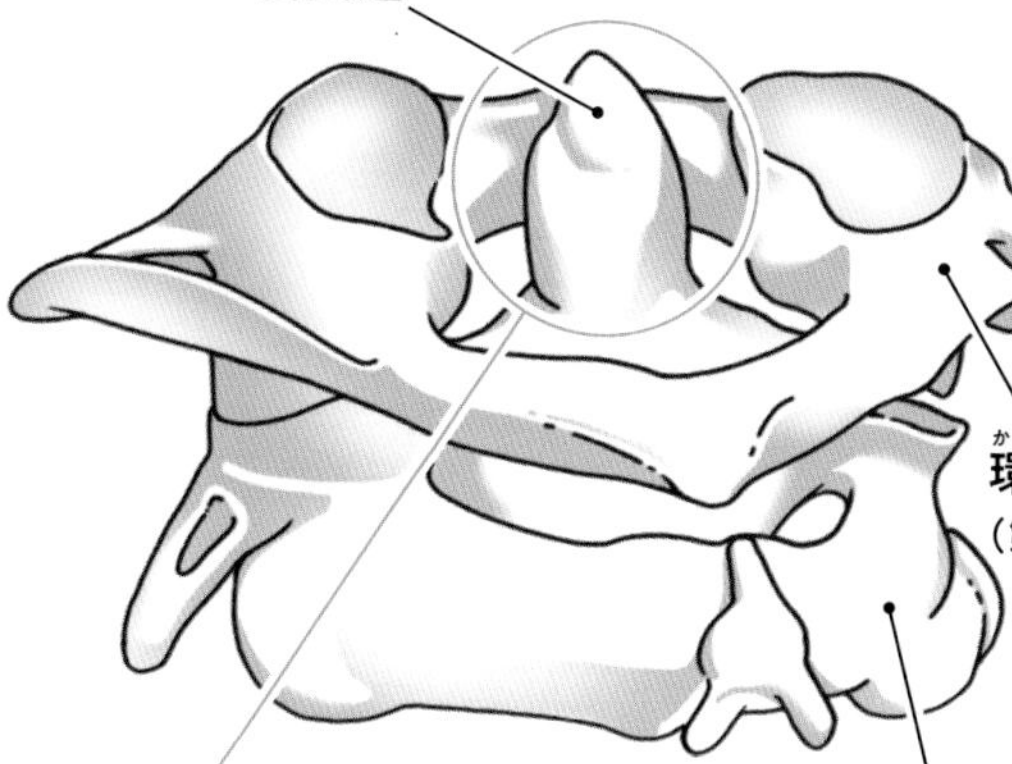

こんな動きが得意!

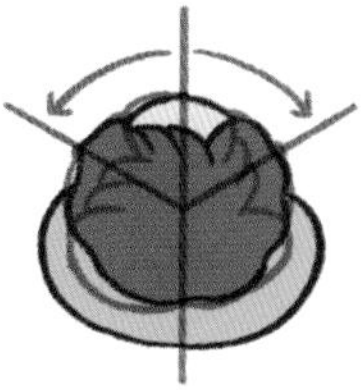

頭頸部後面

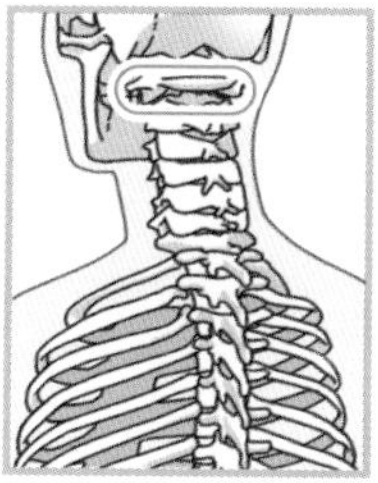

首を回すときに使う関節

正中環軸関節《せいちゅうかんじくかんせつ》は、**第1頸椎《けいつい》と第2頸椎《けいつい》との間にある関節**です。「環軸《かんじく》」という名前は、第1頸椎が環椎《かんつい》、第2頸椎《けいつい》が軸椎《じくつい》と呼ばれるからです。**軸椎《じくつい》には歯突起《しとっき》という突起があり、ここを軸に輪の形をした環椎《かんつい》が回ります**。首を立てたまま顔を左右に向ける動きは、この環軸関節《かんじくかんせつ》が主な役割を担っています。ただしほかの頸《けい》椎《つい》どうしの関節もわずかに回旋するため、実際の回旋の動きは、頸椎《けいつい》全体の動きが合わさったものです。

正中環軸関節《せいちゅうかんじくかんせつ》は、軸椎《じくつい》の歯突起《しとっき》の前面と環椎《かんつい》の内側の凹みが接しているだけなので、外れないように歯突《しとっ》起《き》を固定する靭帯がついています。

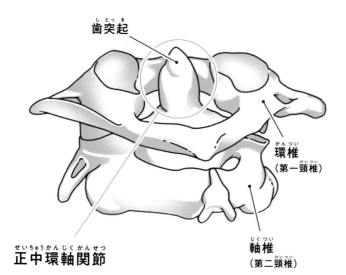

肩関節《けんかんせつ》

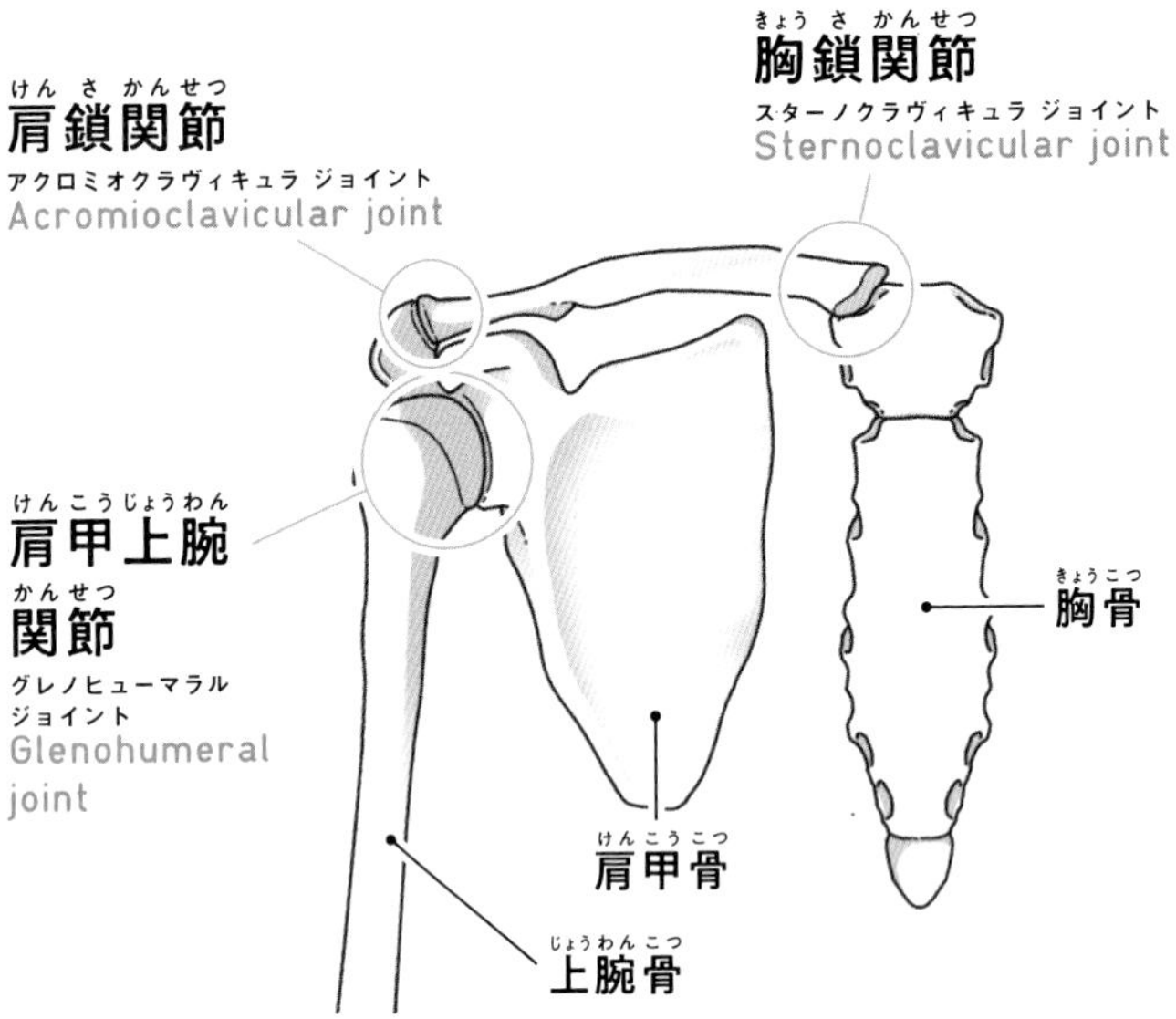

人体最大の可動域！肩甲骨《けんこうこつ》の動きが可動域を広げる

こんな動きが得意！

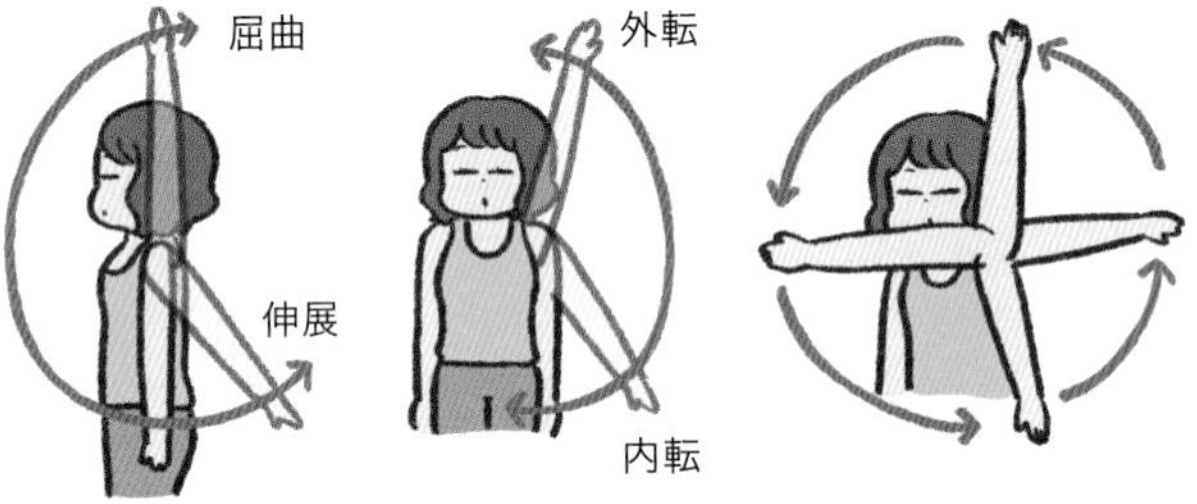

肩関節とは、**肩甲骨《けんこうこつ》と上腕骨《じょうわんこつ》がつながる関節**のことで、正式には肩《けん》甲上腕関節《こうじょうわんかんせつ》といいます。

腕を前や横から真上まで上げる、後ろに振る、体の中心を超えて反対側に振る、ぐるぐる回すなど、さまざまな動きができる、人体でもっとも可動域が大きい関節です。

このようにさまざまな方向に動くのは、肩甲上腕関節《けんこうじょうわんかんせつ》をつくる**上腕《じょうわん》骨《こつ》の骨頭が半球形で、それを受ける肩甲骨《けんこうこつ》の関節窩《かんせつか》が丸く、かつ浅い**からです。さらに、肩甲骨《けんこうこつ》自体がよく動くのも大きな理由です。肩での上肢の動きには、肩甲骨《けんこうこつ》と鎖骨《さこつ》がつながる肩鎖関節《けんさかんせつ》や、鎖骨《さこつ》と胸骨《きょうこつ》がつながる胸鎖関節《きょうさかんせつ》も関わっています。

肘関節《ちゅうかんせつ》

3本の骨による3つの関節が肘の曲げ伸ばしや回転を行う

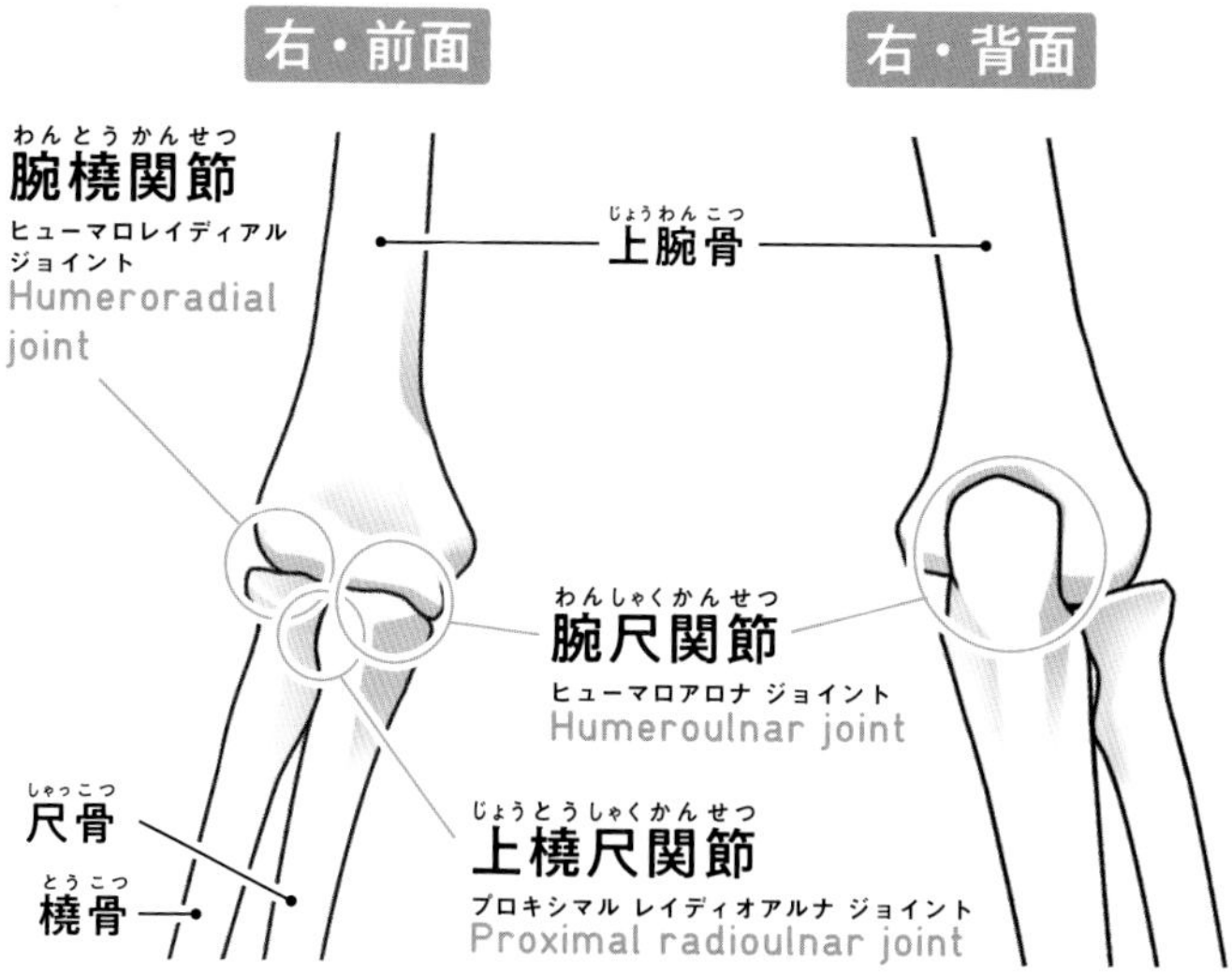

肘関節とは、**上腕骨《じょうわんこつ》と尺骨《しゃっこつ》がつながる腕尺関節《わんしゃくかんせつ》と、上腕骨《じょうわんこつ》と橈骨《とうこつ》による腕橈関節《わんとうかんせつ》、尺骨《しゃっこつ》と橈骨《とうこつ》による上橈《じょうとう》尺関節《しゃくかんせつ》の3つで構成**されています。

メインは上腕骨《じょうわんこつ》と尺骨《しゃっこつ》ががっちり組み合う腕尺関節《わんしゃくかんせつ》で、この関節が肘の曲げ伸ばしを行います。また、腕橈関節《わんとうかんせつ》と上橈尺関節《じょうとうしゃくかんせつ》は双方の骨が接する形の関節で、橈骨《とうこつ》が長軸方向に回転できるので、前腕を回内・回外することができます。

こんな動きが得意！

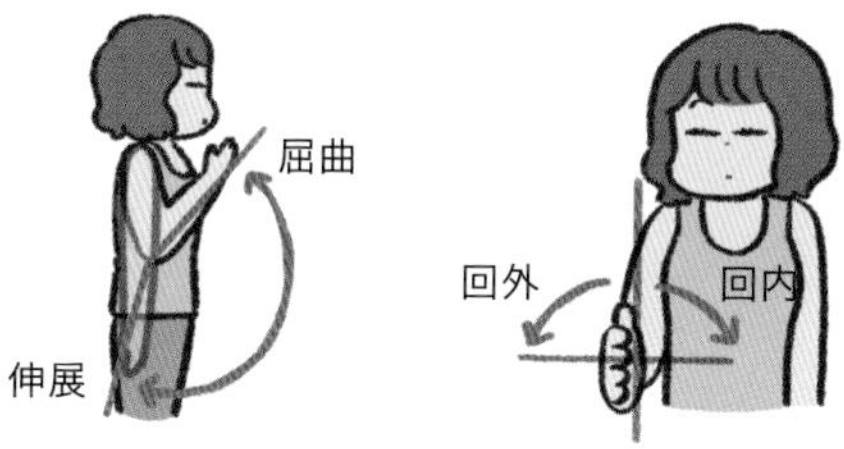

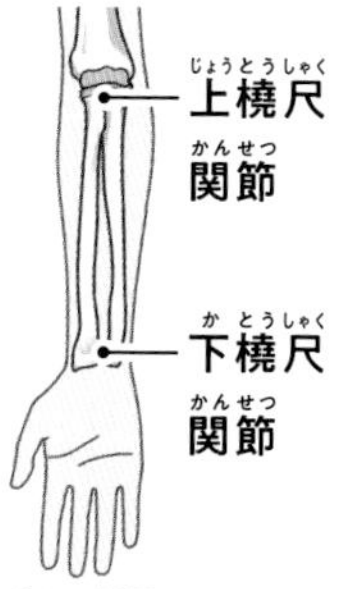

尺骨《しゃっこつ》と橈骨《とうこつ》の接点は手首の部分にもあり、これを下橈尺関節《かとうしゃくかんせつ》という。

股関節《こかんせつ》

体重を支え下肢を動かす 安定性・可動性をもった関節

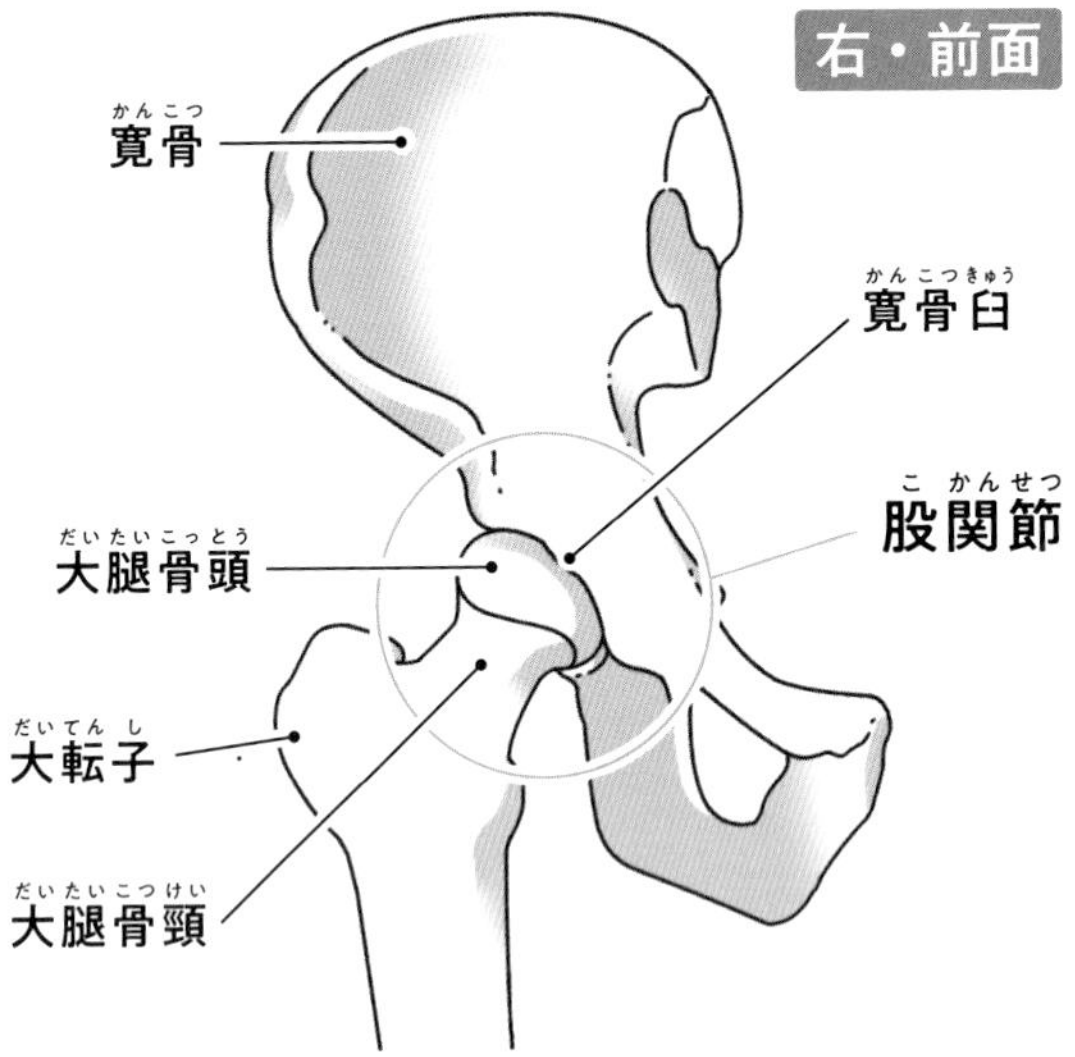

こんな動きが得意！

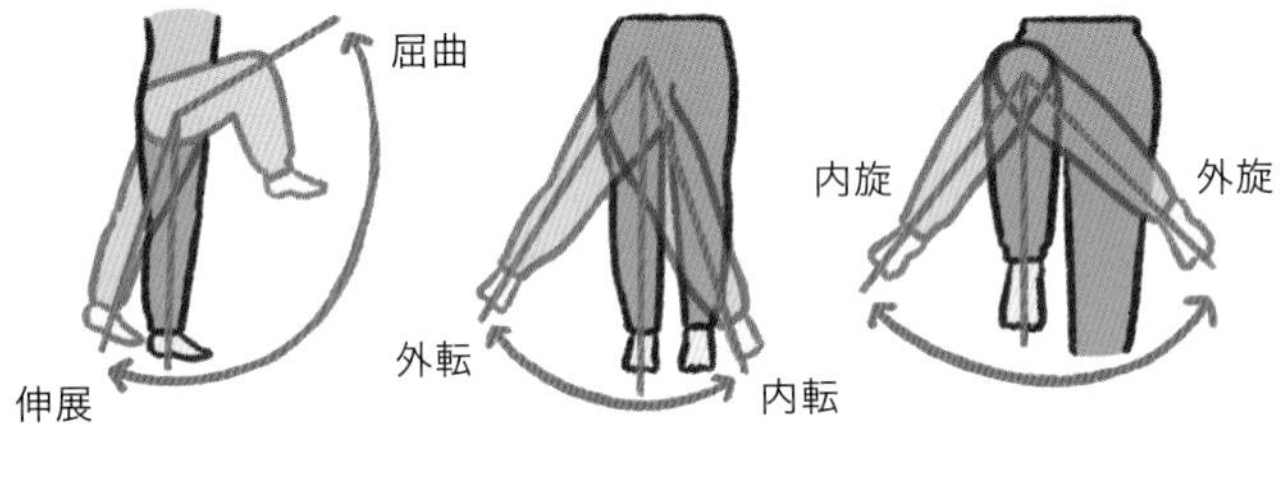

股関節《こかんせつ》は、**半球形の大腿骨頭《だいたいこっとう》が、寛骨《かんこつ》にある寛骨臼《かんこつきゅう》という丸いくぼみにはまった関節**です。関節面が球面になっているので、下肢は回すこともできます。

深い寛骨臼《かんこつきゅう》と、その縁につく軟骨が大腿骨頭《だいたいこっとう》を包み込み、大腿骨頭《だいたいこっとう》は靭帯《じんたい》でつながっているため、股関節《こかんせつ》はジャンプなどの負荷が大きい動作でも、簡単には外れません。

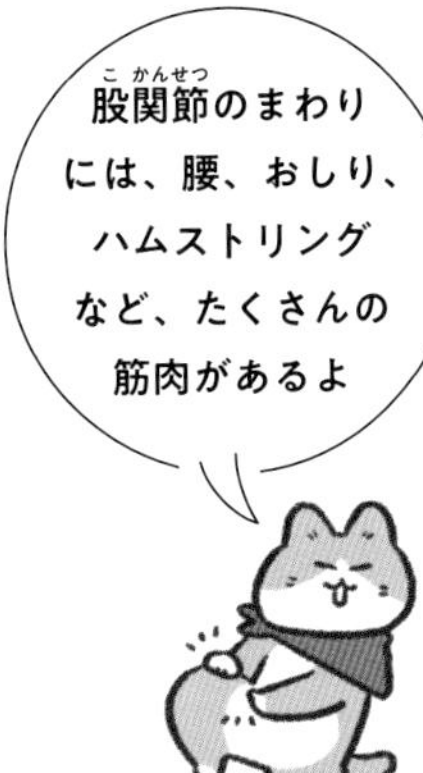
股関節《こかんせつ》のまわりには、腰、おしり、ハムストリングなど、たくさんの筋肉があるよ

膝関節《しつかんせつ》

歩行や立ち座りの動きを担う 人体最大の関節

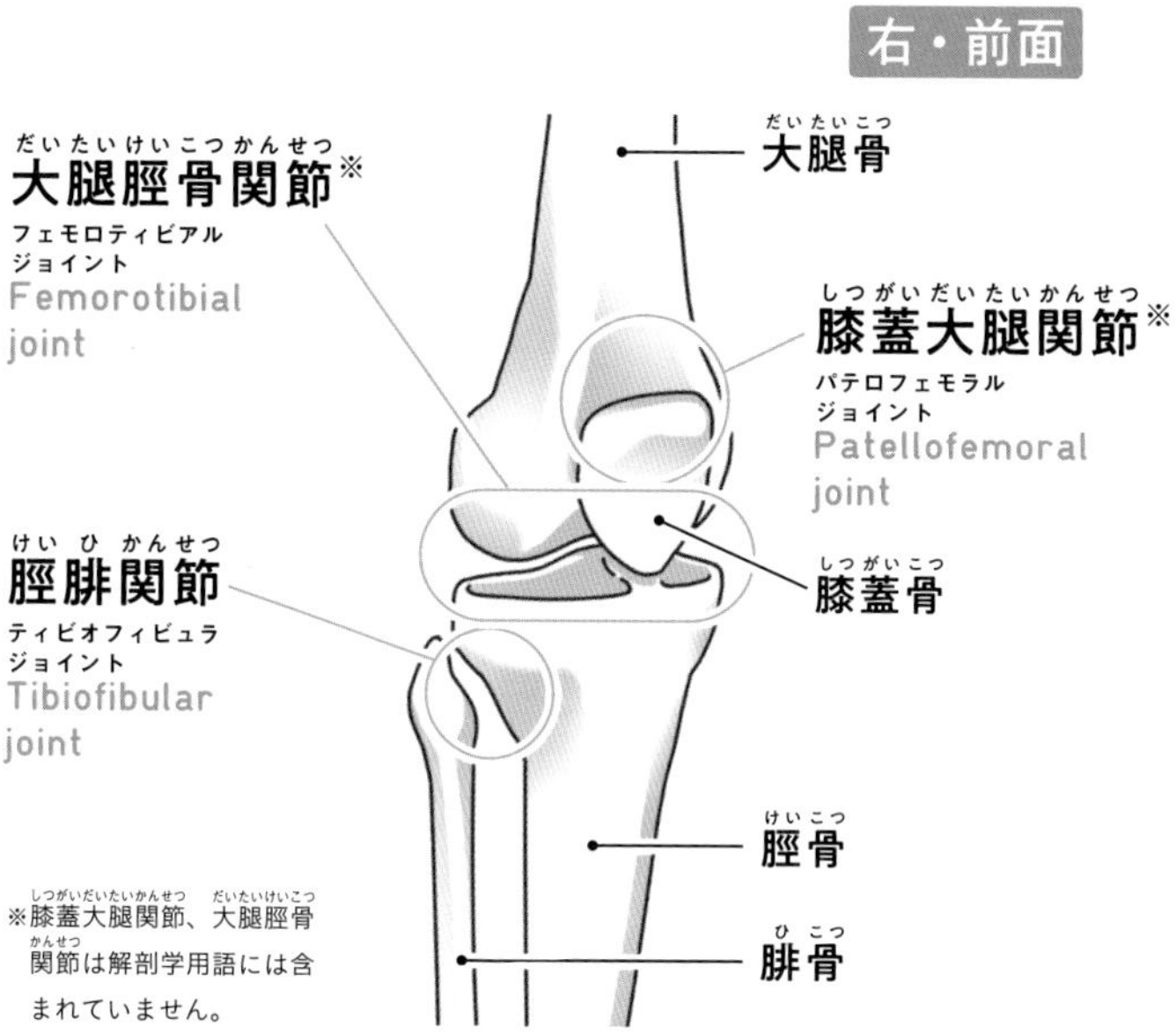

※膝蓋大腿関節《しつがいだいたいかんせつ》、大腿脛骨関節《だいたいけいこつかんせつ》は解剖学用語には含まれていません。

こんな動きが得意！

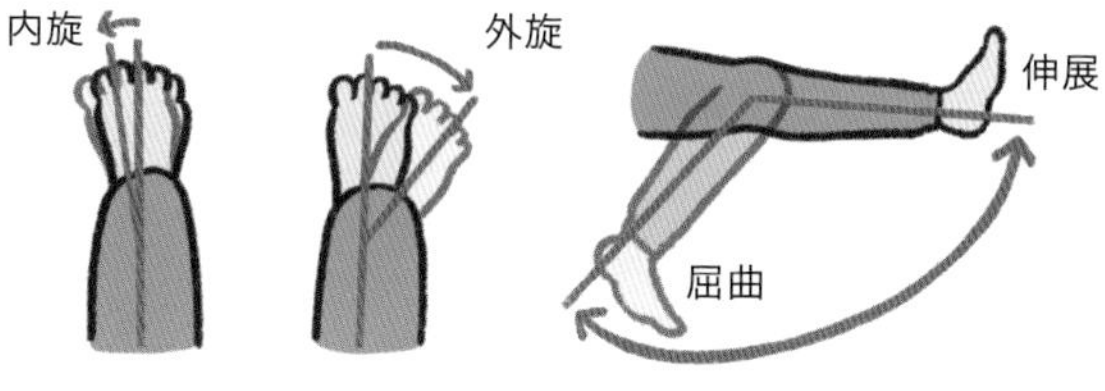

膝関節《しつかんせつ》は、大腿骨《だいたいこつ》、脛骨《けいこつ》、腓骨《ひこつ》、膝蓋骨《しつがいこつ》で構成される関節の総称で、メインとなるのは、大腿骨《だいたいこつ》が脛骨《けいこつ》の上に乗った大腿脛骨関節《だいたいけいこつかんせつ》です。

大きな負荷がかかるので、骨と骨の間にはクッション材となる半月板《はんげつばん》（→P266）がはさまっていて、関節の中や周囲は何本もの太い靭帯で補強されています。

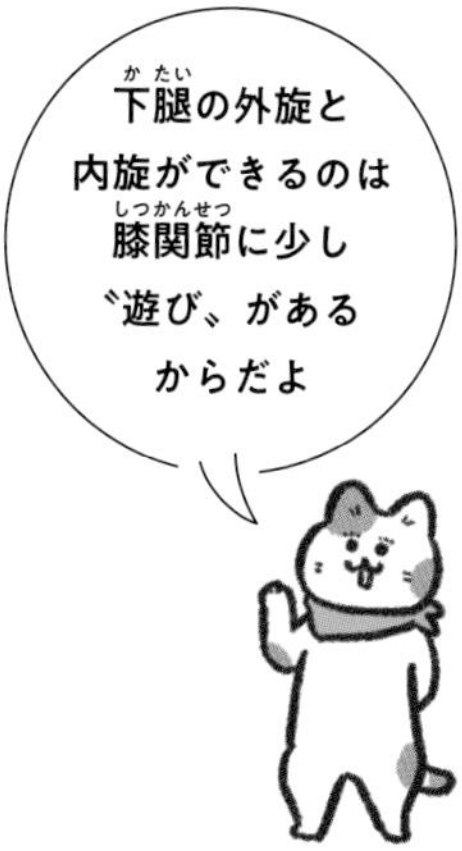
下腿《かたい》の外旋と
内旋ができるのは
膝関節《しつかんせつ》に少し
〝遊び〟がある
からだよ

Wrist joint
リスト ジョイント

手関節《しゅかんせつ》

手首を前後左右に動かす

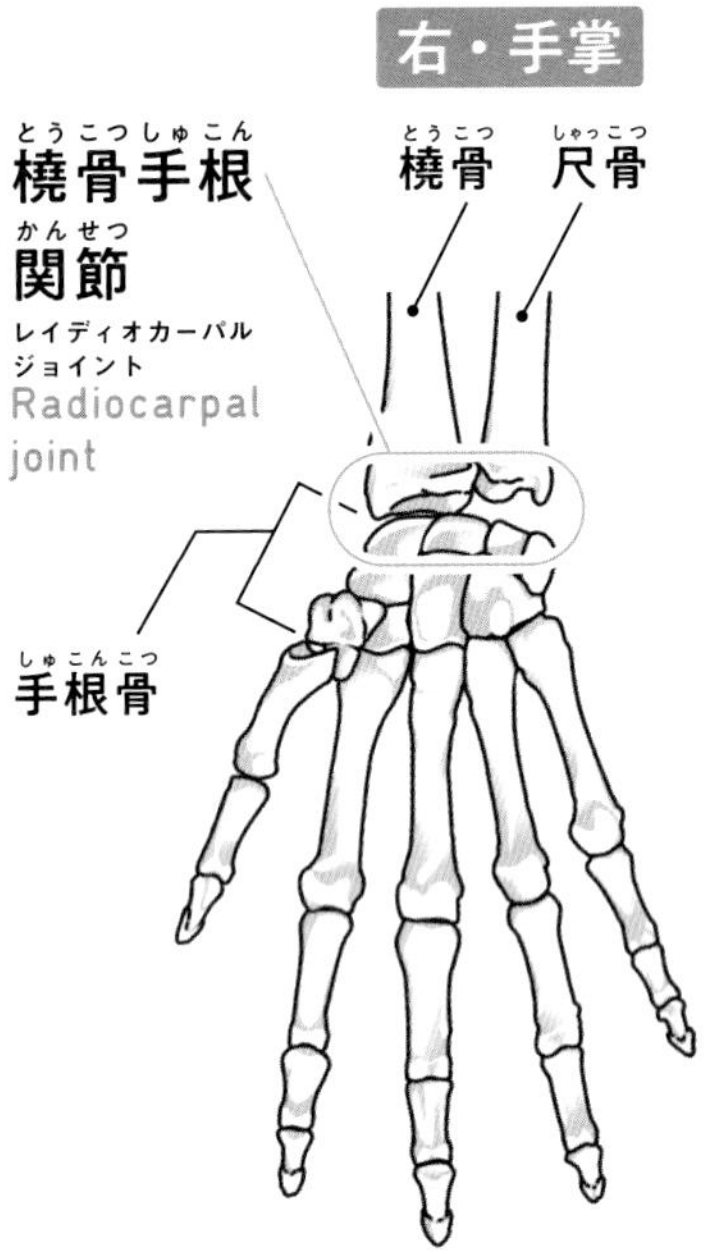

手関節とは手首のことで、**橈骨《とうこつ》と手根骨近位列《しゅこんこつきんいれつ》でできる橈骨手根関節《とうこつしゅこんかんせつ》**をさします。手根骨《しゅこんこつ》と橈骨《とうこつ》・尺骨《しゃっこつ》は、互いに楕円形の凹凸で組み合っているので、手首は前後と左右に動きます。

こんな動きが得意！

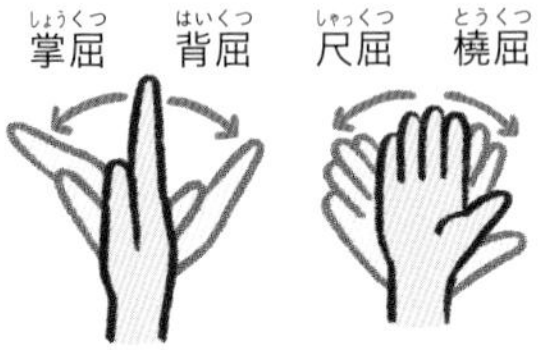

Ankle joint
アンクル ジョイント

足関節《そくかんせつ》

足首の曲げ伸ばしを行う

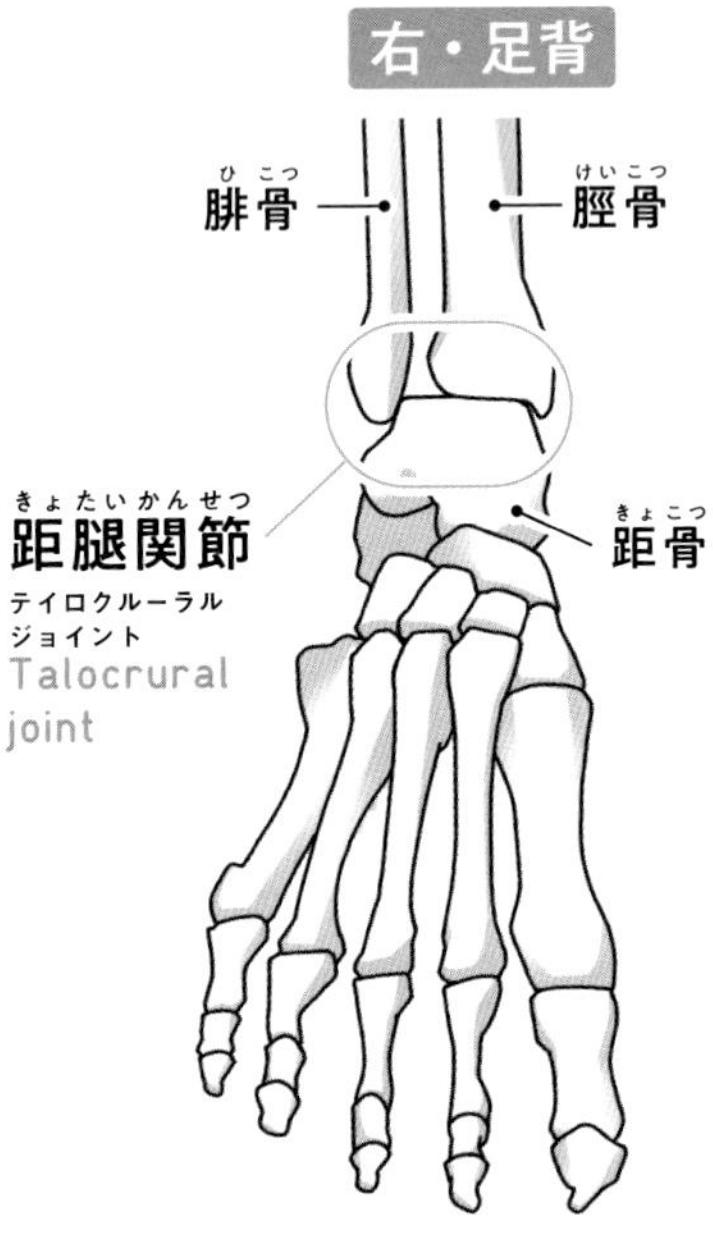

足関節とは足首のことで、**脛骨《けいこつ》と腓骨《ひこつ》が、距骨《きょこつ》を挟むように乗る距腿関節《きょたいかんせつ》**をさし、曲げ伸ばしのみ可能です。足は内・外返しもできますが、それは距骨《きょこつ》と踵骨《しょうこつ》の距骨下関節《きょこつかかんせつ》の働きです。

こんな動きが得意！

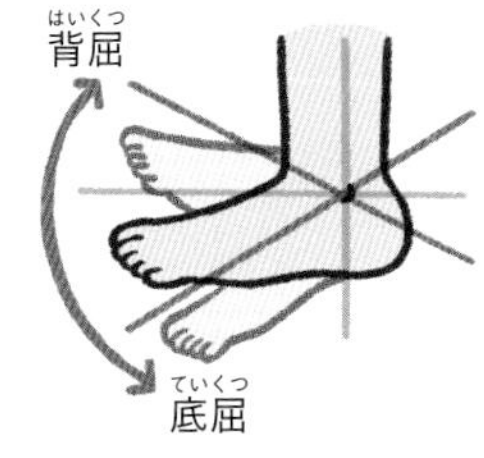

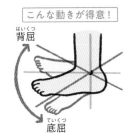

5章

けがの症状と対処

筋肉や骨に関わるけがのメカニズムや治り方のプロセス、応急処置の仕方を紹介します。

応急処置の基本のき

外傷

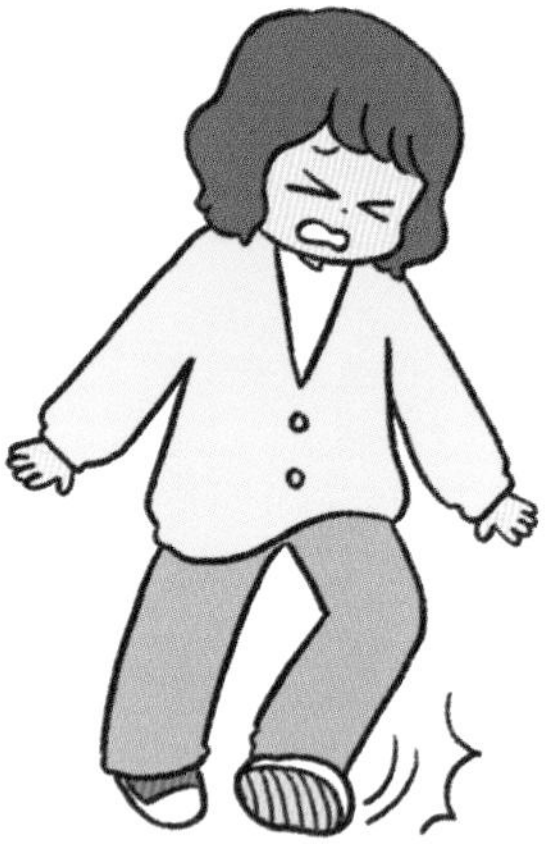

転倒や衝突など外から力が加わることによって、組織が損傷するけが。加わった力の大きさによって、重症度が変わる。

主な疾患	骨折、脱臼、捻挫、打撲、肉離れ、腱断裂など
要因	転ぶ、ぶつかる、足をひねるなど

障害

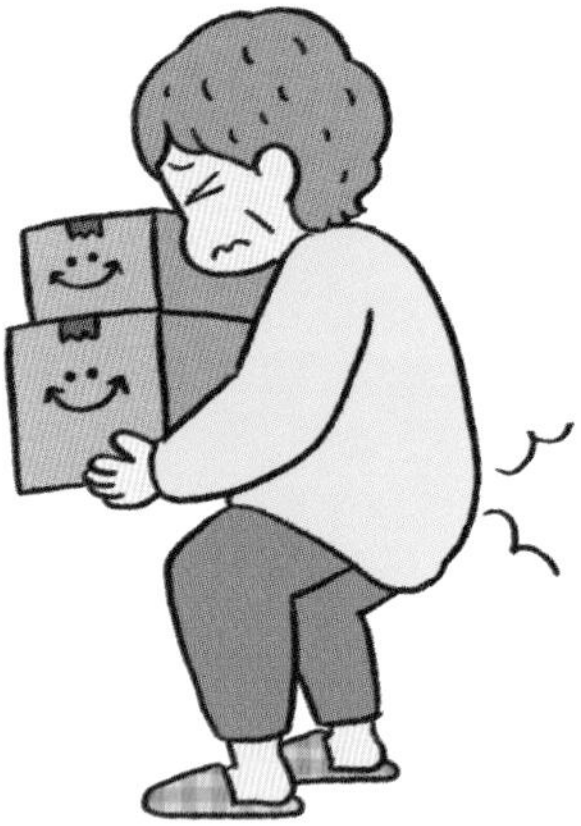

長期間に繰り返される過度の運動負荷により、ダメージが積み重なり、組織の損傷がだんだんと悪化する。

主な疾患	疲労骨折、腰椎椎間板ヘルニア、足底腱膜炎など
要因	重いものを毎日運ぶ、過度なトレーニング、よくない姿勢、加齢、太りすぎなど

外傷の応急処置はRICE《ライス》処置が基本

「けが」には、大きく外傷と障害の2種類があります。「外傷」は、一度に大きな力が加わって骨や筋肉などを損傷すること。「障害」は、骨や筋肉などに繰り返し負荷がかかって組織が損傷することです。一般的にイメージするけがは、外傷のほうでしょう。**外傷を負った場合は、適切に応急処置を行うことでその後の回復を早める**ことができます。

外傷の応急処置の基本は「**RICE《ライス》処置**」です。Rest（安静）、Ice（冷却）、Compression（圧迫）、Elevation（挙上）を意味し、頭文字をとってRICE《ライス》と呼ばれます。RICE《ライス》処置後は、早めに整形外科などを受診しましょう。

RICE《ライス》処置のやり方

外傷を負ったらすぐに適切なRICE《ライス》処置を行う。痛みやはれを抑え、血管・神経の損傷の悪化、周辺の細胞への影響を最小限にすることができる。ただし、頭・首・背中のけがや大量出血、脱臼・骨折などの著しい変形、けいれん発作など、重症が疑われるときは、すぐに救急車を呼び、むやみに動かさないようにする。

STEP 1 ---- Rest（安静）

けがをしたという心理的ショックをやわらげるために座ったり横になったりして休ませる。血管や神経が傷つかないように、むやみに動かさないように注意。場合によっては、包帯やテーピング、タオルや添木などで患部を固定する。

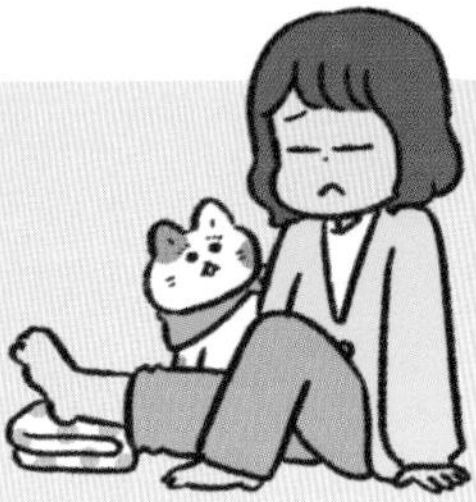

STEP 2 ---- Ice（冷却）

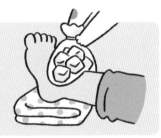

アイスパックなどで15〜20分冷やす。患部の感覚がなくなったらはずし、また痛みが出てきたら冷やすを繰り返す。患部のはれや内出血を抑え、周囲の細胞への悪影響も最小限にする。受傷から24〜48時間は繰り返すと効果的。

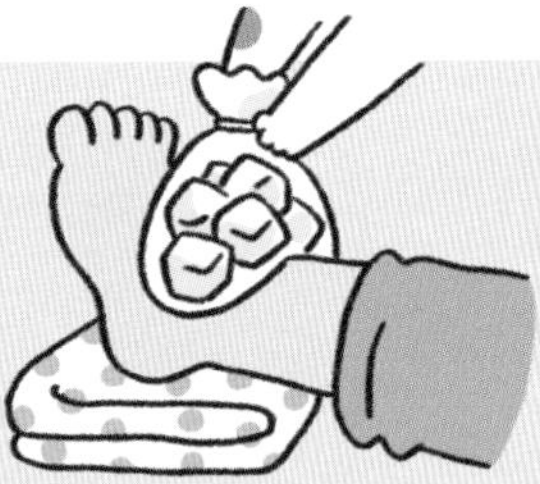

STEP 3 ---- Compression（圧迫）

テーピングや弾性包帯などで軽く圧迫気味に固定する。強く巻きすぎると血流が悪化するので、ときどき指先の感覚があるかどうか、皮膚・爪の色が青くなっていないかなどをチェックして、きついようならゆるめる。これも受傷から24〜48時間は繰り返すと効果的。

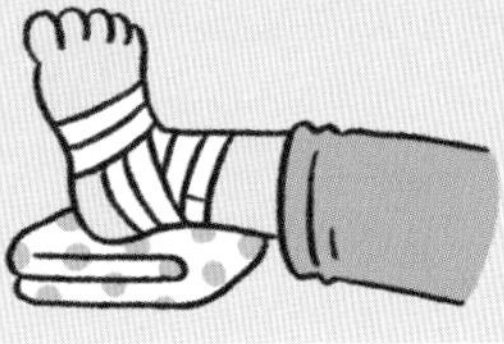

STEP 4 ---- Elevation（挙上）

患部を心臓より高い位置にする。内出血によるはれを軽減することが目的。

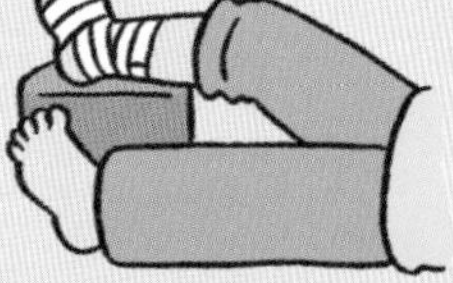

骨《こっ》折《せつ》

強い力が加わり骨が壊れる

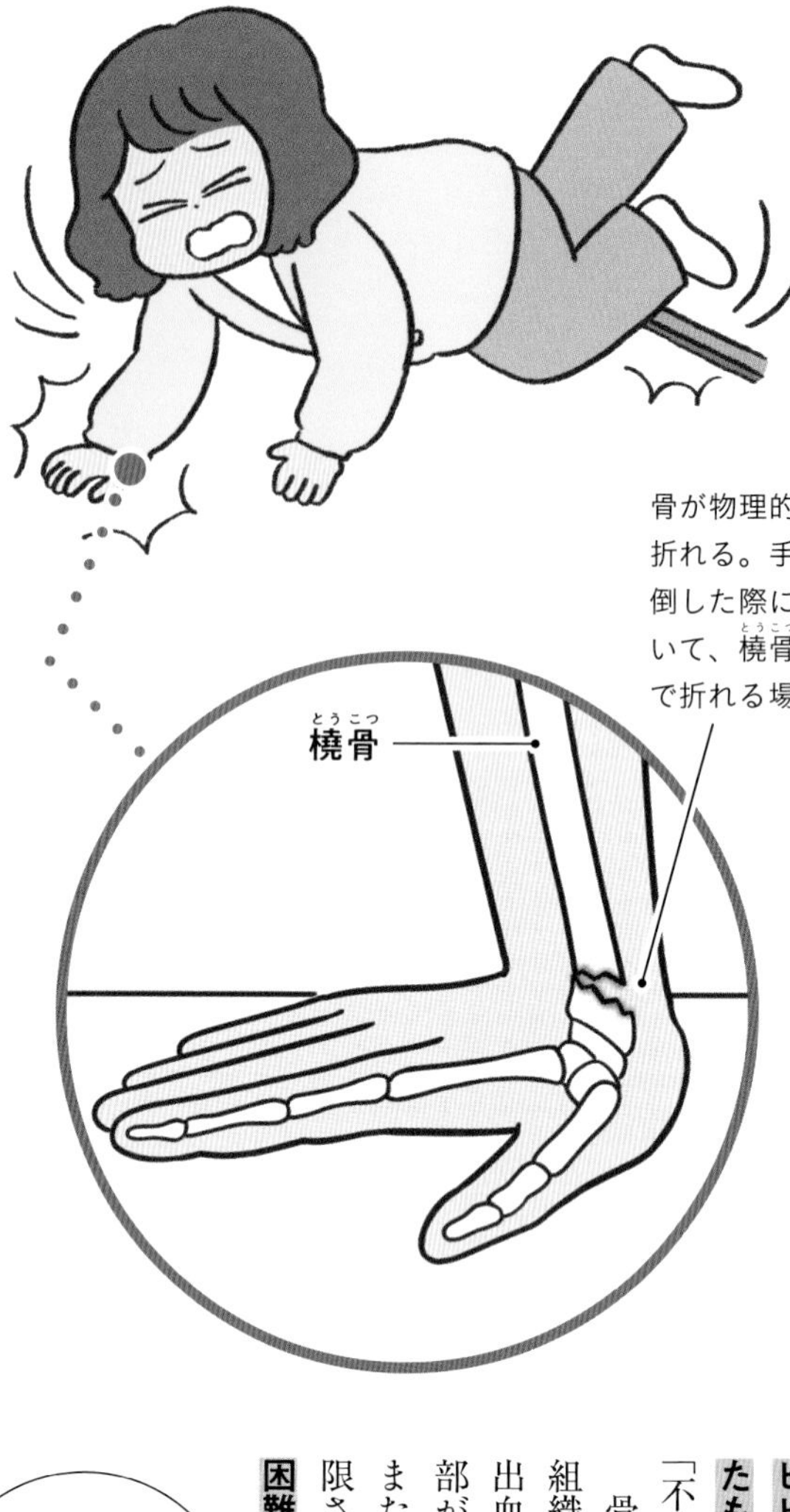
骨が物理的な衝撃を受け、折れる。手首の場合、転倒した際に地面に手をついて、橈骨《とうこつ》が手首の近くで折れる場合が多い。

どんな症状？

患部に炎症が起き強い痛みが伴って動かせなくなる

骨折とは、骨が損傷した状態全般のことをさします。そのため、骨が完全に折れる「完全骨折」以外にも、**ヒビが入ったり、一部が欠けたりしたものもすべて骨折**になり、これを「不完全骨折」といいます。

骨折すると、欠けた骨がまわりの組織も壊してしまうため、出血や内出血が起こります。炎症によって患部がはれて、強い痛みを伴います。また、関節や筋肉の動きが著しく制限されるため、**自力で動かすことが困難**になります。

骨折によって皮膚が破れ、骨が体外に出たものを「開放骨折」というよ

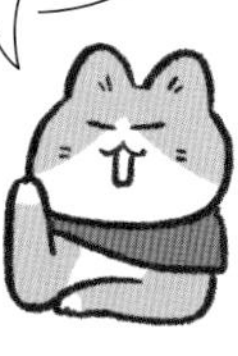

原因別に見る骨折の種類

外傷性骨折

もっとも多い外傷による骨折。転倒したり、衝突したりすることによって起こる。

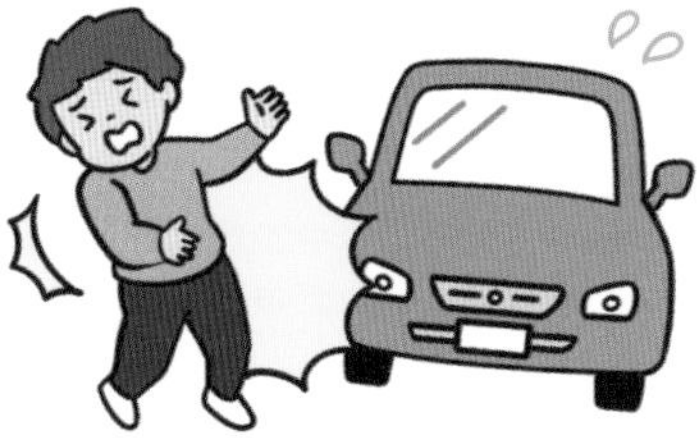

疲労骨折

トレーニングのしすぎなどで長期的に骨にダメージが蓄積して引き起こる。

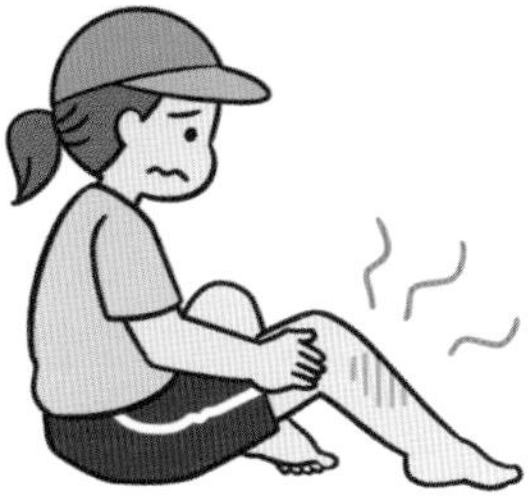

病的骨折

がんが骨に転移するなどして骨の強度が低下し、もろくなって起こる。

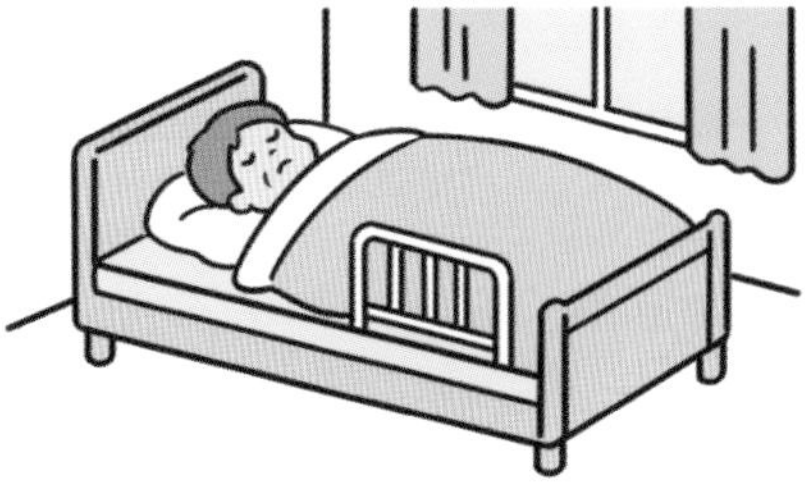

脆弱性骨折《ぜいじゃくせい》

加齢で骨密度が低下し、骨がもろくなって起こる。くしゃみなどの軽い力で折れることも。

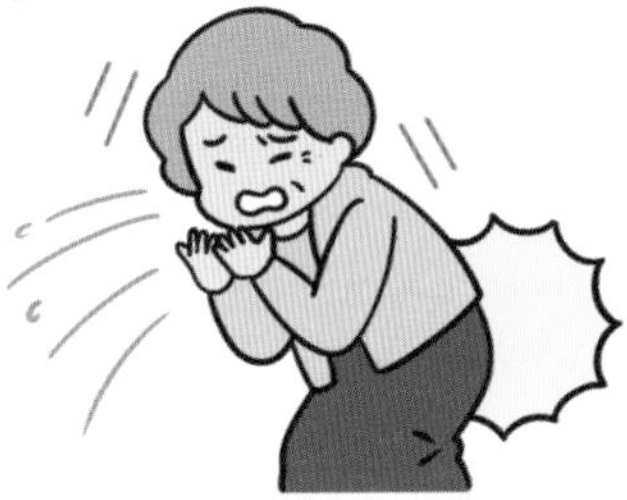

種類は？

外傷以外にも疲労や病気で骨折することも

骨折には、原因や折れ方によっていくつか分類があります。原因でいうと、**もっとも多いのが外傷で、転倒や衝突などをきっかけに起こります**。そのほかにも長期間にわたって骨に弱い力が加わり続けることで起こる「**疲労骨折**」、病気で骨がもろくなって起こる「**病的骨折**」、加齢などによって骨の強度が低下して起こる「**脆弱性《ぜいじゃくせい》骨折**」などがあります。

原因の分類以外にも、骨の折れ方にもいくつかパターンがあります。骨が圧迫されて起こる「圧迫骨折」、ひねって起こる「捻転《ねんてん》骨折」、折り曲げられるように力が加わって起こる「屈曲骨折」、両側から力が加わって起こる「剪断《せんだん》骨折」などがあります。

骨折が治るメカニズム

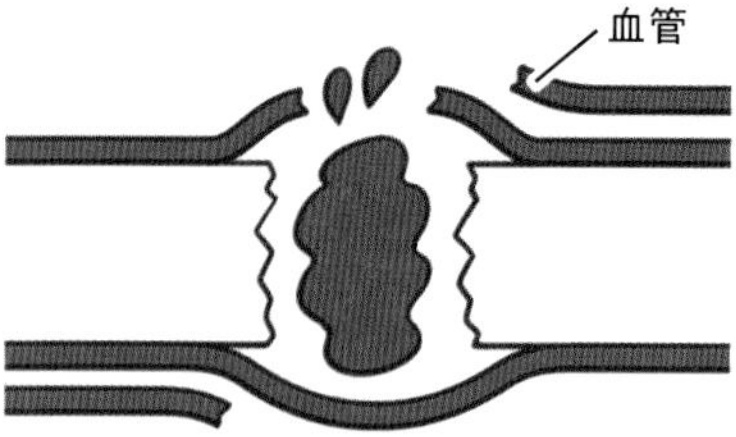

骨の中やまわりにある血管が傷つき、出血する。

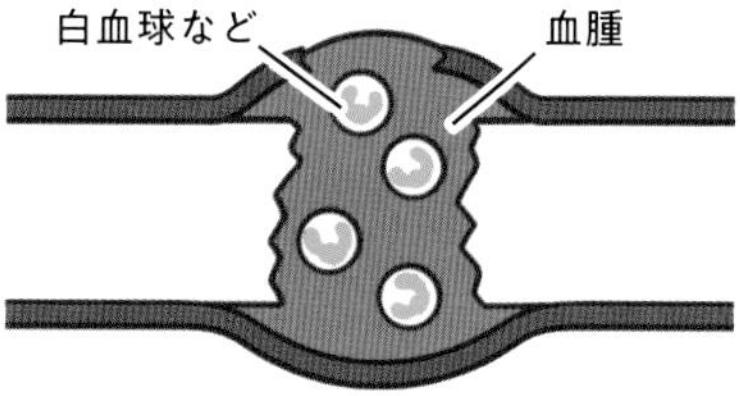

血腫ができる。炎症が起きて白血球などが集まり、壊れた組織をとり除く。

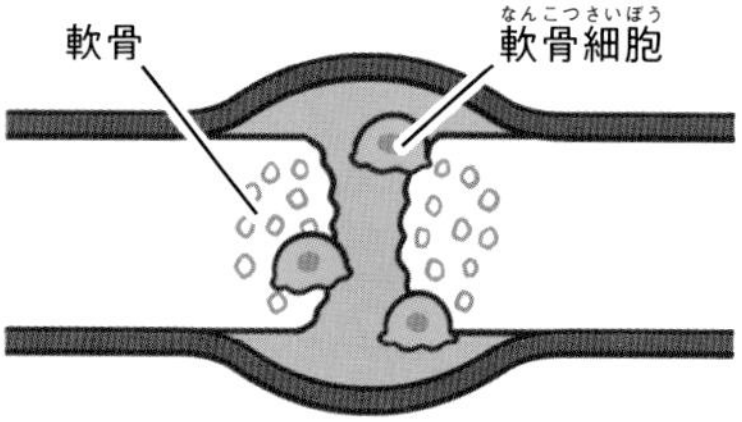

幹細胞《かんさいぼう》が集まってきて軟骨細胞《なんこつさいぼう》に変化。軟骨が形成される。

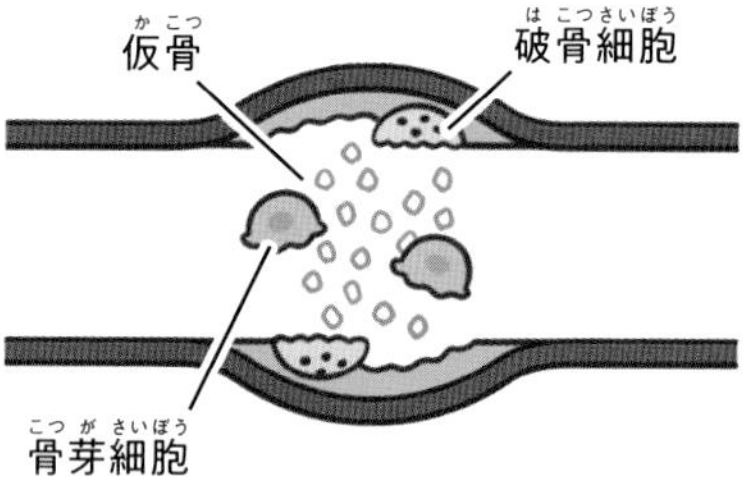

軟骨が骨に置き換えられながら仮骨《かこつ》になり、骨折部がつながる。骨芽細胞《こつがさいぼう》が骨を形成し、破骨細胞《はこつさいぼう》が骨を溶かして整えて修復する。

どう治る？

血液が固まり中で軟骨ができてだんだん骨になる

骨折すると、周囲の血管が傷つき出血します。その血液が固まって**血腫と呼ばれる血の集まりができると、その中で骨の修復が始まります**。

まずは、軟骨細胞《なんこつさいぼう》が集まり、骨の土台となる軟骨をつくり始めます。その後、軟骨は骨に置き換わって仮骨となり、骨折部をつなぎます。しかし、**初期の仮骨《かこつ》は脆弱で注意が必要です**。仮骨《かこつ》部分は、破骨細胞《はこつさいぼう》による骨吸収《こつきゅうしゅう》と骨芽細胞《こつがさいぼう》による骨形成《こつけいせい》が繰り返され、次第にかたく成熟した骨となって、もとの形に整えられます。

同時に、骨の中や周囲の血管も治っていきます。新しい血管ができると、各細胞に酸素や栄養素が運ばれ、骨の修復が促されます。

添木のかわりになるもの

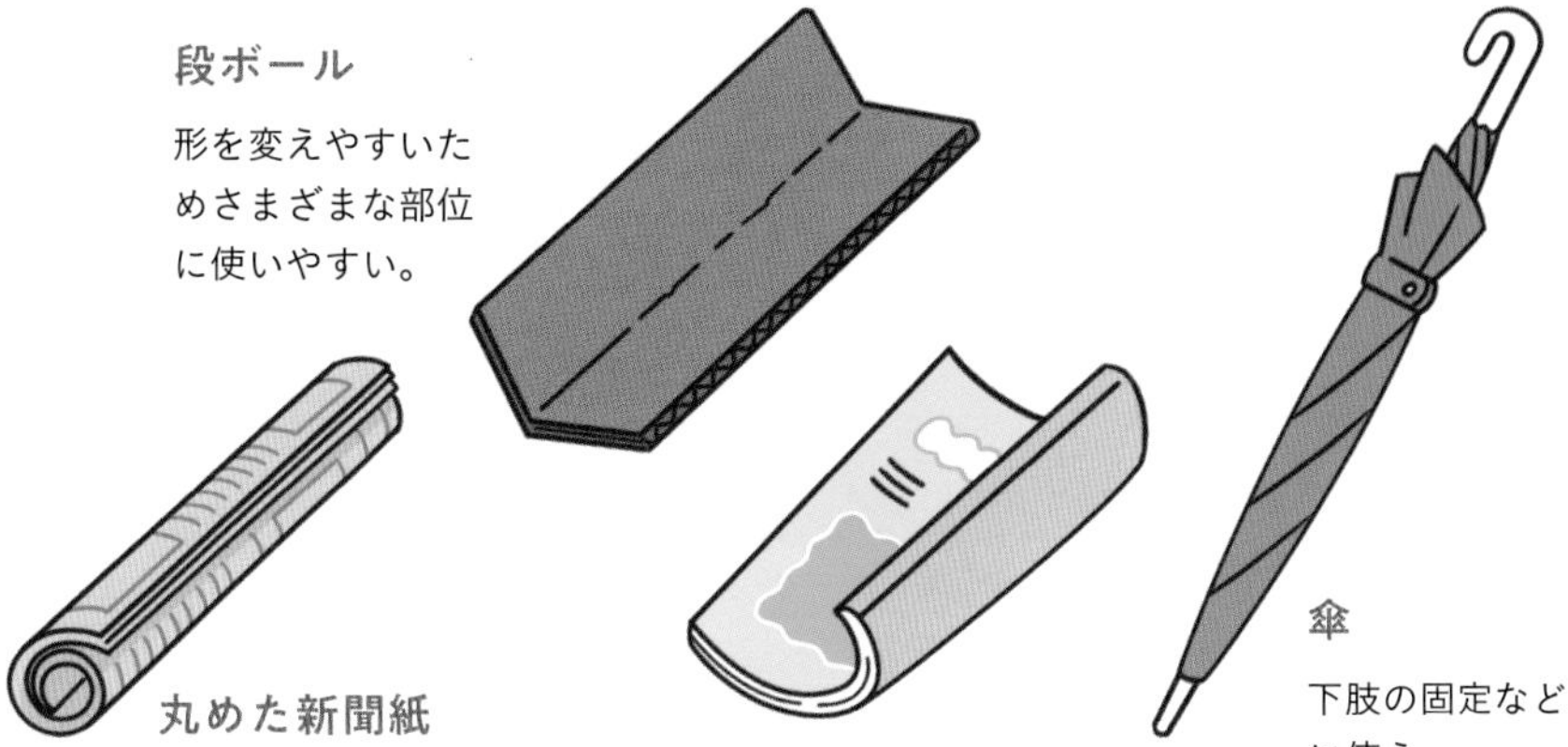

段ボール

形を変えやすいためさまざまな部位に使いやすい。

丸めた新聞紙

かたく丸めてテープなどで留める。さまざまな部位に使いやすい。

雑誌

前腕の固定に。はさむようにして使う。

傘

下肢の固定などに使う。

やっちゃだめ！

NG 骨の位置を動かす

無理に骨を動かすと、まわりの組織をさらに傷つけて、けがを悪化させてしまいます。

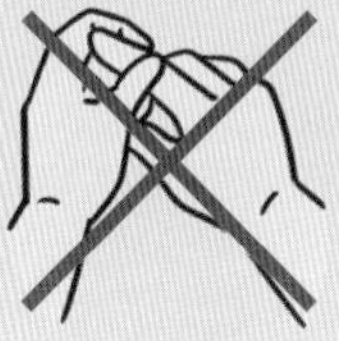

すぐ行おう！

OK 添木で固定する

まわりの組織を傷つけないように固定して動かないようにしましょう。

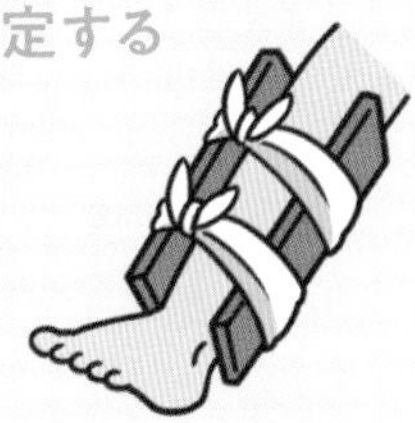

対処法は？

患部を固定し動かさず病院を受診

傷めた部分がはれて動かせないなど、骨折が疑われるときは、むやみに動かさないことが重要です。動かそうとすると、周囲の組織を傷つけて治りが遅れる可能性があります。**新聞紙や傘など周囲にあるものと包帯を使ってしっかり固定**し、整形外科を受診しましょう。

ただし、**皮膚が破れて骨が体外に出ている状態（開放《かいほう》骨折）の場合は、すぐに救急車**を呼びましょう。治療が遅れると、菌が繁殖して感染症のリスクが高まります。そのほかにも、大量の出血がある、意識がはっきりしない、患部が大きく変形しているといった場合は命に関わる可能性もあるので、すぐ救急車を呼びます。

脱臼《だっきゅう》

本来の位置から骨がずれる

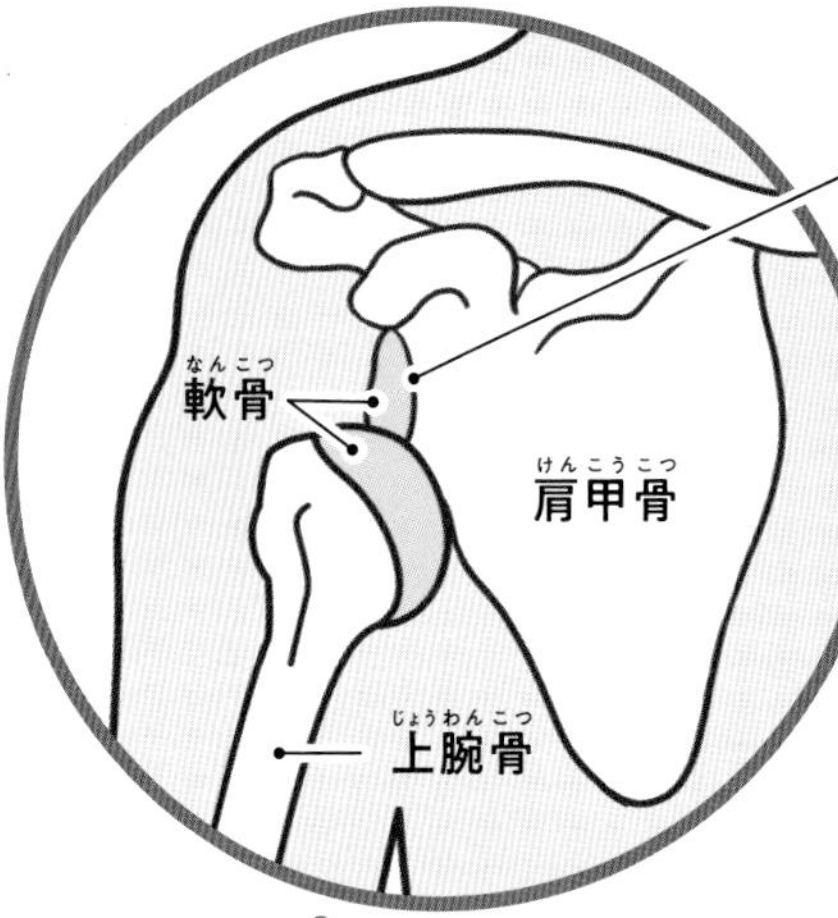

骨が本来の場所からずれると同時に、関節を包む関節《かんせつ》包《ほう》や軟骨が傷ついたり、骨を支えていた靭帯《じんたい》が切れたり伸びたりする。炎症を起こしてはれることが多い。左の図の肩関節では、上腕《じょうわん》骨《こつ》が肩甲骨《けんこうこつ》のくぼみからはずれた状態。

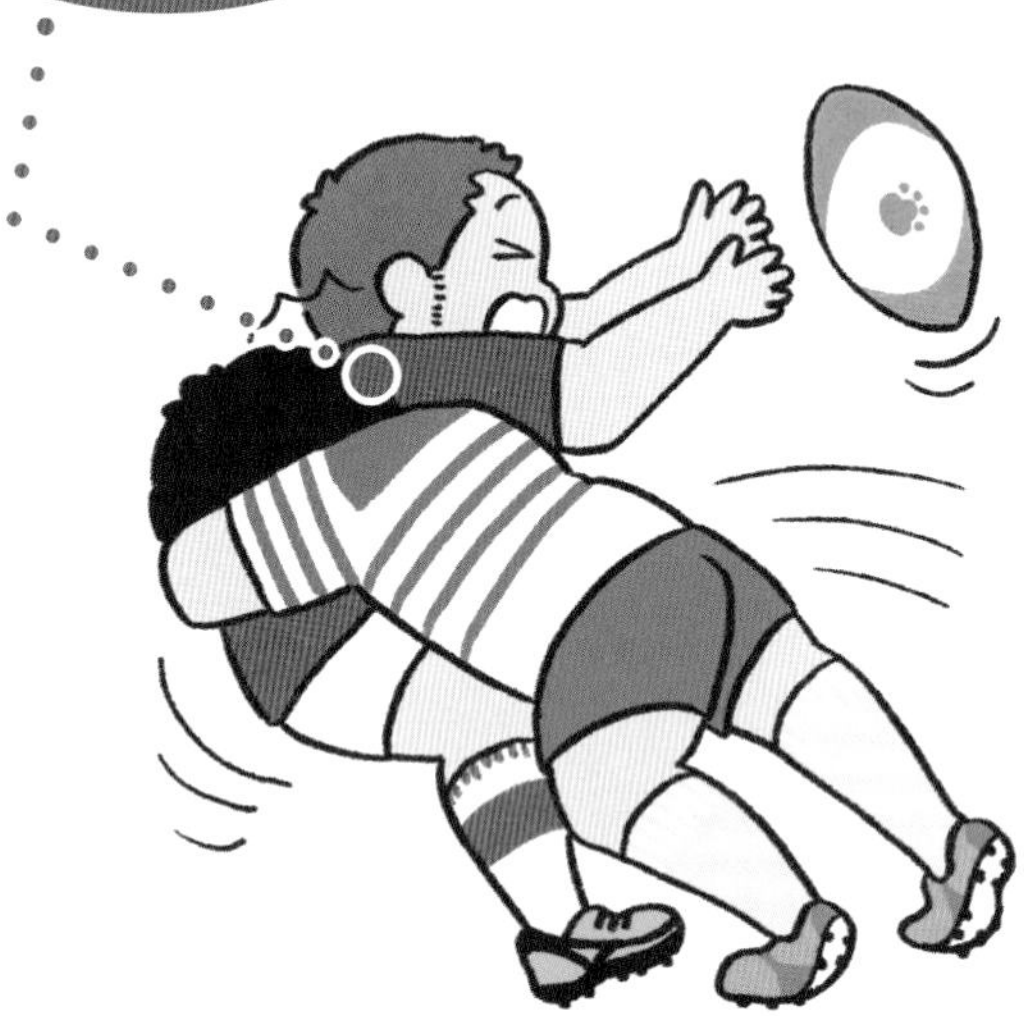

どんな症状?

骨が関節からはずれて動かせなくなる

脱臼《だっきゅう》とは、骨が本来ある場所からはずれたり、ずれたりした状態をさす外傷です。骨が部分的にずれている場合、「亜脱臼《あだっきゅう》」ということもあります。肩や肘などでよく起こりますが、どこの関節でも起こりえます。完全に骨がはずれる「完全脱臼《だっきゅう》」をしたときには、「ゴリッ」や「ボキッ」と**関節がはずれる音がすることが多く、患部は動かせなくなります**。無理に動かそうとするとひどく痛みます。また、**周囲の組織が傷つくことで、あざができたりはれたりする**こともあります。

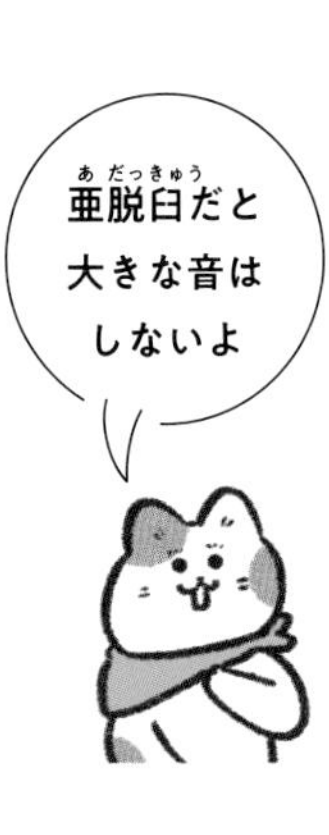

脱臼《だっきゅう》が治るメカニズム

すぐ行おう！

OK 痛くないように固定して病院へ

三角巾でつるすなど痛くないように固定し、すぐに病院へ。時間がたつと戻しにくくなります。

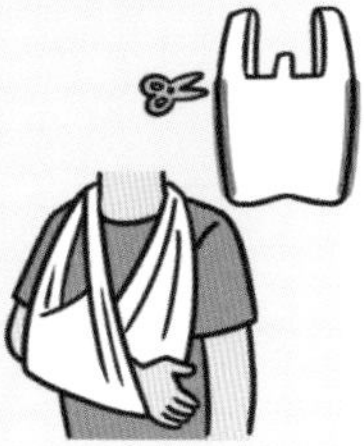

やっちゃだめ！

NG 自分で戻そうとする

無理に戻すとまわりの組織を傷つけてしまい、治療に時間がかかることがあります。

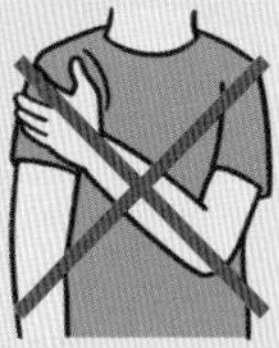

❶ 医師や柔道整復師などの有資格者が骨を本来の位置に戻す。

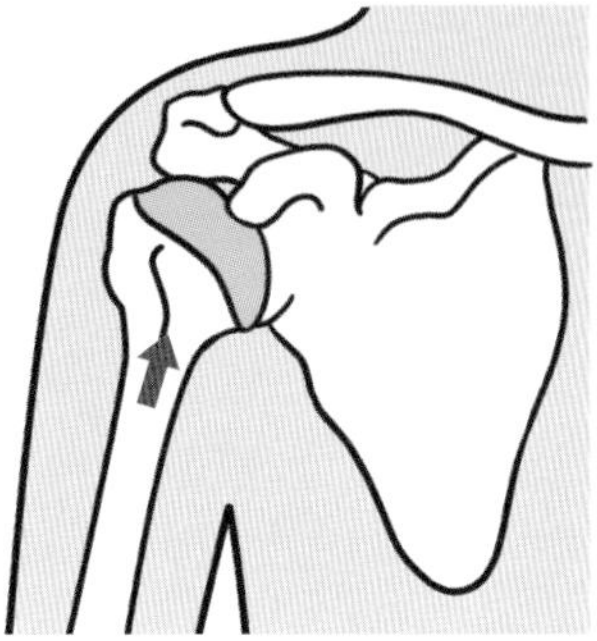

❷ 脱臼《だっきゅう》時に傷ついた筋肉や腱、関節包《かんせつほう》や靭帯《じんたい》は、骨をもとに戻しても傷んだ状態。固定することで修復され、もとの機能を回復する。

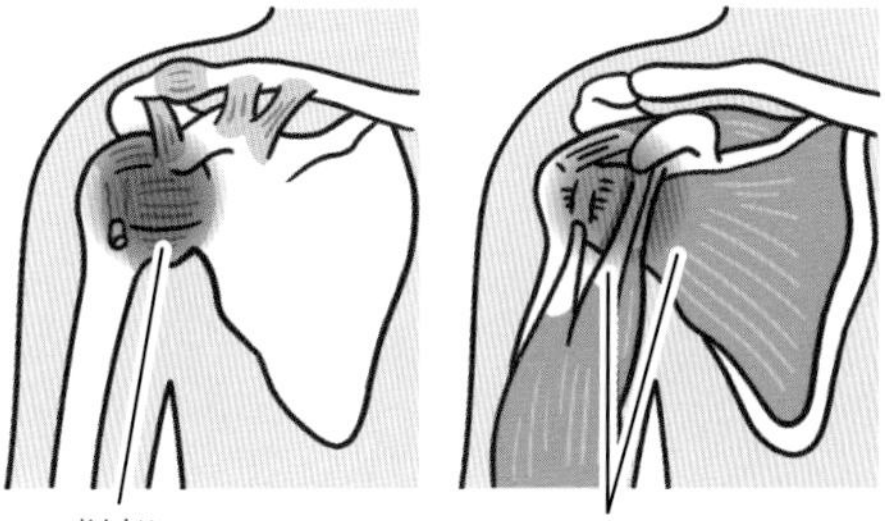

どう治る？

骨をもとの位置に戻してもらい靭帯《じんたい》の回復を待つ

脱臼《だっきゅう》は、ほとんどの場合、**骨がもとの位置に戻ると痛みがなくなり、動かせる**ようになります。骨の位置をもとに戻すことを「整復」というのですが、**自分で整復するのはNG**。まわりの組織を傷つけて症状を悪化させてしまう危険があるため、必ず医療機関で処置してもらいましょう。

整復後は、靭帯《じんたい》などのまわりの組織が修復されるまで固定し、関節が安定するのを待ちます。**一度脱臼《だっきゅう》を起こすと、靭帯《じんたい》がゆるんで骨がはずれやすくなり、しっかり回復しないと脱臼《だっきゅう》を繰り返しやすくなります**。そうなると手術が必要になるので、痛みがないからといって自己判断で治療を中止しないようにしましょう。

捻《ねん》挫《ざ》

関節の靭帯や腱、軟骨などが傷つく

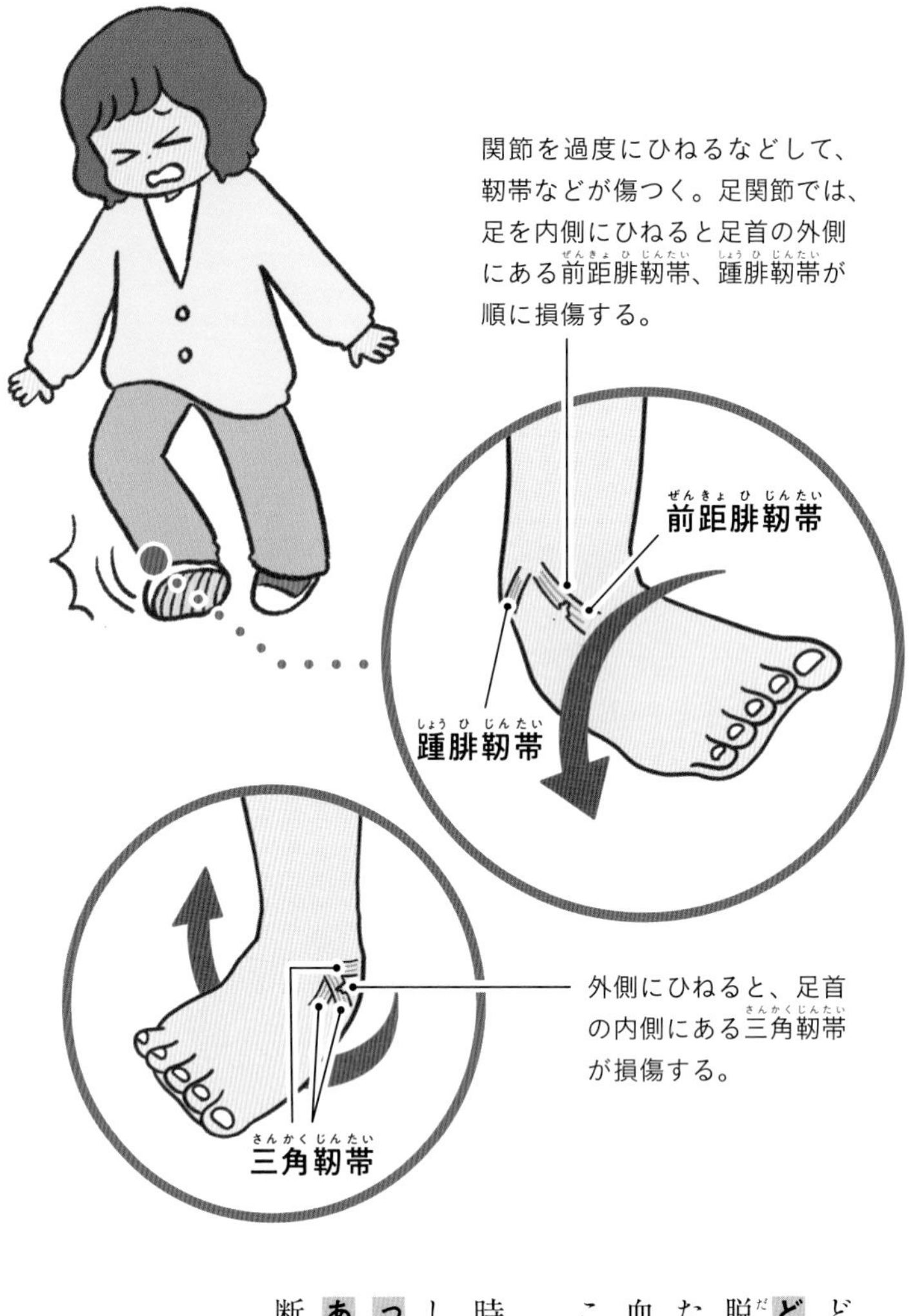

関節を過度にひねるなどして、靭帯などが傷つく。足関節では、足を内側にひねると足首の外側にある前距腓靭帯《ぜんきょひじんたい》、踵腓靭帯《しょうひじんたい》が順に損傷する。
前距腓靭帯《ぜんきょひじんたい》
踵腓靭帯《しょうひじんたい》
外側にひねると、足首の内側にある三角靭帯《さんかくじんたい》が損傷する。
三角靭帯《さんかくじんたい》

どんな症状?

けがの直後に強い痛みがあるが次第にやわらぐ

捻挫《ねんざ》とは、関節を過度にひねるなどして、**関節内の靭帯や腱、軟骨などが傷つく外傷**のことです。骨折や脱臼《だっきゅう》とは異なり骨には異常がないため、レントゲンには写りません。血管が傷つくことで内出血が起こることもあります。

痛みはけがの直後にもっとも強く、時間とともにやわらいでいきます。しかし、**痛みがなくなったからといって関節内の損傷が治ったわけではありません**。放置せず、きちんと診断を受けて治療しましょう。

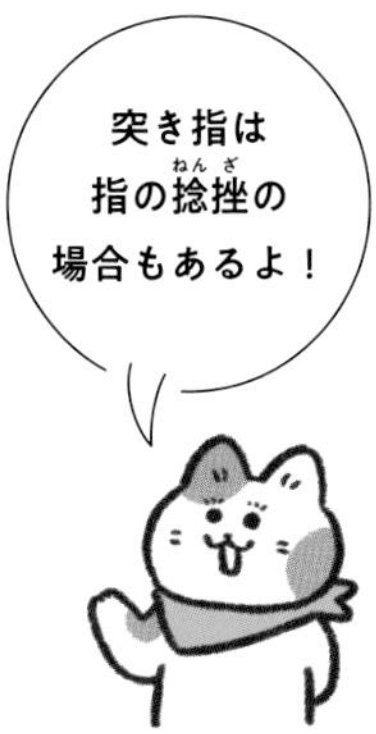

突き指は指の捻《ねん》挫《ざ》の場合もあるよ！

捻挫《ねんざ》が治るメカニズム

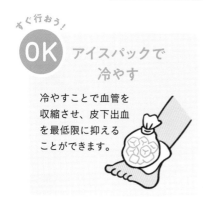

すぐ行おう！

OK アイスパックで冷やす

冷やすことで血管を収縮させ、皮下出血を最低限に抑えることができます。

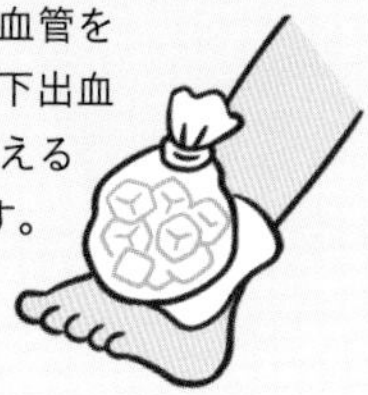

やっちゃだめ！

NG 熱いお風呂で温める

温めると血管が拡張し、血流がよくなって炎症が悪化します。2〜3日はシャワーのみにしましょう。

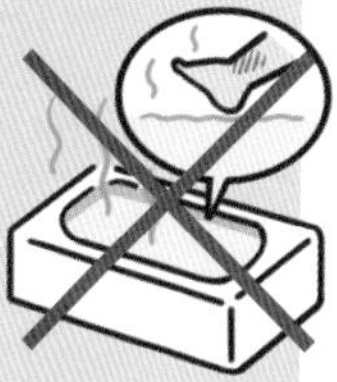

❶ 損傷した部分に血腫ができ、免疫細胞のマクロファージが壊れた細胞や組織を貪食《どんしょく》してとり除く。

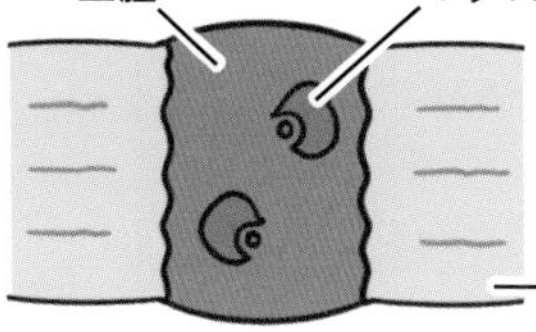

❷ 線維芽細胞《せんいがさいぼう》がコラーゲンやエラスチンをつくり、靭帯《じんたい》を再生する。

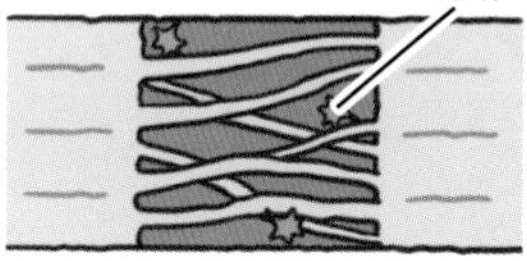

❸ コラーゲンがより強度の高いものに置き換わり、靭帯が修復され強度が増す。

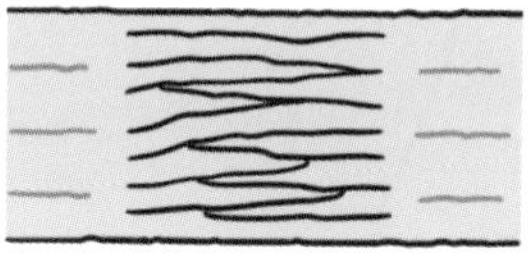

知りたい！

捻挫《ねんざ》はくせになる？

捻挫《ねんざ》は何度も繰り返すことがあります。これは靭帯がゆるむなどして関節が不安定になっているためです。さらに放置すると軟骨に負荷がかかり、数年後に関節の変形が起きてしまうことも。適切な治療を行いましょう。

どう治る？

線維芽細胞《せんいがさいぼう》がコラーゲンなどをつくり靭帯《じんたい》を修復

捻挫《ねんざ》でよく傷つく靭帯は、コラーゲンとエラスチンというたんぱく質の一種が集まってできた束状の組織です。靭帯の線維がちぎれた箇所では、線維芽細胞《せんいがさいぼう》が集まってコラーゲンなどをつくり出し修復を行っています。早く治すためには、組織の修復を妨げないよう、**患部が動かないように固定して安静を保ちましょう**。

打撲《だぼく》

衝撃によって血管や筋線維《きんせんい》が傷つく

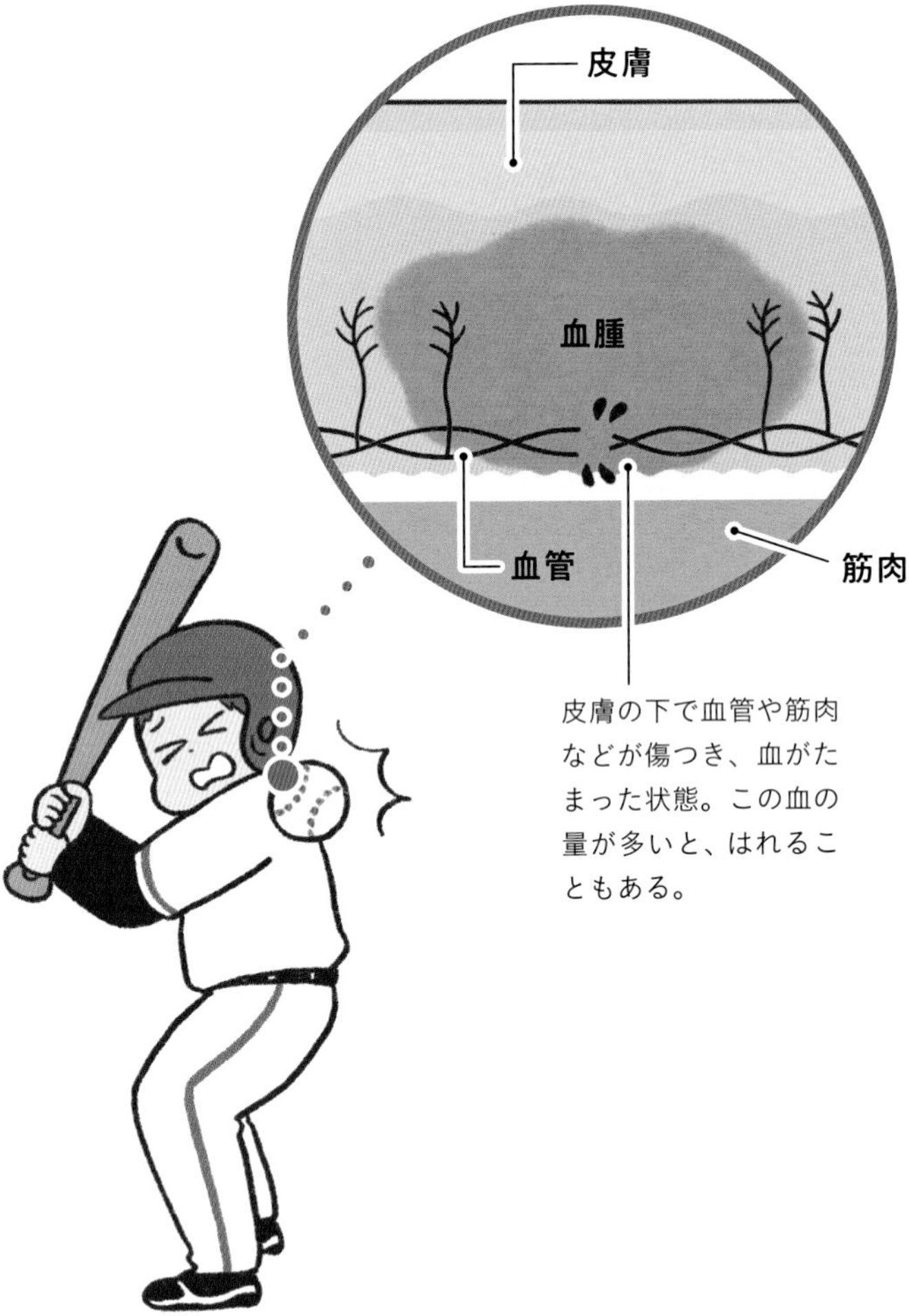
皮膚
血腫
血管
筋肉
皮膚の下で血管や筋肉などが傷つき、血がたまった状態。この血の量が多いと、はれることもある。

どんな症状？

皮膚の下で組織が傷つきアザやはれが

打撲《だぼく》とは、何かにぶつかったり、転んだりして、体の一部に**強い衝撃を受けたことにより、皮膚の下の血管や筋肉などがダメージを受けた状態**です。「打ち身」と呼ばれることもあります。

押したときに痛みがあるほか、**皮下出血によるアザや、炎症によるはれ**が見られることがあります。皮下出血は、少量ならアザとして表面の色が変わって見える程度ですが、量が多いと皮膚が盛り上がった状態になります。

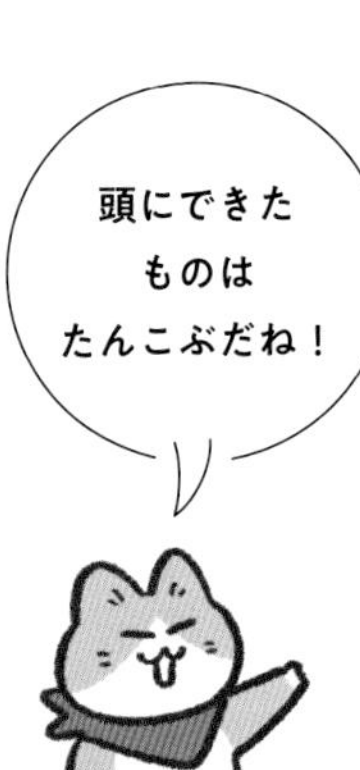
頭にできたものはたんこぶだね！

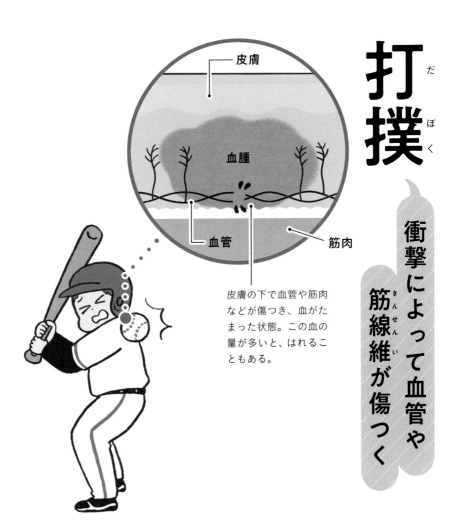

打撲《だぼく》が治るメカニズム

すぐ行おう！

OK アイスパックで冷やす

冷やして血管を収縮させることで、炎症や痛みをやわらげることができます。

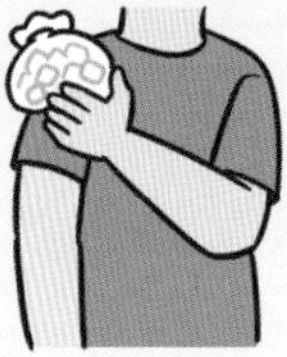

やっちゃだめ！

NG アルコールを飲む

アルコールで血管が拡張し、血流がよくなって炎症を悪化させます。炎症があるときは控えましょう。

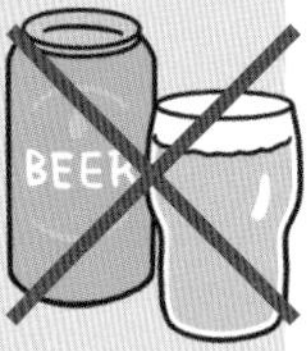

❶ フィブリンというたんぱく質の一種が血小板や赤血球を束ねて血栓をつくり出血を止める。

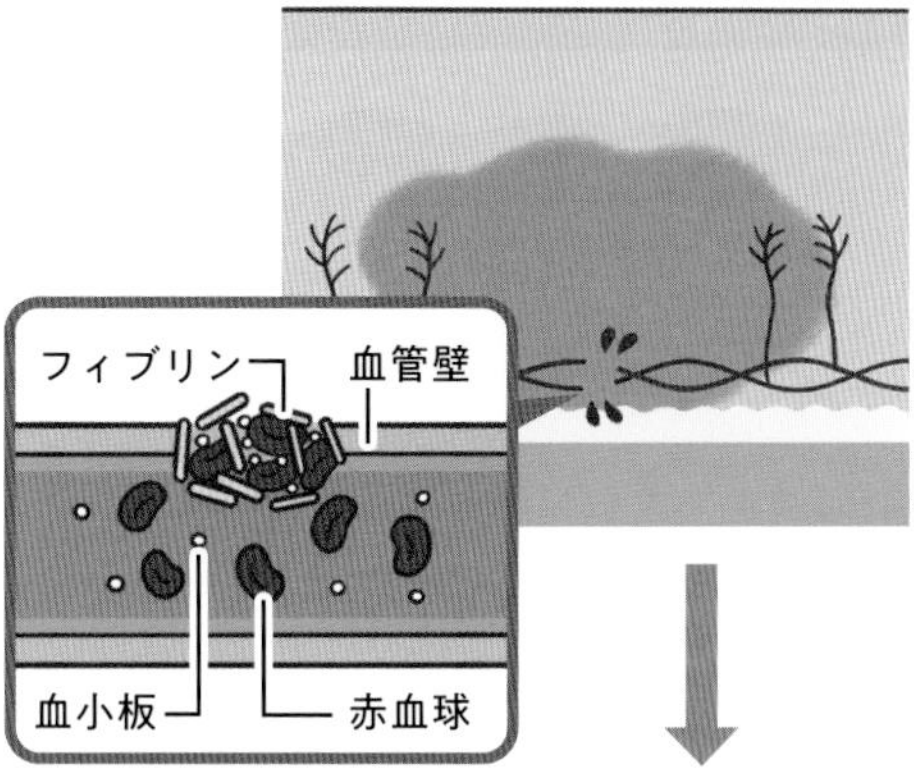

❷ マクロファージが壊れた組織を貪食《どんしょく》してとり除く。毛細血管が発達して栄養が運ばれ、新しい組織がつくられる。

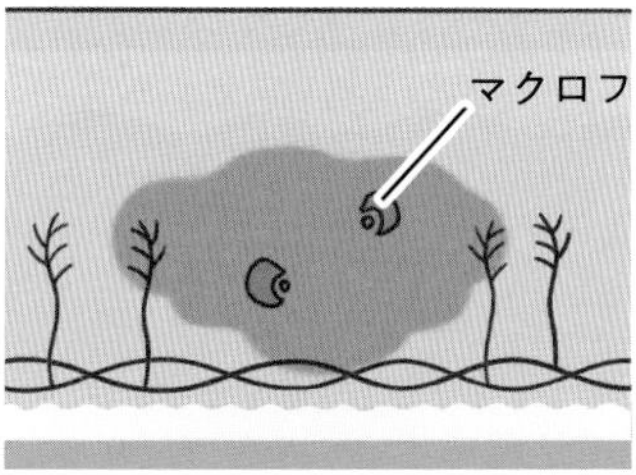

知りたい！

頭部打撲《だぼく》は要注意！

頭を打撲《だぼく》して、意識がおかしいなど普段と違う様子があれば、救急車を呼びましょう。受傷直後は大丈夫でも、数日後に症状が出ることもあります。言葉が出にくい、しびれがある、頭痛が強くなるなどがあれば、すぐ病院へ行きましょう。

どう治る？

フィブリンというたんぱく質が損傷部を修復

打撲《だぼく》によって傷ついた血管では、**フィブリンと呼ばれる線維状のたんぱく質が血小板や赤血球を巻き込んで凝固血栓をつくり**、出血を止めます。皮下にたまった血腫は、免疫細胞であるマクロファージが貪食《どんしょく》してとり除き、やがて血腫は小さくなってもとの状態に戻ります。その過程で、**赤紫色のアザが黄色っぽく変化**していきます。

肉《にく》離《ばな》れ

筋肉が引き離され部分的に傷つく

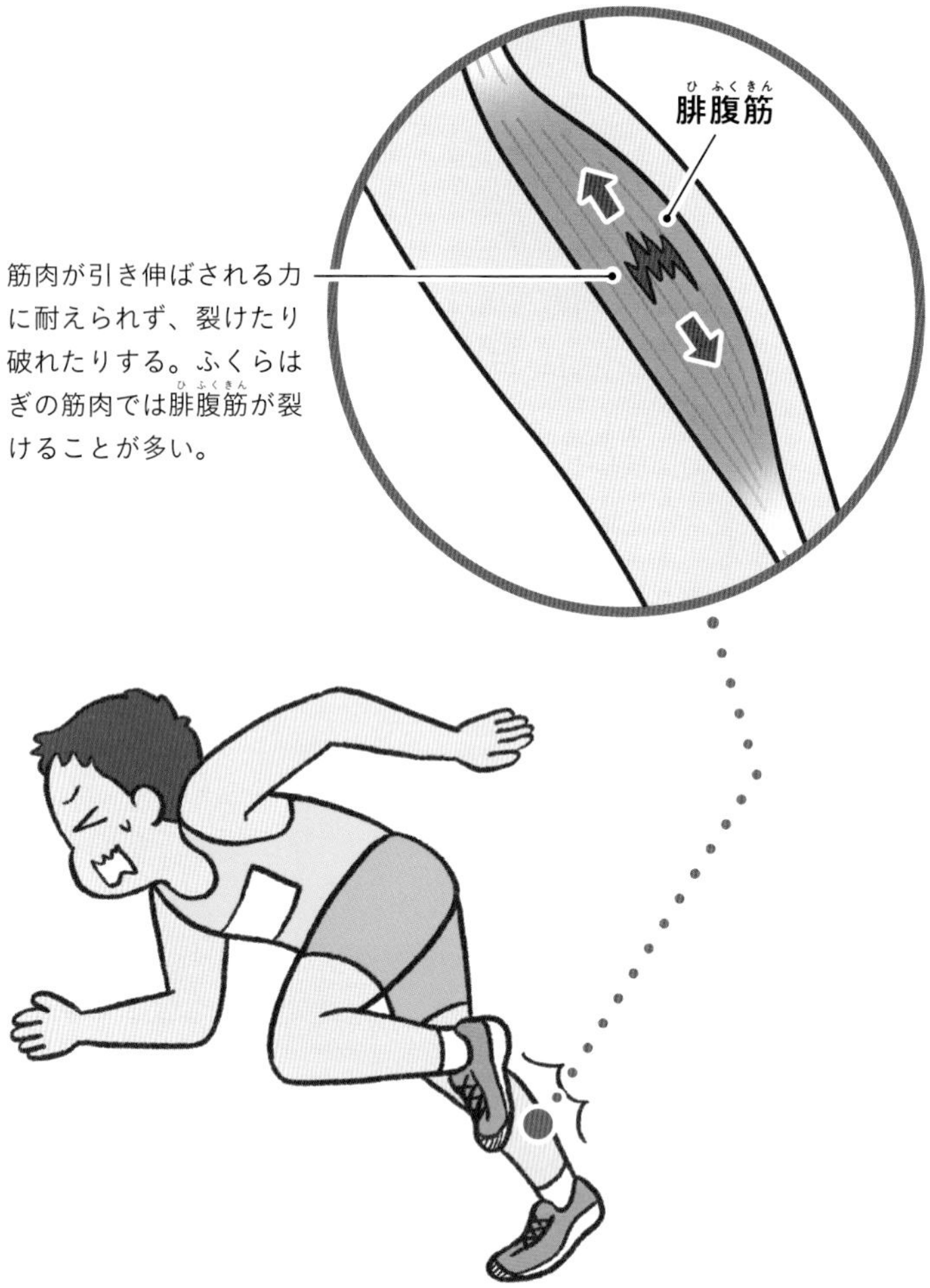

筋肉が引き伸ばされる力に耐えられず、裂けたり破れたりする。ふくらはぎの筋肉では腓腹筋《ひふくきん》が裂けることが多い。

どんな症状？

筋肉が部分的に損傷してするどい痛みが走る

肉離れは、筋肉が強く収縮しているときに急に引き伸ばされ、筋肉が部分的に断裂する外傷です。突然するどい痛みを感じ、患部が動かしにくくなります。

筋肉の断裂が軽度なら、痛みを感じながらも歩けますが、断裂が大きいと自力では歩けません。押すと痛みがあるほか、筋肉の中で内出血を起こし、血のかたまり（筋内血腫）ができることがあります。断裂が深いと、その部分がへこんで見えることもあります。

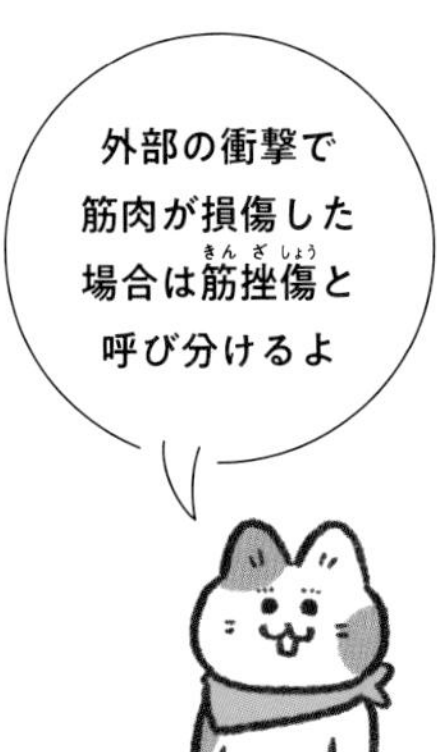
外部の衝撃で筋肉が損傷した場合は筋挫傷《きんざしょう》と呼び分けるよ

肉離れが治るメカニズム

すぐ行おう！

OK アイスパックで冷やす

冷やして血管を収縮させ、まわりの組織へのダメージを最小限に抑えます。

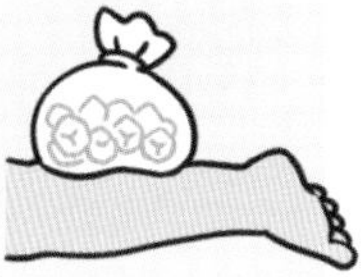

やっちゃだめ！

NG すぐにストレッチをする

無理にストレッチをすると修復中の弱い組織が破けてしまいます。医師と相談して行いましょう。

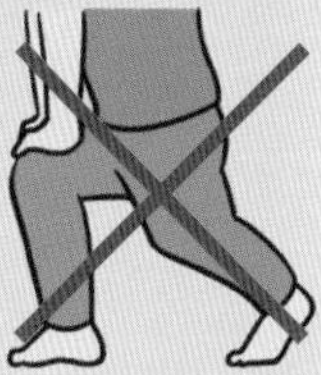

❶ 線維芽細胞《せんいがさいぼう》がたんぱく質の一種、コラーゲンの線維をつくり、幼弱な結合組織で傷口を埋める。

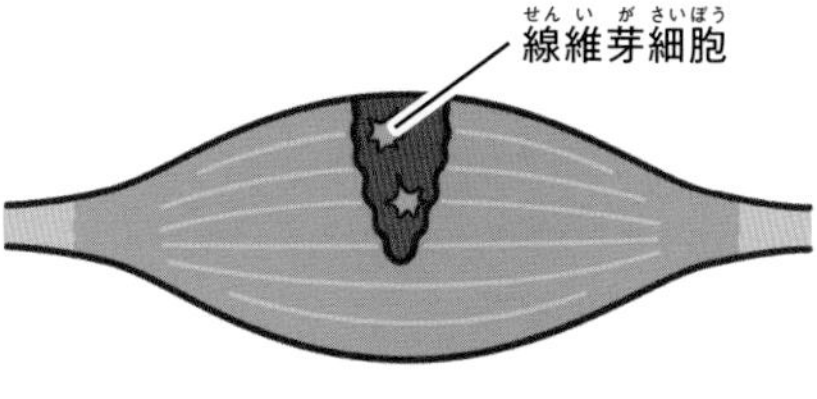

❷ 炎症が治まると、コラーゲンの線維が除かれて筋線維が再生し、もとの強度をとり戻す。

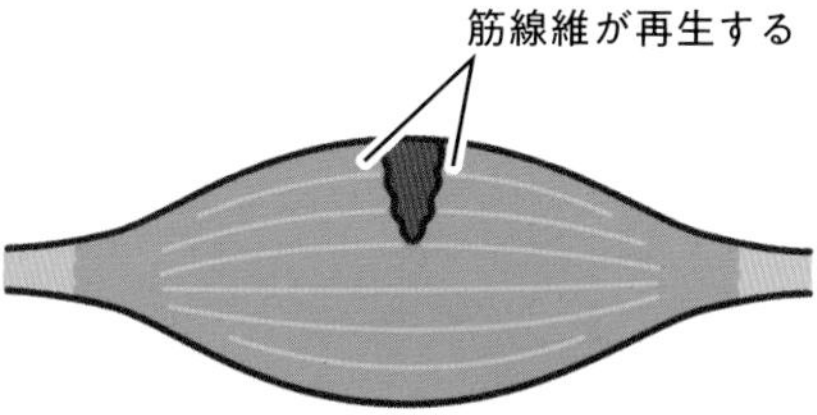

知りたい！

よく似た疾患 こむらがえり

こむらがえりは、筋肉がけいれんによって過剰に収縮した状態で、肉離れとは異なります。脱水症や筋肉疲労などが原因で起こるといわれています。

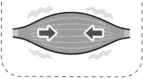

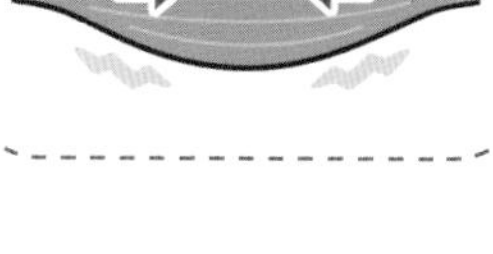

どう治る？

コラーゲンの線維がつくられやがて筋肉になる

筋肉の断裂部分では、線維芽細胞《せんいがさいぼう》が傷の修復を始めます。線維芽細胞《せんいがさいぼう》は、コラーゲンと呼ばれる線維状のたんぱく質をつくって断裂部分を修復しますが、**この部分は強度が低く、筋肉の役割が果たせません**。炎症が収まった後で**リハビリを行うなどして筋肉の再生を促し、もとの強度に戻していきます**。

腰《よう》椎《つい》椎《つい》間《かん》板《ばん》ヘルニア

椎間板《ついかんばん》の一部が神経を圧迫

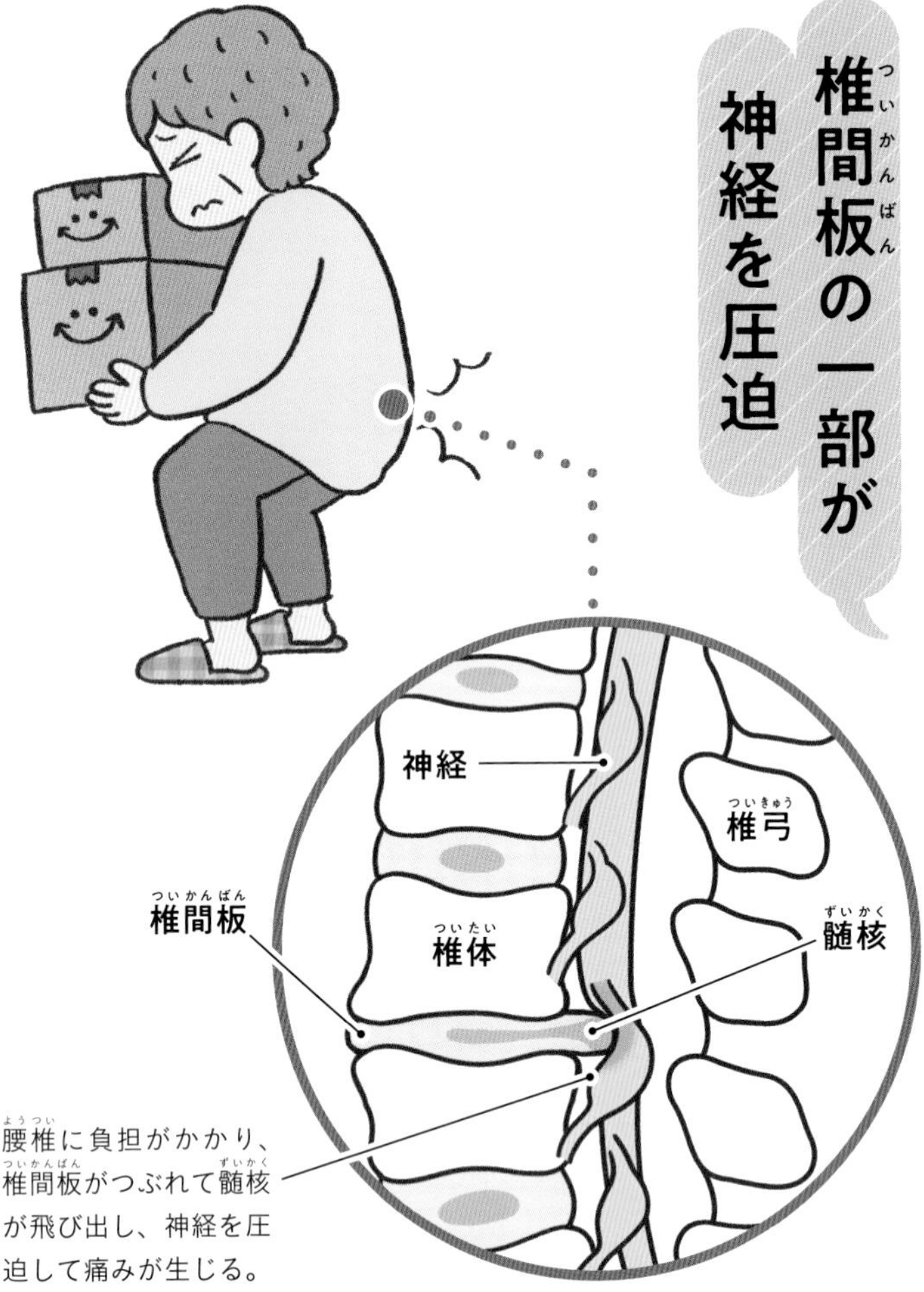

腰椎《ようつい》に負担がかかり、椎間板《ついかんばん》がつぶれて髄核《ずいかく》が飛び出し、神経を圧迫して痛みが生じる。

どんな症状？

椎間板《ついかんばん》が変形し神経を圧迫してピリピリと痛む

腰《よう》椎《つい》椎《つい》間《かん》板《ばん》ヘルニアは椎間板《ついかんばん》の一部が神経を圧迫する障害です。椎間《ついかん》板《ばん》は椎体《ついたい》と椎体《ついたい》の間でクッションの役割を果たす軟骨で、それが変形すると、**中の髄核《ずいかく》が飛び出して神経を圧迫**します。すると腰に激しい痛みを感じるのです。加齢に伴って発症するほか、スポーツや重い荷物を繰り返し運ぶ動作などで起こることもあります。神経への刺激なので、ピリピリとした痛みです。初期には腰の痛みだけですが、ヘルニアの進行に伴って、**その神経がつながるおしりや下肢へと痛みが広がります**。

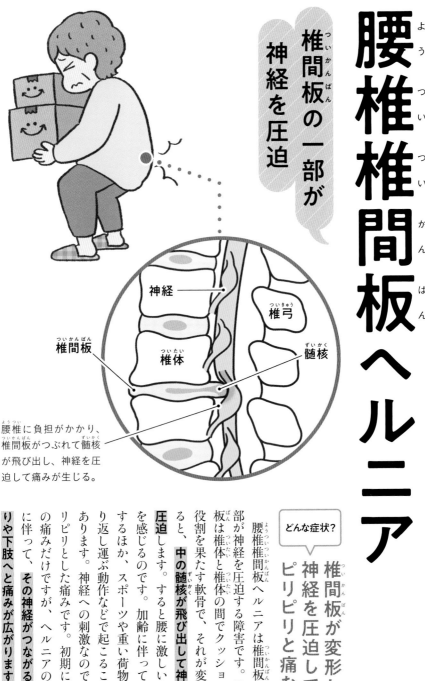

腰椎椎間板《ようついついかんばん》ヘルニアが治るメカニズム

すぐ行おう！

OK アイスパックで冷やす

うつ伏せになり、腰にアイスパックをのせて冷やすと、痛みがやわらぎます。

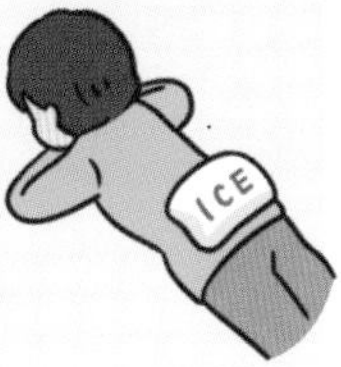

ヤっちゃだめ！

NG タバコを吸う

椎間板《ついかんばん》周辺の血管を収縮させ、栄養を届けにくくなって椎間板《ついかんばん》がもろくなりがちです。

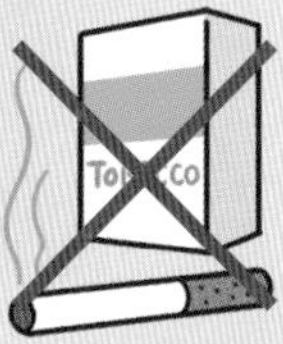

知りたい！

神経障害に要注意！

腰椎椎間板《ようついついかんばん》ヘルニアの症状が進むと、下肢のまひや、排尿・排便が困難になるなどの神経障害が起きることがあります。痛みやしびれが強くなったと感じたら、我慢せずに医師に相談しましょう。早めに手術する必要があります。

❶ 免疫細胞であるマクロファージが、飛び出した髄核《ずいかく》を貪食《どんしょく》する。

（上から見た図）

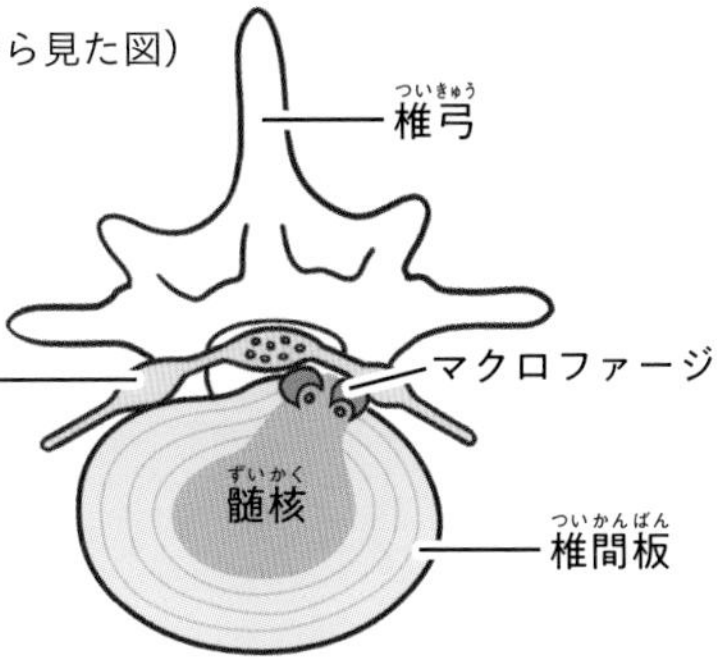

❷ 飛び出した部分の髄核《ずいかく》がなくなり、椎間板《ついかんばん》が修復され、もとに戻る。

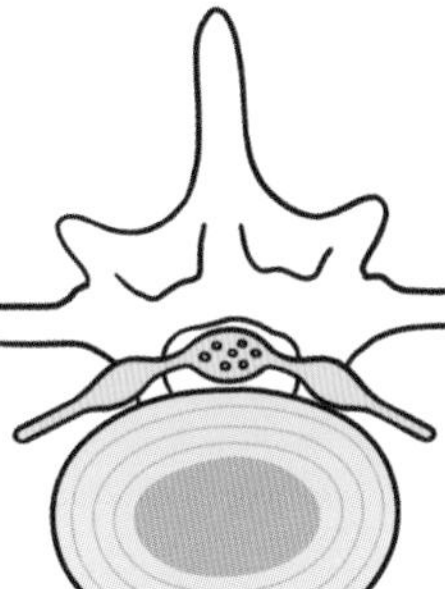

どう治る？

免疫細胞が髄核《ずいかく》を吸収してもとに戻る

腰椎椎間板《ようついついかんばん》ヘルニアは軽度の場合、自然に治ることもある疾患です。骨髄でつくられる**免疫細胞のひとつであるマクロファージが、飛び出した髄核《ずいかく》を貪食《どんしょく》して吸収する**ことでもとに戻ります。ただし、重度の場合や慢性的に痛みが続く場合は、手術によって、神経への圧迫を弱める必要が出てきます。

腱《けん》断《だん》裂《れつ》

腱が傷つき動かせなくなる

腱が外からの衝撃によって断裂した状態。突き指でも起こることがあり、指の伸筋腱《しんきんけん》が断裂することが多い。

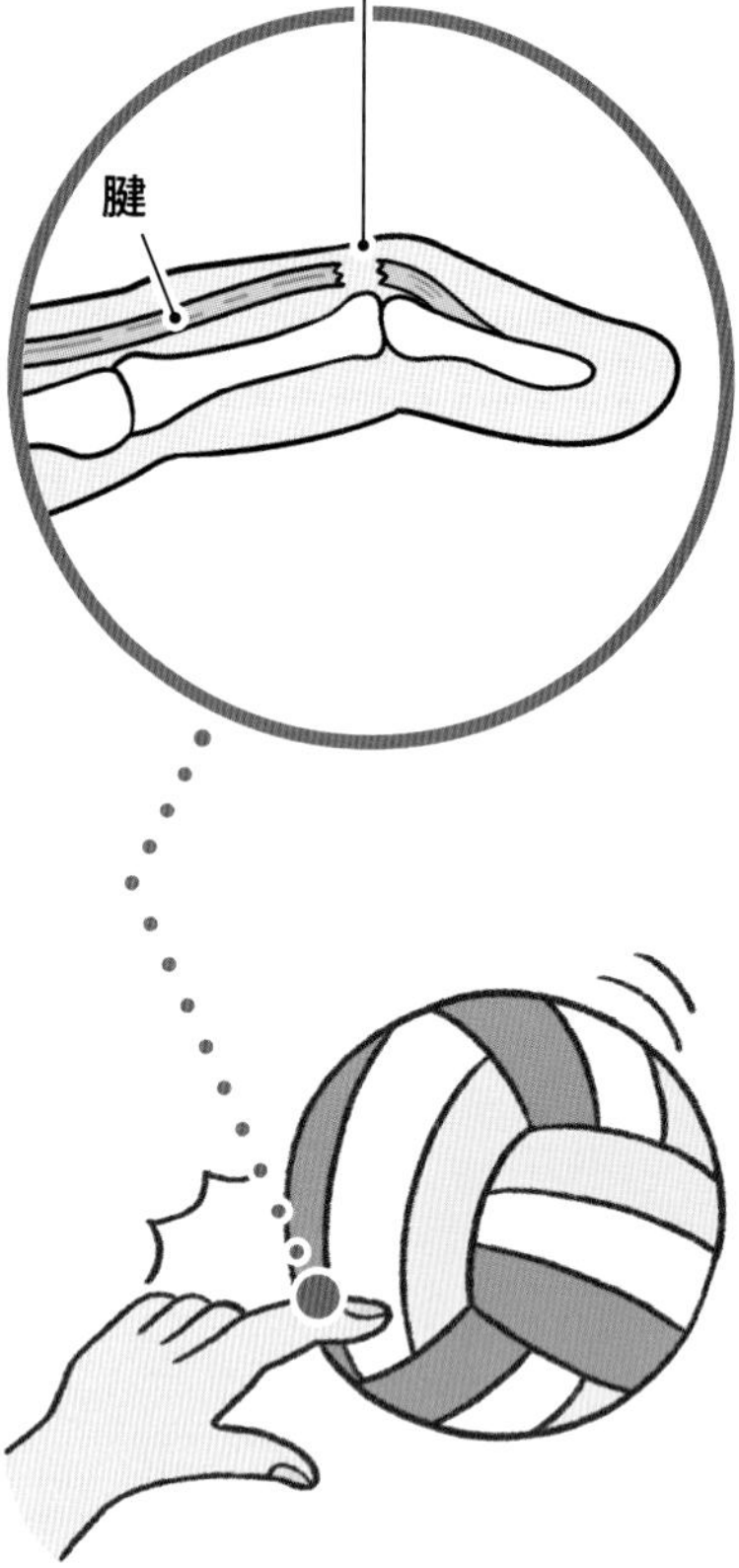

すぐ行おう！

OK 固定して安静にする

無理に動かすと損傷が大きくなるため、固定して病院へ行きましょう。冷やすと痛みがやわらぎます。

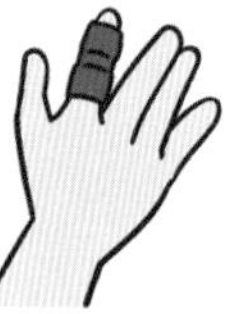

やっちゃだめ！

NG 引っ張る 伸ばす

無理に引っ張ったり伸ばしたりすると損傷がひどくなります。リハビリのストレッチは医師と相談して行いましょう。

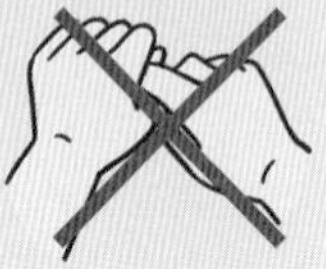

どんな症状？

腱が切れて動かせなくなり強く痛む

腱断裂《けんだんれつ》は、その名のとおり腱が切れる外傷です。腱は主にコラーゲンと呼ばれる強固なたんぱく質でできており、骨と筋肉をつないでいます。そのため、それが切れると**患部は動かせなくなり、強い痛みやはれが起こります**。切り傷や刺し傷、骨折に伴って起こることもあります。また、アキレス腱断裂《けんだんれつ》など、運動によって腱に強いストレスがかかって切れてしまうケースもあります。

腱の線維が修復されるまで固定して安静を保つか、手術で腱をつなぎ合わせて治療します。

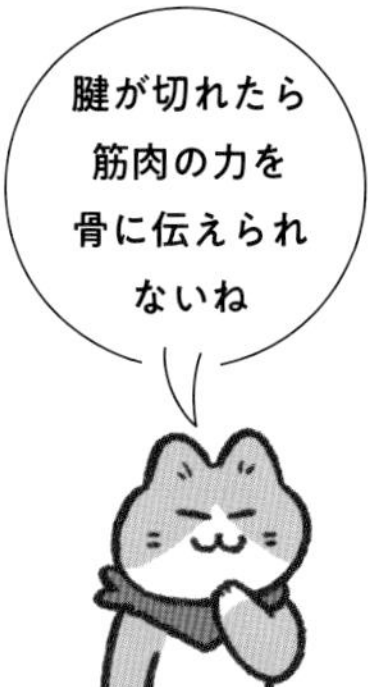

腱が切れたら筋肉の力を骨に伝えられないね

足《そく》底《てい》腱《けん》膜《まく》炎《えん》

使いすぎで炎症

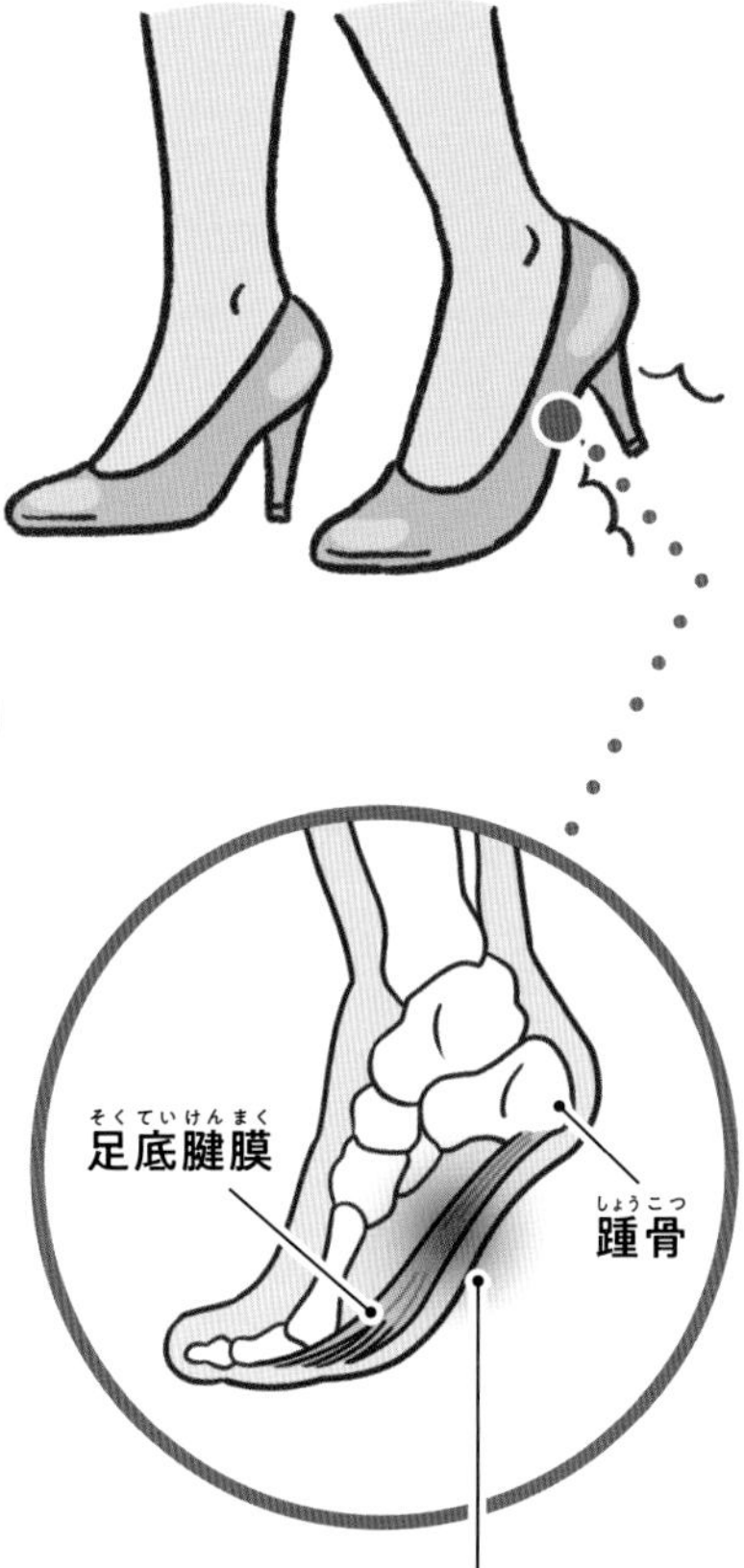

足底腱膜《そくていけんまく》が損傷して炎症を起こした状態。症状が進むと踵骨《しょうこつ》にとげのような突起ができて、さらに痛みが増す。

すぐ行おう！

OK 炎症が収まったら温める

炎症がある場合は冷やしますが、炎症が収まった後は温めて血流をよくしたほうが早く治ります。

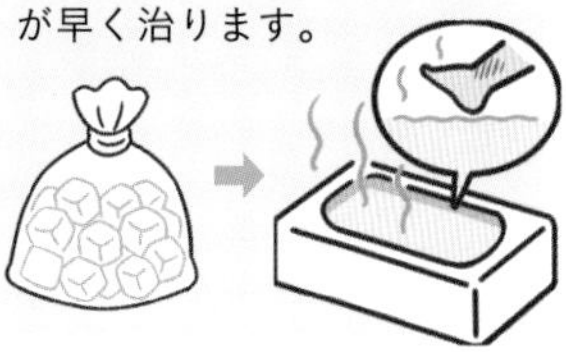

やっちゃだめ！

NG 無理に動かす

炎症が悪化してしまうので、痛みが引くまでは無理に動かさないようにして、できるだけ安静にしましょう。

どんな症状？

腱が炎症を起こして痛みが発生

足の裏には腱が膜状に広がっています。この足底腱膜《そくていけんまく》が、過度なストレスで損傷し、炎症を起こした状態が足底腱膜炎《そくていけんまくえん》です。歩いたり走ったりするとき、**足底腱膜《そくていけんまく》が踵骨《しょうこつ》とくっつく部分に引っ張る力と着地の際の衝撃が加わって損傷します**。主に足の裏のアーチ部分に痛みを感じますが、この痛みは通常、朝起きたり、長時間休んで立ち上がったりしたときなどに強く生じます。

腱の損傷が修復されるまでは、激しい運動は避けましょう。足の形に合った靴に変えたり、靴に衝撃を吸収する中敷きを入れたりすることも効果的です。症状が進行してしまった場合は手術が必要です。

よくあるスポーツ障害

スポーツによって起こりがちな代表的なけがの、しくみと特徴を解説します。

オスグッド・シュラッター病《びょう》

成長期の若者に見られる膝の疾患

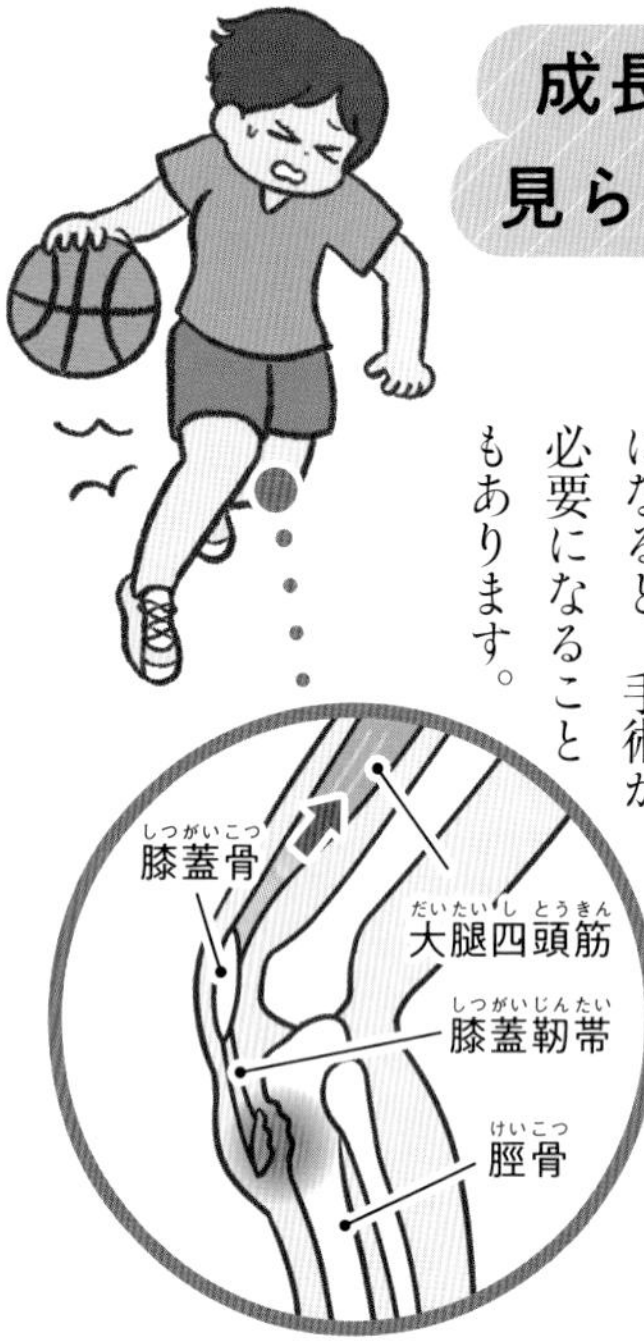

膝蓋骨《しつがいこつ》
大腿四頭筋《だいたいしとうきん》
膝蓋靭帯《しつがいじんたい》
脛骨《けいこつ》

成長途中のまだかたくなりきっていない骨が、筋肉や腱に強く引っ張られてはがれてしまう疾患です。**膝蓋靭帯《しつがいじんたい》がくっつく脛骨《けいこつ》の一部がはがれ、膝の下あたりが盛り上がって見えます**。運動を中止して症状がなくなるまで安静にします。重度になると、手術が必要になることもあります。

半月板損傷《はんげつばんそんしょう》

膝関節《ひざかんせつ》の軟骨が傷つく

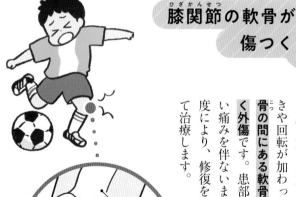

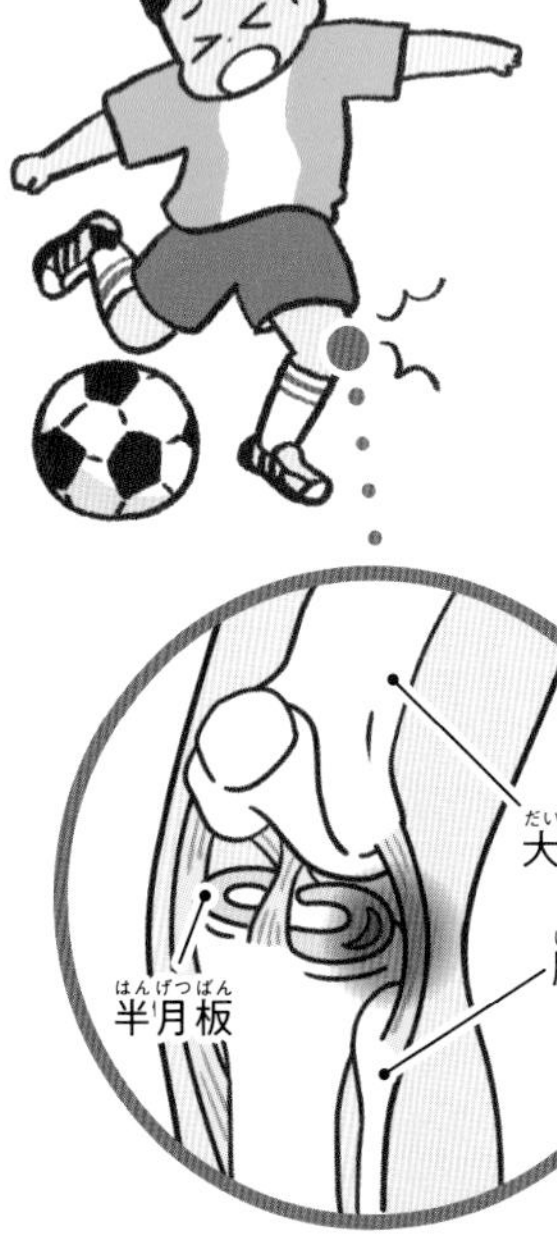

大腿骨《だいたいこつ》
脛骨《けいこつ》
半月板《はんげつばん》

膝に大きな力が加わったり、急激な動きや回転が加わったりして、**大腿骨《だいたいこつ》と脛《けい》骨《こつ》の間にある軟骨組織「半月板《はんげつばん》」が傷つく外傷**です。患部では炎症が起こり、強い痛みを伴ないます。傷ついた場所や程度により、修復を待つか手術かを判断して治療します。

ジャンパー膝《ひざ》

膝蓋靭帯《しつがいじんたい》の使いすぎが原因の障害

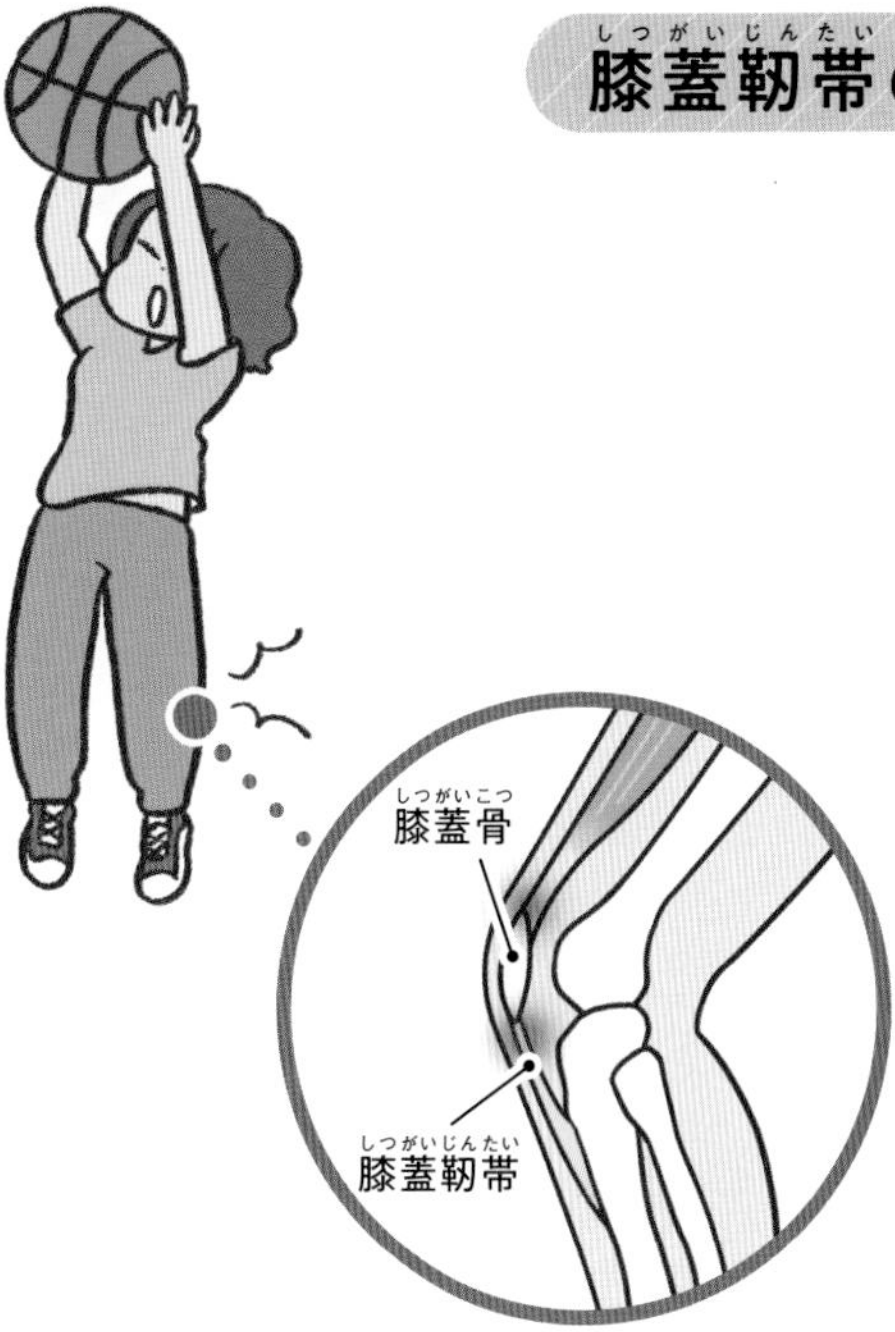

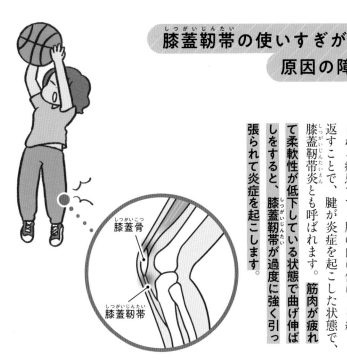

ジャンプ動作の多いスポーツでよく見られる疾患です。膝の曲げ伸ばしを繰り返すことで、腱が炎症を起こした状態で、膝蓋靭帯炎《しつがいじんたいえん》とも呼ばれます。**筋肉が疲れて柔軟性が低下している状態で曲げ伸ばしをすると、膝蓋靭帯《しつがいじんたい》が過度に強く引っ張られて炎症を起こします。**

ランナー膝《ひざ》

靭帯《じんたい》が骨にこすれて痛む

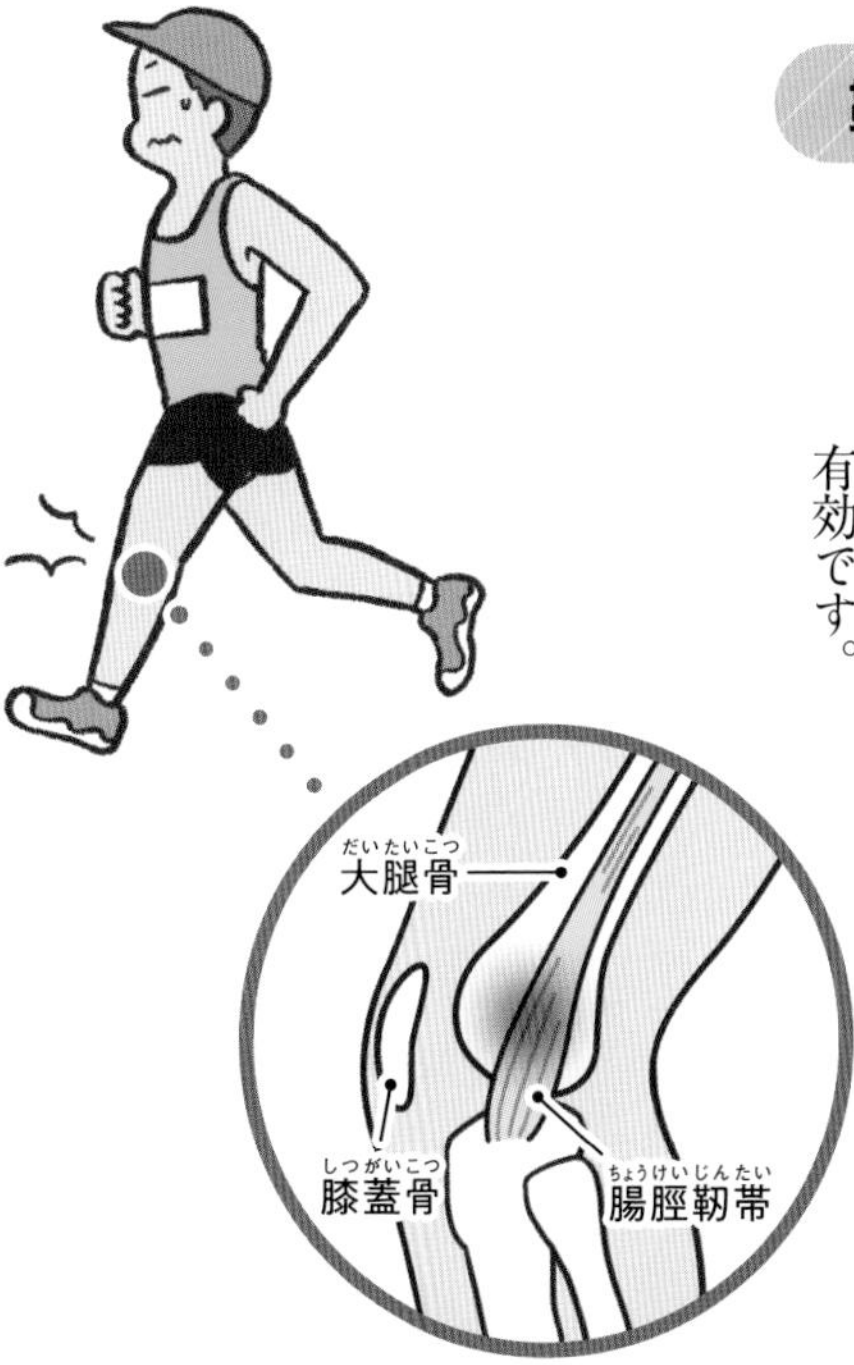

ランニングや自転車などで**膝を過度に曲げ伸ばしすることで起こる疾患**で、腸脛靭帯炎《ちょうけいじんたいえん》とも呼ばれます。腸脛靭帯《ちょうけいじんたい》が繰り返し大腿骨《だいたいこつ》にこすれて炎症を起こし、痛みが生じます。フォームの見直しやシューズの見直しをして、靭帯《じんたい》に負荷のかからないようにするのも再発防止に有効です。

シンスプリント

下肢の使いすぎで骨膜が炎症する

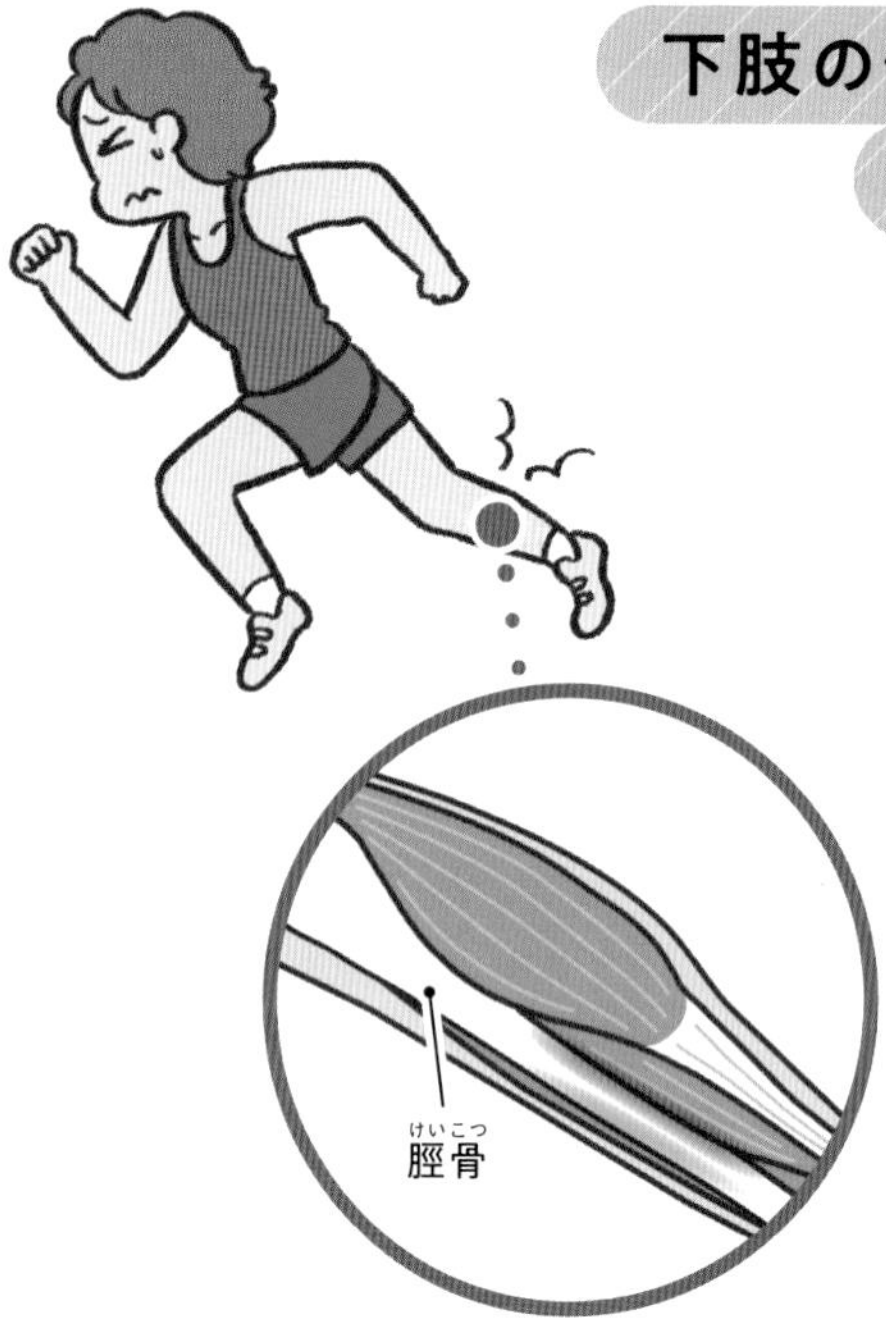

ランニングやジャンプなどの繰り返しの動作が原因で、脛《すね》の内側に炎症が生じた状態です。過労性脛部痛《かろうせいけいぶつう》ともいいます。**脛骨《けいこつ》の骨膜やまわりの筋肉が過度に引っ張られるなどして炎症が生じます**。ふくらはぎの内側の下3分の1程度が主な痛みの範囲です。

野球肩《やきゅうかた》

投球フォームの乱れが肩関節《けんかんせつ》を傷める

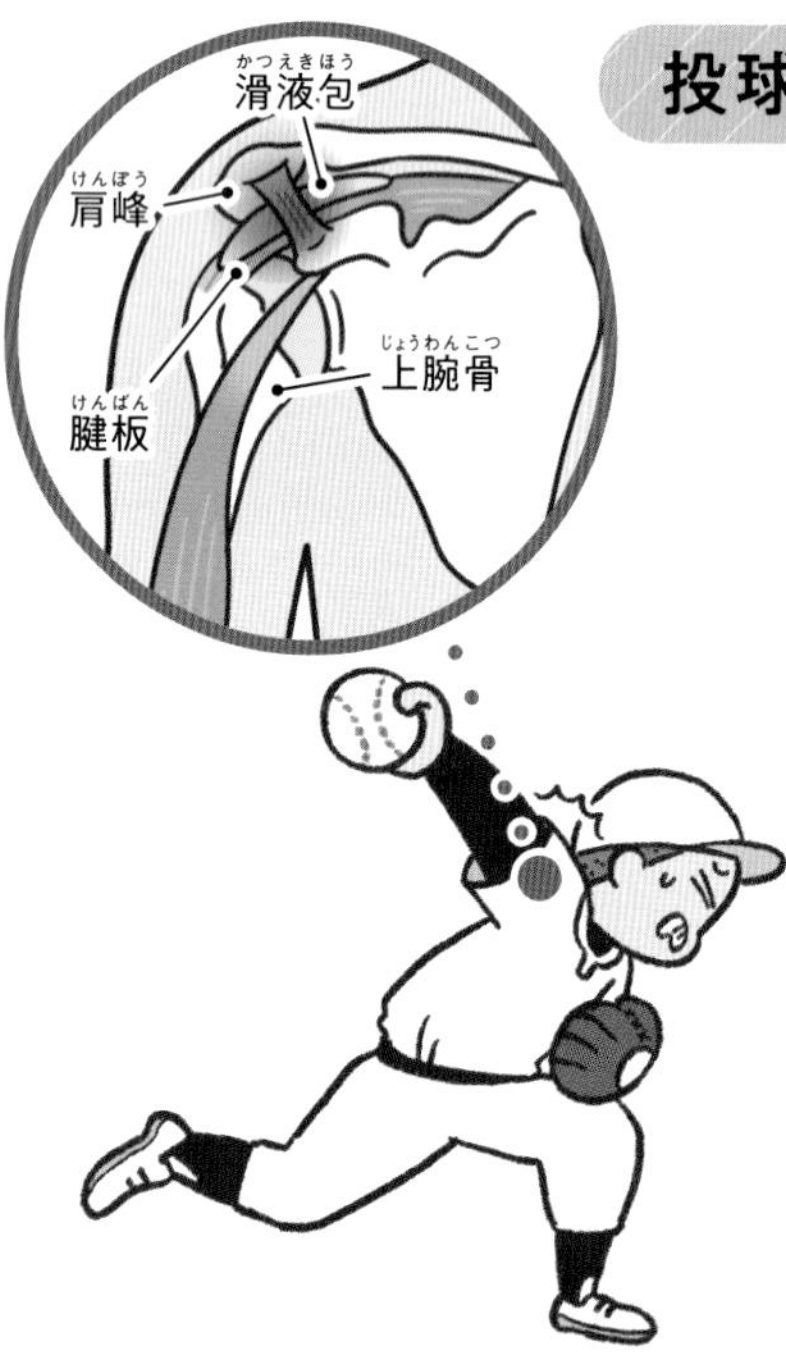

投球動作により肩関節《けんかんせつ》に生じた傷害の総称です。損傷部位により、インピンジメント症候群《しょうこうぐん》、腱板損傷《けんばんそんしょう》、リトルリーグショルダー、ルーズショルダー、肩甲上神経損《けんこうじょうしんけいそん》傷《しょう》などの診断がつきます。もっともよく見られる**インピンジメント症候群《しょうこうぐん》は、肩関節《けんかんせつ》の周囲で腱板《けんばん》や滑液包《かつえきほう》（摩擦を低減する働きがある）が肩峰《けんぽう》と上腕骨《じょうわんこつ》の間にぶつかるなどして痛みを生じます**。

野球肘《やきゅうひじ》

不適切なフォームで肘を傷める

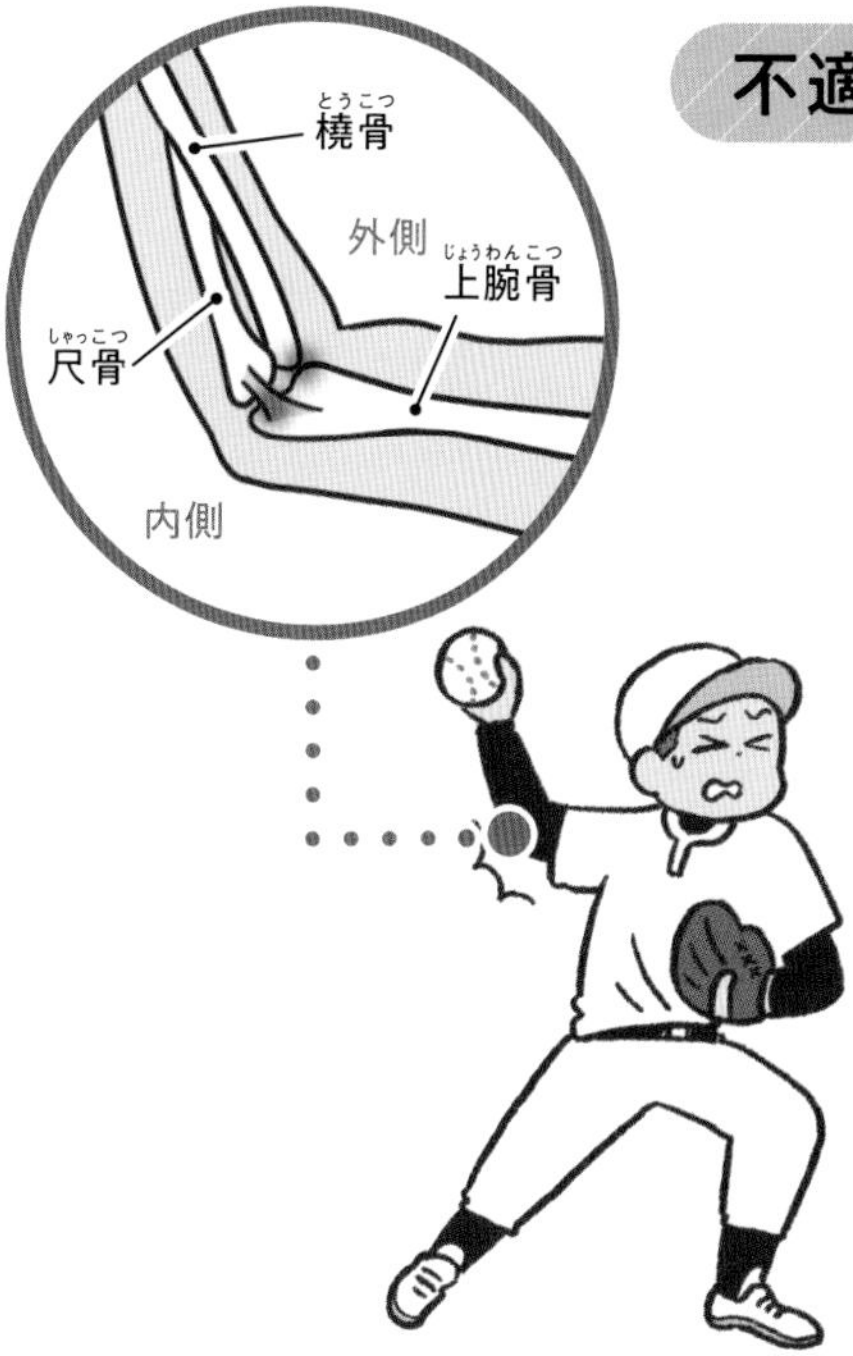

成長期にボールを投げすぎることによって生じる肘の障害を野球肘《やきゅうひじ》といいます。**投球では橈骨《とうこつ》と上腕骨《じょうわんこつ》がぶつかったり、尺骨《しゃっこつ》と上腕骨《じょうわんこつ》が引き離されたりして、肘関節に過度にストレスがかかっています。**肘の内側の障害では靭帯《じんたい》が損傷します。外側の障害は成長期の子どもに多く、骨や軟骨がはがれて炎症を起こします。

テニス肘《ひじ》

筋肉が引き離されて痛む

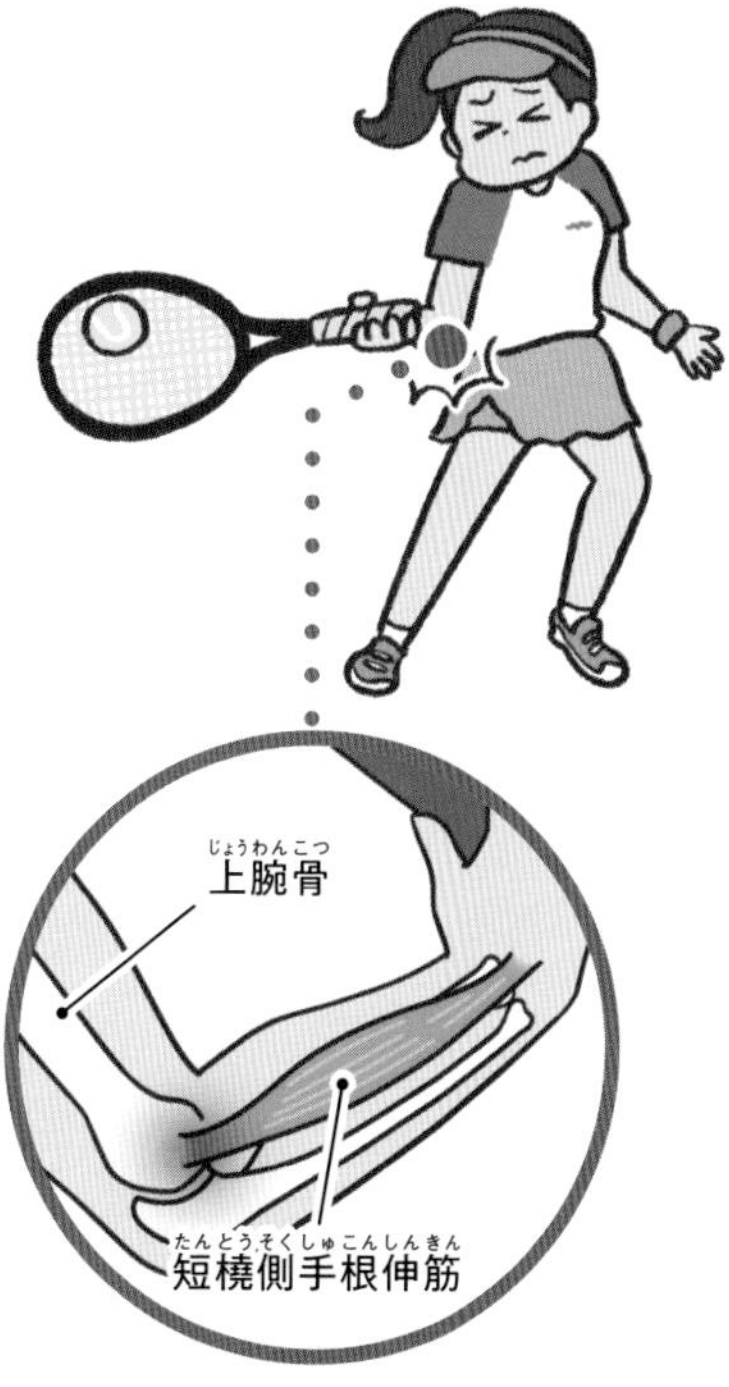

正式名称は上腕骨外側上顆炎《じょうわんこつがいそくじょうかえん》といい、テニスをする人に起こりやすい障害です。手首を伸ばすときに使う**短橈側手根伸筋《たんとうそくしゅこんしんきん》の起始部が強く引き離されるなどして炎症を起こします。**テニス以外でも、フライパンを振る料理人や大工さんなど、手首をよく使う人に起こりやすい疾患です。

起始	停止
帽状腱膜	眉の高さの皮膚
後頭骨（最上項線）	帽状腱膜
①眼瞼部：内側眼瞼靭帯　②眼窩部：前頭骨鼻部、上顎骨前頭突起 ③涙嚢部：涙骨	①外側眼瞼靭帯　②外側眼瞼靭帯、眼瞼周囲の皮膚　③眼瞼
前頭骨の鼻部	眉の上部（中央部から内側部）の皮膚
鼻骨、鼻背筋膜	眉間の皮膚
口角の外側部の皮膚、皮下組織にある強靭な結合組織（口唇軸）	口唇の正中付近の皮膚
上顎骨後部、下顎骨後部、翼突下顎縫線	口角、口輪筋
上顎骨（眼窩下の犬歯窩）	口角の皮膚、口輪筋
耳下腺筋膜、咬筋筋膜	口角の皮膚、口輪筋
下顎骨（切歯の歯槽隆起）	オトガイ部（あご先）の皮膚
下顎体（犬歯、小臼歯の下方）	口角の皮膚、口輪筋
側頭窩の下側頭線の下方	下顎骨筋突起の先端と内側面
浅部：頬骨弓（前 2/3）　深部：頬骨弓（後 1/3）	下顎角の咬筋粗面
下顎骨の顎舌骨筋線	左右が正中部の縫線で合流し、舌骨体に停止
側頭骨の茎状突起	舌骨体に停止
乳様突起の内側	下顎骨の二腹筋窩
下顎骨のオトガイ棘	舌骨体
胸骨柄の胸鎖関節	舌骨体
甲状軟骨	舌骨体
肩甲骨の上縁	舌骨体
胸骨柄の後面	甲状軟骨
鎖骨頭：鎖骨の内側 1/3　胸骨頭：胸骨柄	乳様突起と上項線
下顎骨の下縁、顔面下部の皮膚	胸部（鎖骨から下方）の皮膚
第 3-6 頸椎の横突起の前結節	第 1 肋骨の前斜角筋結節
第 3-7 頸椎の横突起の後結節	第 1 肋骨（鎖骨下動脈溝の後ろ側）
第 5-7 頸椎の横突起の後結節	第 2 肋骨の外側面
環椎の外側部	後頭骨の基底部
環椎の横突起	後頭骨の基底部
第 3-6 頸椎の横突起の前結節	後頭骨の基底部
①上斜部：第 3-5 頸椎の横突起の前結節 ②垂直部：第 5-7 頸椎と第 1-3 胸椎の椎体の前面 ③下斜部：第 1-3 胸椎の椎体の前面	①上斜部：環椎の前結節 ②垂直部：第 2-4 頸椎の前面 ③下斜部：第 5-6 頸椎の横突起の前結節

暗記にも役立つ！

筋肉リスト

筋肉名			主な働き	支配神経
頭頸部		前頭筋《ぜんとうきん》	眉を上げ、額に横ジワをつくる	顔面神経
		後頭筋《こうとうきん》	頭皮を後ろに引く	後耳介神経（顔面神経）
		眼輪筋《がんりんきん》	上下の眼瞼を引き寄せて眼裂を閉じる、涙が涙嚢から鼻に流れるのを助ける	顔面神経
		皺眉筋《すうびきん》	眉を内下方に引く	顔面神経
		鼻根筋《びこんきん》	眉間の皮膚を下方に引く	顔面神経
		口輪筋《こうりんきん》	唇を閉じる、口をすぼめる・突き出す	顔面神経
		頬筋《きょうきん》	頬を歯列に押しつける、頬に溜めた息を強く吹き出す	顔面神経
		口角挙筋《こうかくきょきん》	口角を引き上げる	顔面神経
		笑筋《しょうきん》	口角を外側に引く	顔面神経
		オトガイ筋《きん》	下唇を引き上げ、前方に突き出す	顔面神経
		口角下制筋《こうかくかせいきん》	口角を引き下げる	顔面神経
		側頭筋《そくとうきん》	下あごを上げる、後ろに引く	深側頭神経（三叉神経第3枝の下顎神経）
		咬筋《こうきん》	下あごを上げる	咬筋神経（三叉神経第3枝の下顎神経）
	舌骨《ぜっこつ》上筋群《じょうきんぐん》	顎舌骨筋《がくぜっこつきん》	口腔の床をつくる、嚥下時に舌骨を前上方に引き上げる、舌骨が固定されているときは下顎骨を引き下げる	顎舌骨筋神経
		茎突舌骨筋《けいとつぜっこつきん》	嚥下時に舌骨を引き上げる	顔面神経
		顎二腹筋《がくにふくきん》	嚥下時に舌骨を引き上げる、開口を補助する	前腹：顎舌骨筋神経 後腹：顔面神経
		オトガイ舌骨筋《ぜっこつきん》	嚥下時に舌骨を前方に引く、開口を補助する	第1・2頸神経（C1-C2）の前枝
	舌骨《ぜっこつ》下筋群《かきんぐん》	胸骨舌骨筋《きょうこつぜっこつきん》	舌骨を下方に引く	頸神経叢（C1-C3）の頸神経ワナとC4
		甲状舌骨筋《こうじょうぜっこつきん》	舌骨を引き下げる、舌骨が固定されているときは甲状軟骨を引き上げる	
		肩甲舌骨筋《けんこうぜっこつきん》	頸筋膜を緊張させて、頸動脈鞘を広げる	
		胸骨甲状筋《きょうこつこうじょうきん》	甲状軟骨を引き下げる	
		胸鎖乳突筋《きょうさにゅうとつきん》	両側が作用：頭部を上に向ける、頸部を前屈させる 片側が作用：頸部を側屈させる、反対方向に回旋させる	副神経と頸神経叢の直接の枝
		広頸筋《こうけいきん》	頸部や前胸部の皮膚を上に引き上げる、下唇を引き下げる	顔面神経
		前斜角筋《ぜんしゃかくきん》	第1肋骨を引き上げたり、首を前屈・側屈させる	頸・腕神経叢（C4-C6）の枝
		中斜角筋《ちゅうしゃかくきん》	第1肋骨を引き上げたり、首を前屈・側屈させる	頸・腕神経叢（C3-C8）の枝
		後斜角筋《こうしゃかくきん》	第2肋骨を引き上げたり、首を前屈・側屈させる	腕神経叢（C6-C8）の枝
	椎前筋群《ついぜんきんぐん》	前頭直筋《ぜんとうちょくきん》	頭部を前屈・側屈させる	第1頸神経（C1）の前枝
		外側頭直筋《がいそくとうちょくきん》	頭部を前屈・側屈させる	
		頭長筋《とうちょうきん》	頭部を前屈、側屈させる	頸神経叢の直接の枝（C1-C4）
		頸長筋《けいちょうきん》	首を前屈、側屈、回旋させる	頸神経叢（C2-C4）からの直接の枝と第5・6頸神経（C5-C6）からの直接の枝

起始	停止
環椎の後結節	下項線の内側 1/3
環椎の横突起	後頭骨の大後頭直筋の停止の上部
軸椎の棘突起	下項線の中間 1/3
軸椎の棘突起	環椎の横突起
鎖骨部：鎖骨の内側半分　胸肋部：胸骨、第 2-6 肋軟骨　腹部：腹直筋鞘	上腕骨の大結節稜（前面）
第 3-5 肋骨	肩甲骨の烏口突起
第 1 肋骨（骨軟骨結合部）	鎖骨下面（外側 1/3）
第 1-9 肋骨	肩甲骨　①上部（上角）②中部（内側縁）③下部（下角および内側縁）
第 1-11 肋骨下縁	下位の肋骨上縁
第 2-12 肋骨上縁	1 つ上位の肋骨下縁
肋骨部：肋骨弓の下縁（第 7-12 肋軟骨の内側）　胸骨部：剣状突起の後面 腰椎部：第 1-3 腰椎の椎体とその間の椎間板、内側弓状靭帯、外側弓状靭帯	腱中心
第 5-7 肋軟骨、胸骨の剣状突起	恥骨（恥骨結節と恥骨結合の間）
第 5-12 肋骨外面	腸骨稜の外唇 腹直筋鞘（前葉）を介して白線
胸腰筋膜の深葉、腸骨稜の中間線、上前腸骨棘、鼡径靭帯の外側 1/2	第 10-12 肋骨の下縁 腹直筋鞘（前・後葉）を介して白線
第 7-12 肋軟骨の内側面、胸腰筋膜の深葉、鼡径靭帯、腸骨稜	腹直筋鞘（後葉）を介して白線
腸骨稜	第 12 肋骨、第 1-4 腰椎の肋骨突起
恥骨下枝、坐骨枝	膣壁および女性尿道壁・男性尿道壁、会陰腱中心
なし	なし
恥骨結合の両側の恥骨上枝	肛門直腸結合、外肛門括約筋深部
恥骨	肛門尾骨靭帯、尾骨
内閉鎖筋筋膜（および肛門挙筋）の腱様弓	肛門、肛門尾骨靭帯、尾骨
坐骨棘	尾骨、仙骨下部の外側縁
①下行部：後頭骨（上項線および外後頭隆起）、項靭帯を介して全頸椎の棘突起 ②横行部（水平部）：広い腱膜を介して第 1-4 胸椎（T1-T4）の棘突起 ③上行部：第 5-12 胸椎（T5-T12）の棘突起	①下行部：鎖骨の外側 1/3 ②横行部：肩峰 ③上行部：肩甲棘
椎骨部：第 7-12 胸椎の棘突起、胸腰筋膜　腸骨部：腸骨稜の後部 1/3 肋骨部：第 9-12 肋骨　肩甲骨部：肩甲骨の下角	上腕骨前面の小結節稜
第 4 頸椎 - 第 3 胸椎の棘突起	上項線の外側部、乳様突起
第 3-6 胸椎の棘突起	第 1-2 頸椎の横突起
第 7 頸椎および、第 1-11 胸椎の横突起	短肋骨挙筋：1 つ下の肋骨の肋骨角 長肋骨挙筋：2 つ下の肋骨の肋骨角
第 6-7 頸椎と第 1-2 胸椎の棘突起	第 2-5 肋骨の肋骨角
第 11-12 胸椎と第 1-2 腰椎の棘突起、胸腰筋膜	第 9-12 肋骨
第 1-4 頸椎の横突起	肩甲骨の上角
第 1-4 胸椎の棘突起	肩甲骨の内側縁（肩甲棘より下方）
第 6-7 頸椎の棘突起	肩甲骨の内側縁（肩甲棘より上方）

	筋肉名			主な働き	支配神経
頭頸部	後頭《こうとう》下筋群《かきんぐん》	小後頭直筋《しょうこうとうちょくきん》		頭部を固定したり、後屈・回旋させたりする	第１頸神経の後枝（後頭下神経）
		上頭斜筋《じょうとうしゃきん》		頭部を固定したり、側屈・回旋させたりする	
		大後頭直筋《だいこうとうちょくきん》		頭部を固定したり、後屈・回旋させたりする	
		下頭斜筋《かとうしゃきん》		頭部を後屈・回旋させる	
胸部	大胸筋《だいきょうきん》			肩関節の内転、内旋	内側・外側胸筋神経（C5-T1）
	小胸筋《しょうきょうきん》			肩甲骨の下制、肩甲骨の下方回旋、肋骨の挙上で吸気を助ける	内側・外側胸筋神経（C6-T1）
	鎖骨下筋《きこつかきん》			鎖骨を前下方に引き下げる、鎖骨や胸鎖関節を安定させる	鎖骨下筋神経（C5-C6）
	前鋸筋《ぜんきょきん》			肩甲骨を前外方に引く、肋骨を上げて吸息を助ける 上部：上げた腕を引き下げる　下部：肩甲骨の上方回旋	長胸神経（C5-C7）
	外肋間筋《がいろっかんきん》			肋骨を挙上して胸郭を拡張する（吸気時）	肋間神経（T1-T11）
	内肋間筋《ないろっかんきん》			肋骨を引き下げて胸郭を縮小させる（呼気時）	肋間神経（T1-T11）
	横隔膜《おうかくまく》			胸腔を拡大する（吸気時）、腹圧を高める	横隔神経（C3-C5）
腹部	腹直筋《ふくちょくきん》			腰椎（体幹）の前屈と側屈、腹圧を高める	肋間神経（T5-T12）
	外腹斜筋《がいふくしゃきん》			両側が作用：腹圧を高める、脊柱を前方に曲げる、胸郭を引き下げる　片側が作用：脊柱の側屈と回旋	肋間神経（T5-12）、 腸骨下腹神経
	内腹斜筋《ないふくしゃきん》			両側が作用：腹圧を高める、脊柱を前方に曲げる、胸郭を引き下げる　片側が作用：脊柱の側屈と回旋	肋間神経（T8-T12）、 腸骨下腹神経、腸骨鼡径神経
	腹横筋《ふくおうきん》			腹圧を高める、横隔膜を押し上げて呼息を助ける	肋間神経（T7-T12）、腸骨鼠径神経、 腸骨下腹神経、陰部大腿神経
	腰方形筋《ようほうけいきん》			両側が作用：横隔膜が収縮するとき起始の肋骨を固定する 片側が作用：腰椎の側屈、骨盤の挙上	肋下神経、 腰神経叢（L1-L3）
	骨盤《こつばん》底筋群《ていきんぐん》	深会陰横筋《しんえいんおうきん》		肛門挙筋の前内側の欠損部を補い、骨盤下口を閉じる働きがある	陰部神経（S2-S4）
		尿道括約筋《にょうどうかつやくきん》		尿道を閉めて尿の流れを調節する	
		肛門挙筋《こうもんきょきん》	恥骨直腸筋《ちこつちょくちょうきん》	内臓を支える、排便や排尿をコントロールする	
			恥骨尾骨筋《ちこつびこつきん》		
			腸骨尾骨筋《ちょうこつびこつきん》		
		尾骨筋《びこつきん》		ほとんど働いていない	
背部	僧帽筋《そうぼうきん》			肩甲骨の上方回旋　下行部：肩甲骨を下げる 横行部：肩甲骨を内側に引き寄せる 上行部：肩甲骨を上げる	副神経、 頸神経叢（C2-C4）
	広背筋《こうはいきん》			肩関節の内転、伸展、内旋	胸背神経（C6-C8）
	頭板状筋《とうばんじょうきん》			両側が作用：頭頸部の後屈 片側が作用：頭頸部の側屈、回旋	第 1-6 頸神経（C1-C6）
	頸板状筋《けいばんじょうきん》			両側が作用：頭頸部の後屈 片側が作用：頭頸部の側屈、回旋	第 1-6 頸神経（C1-C6）
	肋骨挙筋《ろっこつきょきん》			両側が作用：胸椎を伸展させる、肋骨を上げる 片側が作用：胸椎の側屈、回旋	第 8 頸神経（C8）、 第 1-10 胸神経（T1-T10）
	上後鋸筋《じょうこうきょきん》			肋骨を引き上げる	肋間神経（T1-T4）
	下後鋸筋《かこうきょきん》			肋骨を引き下げる	肋間神経（T9-T12）
	肩甲挙筋《けんこうきょきん》			肩甲骨を上げる、肩甲骨の下角を内側に回転させる	肩甲背神経（C4-C5）
	大菱形筋《だいりょうけいきん》			肩甲骨を中央に引き寄せる	肩甲背神経（C4-C5）
	小菱形筋《しょうりょうけいきん》			肩甲骨を中央に引き寄せる	肩甲背神経（C4-C5）

起始	停止
第 3-7 肋骨	第 4-6 頸椎の横突起
第 7-12 肋骨	第 1-6 肋骨
仙骨、腸骨稜、胸腰筋膜の浅葉	第 6-12 肋骨、胸腰筋膜の深葉
第 1-3 胸椎の横突起、第 4-7 頸椎の横突起と関節突起	側頭骨の乳様突起
第 1-6 胸椎の横突起	第 2-5 頸椎の横突起
仙骨、腸骨稜、腰椎の棘突起、下位胸椎の横突起	第 2-12 肋骨と腰椎の肋骨突起、胸椎の横突起
第 5-7 頸椎と第 1-2 胸椎の棘突起	第 2-4 頸椎の棘突起
第 10-12 胸椎と第 1-3 腰椎の棘突起の外側面	第 2-8 胸椎の棘突起の外側面
椎骨の横突起	起始から 3 〜 5 つ上位の棘突起
胸椎の横突起	短回旋筋：起始から 1 つ上位の胸椎の棘突起 長回旋筋：起始から 2 つ上位の胸椎の棘突起
第 3 頸椎 - 第 6 胸椎の横突起	後頭骨の上項線と下項線の間
第 1-6 胸椎の横突起	第 2-7 頸椎の棘突起
第 6-12 胸椎の横突起	第 6 頸椎 - 第 4 胸椎の棘突起
鎖骨部：鎖骨の外側 1/3　肩峰部：肩峰　肩甲棘部：肩甲棘	上腕骨の三角筋粗面
肩甲骨の肩甲下窩	上腕骨の小結節
肩甲骨の下角	上腕骨の小結節稜
肩甲骨の外側縁	上腕骨の大結節
肩甲骨の棘上窩	上腕骨の大結節
肩甲骨の棘下窩	上腕骨の大結節
長頭：肩甲骨の関節上結節　短頭：肩甲骨の烏口突起	橈骨粗面、上腕二頭筋腱膜となって前腕筋膜に
上腕骨の前面下半分（遠位半分）、内側・外側上腕筋間中隔	尺骨粗面
肩甲骨の烏口突起	上腕骨の内側前面中部
上腕骨の遠位外側面、外側上腕筋間中隔	橈骨の茎状突起
長頭：肩甲骨の関節下結節　外側頭：橈骨神経溝よりも近位の上腕骨後面 内側頭：橈骨神経溝よりも遠位の上腕骨後面	尺骨の肘頭
上腕骨の外側上顆（肘関節包後面）	尺骨肘頭（橈側面）
尺骨の回外筋稜、上腕骨の外側上顆、外側側副靭帯、橈骨の輪状靭帯	橈骨の前面の近位 1/3
上腕頭：上腕骨の内側上顆　尺骨頭：尺骨の鉤状突起	橈骨の外側面（回外筋の停止より遠位で）
遠位 1/4 の尺骨の前面	遠位 1/4 の橈骨の前面
上腕骨の内側上顆	第 2 中手骨の底
上腕頭：上腕骨の内側上顆　尺骨頭：肘頭	有鉤骨、第 5 中手骨の底
上腕骨の内側上顆	手掌腱膜
共通頭：上腕骨の外側上顆　尺骨頭：尺骨の後面	第 5 中手骨の底
上腕骨の遠位外側面（外側顆上稜）、外側上腕筋間中隔	第 2 中手骨底の背側面
上腕骨の外側上顆	第 3 中手骨の底

筋肉名				主な働き	支配神経
背部	脊柱《せきちゅう》起立筋《きりつきん》	腸肋筋《ちょうろくきん》	頸腸肋筋《けいちょうろくきん》	首や背中を後ろに反らせる	第 8 頸神経—第 1 腰神経（C8-L1）
			胸腸肋筋《きょうちょうろくきん》	背中を後ろに反らせる	
			腰腸肋筋《ようちょうろくきん》	背中を反らす、体幹を側屈させる	
		最長筋《さいちょうきん》	頭最長筋《とうさいちょうきん》	頭部を固定、後ろに反らせる、回旋させる	第 1 頸神経—第 5 腰神経（C1-L5）
			頸最長筋《けいさいちょうきん》	首や背中を後ろに反らせる、側屈させる	
			胸最長筋《きょうさいちょうきん》	背中を後ろに反らせる	
		棘筋《きょくきん》	頸棘筋《けいきょくきん》	頭部を支える、首を後ろに反らせる、側屈させる	脊髄神経
			胸棘筋《きょうきょくきん》	脊柱を支える、後ろに反らせる	
	横突《おうとつ》棘筋群《きょくきんぐん》	多裂筋《たれつきん》		脊柱を安定させる、脊柱の伸展や側屈にも関わる	脊髄神経
		回旋筋《かいせんきん》		体を回す（回旋）、脊柱を安定させる	
		半棘筋《はんきょくきん》	頭半棘筋《とうはんきょくきん》	頭部を固定して安定させる	
			頸半棘筋《けいはんきょくきん》	頭頸部を安定させたり、頸部や胸部を伸展させたりする	
			胸半棘筋《きょうはんきょくきん》	胸から首の脊柱を安定させる、後ろに反らす、側屈や回旋も行う	
上肢	三角筋《さんかくきん》			上腕の外転（90 度まで）、前部は上腕の屈曲、後部は伸展	腋窩神経（C5-C6）
	肩甲下筋《けんこうかきん》			上腕の内旋	肩甲下神経（C5-C6）
	大円筋《だいえんきん》			上腕の内転、内旋	肩甲下神経、 ときに胸背神経（C5-C7）
	小円筋《しょうえんきん》			上腕の外旋、内転	腋窩神経（C5-C6）
	棘上筋《きょくじょうきん》			上腕の外転	肩甲上神経（C4-C6）
	棘下筋《きょくかきん》			上腕の外旋	肩甲上神経（C4-C6）
	上腕二頭筋《じょうわんにとうきん》			肘関節の屈曲	筋皮神経（C5-C7）
	上腕筋《じょうわんきん》			肘関節の屈曲	筋皮神経（C5-C6）、 橈骨神経（C5-C6）
	烏口腕筋《うこうわんきん》			上腕の屈曲、内転	筋皮神経（C5-C7）
	腕橈骨筋《わんとうこつきん》			肘関節の屈曲	橈骨神経（C5-C7）
	上腕三頭筋《じょうわんさんとうきん》			肘関節の伸展、上腕の伸展の補助	橈骨神経（C6-C8）
	肘筋《ちゅうきん》			肘関節の伸展	橈骨神経（C6-C8）
	回外筋《かいがいきん》			前腕の回外	橈骨神経（C5-C6）
	円回内筋《えんかいないきん》			前腕の回内	正中神経（C6）
	方形回内筋《ほうけいかいないきん》			前腕の回内	正中神経（C8-T1）
	橈側手根屈筋《とうそくしゅこんくっきん》			手関節の屈曲、外転（橈屈）	正中神経（C6-C8）
	尺側手根屈筋《しゃくそくしゅこんくっきん》			手関節の屈曲、内転（尺屈）	尺骨神経（C7-T1）
	長掌筋《ちょうしょうきん》			手関節の屈曲	正中神経（C7-C8）
	尺側手根伸筋《しゃくそくしゅこんしんきん》			手関節の伸展、内転（尺屈）	橈骨神経（C7-C8）
	長橈側手根伸筋《ちょうとうそくしゅこんしんきん》			手関節の伸展、外転（橈屈）	橈骨神経（C6-C7）
	短橈側手根伸筋《たんとうそくしゅこんしんきん》			手関節の伸展、外転（橈屈）	橈骨神経（C7-C8）

起始	停止
上腕尺骨頭：上腕骨の内側上顆、尺骨の鉤状突起 橈骨頭：橈骨の上部前面	第 2-5 指中節骨の底の側面
近位 2/3 の尺骨前面、近接する前腕骨間膜	第 2-5 末節骨の掌側面
橈骨の前面中部と近隣する前腕骨間膜	母指末節骨の底の掌側面
橈骨と尺骨の中部背側面、前腕骨間膜	第 1 中手骨の底
橈骨と前腕骨間膜の背側面	第 1 基節骨の底
尺骨、前腕骨間膜の後面	第 1 末節骨の底
上腕骨外側の上顆	第 2-5 指の指背腱膜
上腕骨の外側上顆	第 5 指の中節骨・末節骨手背面（指背腱膜）
尺骨と前腕骨間膜の後面	第 2 指の指背腱膜
深指屈筋の腱	第 2-5 指の指背腱膜
第 3 掌側骨間筋：第 5 中手骨の橈側　第 2 掌側骨間筋：第 4 中手骨の橈側 第 1 掌側骨間筋：第 2 中手骨の尺側	第 2、4、5 指の指背腱膜、基節骨の底
第 1-5 中手骨の向かい合う対向面から二頭をもって	第 2-4 指の指背腱膜、基節骨の底
横頭：第 3 中手骨、掌側面　斜頭：有頭骨、第 2-3 中手骨の底	第 1 基節骨の底
舟状骨、屈筋支帯	第 1 基節骨の底
浅頭：屈筋支帯　深頭：有頭骨・大菱形骨	第 1 基節骨の底
大菱形骨	第 1 中手骨の橈側縁
豆状骨	第 5 基節骨の底の尺側縁、指背腱膜
有鉤骨鉤、屈筋支帯	第 5 基節骨の底
有鉤骨鉤	第 5 中手骨、尺側縁
手掌腱膜の尺側縁	小指球の皮膚
腸骨窩	大腿骨の小転子
浅層：第 12 胸椎から第 1-4 腰椎の椎体、椎間板の側面 深層：第 1-5 腰椎の肋骨突起	大腿骨小転子
第 12 胸椎と第 1 腰椎の椎体	腸恥筋膜弓（腸骨筋膜）
仙骨後面の側方、腸骨の殿筋面（後殿筋線の後方）、胸腰筋膜と仙結節靭帯	上部線維：腸脛靭帯 下部線維：大腿骨の殿筋粗面
腸骨の殿筋面（腸骨稜の下方で前殿筋線と後殿筋線の間）	大腿骨の大転子外側面
腸骨の殿筋面（中殿筋の起始の下方）	大腿骨の大転子外側前面
仙骨の骨盤面（仙骨前面外側）	大腿骨の大転子の先端
坐骨棘	内閉鎖筋の停止腱と合体して転子窩（大転子基部の内側面）
坐骨結節	内閉鎖筋の停止腱と合体して転子窩（大転子基部の内側面）
閉鎖膜と閉鎖孔外周の内側面	大腿骨の転子窩
閉鎖膜と閉鎖孔外周の外側面	大腿骨転子窩
坐骨結節の外側縁	大腿骨の転子間稜
恥骨下枝、坐骨枝　坐骨結節	深部（筋性の付着）：大腿骨粗線の内側唇 浅部（腱性の付着）：大腿骨の内側上顆（内転筋結節
恥骨上枝と恥骨結合の前面	大腿骨粗線：粗線中央 1/3 の内側唇

	筋肉名		主な働き	支配神経
上肢	浅《せん》指《し》屈《くっ》筋《きん》		第 2-5 指近位指節間関節の屈曲	正中神経（C8-T1）
	深《しん》指《し》屈《くっ》筋《きん》		第 2-5 指遠位指節間関節の屈曲	尺側部：尺骨神経（C7-T1） 橈側部：正中神経（C8-T1）
	長《ちょう》母《ぼ》指《し》屈《くっ》筋《きん》		母指の屈曲	正中神経（C7-C8）
	長《ちょう》母《ぼ》指《し》外《がい》転《てん》筋《きん》		母指の外転、手関節の外転（橈屈）にも関わる	橈骨神経（C7-C8）
	短《たん》母《ぼ》指《し》伸《しん》筋《きん》		母指の伸展、母指の外転にも関わる	橈骨神経（C7-C8）
	長《ちょう》母《ぼ》指《し》伸《しん》筋《きん》		母指の伸展、母指の外転にも関わる	橈骨神経（C7-C8）
	総《そう》指《し》伸《しん》筋《きん》		第 2-5 指の中手指節関節の伸展	橈骨神経（C7-C8）
	小《しょう》指《し》伸《しん》筋《きん》		小指の伸展	橈骨神経（C7-C8）
	示《じ》指《し》伸《しん》筋《きん》		示指の伸展	橈骨神経（C7-C8）
	虫《ちゅう》様《よう》筋《きん》		第 2-5 指の中手指節関節の屈曲、指節間関節の伸展	正中神経（C8-T1）、 尺骨神経（C8-T1）
	掌《しょう》側《そく》骨《こっ》間《かん》筋《きん》		第 2、4、5 指を第 3 指に近づける	尺骨神経（C8-T1）
	背《はい》側《そく》骨《こっ》間《かん》筋《きん》		人さし指と薬指の外転、中指を左右に振る	尺骨神経（C8-T1）
	母《ぼ》指《し》球《きゅう》筋《きん》群《ぐん》	母《ぼ》指《し》内《ない》転《てん》筋《きん》	親指を手の中央に引く	尺骨神経（C8-T1）
		短《たん》母《ぼ》指《し》外《がい》転《てん》筋《きん》	親指を外に開く	正中神経（C6-C7）
		短《たん》母《ぼ》指《し》屈《くっ》筋《きん》	親指を内側に折り曲げる	正中神経 C6-T1（浅頭）、 尺骨神経 C8-T1（深頭）
		母《ぼ》指《し》対《たい》立《りつ》筋《きん》	親指をほかの指と向かい合わせになるように動かす	正中神経（C6-C7）
	小《しょう》指《し》球《きゅう》筋《きん》群《ぐん》	小《しょう》指《し》外《がい》転《てん》筋《きん》	小指を薬指から離す方向に動かす（外転）	尺骨神経（C8-T1）
		短《たん》小《しょう》指《し》屈《くっ》筋《きん》	小指の根もとにある、中手骨と基節骨の間の関節だけを曲げる	
		小《しょう》指《し》対《たい》立《りつ》筋《きん》	第 5 中手骨を手の中心に寄せて、手のひらのくぼみを深くする	
		短《たん》掌《しょう》筋《きん》	手のひらのくぼみを深くする	
下肢	腸《ちょう》骨《こつ》筋《きん》		大腿の屈曲と外旋、股関節の安定	大腿神経（L2-L4）
	大《だい》腰《よう》筋《きん》		大腿の屈曲と外旋、股関節の安定、腰椎の側屈（片側）	腰神経叢の枝（L1-L3）
	小《しょう》腰《よう》筋《きん》		大腿の屈曲、腰椎の側屈	腰神経叢（L1）
	大《だい》殿《でん》筋《きん》		大腿の伸展、外旋、上部は外転、下部は内転	下殿神経（L5-S2）
	中《ちゅう》殿《でん》筋《きん》		大腿の外転、内旋、外旋	上殿神経（L4-S1）
	小《しょう》殿《でん》筋《きん》		大腿の外転、内旋、外旋	上殿神経（L4-S1）
	梨《り》状《じょう》筋《きん》		大腿の外転、外旋	仙骨神経叢（L5-S2）から直接の筋枝
	上《じょう》双《そう》子《し》筋《きん》		大腿の外旋	仙骨神経叢（L5-S2）からの直接の筋枝
	下《か》双《そう》子《し》筋《きん》		大腿の外旋	仙骨神経叢（L5-S2）からの直接の筋枝
	内《ない》閉《へい》鎖《さ》筋《きん》		大腿の外旋、内転	仙骨神経叢（L5-S1）からの直接の筋枝
	外《がい》閉《へい》鎖《さ》筋《きん》		大腿の外旋、内転	閉鎖神経（L3-L4）
	大《だい》腿《たい》方《ほう》形《けい》筋《きん》		大腿の外旋、内転	仙骨神経叢（L5-S1）からの直接の筋枝
	大《だい》内《ない》転《てん》筋《きん》		大腿の内転、外旋、伸展	深部：閉鎖神経（L2-L4） 浅部：坐骨神経の脛骨神経（L4）
	長《ちょう》内《ない》転《てん》筋《きん》		大腿の内転、屈曲	閉鎖神経（L2-L4）

起始	停止
恥骨下枝	大腿骨粗線：粗線上部 1/3 の内側唇
恥骨上部の恥骨櫛	大腿骨内側の恥骨筋線
恥骨下枝	脛骨内側面に鵞足となり付着
下前腸骨棘、寛骨臼上縁	膝蓋靭帯を経由して脛骨粗面
粗線の内側唇、転子間線の遠位部	膝蓋靭帯を経由して脛骨粗面、内側膝蓋支帯を経由して脛骨の内側顆
粗線の外側唇、大転子の外側面	膝蓋靭帯を経由して脛骨粗面、外側膝蓋支帯を経由して脛骨の外側顆
大腿骨前面	膝蓋靭帯を経由して脛骨粗面
上前腸骨棘	腸脛靭帯
上前腸骨棘	脛骨粗面内側に鵞足となり付着
長頭：坐骨結節、仙結節靭帯 短頭：大腿骨中央部 1/3 における粗線の外側唇	腓骨頭
坐骨結節と仙結節靭帯	脛骨粗面内側に鵞足となり付着
坐骨結節	脛骨内側顆、斜膝窩靭帯、膝窩筋の筋膜
内側頭：大腿骨の内側上顆　外側頭：大腿骨の外側上顆	踵骨腱（アキレス腱）を介し踵骨隆起
腓骨頭と腓骨頸の後面、脛骨のヒラメ筋線およびこれと腓骨頭を結ぶ腱弓（=ヒラメ筋腱弓）	踵骨腱（アキレス腱）を介し踵骨隆起
脛骨の外側面上部 2/3、下腿骨間膜、下腿筋膜の最上部	内側楔状骨の内側面と足底面、第 1 中足骨底内側面
腓骨内側面の中央 1/3、下腿骨間膜	母趾の趾背腱膜、末節骨底
脛骨外側顆、腓骨頭、腓骨前縁、下腿骨間膜	第 2-5 趾の趾背腱膜、第 2-5 趾の末節骨底
下腿骨間膜、脛骨と腓骨の隣接面	舟状骨粗面、内側・中間・外側楔状骨、第 2-4 中足骨底
脛骨後面の中央 1/3	第 2-5 末節骨底
腓骨後面の下部 2/3、下腿骨間膜の腓骨側	母趾末節骨底
腓骨頭、腓骨外側面の上部 2/3	内側楔状骨の足底面、第 1 中足骨底
腓骨外側面の下部 1/2、部分的に筋間中隔	第 5 中足骨粗面
大腿骨の外側顆、外側半月の後方	脛骨の後面（ヒラメ筋の起始の上方）
大腿骨における腓腹筋の外側頭起始の上部	踵骨腱（アキレス腱）を介し踵骨隆起
踵骨の背面	母趾の趾背腱膜、基節骨底
踵骨の背面	第 2-4 の趾背腱膜、中節骨底
内側・中間楔状骨、底側踵立方靭帯	内側頭・外側頭：内側・外側の種子骨をへて母趾基節骨底の内側・外側
横頭：第 3-5 趾の中足趾節関節、深横中足靭帯 斜頭：第 2-4 中足骨底、立方骨、外側楔状骨	両頭の腱が合体し外側種子骨をへて母趾基節骨底
踵骨隆起の内側突起、足底腱膜	内側種子骨をへて母趾の基節骨底
踵骨隆起の内側結節、足底腱膜	第 2-5 趾の中節骨底側面
第 5 中足骨底、長足底靭帯	小趾の基節骨底
踵骨隆起の外側突起と底面、足底腱膜、第 5 中足骨粗面	小趾の基節骨底
長指屈筋腱の内側縁	第 2-5 趾の趾背腱膜
踵骨隆起底面の内側縁・底側縁	長趾屈筋腱の外側縁

筋肉名			主な働き	支配神経
下肢	短内転筋《たんないてんきん》		大腿の内転、屈曲	閉鎖神経（L2-L3）
	恥骨筋《ちこつきん》		大腿の内転、屈曲	大腿神経（L2-L3）、 閉鎖神経（L3）
	薄筋《はっきん》		大腿の内転と屈曲、下腿の屈曲と内旋	閉鎖神経（L2-L4）
	大腿《だいたい》四頭筋《しとうきん》	大腿直筋《だいたいちょっきん》	膝の伸展、股関節の屈曲	大腿神経（L2-L4）
		内側広筋《ないそくこうきん》	膝の伸展	大腿神経（L2-L4）
		外側広筋《がいそくこうきん》	膝の伸展	大腿神経（L2-L4）
		中間広筋《ちゅうかんこうきん》	膝の伸展	大腿神経（L2-L4）
	大腿筋膜張筋《だいたいきんまくちょうきん》		大腿の屈曲、外転、内旋	上殿神経（L4-S1）
	縫工筋《ほうこうきん》		大腿の屈曲、膝関節の屈曲、大腿の外転、外旋	大腿神経（L2-L3）
	大腿二頭筋《だいたいにとうきん》		膝関節の屈曲、大腿の伸展	長頭：脛骨神経（L5-S2） 短頭：総腓骨神経（L5-S2）
	半腱様筋《はんけんようきん》		大腿の伸展、膝関節の屈曲と内旋	脛骨神経（L5-S2）
	半膜様筋《はんまくようきん》		大腿の伸展、膝関節の屈曲	脛骨神経（L5-S2）
	下腿《かたい》三頭筋《さんとうきん》	腓腹筋《ひふくきん》	足関節の底屈、膝関節の屈曲	脛骨神経（S1-S2）
		ヒラメ筋《きん》	足関節の底屈	脛骨神経（S1-S2）
	前脛骨筋《ぜんけいこつきん》		足関節の背屈、足の内反（内返し）	深腓骨神経（L4-L5）
	長母趾伸筋《ちょうぼししんきん》		母趾の伸展、足関節の背屈を助ける	深腓骨神経（L4-S1）
	長趾伸筋《ちょうししんきん》		第 2-5 趾の伸展	深腓骨神経（L5-S1）
	後脛骨筋《こうけいこつきん》		足関節の底屈、内反（内返し）	脛骨神経（L4、L5）
	長趾屈筋《ちょうしくっきん》		第 2-5 趾の屈曲、足関節の底屈と内反（内返し）	脛骨神経（L5-S2）
	長母趾屈筋《ちょうぼしくっきん》		母趾の屈曲、足関節の底屈と内反（内返し）を助ける	脛骨神経（L5-S2）
	長腓骨筋《ちょうひこつきん》		足の外反（外返し）、足関節の底屈を助ける	浅腓骨神経（L5、S1）
	短腓骨筋《たんひこつきん》		足の外反（外返し）、足関節の底屈を助ける	浅腓骨神経（L5-S1）
	膝窩筋《しっかきん》		膝関節の屈曲、下腿の内旋	脛骨神経（L4-S1）
	足底筋《そくていきん》		下腿三頭筋の働きを助ける	脛骨神経（S1-S2）
	短母趾伸筋《たんぼししんきん》		母趾の伸展、背屈	深腓骨神経（L5-S1）
	短趾伸筋《たんししんきん》		第 2-4 趾の伸展	深腓骨神経（L5-S1）
	短母趾屈筋《たんぼしくっきん》		母趾の屈曲、外転	内側頭：内側足底神経（S1-S2） 外側頭：外側足底神経（S1-S2）
	母趾内転筋《ぼしないてんきん》		母趾の内転、屈曲	外側足底神経（S2-S3）
	母趾外転筋《ぼしがいてんきん》		母趾の外転、屈曲、足の内側の縦のアーチを保つ	内側足底神経（S1-S2）
	短趾屈筋《たんしくっきん》		第 2-5 趾の中節骨の屈曲、足の内側の縦のアーチを保つ	内側足底神経（S1-S2）
	短小趾屈筋《たんしょうしくっきん》		小趾の屈曲	外側足底神経（S1-S2）
	小趾外転筋《しょうしがいてんきん》		小趾の外転、屈曲、足の外側の縦のアーチを保つ	外側足底神経（S1-S3）
	虫様筋《ちゅうようきん》		第 2-5 趾の基節骨の屈曲、内転	内側足底神経（S2-S3）、 外側足底神経（S2-S3）
	足底方形筋《そくていほうけいきん》		第 2-5 趾の屈曲の方向を補正する	外側足底神経（S1-S3）

書き込んで使おう！

全身の骨格図

筋肉や骨の名前を書き込むなど、確認や復習に活用できます。コピーして使うのがおすすめです。

前面

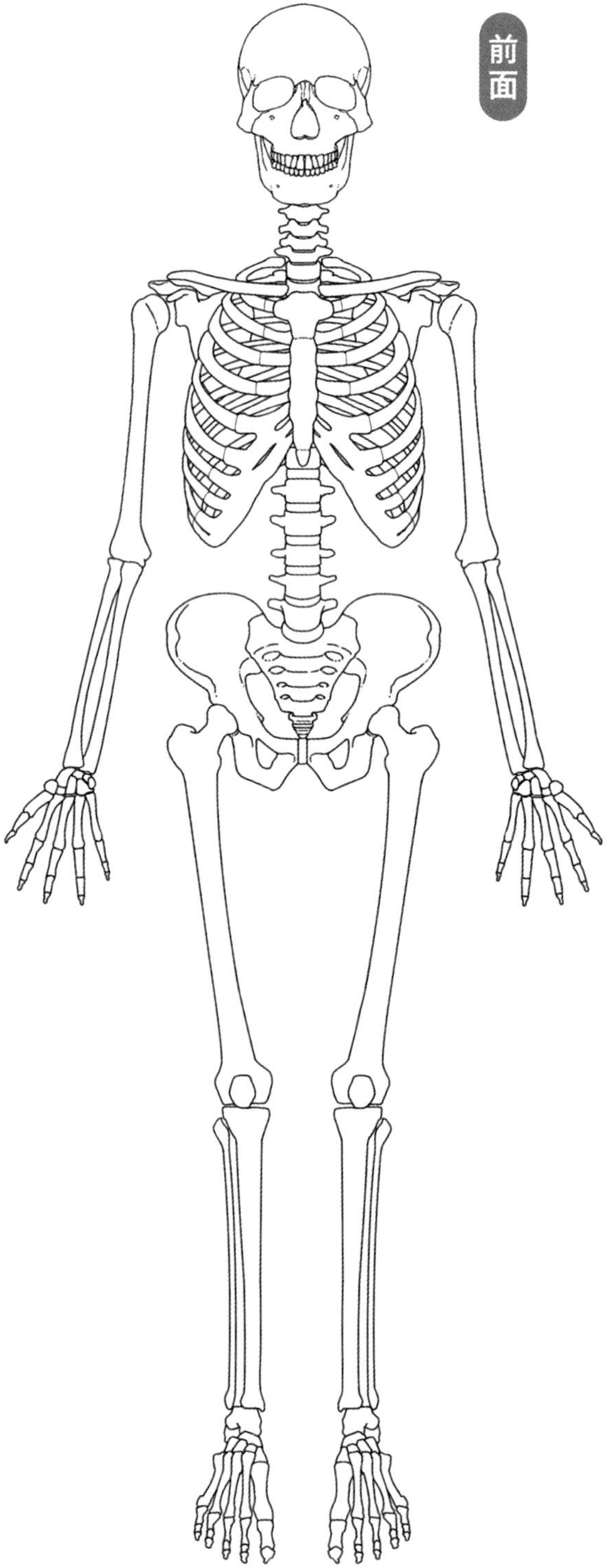

後面

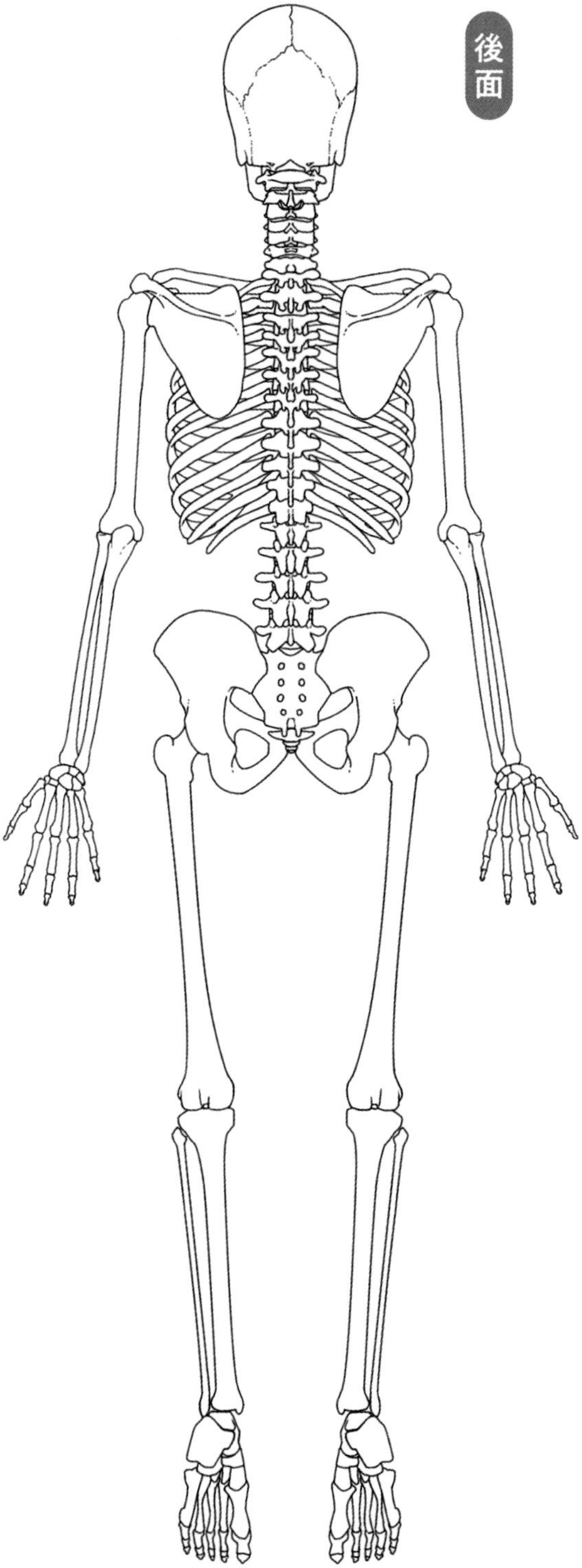

【活用例】

●起始・停止の位置を確認しながら、おもな筋肉を描き込んでみよう。
●おもな骨の名前を記入してみよう。
●おもな関節の名前を記入してみよう。

さくいん

す

せ

監修者紹介

橋本《はしもと》 尚詞《ひさし》

東京慈恵会医科大学解剖学講座教授を経て、現在は客員教授・特別URA 。東京医科歯科大学歯学部卒、京都大学大学院修了。主な研究は、組織構築・発生過程の三次元的解析。著書・訳書(分担含む)に『イラスト人体発生学』(ユリシス・出版部)、『ヒューマンバイオロジー 人体と生命』、『プロメテウス解剖学アトラス 頸部/胸部/腹部・骨盤部』、『医学大辞典』(ともに医学書院)など。

STAFF

マンガ・イラスト	松本麻希
メディカルイラスト	早瀬あやき
図解イラスト(5章)	やまおかゆか
デザイン	高津康二郎(ohmae-d)
校正	文字工房燦光 村井みちよ
編集	WILL(内野陽子/秋田葉子/戸辺千裕)
編集協力	小川由紀子/鈴木泰子/川崎純子
DTP	WILL(小林真美/新井麻衣子) 藤城義絵

主な参考文献

『プロメテウス解剖学アトラス 解剖学総論/運動器系 第3版』坂井建雄・松村讓兒監訳、2016(医学書院)/『プロメテウス解剖学アトラス 頭頸部/神経解剖 第3版』坂井建雄・河田光博監訳、2019(医学書院)/『Gray's Anatomy 38th ed. Harcourt Brace and Company Limited 1999』/『新体系看護学全書 人体の構造と機能① 解剖生理学』橋本尚詞・鯉淵典之編著(メヂカルフレンド社)/『ぜんぶわかる人体解剖図』坂井建雄・橋本尚詞著(成美堂出版)/『ニュートン超図解新書 最強に面白い人体』橋本尚詞監修(ニュートンプレス)/『ナーシング・グラフィカEX疾患と看護⑦ 運動器』萩野浩・山本恵子編(メディカ出版)/『からだ読本シリーズ 現場で使えるスポーツ救急マニュアル』小山郁・中山健児著(山海堂)/『講座 スポーツ整形外科学1〜4』松本秀男総編集(中山書店)

一生役立《いっしょうやくだ》つ　きちんとわかる解剖学《かいぼうがく》
筋肉《きんにく》・骨《ほね》・からだのしくみ

2024年 6月25日発行　第1版
2024年10月10日発行　第1版　第3刷

監修者　橋本尚詞
発行者　若松和紀
発行所　株式会社 西東社
〒113-0034　東京都文京区湯島2-3-13
https://www.seitosha.co.jp/
電話　03-5800-3120(代)
※本書に記載のない内容のご質問や著者等の連絡先につきましては、お答えできかねます。

ISBN 978-4-7916-3271-8